中国古医籍整理丛书

医书汇参辑成

（中）

清·蔡宗玉　辑

谷　峰　朱鹏举　陈士玉　陈　金　赵令竹　校注

中国中医药出版社

·北　京·

图书在版编目（CIP）数据

医书汇参辑成：全3册/（清）蔡宗玉辑；谷峰等校注．—北京：中国中医药出版社，2015.12

（中国古医籍整理丛书）

ISBN 978－7－5132－3018－6

Ⅰ.①医…　Ⅱ.①蔡…　②谷…　Ⅲ.①中国医药学—中国—清代　Ⅳ.①R2－52

中国版本图书馆CIP数据核字（2015）第310663号

中国中医药出版社出版
北京市朝阳区北三环东路28号易亨大厦16层
邮政编码　100013
传真　010 64405750
保定市中画美凯印刷有限公司印刷
各地新华书店经销

*

开本 710×1000　1/16　印张 106.75　字数 989 千字
2015年12月第1版　2015年12月第1次印刷
书　号　ISBN 978－7－5132－3018－6

*

定价　268.00元
网址　www.cptcm.com

社长热线　010 64405720
购书热线　010 64065415　010 64065413
微信服务号　zgzyycbs
书店网址　csln.net/qksd/
官方微博　http://e.weibo.com/cptcm
淘宝天猫网址　http://zgzyycbs.tmall.com

卷　九

伤　风

附：破伤风　历节风　鹤膝风

总论　经曰：虚邪贼风，阳先受之。〔批〕风，阳邪，伤卫。卫者阳也，故阳先受之。又曰：内腠闭拒，虽有大风苛毒，弗之能害。盖脾虚则肌肉不充，肺虚则元府不闭，风邪乘虚乃客于经，譬诸盗贼，少有疏漏，而后犯之，故曰虚邪贼风。李士材曰：风伤人，必从俞入。〔批〕风从俞入。俞皆在背，故背常固密，风弗能干。已受风者，常曝其背，使之透热，则潜消默散。若其人素有痰热，壅遏于太阴、阳明之经，内有窠囊，则风邪易于外乘，若为之招引者。然所谓风乘火势，火借风威，互相鼓煽也。刘宗厚曰：伤风一症，仲景与伤寒同论，虽有麻黄、桂枝之分，至于传变之后，亦未尝悉分之也。诸家皆与感冒四气并中风条混治，惟陈无择别立伤风一方在四淫之首，且依伤寒以太阳为始，分注六经，可谓详密。〔批〕伤风亦分六经。但风本外邪，诸方例用解表发散，然受病之源亦有不同。若表虚受风，则当固守卫气而散风。若专用发散之药，必至汗多亡阳之症。若内挟痰热而受风，亦当内外交治，不可专于发表也。

《医学源流论》云：凡人偶感风寒，头痛发热，咳嗽涕出，俗谓之伤风，非《伤寒论》中所云之伤风，乃时行之杂感也。人皆忽之，不知此乃至难治之病，生死之所关也。谚云：伤风不醒变成劳。至言也。〔批〕时行杂感。治宜：一驱风，苏叶、荆芥之类；二消痰，半夏、瓜蒌之类；三降气，苏子、前胡之类；四和营卫，桂枝、白芍之类；五润津液，蒌仁、元参之类；六养血，当归、阿胶之类；七清火，黄芩、山栀之类；八理肺，桑皮、大力子之类。随症加减。〔批〕治法有八。

脉 阳浮阴弱。

浮而缓、浮而大曰风。

人迎脉浮大。

〔批〕太阳伤风无汗。

伤风，头痛无汗伤风应有汗，若无汗，兼挟寒也，鼻塞声重，风寒咳嗽，《局方》神术散见太阳后。

太阳伤风，无汗，憎寒壮热，头痛风邪在表，九味羌活汤即羌活冲和汤。见太阳后。

〔批〕恶风有汗，内挟热痰。

恶风有汗是正伤风，憎寒壮热，鼻塞风邪伤于皮毛，腠理密致，不得泄越，气并于鼻，故塞，痰盛火升，头晕目眩热痰上攻，宜川芎茶调饮见头痛。

〔批〕发热恶寒。

伤风，发热恶寒，鼻塞声重，咳嗽，宜人参败毒散见太阳后。

〔批〕风热上攻。

风热上攻，头目昏痛，项背拘急，鼻塞声重，宜消风散见头痛。

〔批〕少阳阳明伤风。

少阳阳明合病，伤风，壮热恶风，头痛体痛，鼻塞咽干，痰盛咳嗽，唾涕稠黏，胁痛口苦，宜柴胡升麻汤见阳明后。

〔批〕肺经伤风。

肺经伤风，头目昏痛，咳嗽多痰风盛，故气壅痰升。《直指》云：咳嗽，感风者鼻塞声重，伤冷者凄清怯寒，挟热为焦烦，受湿为缠滞，瘀血则膈间腥闷，停水则心下怔忪，或实或虚，痰之黄白，唾之稀稠，从可知也，《活人》金沸草汤见咳嗽。

〔批〕外感内伤。

外感内伤，发热头痛外感，呕逆咳嗽，痰塞中焦，眩运嘈烦，伤风泄泻内伤，宜参苏饮见阳明后。溢饮、身痛、注痛，亦宜此方和解之。

〔批〕发热头痛，吐痰气涌。

伤风，外有发热，头痛恶寒，内有咳嗽，吐痰气涌，宜十味芎苏饮。

即参苏饮去人参、前胡，加川芎、柴胡、姜、枣，煎此或肺有实热，故去人参，加川芎为通阴阳血气之使。

愚按：症有吐痰气壅，前胡消痰下气，何以去之？岂以其性降，故易柴胡以升之耶？

〔批〕表虚。

表虚恶贼风者，黄芪补胃汤。

补中益气黄芪重用，去参、术，加草豆蔻、黄柏、白芷、藁本。

破伤风 初因击破皮肉，风邪乘虚而袭，变为恶候。或诸疮久不合口，风邪内袭，或灼艾焚炙，其火毒之气亦与破伤风邪无异。若诸疮不瘥，荣卫虚，肌肉不生，疮热菀结，多着白痂，疮口闭塞，气难宣通，故热甚而生风者。先辨疮口，平无汁者，中风也，边自出黄水者，中水也，并欲作痉，急治之。

〔批〕破伤风同伤寒症治。

东垣云：破伤风者，通于表里，分别阴阳，同伤寒症治。脉浮无力，太阳也，在表，宜汗；脉长有力，阳明也，在里，宜下；脉浮而弦小，少阳也，半表半里，宜和解。明此三法，而治不中病者，未之有也按：此但云三阳不及三阴者，盖风邪在三阳经，便宜按法早治。若传入三阴，其症已危，或腹满自利，口燥嗌干，舌卷囊缩，皆无生理，故置而勿论也。

河间云：破伤风，风热燥盛，怫菀在表，而里气尚平者，善伸数欠，筋脉拘急，或时恶寒，或筋惕而搐，脉浮数而弦，宜以辛热治风之药，开冲结滞而愈。犹伤寒表热怫菀，而以麻黄汤辛热发散也。凡用辛热开冲风热结滞，宜以寒药佐之则良，免致药中病而风热转甚也。如治伤寒发热，用麻黄、桂枝，加黄芩、石膏、知母之类是也，若①只以甘草、滑石、葱、豉发散甚妙。若表

① 若：或也。

不已，渐转入里，里未太甚，而脉弦小者，宜以退风热、开结滞之寒药调之，或微加治风辛热药亦得，犹伤寒在半表里，而以小柴胡和解之也。若里热已甚，而舌强口噤，项背反张，惊惕搐搦，涎唾稠黏，胸腹满塞，便溺秘结，或时汗出，脉沉洪数而弦，汗出者，由风热蒁甚于里，外之表热稍罢，而内之心火热甚，则腠理疏泄，法宜寒药下之，则热退结散，而风热自愈矣。

解表，羌活防风汤《保命》。

羌活　防风　川芎　藁本　当归　白芍各四钱　地榆酸敛收汗，除血热，亦发中有收　细辛各二钱

每五钱，煎，热服。量紧慢加减用之：热甚加黄芩、黄连各二钱，大便秘加大黄钱，自汗加防风、白术。

或九味羌活汤。服已，脏腑和，有自汗者，宜白术防风汤。

玉屏风散见自汗，芪、术减半，防风加倍，煎。

脏腑秘，小便赤，用热药，自汗不休知无寒也，宜下之，先用芎黄汤。

川芎两　黄芩六钱　甘草炙。二钱

每五七钱，煎。

二三服后，再用大芎黄汤下之。

川芎五钱　大黄生用　黄芩　羌活各两

依前煎服，以利为度。

惊而发搐，脏腑秘塞知病在里，江鳔丸。

江鳔即鱼鳔。疗破伤风发搐。十两。炒　野鸽粪即后左盘龙，疗破伤风。半两。炒　雄黄钱。水飞　蜈蚣一对　天麻两　僵蚕五钱。炒

为细末，分作三分。二分烧饭为丸，梧子大，朱砂为衣。一分入巴豆霜五分同和，亦烧饭为丸。每服朱砂衣丸二十丸，入巴霜丸一粒，次服二粒，渐加至利为度。

左龙丸。

左盘龙见上，上方除蜈蚣、天麻，为末。一半用巴霜五分，各为丸如前法。

利后，宜服小羌活汤。

羌活　独活　防风　地榆各两

每一两，煎。若搐痉不已，亦宜服之。如有热，加黄芩。有涎，加半夏。

和解半表里，头有汗，身无汗，地榆防风散。

地榆　防风　地丁香　马齿苋各两

为细末。每三钱，温米饮调下。〔批〕地丁香，查《本草纲目》无名。

或小柴胡汤，及上小羌活汤。

〔批〕日久气血虚。

日久气血渐虚，邪气入胃，宜养血，地黄当归散。

四物汤四两，加细辛五钱，防风、藁本、白芷各两，为粗末。每五钱，加姜三片、枣三枚，煎。

〔批〕自汗。

服风药过多，自汗出者，玉屏风散见自汗。黄芪加半倍。大汗不止，筋挛搐搦者，白术升麻汤。

白术　黄芪各二钱　干葛五分　升麻　黄芩各钱　甘草炙，五分

煎。

〔批〕搐搦。

搐搦不已，蠲痉汤。为细末，分三服，酒调下。

〔批〕恶症。

四般恶症不可治：一头目青黑色，二额上汗珠不流，三眼小目瞪，四身上汗出如油。又，痛不在疮处者，伤经络，亦死症也。

外治　初觉疮肿起白痂，身寒热，急用玉真散敷之。

南星　防风

为末，姜汁调服。疮处以此敷之，或用杏仁去皮细嚼，和雄黄水飞、罗白面敷之。一方只用杏仁、白面等分和匀，新汲水调和如膏敷之，肿渐消为度。

口㖞噤，身反张，须臾欲死，全蝎散。

蝎梢为末

热酒调敷，日三患破伤风，非此不除。

腰脊反张，四肢强直，牙关口噤，用鼠一头和尾烧灰细研，以腊月猪脂和敷疮上。

牙关紧，不能开，用蜈蚣一条，焙干研细末，擦牙，吐涎立苏。

狗咬破伤风，人参不拘多少，盏子盛，桑柴火上烧，令烟绝，研为末，掺疮上，用盏子合，仍以鱼鳔煮烊封固。

《婴童百问》云：县尹张公尝言，吾有一妙方，治破伤风如神。用人家粪堆内蛴螬虫一枚（烂草房上亦有之），捉住其脊，待其虫口中吐水，就抹在疮口上，觉麻即汗出，立愈。其虫仍埋故处，勿伤其命。后试果验。〔批〕治破伤风妙方。

历节风 仲景云：历节风，皆由汗出入水，或饮酒汗出当风所致。丹溪云：痛风者，大率因血受热，已自沸腾，其后或涉冷水，或坐卧湿地，当风取凉，热血得寒，污浊凝涩，所以作痛。夜则痛甚，行于阴也。治宜辛温之剂，流散寒湿，开发腠理，血行气和，其痛自安。

古之痛痹，即今之痛风也，诸书又谓之白虎历节风，以其走痛于四肢骨节，如虎咬之状，故名之也。与痹门痛风参看。其症短气自汗，头眩欲吐，手指挛屈，身体瘣瘰，其肿如脱，渐至摧落，其痛如掣，不能屈伸。痛如掣者为寒多，肿满如脱者为湿多，汗出者为风多。须大作汤丸，不可拘以寻常浅近之剂。〔批〕寒、湿、风。

通用虎骨二两，犀角屑、沉香、青木香、当归身、牛膝、羌活、秦艽、赤芍、骨碎补、桃仁去皮各两，甘草五钱，槲叶一握《本草纲目》无，每五钱，煎，临服入麝香少许。

又方，神通散一人感风湿得白虎历节风症，遍身抽掣疼痛，足不能履地者三年。百方不效，一日梦与木通汤愈，遂以四物汤加木通服，不愈。后用长流水煎木通二两顿服，服后一时许，遍身痒甚，上体发红丹，如小豆大粒，举家惊惶，随手没去，出汗至腰而止，上体不痛矣。次日，又如前煎服，下体又发红丹，方出汗至足底，汗干后，遍身舒畅而无痛矣。一月后，人壮气复，步履如初。后以治数人，皆验。盖痛则不通，通则不痛也。一名曰木通汤。〔批〕通则不痛。

〔批〕风湿。

风湿相搏，肢节疼痛湿气流于四肢。仲景云：湿流关节，肢体烦疼，宜大羌活汤《宝鉴》。

羌活钱　独活七分。经曰：湿淫于内，治以苦温，以苦发之，以淡渗之。又去风胜湿。二活苦温，透关节而胜湿，故以为君　升麻苦平。钱　威灵仙　苍术　防风苦辛温发之，故以为臣　当归血壅而不流则痛，故用辛温以散之　甘草甘温益气　泽泻咸平　茯苓甘平，导湿而利小便，以淡渗之。去皮。各五分。使气味相合，上下分消其湿也

煎，服。

〔批〕枯泄相搏，阳虚之症。

诸肢节疼痛，身体尪羸，脚肿如脱，头眩短气，温温[①]欲吐，桂枝芍药知母汤主之《金匮》。

桂枝　防风　知母各四两　白芍三两　附子炮　甘草　麻黄各二两　白术　生姜各五两

水七升，煮取二升，温服七合，日三服。

《金匮》曰：味酸则伤筋，筋伤则缓，名曰泄。咸则伤骨，骨伤则痿，名曰枯。枯泄相搏，名曰断泄。荣气不通，卫不独行，荣卫俱微，三焦无所仰，四属断绝。身体弱瘦，独足肿大，黄汗出，胫冷，假令发热，便为历节也。

愚按：是方亦桂枝麻黄汤变方，中用附子、白术、防风，以辛热甘温补阳而驱风，以其发热，故佐以知母苦寒，和阴而除热也。

留饮历节痛，见短气。

历节疼痛，不可屈伸，乌头汤《金匮》。

麻黄　白芍　黄芪　甘草炙。各三两　川乌三枚。㕮咀，以蜜二升，煎取一升，即去乌头

余药水三升，煮取一升，去渣，纳蜜再煎，服七合。

---

① 温温：原作“兀兀”，据《金匮要略·中风历节病脉证并治》改。

《兰台轨范》云：其煎法精妙可师，风寒入节，非此不能通达阳气。〔批〕煎法精妙。

趁痛散丹溪云：痛风多属血虚血污，宜调血行血。

桃仁　红花　当归　地龙酒炒　五灵脂酒炒　牛膝酒浸　羌活酒浸　香附童便浸　甘草生用。各二钱　乳香　没药各钱

为末。每二钱，温酒下。

肥人多是风湿与痰饮流注经络而痛，宜南星、半夏。瘦人是血虚与热，四物加防风、羌活、酒芩。瘦人或性急躁而痛，发热，是血热，四物加酒炒芩柏。脉濡滑者，宜苍术、南星燥湿，木香、槟榔、枳壳行气。脉涩而数为瘀血，宜川芎、桃仁泥、红花，加大黄微利之。〔批〕瘀血肿痛。

肢节肿痛痛属火，肿属湿，兼受风寒，而发动于经络之中，流注于肢节之间，宜灵仙除痛饮。

麻黄去节　赤芍药各钱　防风　荆芥　羌活　白芷　威灵仙　片芩酒炒　苍术　枳实　桔梗　葛根　川芎各五分　当归　升麻　甘草各二分

下焦加酒黄柏，肿多加大腹皮，痛加没药，妇人加酒红花煎。

〔批〕倦怠。

倦怠无力而痛，宜六君子汤加南星，或加川芎、当归之类。

〔批〕湿痰。

湿痰流注，肩臂痛，宜半夏茯苓汤丹溪。

苍术二钱　白术半钱　半夏　南星俱姜制　香附　片芩酒炒。各钱　陈皮　赤茯苓各五分　威灵仙三分　甘草二分

入姜煎。

风热成历节，攻手指作赤肿麻木，甚则攻肩背两膝，遇暑热或大便秘即作。〔批〕风热。此病胸膈生痰，久则赤肿附着肢节，久久不退，遂成疠风，宜早治之。〔批〕久不退成疠风。牛蒡子散《本事》。

牛蒡子　羌活　新豆豉炒。各三两　生地黄二两半　黄芪两

为细末。汤调二钱，空心日三服。

《外台》熨法　三年酽醋五升，煎三四沸，葱白切二三升，煮一沸滤出，热裹当病处熨之，瘥为度。

熏洗法　樟木屑一斗，置大桶内，桶边放一凳，桶内置一矮凳，以急流水一担熬沸泡之，令坐桶边，脚放桶内，外以草席围之，勿令汤气入眼。

鹤膝风　乃足三阴亏损，风邪乘之。或两膝肿大，髀痛胫枯腊，〔批〕腊音昔，干肉也。但存皮骨，如鹤膝之节，拘挛蜷卧，不能屈伸，或痢后脚弱痪痛，不能行履，名曰痢风。

〔批〕三阴亏损。

三阴亏损者，宜大防风汤《局方》。

川芎钱半　白芍　附子　牛膝各钱　白术　羌活　人参　防风各二钱　桂　黄芪　熟地　杜仲　甘草炙。各五分

姜枣煎祛风顺气，活血脉，壮筋骨。

一方十全大补加防风为君、羌、附、杜、牛膝，名同。

〔批〕风缩。

鹤膝风，及腰膝风缩，蛜螂丸《宝鉴》。

蛜螂即全蝎。一个，头尾全者　阿魏研　白芷　桂心　白附子各两　乳香　没药各七钱半　当归　北漏芦　赤芍　牛膝　羌活　威灵仙　地骨皮　安息香　桃仁去皮。各两。同息香研

上以前没药以上七味，同童便并酒各一升炒熟，入当归。以下七味同为末，蜜丸，如弹子大。每空心，温酒化下一丸胡楚望病风症①，手足指节肿如桃李，痛不可忍，服之悉愈。

〔批〕走注疼痛。

腰膝风走注疼痛，一粒金丹。

草乌头炒　五灵脂各两　地龙去土炒　木鳖子去壳。各五钱　白胶香两。另研　乳香五钱　没药二味另研　当归各两　麝香钱。另研

糯米糊丸，桐子大。每服二丸至三丸，温酒下，微汗为效。

〔批〕通治。

---

① 胡楚望病风症：出自《卫生宝鉴·鹤膝风方》。

通治风疾，换骨丹。

防风　牛膝　当归　虎骨酥炙　羌活　独活　败龟板　秦艽　萆薢　松节炙　蚕砂淘净。各两　枸杞子二两半　白茄根洗净。二两　苍术四两

上同酒浸，晒干为末，酒糊丸服。

〔批〕肾虚。

肾气虚惫，风湿流注，脚膝酸疼，行步无力，经进地仙丹。

川椒去目及闭口者，炒出汗　附子炮　苁蓉酒浸、焙。各①四两　菟丝子酒蒸　覆盆子　羌活　白附子　防风　牛膝酒浸　何首乌　南星姜制　萆薢　赤小豆　金毛狗脊去毛　乌药　骨碎补去毛　地龙去土　木鳖各三两　人参　黄芪各两半　茯苓　白术　甘草炙。各两　川乌炮。一两

为细末，酒糊丸。

或六味丸、八味丸、十全大补汤。

感风寒而作者，五积散见阳明后加松节，或小续命汤见中风。

〔批〕气虚血虚。

中气不足，补中益气汤加减。劳役血虚，当归补血汤俱见内伤。

〔批〕痢后肿痛。

久痢后，或手足肿者，或历节痛者乃余瘀不散，宜大防风汤见前，或独活寄生汤见腰痛，或四物汤加参、附、芪、术、牛膝、杜仲、羌、防之类。

〔批〕脚弱渐细。

痢后脚弱渐细者，苍龟丸。

苍术　龟板用膏减半　白芍各二两半　黄柏盐酒炒。五钱

为末，粥丸，梧子大。以四物汤加陈皮、甘草煎，下五七十丸。

〔批〕痛肿难行。

---

① 各：原脱，据《证治准绳·类方·鹤膝风》补。下“各”字同。

痢后脚痛如刀劙①虎咬之状，膝髌肿大，不能行步亦名鹤膝风，二防饮。

熟地　人参各钱　白术　黄芪　当归　川芎　白芍　杜仲　萆薢　附子童便浸三日，炮。各七分　防风　防己　羌活　牛膝　甘草各五分

姜、枣煎。

〔批〕熏洗。

熏洗　用骨碎补、杜牛膝、杉木节、松节、白芷、南星、萆薢之类煎洗。

暑症

冒暑　伤暑　伏暑　中暑　急症别详中暑门

总论　夏至后病热为暑。暑者，相火行令也。暑为阳邪，心属离火，故暑先入心，从其类也。人与天地同一橐籥②，巳月六阳尽出于地上，此气之浮也。经曰：夏气在经络，长夏气在肌肉，表实者里必虚。又，热则气泄，故经曰：脉虚身热，得之伤暑。外症头痛，口干面垢，自汗，呕逆，泄泻，身热，背寒，倦怠，少气，或毛耸恶寒，或四肢厥冷，其大较也。〔批〕外症。但身体不痛，与感风寒异。有余症者，皆后传受也。其腹痛水泻者，胃与大肠受之；恶心呕吐者，胃口有痰饮也，此为冒暑。〔批〕冒暑。其身热头疼，燥乱不宁，或身如针刺者，此为热伤肉分，乃伤暑也。〔批〕伤暑。背寒面垢，少有劳身即热，口开，前板齿燥，小便已洒洒然毛耸，此伏暑也。每于夏月后发者，为伏暑。〔批〕伏暑。其咳嗽，发热恶寒，盗汗不止，脉数者，热在肺，此中暑也。〔批〕中暑。洁古曰：中热为阳症，为有余；中暑为阴症，为不足。盖肺主气，夏月火盛烁金，则肺受伤而气虚，故多不足。又，伤暑与湿温相似，但湿温身凉不渴耳；暑与热病相似，但热病脉盛，

① 劙（lí 离）：割。

② 橐籥（tuóyuè 驮跃）：古代冶炼时用以鼓风吹火的装置，犹今之风箱。

中暑脉虚，以此辨之。弦、细、芤、迟、浮大而散，皆虚脉也。微弱隐伏，皆虚类也。〔批〕湿温与伤暑同异。张兼善①曰：风寒湿，皆地之气，系浊邪，所以俱中足经。暑乃天之气，系清邪，所以中手少阴心经，其症多与伤寒相似。但伤寒初病，未至烦渴，暑初病即渴；伤寒脉必浮盛，暑脉虚弱，为不同耳。〔批〕暑症与伤寒同异。汪讱庵曰：张氏之辨症是也。然风亦阳邪，属天气，常中于头，未可言浊。又，伤寒中足六经，虽系《内经》原文，然麻黄、杏仁皆肺药，泻心数汤皆心药，未可执言伤寒传足不传手也。

中暍中热辨 仲景《伤寒论》中，有暍、热二症。一曰中暍，即中暑也，脉虚而微弱，烦渴引饮，自汗体热，宜补益之剂。一曰热病，即中热也，脉洪而紧盛，头痛身热，口燥心烦，宜清凉之剂。〔批〕暍音谒，即暑也。

〔批〕冒暑八条。

冒暑一切感冒暑气，皮肤蒸热暑为阳邪，头痛头重暑气上蒸，自汗暑必兼湿，肢倦暑能伤气，或烦暑湿干心渴暑湿干肺，或吐泻暑湿干脾，宜四味香薷饮《局方》。

香薷辛温香散，能入脾肺气分，发越阳气，以散皮肤之蒸热　川朴苦温，除湿散满，以解心腹之凝结。姜汁炒　扁豆甘淡，能消脾胃之暑湿，降浊而升清。炒。各五钱　黄连苦寒，能入心脾，清热而除烦。姜汁炒，三钱

冷服香薷辛热，必冷服者，经所谓“治温以清，凉而行之”也。热服作泻。

李时珍曰：有处高堂大厦而中暑者，缘纳凉太过，饮冷太多，阳气为阴邪所遏，反中入内，故见头痛恶寒之症。用香薷以发越阳气，散水和脾则愈。〔批〕纳凉饮冷。王履曰：此非中暑，盖亦伤寒之类耳。《活人书》云：脉虚身热，得之中暑，乃不足之症，头痛恶寒，形面拘垢，宜用温散之剂。脉盛身热，谓之中热，乃有余之症，头痛壮热，大渴引饮，宜清凉之剂。李时珍曰：香薷乃夏月发表之药，犹

① 张兼善：明代人，著《伤寒发明》，已佚。

冬月之用麻黄，气虚者尤不可多服。今人谓能解暑，概用代茶，误矣。〔批〕香薷审用。李士材曰：香薷温热，只宜于中暑之人。若中热之人误用之，反成大害。薛氏曰：中暍乃阴寒之症，法当补阳气为主，少佐以解暑药。先哲用干姜、附子，此推《内经》舍时从症之法也。香薷饮乃散阳气、导真阴之剂，若元气虚，犯房劳而用之，适所以招暑耳。〔批〕辨薛氏、景岳论香薷之妄。

愚按：中暍用香薷以散外感之阴寒，用姜、附以理内伤之生冷，古人用各有宜，且何谓导真阴？宜景岳直指为沉寒，反助伏阴，盖荒谬无稽也。

〔批〕呕泻。

冒暑，呕逆泄泻，宜三物香薷饮即上方除黄连。驱暑和中，五物香薷饮再加茯苓、甘草。

〔批〕烦渴。

冒暑烦渴，引饮过多，腹胀便赤，桂苓丸。

桂入膀胱以化气　茯苓入肺而通膀胱

等分为丸。

〔批〕饮酒引暑入内。

冒暑饮酒，引暑入肠胃，发热大渴酒热与暑气相并，小便不利，其色如血，五苓散见太阳去桂渴故也，加黄连钱，煎。

朱丹溪、滑伯仁每疑暑症不当发汗。盖暑伤心，热伤气，汗为心液，汗多必致亡阳，惟用香薷饮、五苓散利水之药，使暑气从小肠、膀胱下降，则病易愈，而元气无损矣。

〔批〕内伤外感。

夏月饮食不调，内伤生冷，外感暑气，寒热交作阴阳相争，霍乱转筋肝木乘脾，吐泻邪伤脾胃，宜六和汤。

砂仁　藿香　川朴制　杏仁香能舒脾，辛能行气。而砂仁、川朴兼能化食　木瓜酸能敛肺，助肺气以平肝舒筋　扁豆炒　朱苓淡能渗湿，清热，同扁豆又能散水和脾　半夏辛温，散逆而止呕　人参　白术甘温，辅正以除邪　甘草补中，调和诸药。分两随酌

加姜、枣煎。

一方无白术，一方有苍术。伤暑加香薷祛暑，伤冷加紫苏发表散寒有姜、枣以调荣卫，皆所以和之也。

吴鹤皋曰：六和者，和六腑也。脾胃为六腑之总司，先调脾胃，则水精四布，五经并行，百骸九窍皆太和矣。汪讱庵曰：六和者，和六气也。若云和六腑，则五脏又不当和乎？盖风寒暑湿燥火之气，夏月感之为多，故用诸药，匡正脾胃以拒诸邪，而平调之也。

〔批〕伏热饮冷。

冒暑伏热，引饮过多，脾胃受湿，水谷不分脾胃喜燥而恶湿，喜温而恶寒，清浊相干，阴阳气逆，霍乱吐泻，脏腑不调夏月过于饮冷餐寒，阳气不得伸越，故见诸症，宜大顺散。

桂　干姜散寒燥湿　杏仁去皮尖，研　甘草利气调脾。皆辛甘发散之药，升伏阳于阴中，亦从治之法也。等分

先将甘草用白砂炒，次入姜、杏炒，去砂，合桂为末，每服二钱。伤暑无寒症者，不可执泥中伤暑毒，阳外阴内，故治之多用缓剂，如大顺香薷饮之类。大蒜辛热通窍，故亦治之。然有阴阳二义，寒热不同，治宜审慎。〔批〕阴阳寒热不同。吴鹤皋以此方非治暑，乃治暑月饮冷受伤之脾胃耳。

〔批〕大便艰涩。

暑气入肠胃，大便艰涩不通者，十味香薷饮见后，仍佐以三黄丸见发热。

〔批〕烦热而肿。

暑气入心，身烦热而肿者气伤形，辰砂五苓散五苓散加辰砂，或四味香薷饮见前。

〔批〕伤暑二十条。

伤暑辨见总论，宜分动静。

《此事难知》云伤暑有二：动而伤暑，心火太盛，肺气全亏，故其脉洪大。动而火盛者，热伤气也，辛苦之人多得之。静而伤暑，火胜金位，肺气出表，故其脉沉疾而恶寒。静而湿胜者，身体重也，安乐之人多得之。

伤暑，头痛，发燥热，扪之肌肤大热，大渴引饮，汗大泄此动

而伤暑也，宜人参白虎汤见阳明。〔批〕动而伤暑。并治太阳中暍，身热汗出恶寒为在表，足冷，脉微而渴又不可表。〔批〕足冷脉微。

伤暑，头痛恶寒，身形拘急，肢节疼痛而烦，肌肤大热无汗此静而伤暑也宜苍术白虎汤。〔批〕静而伤暑。

东垣曰：此为房室之阴寒所遏，使周身阳气不得伸越，世多以大顺散主之是也。《玉机微义》曰：东垣论暑症，同冬月伤寒，传变为症不一。彼为寒邪伤形，此则暑热伤气，若元气虚甚，有一时不救者，与伤寒阴毒顷刻害人实同。启是病例，大开后人聋聩。

头痛发热，或身如针刺者此热伤肉分也，宜白虎汤。

愚按：白虎有表症，无汗不渴者，亦宜审用。〔批〕白虎审用。

伤暑，嗽喘而渴，宜柴胡石膏汤。

即白虎汤加柴胡、黄芩、半夏。

愚按：此必兼有少阳往来寒热，口苦、胁痛一二症。

伤暑，发渴脉虚，宜竹叶石膏汤见呕吐。若腹满痛，呕哕，饱闷，吐泻，切不可用石膏。〔批〕石膏禁用。

呕而渴者，浸冷香薷饮或五苓散，兼吞消暑丸见后。

泻而渴，胃苓汤即平胃散合五苓汤。

若外感盛暑，内伤生冷者，连理汤。

理中汤加黄连、茯苓。

泻定仍渴，春泽汤。

五苓散加人参。或缩脾饮清暑除烦止渴。

砂仁　草果煨去皮。各四两。暑必兼湿，而湿属脾土，暑湿合邪，脾胃病矣，故治暑必先去湿。砂仁、草果，辛香温散，消酒食而散湿　扁豆炒，研。二两。湿盛则津不生而渴，扁豆专解中宫之暑而渗湿　葛根风药多燥，惟葛根能升胃中清阳而生津。二两　乌梅清热解渴　甘草补土和中。炙。各四两

〔批〕暑湿合邪。

暑湿合邪，吐泻霍乱，及暑月酒食所伤，亦宜此方。

〔批〕毒客上焦。

暑毒客于上焦，胸膈痞塞，汤药至口即出不能过关，或上气喘

急，六和汤浸冷，调麝香少许。呕不止者，枇杷叶散《局方》。

枇杷叶清肺和胃。去毛，炙　陈皮利气快膈　丁香泄肺温胃　川朴散凝解结。姜汁炒。各五钱　麦冬清胃。胃火上冲则呕　木瓜敛肺和胃　白茅根甘寒，除伏热哕逆　炙草和中。各两　香薷七钱半

为末，每二钱，姜汤下。烦躁用井水调。小儿三岁以下服五分，量大小加减。

〔批〕泄泻。

伤暑泄泻，薷苓汤。

五苓散合黄连香薷饮。

〔批〕身热腹胀。

外感内伤，身热腹胀，二香散。

香薷饮合香苏散。

暑气攻里，泄泻，腹内刺痛，小便不通，五苓散加木香七钱，或六和加木香，或止用益元散见后。〔批〕腹内刺痛。泻而腹痛有积者，五苓合藿香正气散见霍乱各半贴。〔批〕腹痛有积。

〔批〕暑兼伤风。

伤暑兼伤风，咳嗽，香薷葛根汤。

即三物香薷饮加葛根汪讱庵曰：此方当治伤暑泄泻。

〔批〕暑兼伤食。

伤暑兼伤食，头痛背寒，自汗发热，恶心噫酸，胸膈痞满，六和汤倍砂仁。

〔批〕暑湿相搏。

暑湿相搏，头痛自汗，痰饮湿疟，身痛身重湿胜大抵下不通利，则阴阳不能升降，而变症多矣，及暑毒入心，发热大渴暑先入心，肺金受病，不能生水，小便不利膀胱积热，则阳不能化阴，霍乱吐泻阴阳不和，并宜五苓散暑先入心，小肠为心之腑。利心经暑毒，使由小肠出。五苓散利小便，为治暑上剂也。

〔批〕暑兼伤湿。

伤暑，用水沃面，或入水洗浴，暑湿相搏，自汗发热，身重，小便不利，宜五苓散。

〔批〕暑兼伤寒。

伤暑，因而露卧，又为冷气所入，自汗怯风，身痛头痛，去衣则凛，着衣则烦，或已发热，或未发热，并宜六和汤倍扁豆、砂仁，或倍藿香，或加藕叶。

正治已感于暑而复外感于风寒，以藿香、藕叶兼能解表，扁豆、砂仁兼能温中。然感暑又感寒，亦有无汗者，只宜前药。若加以感风，则断然多汗，宜五苓散，内用桂枝为佳。〔批〕无汗、多汗。市井中多有此病，往往日间冒热经营，夜则开窗取凉，失盖酣卧，用药所当详审。有此症而发潮热，似疟犹未成疟者，六合汤、人参养胃汤（见阳明）各半贴煎。〔批〕潮热似疟。有此症，而鼻流清涕，或鼻出热气者，六和汤加川芎、羌活、条芩各七分。〔批〕清涕。

〔批〕大汗不止。

伤暑大汗不止，甚则真元耗散，宜急收其汗，五苓倍桂，加黄芪如术之数。

〔批〕饮冷昏愦。

伤暑，极饮冷水，致暑毒留结心胸，精神昏愦，语言不出者，香薷汤送苏合香丸无苏合香丸，沙气灵丹亦可，无，则用大蒜捣汁饮之。

先饮冷后伤暑者，五苓散主之。此必心下痞、憹。为末，生姜汤调服佳，或四君子汤调中亦可。心中和后，或小便不利，或茎中痛，宜蒲黄三钱、滑石六钱、甘草一钱，调服或煎服。〔批〕先饮冷后伤暑。

〔批〕暑厥。

伤暑自汗，手足厥冷者，名暑厥，六和汤调苏合香丸。

〔批〕暑风。

伤暑自汗，僵仆，手足搐搦如惊风状，谓之暑风缘已伤于暑，毛孔开而邪气乘之，宜香薷饮加羌活、防风，或再加黄芩、芍药。痰盛者，六和汤合星香散见中风。

〔批〕暑风痒肿。

暑月身痒如针刺，间有赤肿处，亦名暑风，六和合消风散为末，酒调服。

〔批〕暑风吐泻。

暑风而加以吐泻交作者，六和合藿香正气散各半贴，加全蝎焙三个。

〔批〕伏暑六条。

伏暑 《金匮》曰：太阳中暍，发热恶寒，身重疼痛，其脉弦细芤迟，小便已，洒洒然毛耸，手足逆冷，小有劳身即热，口开，前板齿燥。若发汗则恶寒甚，加温针则发热甚，若下之则淋甚治法见后。

暑气久而不解遂成伏暑，内外俱热，烦躁自汗，大渴喜冷，宜四味香薷饮，继进白虎汤。若服药不愈，谵语烦渴，不欲近衣，大便秘结，小便赤涩暑毒深入，热结在里，宜调胃承气汤见阳明，或三黄石膏汤。〔批〕暑毒深入。

即黄连解毒汤倍黄连，加元参同芩、柏、栀子各钱、知母钱半、石膏三钱、甘草生用七分。

〔批〕烦渴。

伏暑烦渴，发热头痛，脾胃不利，宜消暑丸长夏炎蒸，湿土司令，故暑必兼湿，症见便秘烦渴，或吐或泻者，以湿胜则不得施化也。

半夏一斤，醋五斤煎干。醋能开胃散水，敛热解毒　茯苓行水　甘草生用和中。各半斤。此方不治其暑而治其湿，使暑气、湿气俱从小便下降，则脾胃和而烦渴自止矣。《局方》取此名消暑丸，意甚深远。伤暑而发热头痛者，服此尤良。〔批〕发热头痛。

姜汁糊丸。勿见生水，热汤下，有痰者生姜汤下中暑为患，药下即苏。《准绳》曰：夏月常服，止渴利小便，虽饮水多，亦不为害。应是暑药，皆不及此。若痰饮停积，并用生姜汤下。交夏之后，不可缺此。

〔批〕烦渴热痰。

伏暑，烦渴而多热痰者，宜黄连消暑丸。

于消暑丸中，每两入黄连二钱。

或二陈汤，或小半夏茯苓汤俱见痰饮，并可加黄连。

〔批〕脉虚水逆。

伏暑烦渴，脉虚水逆渴欲饮水，水入即吐，名曰水逆，宜子和桂苓甘露饮。

即河间桂苓甘露饮见后去猪苓，减三石①一半，加人参、干葛各两，藿香五钱，木香一钱，每服三钱。

〔批〕烦闷倦怠，口渴便赤。

伏暑烦闷，倦怠嗜卧伤脾，口渴伤肺，便赤伤膀胱，中酒等症伤酒亦以温散为治，六和汤。

〔批〕疟痢下血。

伏暑久藏三焦肠胃之间，发出寒热往来，霍乱吐泻，疟痢烦渴，或腹痛下血，宜酒煮黄连丸。

黄连去须，十二两。治膈热，解热毒，厚肠胃

好酒五升煮干为末，滴水丸，热水下背寒面垢，小便已洒洒然毛耸，少有劳身即热，口开，前板齿燥，并宜酒煮黄连丸、消暑丸、桂苓甘露饮之类。〔批〕前《金匮》伏暑论症治。

〔批〕吐泻转筋。

伏暑，吐泻转筋，藿薷汤。

三物香薷饮合藿香正气散。

〔批〕中暑五条。

中暑急症，如暍死闷倒、痰壅不省诸症，别见中暑门受湿引饮过多，头痛烦渴，湿热便秘，宜河间桂苓甘露饮。

滑石四两　石膏　寒水石　甘草各二两　白术　茯苓　泽泻各两　猪苓　肉桂各五钱

每五钱，煎此五苓、六一之合剂也，以清六腑之热，盖中暑重于伏与伤也。

〔批〕表里俱热。

中暑表里俱热，烦躁口渴，小便不通，泻痢热症，霍乱吐泻，

---

① 三石：即滑石、石膏、寒水石。

宜六一散下乳滑胎，解酒食毒。

暑热皆阳邪，在表则发热，在里则泻痢霍乱发疟，在上则烦渴，在下则便秘或热泻。

滑石气轻能解肌，质重能清降，寒能泻热，滑能通窍，淡能行水，使火退而肺气下降，下通膀胱，生水而利小便，故能祛暑止烦渴。小便利，则大便实，而泻自止。水飞，六两　甘草和其中气，又以缓滑石之寒滑。研，两

为末，冷水或灯心汤下。泄泻及呕吐，生姜汤下丹溪。中寒者，加硫黄少许本方加辰砂少许。以镇心神，而泻丙丁之邪热名益元散，或加薄荷少许以清肺名鸡苏散，加青黛少许以清肝名碧玉散，治同。其数取六一者，取天一生水、地六成之之义也故河间又名天水散。刘河间曰：统治上下表里诸病，盖取其能通，除上下三焦湿热也。然惟体盛湿多之人宜服之，以解暑利水，使湿热从小便出。若无湿之人，又当服生脉散。〔批〕无湿者多服此，则反耗津液而渴转盛。

〔批〕热。

中暑热盛，口渴心烦，或下鲜血，宜黄连香薷饮。

即四味香薷饮除扁豆。

〔批〕湿。

中暑湿盛，宜六味香薷饮。

即五物香薷饮加木瓜热盛则加黄连，以泻心火。湿盛则加茯苓、木瓜，以去脾湿。

〔批〕暑兼湿邪。

中暑烦渴，身热头痛，膀胱积热，便秘，吐泻，宜二术四苓汤见伤湿。

夏暑宜补气　东垣曰：巳月六阳生，阳尽出于上，此气之浮也。人之腹属地气，于此时浮于肌表，散于皮毛，腹中之阳虚矣。世言夏月伏阴在内，此阴字有虚之义，若作阴冷看，其误甚矣。火令之时，流金烁石，何阴冷之有？孙真人置生脉散，令人夏月服之，非虚而何？

〔批〕暑湿内伤。

暑湿内伤，头重吐利，身倦神昏，宜十味香薷饮。

即三物香薷饮加人参、黄芪以补肺益气、茯苓、白术、陈皮、甘草炙。以助脾调中、木瓜酸温。利湿收脱，能于土中泻木，平肝和脾。此外感兼内伤之症，故用香薷清暑解表，以诸药专调中宫也。

〔批〕热伤元气。

热伤元气肺主气，气短火热伤肺，倦怠气少，口渴金为火制，不能生水，多汗肺主皮毛，虚故汗出，肺虚而咳虚火乘肺，宜生脉散《千金》。

人参甘温，大补元气，为君　麦冬甘寒，润肺滋水，清心泻热，为臣。各五分　五味子酸温，敛肺生津，收耗散之气，为佐。七粒

肺主气，肺气旺则四脏之气皆旺，虚故脉绝短气也。心主脉，肺朝百脉，补肺清心，则气充而脉复，故曰生脉。人有将死脉绝者，服此能复生之，其功甚大。夏月炎暑，火旺克金，当以保肺为主。清晨服此，能益气祛暑。东垣曰：手阳明大肠，手太阳小肠，皆属足阳明胃。大肠主津，小肠主液，二肠受胃之阳气，乃能行津液于上焦，溉灌皮毛，充实腠理。若饮食不节，胃气不充，大肠、小肠无所禀气，故津液枯竭焉。又曰：脉者，元气也。人参之甘，补元气而泻火热；麦冬之甘寒，补水源而清燥金；五味之酸，泻火以补庚大肠与肺金。

《经疏》① 曰：麦冬实足阳明胃经之正药。

夏月加黄芪炙、甘草炙。东垣曰：加此服之，令人气力涌出。孙思邈曰：五月常服五味子，是泻丙丁火、补庚金，益五脏之元气。壬为膀胱之寒水，已绝于巳；癸为肾水，已绝于午。〔批〕壬癸绝时。今更逢湿旺，助热为邪，西北之寒清绝矣。夏月宜补者，补天元正气，非补火热也。

〔批〕虚弱短气。

脾胃虚弱，身重气短，甚则四肢痿软，脚欹眼黑，宜生脉散。

东垣曰：此肾水与膀胱俱绝之状也，当急救之。滋肺气以补水之上源，又使庚大肠不受邪热，不令汗大泄也。汗大泄则亡津液，亡津

---

① 经疏：即《神农本草经疏》，明代医家缪希雍著。

液则神无所依。经曰：津液相成，神乃自生。津者，庚大肠所主。三伏之时为庚金受囚也，湿热亢甚，则清肃之气亡。燥金受囚，风木无制，故风湿相搏，骨节烦疼，一身尽痛。亢则害，承乃制也。当此之时，无病之人，亦或有二症，况虚损脾胃，有宿疾之人？遇此天暑，将理失所，必困乏无力，懒语气短，气促似喘，或渴或不渴，头痛或重，身心烦乱，此阴胜阳之极也。病甚则传肝肾，为痿厥。四肢如在火中者，为热厥。四肢寒冷者，为寒厥。寒厥则腹中有寒，热厥则腹中有热，为脾主四肢故也。若肌肉濡渍，痹而不仁，传为肉痿，症中皆有肺疾。用药之人，当以此调之。〔批〕传为痿厥。气上冲胸，皆厥症也。厥者，气逆也，甚则大逆，故曰厥逆。其厥、痿多相类也。〔批〕厥痿相类。本方加黄芪、茯苓、泽泻、猪苓、白术。如小便利，不黄涩，只加泽泻二分，与二术上下分消其湿。如行步欹侧，两足痿弱，已中痿邪者，加酒洗黄柏、知母数分，以滋水之流，令二足涌出气力。〔批〕已中痿邪。汗大泄，加五味、炒黄柏、炒知母。〔批〕汗大泄。

〔批〕湿热伤气。

长夏湿热炎蒸，四肢困倦脾土受伤，**精神短少，胸满恶食**浊气在上，则生䐜胀，**气促口渴**暑热伤肺，**心烦自汗**暑先入心，汗为心液，**身热身重，肢体疼痛**湿盛，**小便赤涩，大便溏黄**湿热**而脉虚者**寒伤形，外感盛，故脉大而有余。暑伤气，元气耗伤，故脉虚而不足。或汗少者，血先病而气不病也，脉中得洪缓。若湿气相搏，必加之以迟。病虽互换少差，其天暑湿令则一也，**宜清暑益气汤**东垣。

人参　**黄芪**炙。热伤气，二味益气而固表　**白术**炒　**苍术**炒。湿伤脾，二味燥湿而强脾　**麦冬**去心　**五味**炙。火盛则金病而水虚，故用二者以保肺而生脉生津　**黄柏**酒炒。泻热滋水　**青皮**麸炒。平肝破滞　**当归**酒洗。养血和阴　**神曲**炒。化食消滞　**升麻**　**葛根**解肌热而升清生津，又风能胜湿　**泽泻**泻湿热而降浊　**陈皮**理气。留白　**甘草**炙。和中，合之以益气强脾，除湿清热也

若病湿热脾旺之症，或小便已数，肾肝不受邪者，误用之必大泻真阴，竭绝肾水，先损其两目。〔批〕脾旺禁用。**复立加减法**

于后：**心火乘脾，用当归、黄柏**乃血受火邪而不能升发，阳气伏于地中。地者，人之脾也，必用当归和血，少用黄柏以益真阴。〔批〕心火乘脾。**脾胃不足，用柴胡、升麻**须少用升麻，使行阳道，自脾胃中右迁；更少加柴胡，使诸经左迁，生发阴阳之气，以滋春之和气也。〔批〕脾胃不足。**脾虚用人参、黄芪、甘草**缘心火亢甚，而乘其土也。其次，肺气受邪，为热所伤，必须黄芪最多，甘草次之，人参又次之。三者皆甘温之阳药也，脾始虚，肺气先绝，故用黄芪之甘温以益皮毛之气而闭腠理，不令自汗而损元气也。〔批〕脾虚。**上喘，气短，懒言语，用人参、甘草**须用人参以补之。心火乘脾，须用炙甘草以泻火热而补脾胃中元气。甘草最少用，恐滋满也。〔批〕气短上喘。**若脾胃急痛，并脾胃大虚，腹中急缩者，多用甘草，加升麻**甘草却宜多用。经曰：急者缓之。若从权，必加升麻引之，以行阳道，使清气出地，右迁而上行，以和阴阳之气也。〔批〕脾胃急痛。**中满去甘草，咳甚去人参，口干嗌干加干葛**。〔批〕中满咳甚，口干嗌干。**病悗用人参、当归，烦乱加黄连**脾胃既虚，阴火伤其生发之气，荣血大亏，阴火炽甚，气衰少。且心包与心主血，血减则心无所养，致心乱而烦，病名曰悗。仲景之法，血虚以人参补之，阳旺则能生阴血也。更加当归和血，少加黄柏以救肾水。盖甘寒泻火热，火减则心气得平而安也。如烦乱加此犹不能止，少加黄连以去之。盖将补肾水，使肾水旺而心火自降，扶持地中阳气。〔批〕病悗。**如心气浮乱，用朱砂安神丸**以镇固之。方见虚烦。得烦减，勿再服，以防阳气之反陷也。〔批〕气浮心乱。**心下痞，用黄连、陈皮、二术、泽泻**亦少加黄连。气乱于胸，为清浊相干，故以陈皮理之，能助阳气之升而散滞气，又助诸辛甘为用。故长夏湿土，客邪火旺，可从权加苍术、白术、泽泻，上下分消其湿热之气也。〔批〕痞。**湿胜，用神曲、青皮**饮食不消化，故食减不知谷味。加炒曲辛甘，青皮辛温，以消食快气。复加五味子、麦门冬、人参，泻火益肺气，助秋损也。此三伏中长夏正旺之时药也。〔批〕湿胜。**俱加姜、枣煎**。

暑伤元气，注夏人有遇春末夏初，头痛脚弱，食少体热，谓之注夏病，**倦怠胸满，自汗，时作头痛**时痛时止，**宜黄芪人参汤**

主之。

即清暑益气[1]除青皮、泽泻、干葛。

东垣曰：脾胃虚弱，必上焦之气不足，遇夏热伤元气，怠惰嗜卧，四肢不收，精神不足，两脚痿软，遇早晚寒厥。日高之后，阳气将旺，复热如火，乃阴阳气血俱不足，故或热厥而阴虚，或寒厥而气虚，口不知味，目中溜火，视物䀮䀮无所见，小便频数，大便难或秘结，胃脘当心而痛，胁痛或急缩，脐下周围如绳束之急，甚则如刀刺，腹[2]难伸舒，胸中闭塞，时显呕哕，或有痰嗽，口沃白沫，舌强，腰背腹皆痛，头痛时作，食不下，或食入即饱，全不思食，自汗尤甚，乃庚大肠、辛肺金为热所乘而作。当先助元气，此方主之。

心下痞，加黄连。〔批〕痞。胃脘痛，去大寒药，加草豆蔻。〔批〕胃脘痛。胁痛或急缩，加柴胡。〔批〕胁痛。头痛，目中溜火，加黄连、川芎。〔批〕头痛。头目不清，热壅，加蔓荆子、藁本、细辛、川芎、生地。〔批〕头目不清。气短神少，困乏无力，倍五味子。〔批〕气短。大便涩滞隔一二日者，致食少、食不下，血中伏火，而不得润也，加当归、生地、桃仁、麻仁，以通为度。如不快利，少加煨大黄。仍不利，非血结血闭，是热则生风，其人必显风症，只用前方加羌活、防风服之必大走，一服利即止。〔批〕便滞。气滞，倍青皮、陈皮滞甚或补药太过，或有忧滞菀结之事，加木香、砂仁、白豆蔻。〔批〕气滞。腹痛，不恶寒，加芍药、黄芩，减五味子。〔批〕腹痛。

〔批〕脚痿阴汗。

脚痿无力，阴汗如水，阴冷如冰，宜补肝汤。

清暑益气除白术、青皮、麦门冬、五味子，加白茯苓、猪苓、羌活、防风、柴胡、连翘、知母。

〔批〕痿厥。

---

① 清暑益气：指李东垣《脾胃论》卷中所载清暑益气汤，药有黄芪、苍术、升麻、人参、泽泻、神曲、陈皮、白术、麦冬、当归、炙甘草、青皮、黄柏、葛根、五味子。

② 腹：原脱，据《脾胃论·卷中·脾胃虚弱随时为病随病制方》补。

六七月之间，湿令大行，子能令母实而热旺，湿热相合而刑庚大肠，故用寒凉以救之。燥金受湿热之邪，绝寒水生化之源，绝则肾亏，痿厥之病大作。腰以下痿软瘫痪，不能动，行步不正，两足欹侧，清燥汤主之见痿。

湿症

风湿　寒湿　湿痹　湿热　酒湿

总论　湿有天之气，雾、露、雨是也，天本乎气，故先中表之荣卫；有地之湿水，泥是也，地本乎形，故先伤皮肉筋骨血脉；有饮食之湿，酒、面、奶酪之类是也，胃为水谷之海，故先伤脾胃；有汗液之湿，汗液亦气也，止感于外；有人气之湿，太阴湿土之所化也，乃动于中。又，湿者土之气，土者火之子，故湿每能生热，热亦能生湿，如夏热则万物润溽也。〔批〕湿有各类。湿病有七：面色浮泽，是为中湿，肢节疼痛身重，久则浮肿喘满，昏不知人，挟风则眩晕呕哕，挟寒则挛拳掣痛。风湿相搏，骨节烦疼者，湿气也，湿则关节不利，故痛，其掣而不能屈伸者，风也。寒湿交攻，身体疼痛，溺清不渴。若溺赤有渴者，则为湿热。湿热为病，六气之中，十居八九。经曰：因于湿，首如裹，湿热不攘，大筋緛短，小筋弛长，緛短为拘，弛长为痿。《金匮》曰：太阳病，关节疼痛而烦，脉沉而细者，此名湿痹。湿痹之候，小便不利，大便反快，但当利其小便。湿温者，其人当伤于湿，因而中暑，暑湿相搏，则发湿温。其中湿，有㖞邪不遂，舌强语塞，昏不知人，及酒湿、破伤湿状类中风者，不可作中风治，别见中湿门。〔批〕湿病有七。

脉　伤湿，脉细濡缓涩。

浮而缓，湿在表。沉而缓，湿在里。弦而缓及缓而浮，皆风湿相搏。

身痛，脉沉为中湿，脉浮为风湿。

湿温之脉，阳濡而弱，阴小而急。

湿家下之，额上汗出微喘，小便利者，死。若下利不止者，亦死。

湿家但头汗出，恶寒，若下之早，则哕，或胸满，小便不利。

〔批〕湿宜发汗如法。

湿家身烦疼《金匮》曰：风湿相搏，一身尽疼痛，法当汗出而解。值天阴雨不止，医云此可发汗，汗之病不愈者，何也？盖发其汗，汗大出者，但风气去，湿气在，是故不愈也。若治风湿者，发其汗，但微微欲出汗者，风湿俱去也，慎不可以火攻之，宜麻黄加术汤。

麻黄汤加白术四两，煎如麻黄汤法此湿家发汗之主方。

〔批〕湿在表，着阴阳之经。

湿气在表外伤于湿，头痛头重，或腰脊重痛湿邪着于太阳，或肩背痛着于太阴，或一身尽痛着于阴阳之经。惟着而不移，故痛且重也，微热昏倦湿菀则为热，然乃阴邪，故但微热昏倦，宜羌活胜湿汤东垣曰：头痛项强，乃太阳之经气不行也，此汤主之。

羌活　独活祛风胜湿，兼通关节。各钱　藁本专治太阳寒湿　防风各五分　蔓荆子三分。二味专治太阳风湿　川芎能升厥阴清气，上治头目。皆风药也，风能胜湿，湿气在表，六者辛温升散，又皆解表之药，使湿从汗出，则诸邪散矣　甘草炙。各五分。取诸药辛甘发散为阳，气味甘平，发中有补也。

如身重，腰中沉沉然，中有寒湿也，加酒洗汉防己、附子，入姜煎。〔批〕中有寒湿。若水湿在里，则当用行水渗泄之剂。〔批〕水湿在里。

喻嘉言曰：湿菀甚为热，表之则易，下之则难，故当变常法而为表散。吴鹤皋曰：脾弱湿伤者，二陈汤、平胃散之类主之。湿胜濡泻者，五苓、六一散之类主之。水肿发黄者，五皮饮、茵陈汤之类主之。今湿流关节，非前药所宜矣。无窍不入，惟风为能，故凡关节之病，非风药不能到也。汪讱庵曰：此方虽名胜湿，乃伤风头痛通用之方。

〔批〕湿邪暑热。

表里湿邪，呕逆泄泻，身热便秘，身痛身重，宜二术四苓汤。

五苓散去桂，加苍术、甘草、白芍、栀子、黄芩、羌活通治湿邪，兼清暑热。

〔批〕湿见二便。

伤湿，小便秘，大便溏雨淫腹疾①故也，五苓散吞戊己丸。见泄泻。戊己属土，土克水，因以得名。五苓乃湿家要药，所谓治湿不利小便，非其治也。

〔批〕湿在下焦。

伤湿身重，腹痛腰冷，不渴，小便自利，饮食如故，病属下焦肾主水，湿性下流，必舍于其所合而归于坎②，势也。冷湿之邪着而不移，故腰冷身重，是着痹也。此由身劳汗出，衣履冷湿，久久得之，宜肾着汤《金匮》。一名干姜苓术汤。

干姜辛热以燥湿。炮　茯苓甘淡以渗湿。各四两　白术苦温以胜湿。炒　甘草甘平和中而补土。炙。各二两。此肾病而皆用脾药，益土正所以制水也

有寒者加附子，《经心录》③加肉桂、泽泻、杜仲、牛膝，治同。〔批〕有寒。

喻嘉言曰：腰冷如坐水中，非肾之精气冷也，故饮食如故。便利不渴，且与肠胃之腑无预，况肾脏乎！故但用温苦淡渗之药足矣。汪讱庵曰：此乃外感之湿邪，非肾虚也。

〔批〕寒湿。

伤湿，发热恶寒，身重自汗，骨节疼痛，小便秘涩，大便多泄，腰膝冷痹皆因坐卧卑湿，或冒雨露，或着湿衣所致，并宜除湿汤。见中湿。

〔批〕腰痛而重。

伤湿具前诸症，腰痛特甚，不可转侧，如缠五六贯重者湿气入肾，肾主水，水流湿，从其类也，宜渗湿汤见中湿、肾着汤见前。寒湿，苍桂五苓散。

五苓散加苍术，倍肉桂。

---

① 雨淫腹疾：指腹泻。语出《左传·昭公元年》。

② 坎：八卦之一，为水卦。肾五行属水，故以坎代之。

③ 经心录：据《旧唐书》卷一九一《方技·宋侠传》，该书为唐代医家宋侠撰著，凡十卷。原书已佚，《外台秘要》曾引之。

〔批〕兼感寒。

伤湿兼感寒，见诸湿症，但无汗，惨惨头痛，宜五积散和除湿汤、五苓散各半贴。

〔批〕寒湿眩晕。

寒湿头痛眩晕，芎术除湿汤见眩晕。

〔批〕兼感风寒。

伤湿兼感风寒，汗出身重，恶风喘满，骨节烦疼，状如历节风，脐下连脚冷痹，不能屈伸所谓风寒湿合而成痹也，宜防己黄芪汤见水肿，或五痹汤见痹。

〔批〕风湿。

病者一身尽疼，发热日晡所剧者，名风湿此病伤于汗出当风，或久伤取冷所致也，麻黄杏仁甘草薏苡汤《金匮》。

麻黄五钱，去节，汤泡　甘草炙，两　薏苡仁五钱　杏仁十枚，去皮尖，炒

每四钱，煎。

〔批〕脉浮身重。

风湿脉浮，身重汗出，恶风者，防己黄芪汤服后当如虫行皮中，以被绕覆，温令微汗，瘥。

〔批〕风湿脉虚。

伤寒八九日，风湿相搏，身体烦疼，不能自转侧，不呕不渴，脉浮虚而涩者，桂枝附子汤主之《金匮》。

桂枝四两，去皮　附子三枚，炮，去皮，破八片　甘草二两，炙　生姜三两　大枣十二枚

煎，分温三服。若大便坚，小便自利者，去桂加白术汤上方去桂。

风湿相搏，身体烦疼湿气也，湿则关节不利，不能转侧风也，及风虚头目眩重，甚者不知食味，白术附子汤见少阴后。〔批〕风湿风虚。掣痛不得屈伸，近之则痛剧，汗出短气，小便不利，恶风不欲去衣，或身微肿者，甘草附子汤《金匮》。〔批〕掣痛微肿。

甘草炙，二两　附子二枚，炮，去皮脐　白术二两　桂枝四两，

去皮

煎，分三服初服得微汗则解。能食汗出复烦者，每服减半。

〔批〕额汗身肿。

伤湿兼风，既有前项诸症，而又恶风表虚，或额上微汗，或身体微肿阳气不行也。汗渍衣湿，当风坐卧，多有此症，宜除湿汤、桂枝汤各半贴，服令微发汗。

〔批〕身痛。

风湿相搏，一身尽痛，羌活除湿汤。

即羌活胜湿汤除独活、蔓荆子、川芎、甘草，加升麻、苍术。

〔批〕尫羸。

伤风湿，尫羸，扶桑丸胡僧。

嫩桑叶去蒂，洗净，曝干为末，一斤。桑乃箕星之精，其木利关节，养津液，其叶甘寒，入手足阳明，凉血燥湿而祛风　巨胜子甘平，色黑。益肾补肝，润脏腑，填精髓。即黑芝麻。淘净，四两　白蜜一斤

将芝麻捣碎，熬浓汁，和蜜炼至滴水成珠，入桑叶末为丸。一方桑叶为末，芝麻蒸捣，等分蜜丸风湿去则筋骨强，精髓充则容颜泽，却病延年，乌髭黑发，不亦宜乎。早盐汤、晚酒下。

〔批〕湿热相搏发黄。

湿热相搏，肢体烦疼，肩背沉重，或遍身疼痛，及湿热发黄《金匮》曰：湿家之为病，一身尽疼，发热，身色如熏黄也。此与黄疸各别，脉沉实紧数动滑者，当归拈痛汤见脚气。

〔批〕筋骨疼痛。

筋骨疼痛，因湿热者，二妙散见痹。有气加气药，血虚加血药，痛甚以热姜汁服之。

〔批〕上热。

湿热相搏湿生热，热生湿，肩背沉重疼痛，上热，胸膈不利，清热除湿汤。

黄柏盐水炒　黄连　茯苓　泽泻各钱　苍术　白术各钱半　甘草五分

煎。

〔批〕内攻胀痛。

湿热内攻，心腹胀满，小便不利，大便滑泄小水并入大肠，宜大橘皮饮见胀满。

〔批〕吞酸。

湿热吞酸肝火上干脾胃，从木之化，宜茱萸六一汤。

六一除甘草，加吴茱萸两。除湿而引热下行，亦反佐之法也。

〔批〕湿温。

暑湿相搏，则发湿温与伤暑同，但身凉不渴为异，两胫逆冷阴病胫冷，臂亦冷，此臂不冷，为阳微厥，胸腹满，多汗，头痛，渴而妄言，脉阳濡而弱，阴小而急，苍术白虎汤。

白虎汤加苍术。

《活人》云：治在太阳，不可发汗。汗出必不能言，耳聋，不知痛所在，身青，面色变，名曰重暍。如此死者，医杀之也。

〔批〕酒面湿。

酒面奶酪停滞，湿自内盛者，除湿汤及苍白二陈汤加消导之药燥之。

〔批〕淋沥。

诸湿淋沥，五苓散合益元散。

〔批〕破伤湿。

破伤湿有破伤处，因澡浴湿气从疮口中入，其人昏迷沉重，状类中风，宜白术酒《三因》。

白术两　酒三盏

煎，频服。不能饮酒，以水代之。

凡中湿㖞斜不遂，舌强语塞，昏不知人，状类中风，不可作中风治。

燥症

燥在内　在外　在上　在下　在手足

总论　经曰：燥乃阳明秋金之化。又曰：金水者，生成之始终。又曰：水位之下，金气承之。盖物之化从乎生，物之成从乎杀，造化之道，生杀之气，犹权衡之不可轻重也。〔批〕生杀之气犹权衡。生之重，杀之轻，则气殚散而不收。杀之重，生之轻，则气敛涩而不通，敛涩则伤其分布之政，不惟生气不得升，而收气亦不得降。经曰：逆秋气，则太阴不收，肺气焦满。又曰：诸燥枯涸，干劲皴揭，皆属于燥。乃阳明燥金肺与大肠之气也。燥之为病，皆属燥金之化。然能令金烁者，火也，故曰：燥万物者，莫熯[①]乎火。夫金为阴之主，为水之源，而受燥气，寒水生化之源竭绝于上，而不能灌溉周身，营养百骸，故色干枯槁而无润泽也。或大病而克伐太过，或汗下而亡津液，或因房劳虚竭，或误服金石，或食味过厚，辛热太多，醇酒炙肉皆能偏助狂火而损真阴也。燥在外则皮肤皴揭，在内则津少烦渴，在上则咽焦鼻干，在下则肠枯便秘，在手足则痿弱无力，在脉则细涩而微，皆阴血为火热所伤也。治宜甘寒滋润之剂。甘能生血，寒能胜热，润能除燥，使金旺而水生，则火平而燥退矣。

脉　伤燥之脉，虚微而涩，或紧而涩，或浮而弦，或芤而细。

心中烦躁，不生津液，不思饮食，宜黄芪汤《本事》。

黄芪三两　人参三钱。补气　熟地黄　白芍各三两。补血　乌梅三粒　五味子三两。敛耗生津　麦门冬三两　天门冬三钱。泻火补水　茯苓两。淡以利湿　甘草三钱。甘以和中

每服三钱，加姜、枣煎湿去气运，则脾和而思食，津生而燥退矣。〔批〕心烦躁。

〔批〕枯涸燥热。

精血枯涸，燥热，宜大补地黄丸。

黄柏盐酒炒　熟地黄各四两　当归酒洗　山药　枸杞子各三两　知母盐酒炒　山茱肉去核　白芍药各二两　生地黄二两半　肉苁蓉酒浸　玄参各两半

炼蜜丸，早晨盐汤下此方生津补血，清火润燥，燥病主方。

〔批〕复脉生津。

① 熯（hàn 汉）：干燥，干枯。

伤寒，脉结代，心动悸，及肺痿呃逆，炙甘草汤见厥阴。益血生津。

〔批〕津少。

内燥血液少也津液枯少火炎水干，宜活血润燥生津汤丹溪。

当归　白芍药　熟地黄各钱。滋阴生血　天门冬　麦门冬　瓜蒌仁各八分。润燥生津　桃仁去皮尖，研　红花各五分。活血润燥，分用各有专能，合用更互相济

〔批〕外燥。

外燥　火烁肺金，血虚，皮肤皴揭，筋急爪枯，或大便风秘肺主皮毛，肝主筋爪。肝血不足，风热胜而金燥，故外见皮毛枯槁，肌肤燥痒，内有筋急便秘之症，宜滋燥养血汤。

当归酒洗，二钱。前症为血虚而水涸，以此润燥养血为君　生地黄　熟地黄滋肾水而补肝　白芍炒。泻肝火而益血，为臣　黄芩酒炒。清肺热，能养阴退热　秦艽各钱　防风散肝风，为风药润剂。风能生燥，艽、防味辛能润　甘草各五分。又，艽、防能养血荣筋，防风乃血药之使，甘草甘平泻火，入润剂则补阴血，为佐使也

〔批〕筋极。

过劳，四肢筋液耗竭，数数转筋，爪甲皆痛，不能久立，名曰筋极肝主筋。筋极，六极之一也。经曰：阳气者，精则养神，柔则养筋。筋骨过劳，耗其津液，不能荣养，故劲急而筋数转也。爪甲者筋之余，筋属木，犹木枯则枝叶皆痿也。不能久立，筋衰不能束骨也，宜猪膏酒。

猪脂煎　姜汁各二升，熬取三升

再入酒五合，分三服津竭筋枯，非草木之药卒能责效。猪膏润能养筋，姜汁辛能润燥，酒和血而性善行，取易达于四肢也。

〔批〕上燥。

上燥　火逆上气，咽喉不利，麦门冬汤《金匮》。

麦门冬七升　半夏一升　人参三两　甘草二两　大枣十二枚　粳米三合

煎。

论曰：止逆下气，此汤主之。喻嘉言曰：此胃中津液干枯，虚火上炎之症。用寒凉药而火反升，徒知与火相争，知母、贝母屡施不应，不知胃者肺之母气也。仲景于麦冬、人参、粳米、甘草、大枣，大补中气、大生津液队中，增入半夏之辛温一味，用以利咽下气，此非半夏之功，实善用半夏之功，擅古今未有之奇矣。汪讱庵曰：半夏亦脾胃药，能燥能润，以能行水故燥，以味辛故润也。仲景治咽痛、不眠，皆屡用之。今人率以为燥而疑之，则误矣。成无己曰：半夏辛散，行水气而润肾燥。《局方》半硫丸皆取其润滑也，湿去则土燥，痰涎不生，非性燥也。惟阴虚劳损，则非湿热之邪，而用利窍行湿之药，是重竭其津液，医之罪也。〔批〕半夏、南星非性燥，阴虚禁用。

上焦积热，口舌咽鼻干燥，宜清凉饮子。

黄芩二钱　黄连二钱　薄荷　元参　当归　白芍各钱半　甘草钱

加姜煎。

〔批〕痿躄。

痿躄两足欹侧，清燥汤见痿。

〔批〕下燥。

下燥　大便燥结，如润肠丸、通幽汤、益血丹、五仁丸《元戎》① 治五燥法，俱见大便。

火　热

发热　五脏热　三焦热　昼夜热　五心烦热　潮热

病热恶寒　往来寒热　内外上下寒热

总论　《内经》病机十九条，而火居其五，热居其四，可见诸病火热为多。火者，气之不得其平者也。五脏六腑各得其平，则营卫冲和，经脉调畅，何火之有？一失其常度，则冲射搏击而为火矣。故丹溪曰：气有余便是火也。〔批〕气有余便是火。刘河间曰：火之为病，其害甚大，其变甚速，其势甚张，其死甚暴。人身有二火：曰君火，犹人火也；曰相火，犹龙火也。在气交之中，

---

① 元戎：即《医垒元戎》，元代医家王好古撰。

多动少静。凡动皆属火化，动之极也，病则死矣。〔批〕人火、龙火。又有脏腑厥阳之火，根于五志之内，六欲七情激之，其火随起。忿怒则火起于肝，劳倦则火起于脾，醉饱则火起于胃，房劳则火起于肾，悲哀则火起于肺，心为君王，自焚则死矣。〔批〕厥阳之火。有五行相克者，如心火太盛必克肺金，肝火太盛必克脾土之类。有脏腑相移者，如肝移热于胆则口苦，心移热于小肠则淋秘之类。〔批〕相克、相移。又有他经相移者，又有数经合病者，又有无名之火，无经络可寻，无脉症可辨，致有暴病暴死者。〔批〕无名之火。诸病之中，火病为多，不可以不察也。东垣曰：火者，元气、谷气、真气之贼也。故有以泻为泻者，大黄、芒硝、芩、连、知、柏、栀、翘之类是也；有以散为泻者，羌、防、柴、葛升阳散火之类是也；有以滋为泻者，地黄、天冬、元参、知、柏之类，壮水之主以制阳光是也；有以补为泻者，参、芪、甘草，泻火之圣药也。〔批〕治各有宜。

脉　实数者有实热。

浮而洪数为虚火，沉而实大为实火。浮大无力为虚，沉数有力为实。

病热有火者生，心脉洪是也；无火者死，沉细是也。

热而脉静者，难治。

沉细或数者死。

浮而涩，涩而身有热者，死。

脉盛，汗出不解者，死。

脉虚，热不止者，死。

肢厥，利不止者，死。

发热　《明医杂著》云：发热有数种，治各不同。仲景论伤寒、伤风，此外感也，故宜发表以解散之，此麻黄、桂枝之义也。感于寒冷之月，即时发病，故用辛热以胜寒。〔批〕伤风寒。如春温之月，则当变以辛凉之药。夏暑之月，即当变以甘苦寒之剂。又有冬温，此天时不正，阳气反泄，用药不可温热。又有寒疫，却在温热之时，此阴气反逆，用药不可寒凉。〔批〕春温、夏暑、冬温、寒疫。又有瘟疫，此天地之厉气，当随时令、参气运而治，宜辛凉甘苦寒之药以清热解毒。〔批〕瘟疫。若夫内伤元气，则真阳下陷，内生虚热，故东垣发补中益气之论，用甘温大补其气，而提其下陷，此用气药以补气之不足也。〔批〕内伤气虚。又有劳心好色，内伤真阴，阴血既伤，则阳气偏胜而变为火，故丹溪发阳有余阴不足之论，用四物、知、柏补其阴而火自降，此用血药以补血之不足者也。〔批〕阴虚。又有夏月伤暑之病，虽属外感，却类内伤，东垣之清暑益气是也。〔批〕伤暑。又有因暑热而过食冷物以伤其内，或过取风凉以伤其外，此则非暑伤人，乃因暑而致之病，治宜辛热解表、辛温理中之药，却与伤寒治法相类者也。〔批〕内伤冷物，外取风凉。凡此数症，外形相似，而实有不同，治法多端，不可或谬。外感之与内伤，寒病之与热病，气虚之与血虚，如冰炭相反，治之若差，则轻病必重，重病必死矣。可不畏哉?〔批〕冰炭相反。

发热有浅深表里，虚实之辨　东垣曰：以手扪摸，有三法。以轻手扪之则热重，按之则不热，是热在皮毛血脉也。重按至筋骨之分，则热蒸手，轻摸之则不热，是热在筋骨间也。轻手扪之则不热，重手加力按之亦不热，不轻不重按之而热，是热在筋骨之上，皮毛血脉之下，乃热在肌肉也。此浅深之辨也。〔批〕浅深之辨。有表而热者，谓之表热。无表而热者，谓之里热。故苦者以治五脏，五脏属阴而居于内，辛者以治六腑，六腑属阳而居于外。故曰：内者下之，外者发之。又宜养血滋阴，身热自除，此表里之辨也。〔批〕表里之辨。骨、肉、筋、血、皮毛，阴足而热反胜之，是为实热。骨痿肉燥，筋缓血枯，皮聚毛落，阴不足而有热疾，是为虚热。能食而热，口燥舌干，大便难者，实热也，以辛苦大寒之剂下之，泻热补阴。经云：阳盛阴虚，下之则愈。脉洪盛有力者是已。不能食而热，自汗短气者，以甘寒之剂泻热补气。经云：治热以寒，温而行之。脉虚弱无力是已。此虚实之别也。〔批〕虚实之别。

五脏热症辨　东垣曰：五脏各有身热，其状各异。丹溪曰：

五脏各有火，五志激之，其火随起。若诸寒症，必身犯寒气，口食寒物始见，非若诸火症自内出者。经曰：心热病者额先赤，脾热病者鼻先赤，肝热病者左颊先赤，肺热病者右颊先赤，肾热病者颐先赤。〔批〕五脏部位。又曰：胃中热，则消谷善饥。肠中热，则出黄如糜。胃居脐上，胃热则脐以上热。肠居脐下，肠热则脐以下热。肝胆居胁，肝胆热则胁亦热。心肺居胸背，心热则胸热，肺热则背热。肾居腰，肾热则腰亦热。可类推也。按：面上热，身前热，一身尽热，狂而妄言，见皆足阳明。肩背热，足外廉胫踝后热，皆足太阳。口热舌干，中热而喘，足下热而痛，皆足少阴。肩上热，项似拔，耳前热若寒，皆手太阳。身热肤痛，手少阴。洒淅寒热，手太阳。掌中热，手太阴、少阴、厥阴。热而筋纵不收，阴痿，足阳明、厥阴。〔批〕脏腑诸热。

〔批〕一切发热始宜用方。

一切外感内伤发热，始宜用参苏饮见阳明后。

《元戎》谓：参苏饮治一切发热，皆能作效，不必拘其所因。谓中有风药解表，有气药和中，则外感风寒，内积痰饮，并可用也。而合四物汤，名茯苓补心汤，尤能治虚热，则此方乃表里虚实兼治之剂。然不可过，如素有痰饮者，俟热退，即以六君子汤之属调之。素阴虚者，俟热退，即用三才丸之类调之。

〔批〕内伤。

饮食伤胃，劳倦伤脾，火邪乘之而生大热，右关脉缓弱脾虚，或弦木克土，或浮数热也，补脾胃，泻阴火，升阳汤。

东垣曰：湿热相合，阳气日虚，不能上升，脾胃之气下流肝肾，是有秋冬而无春夏也。惟泻阴火、伸阳气，用味薄风药升发，则阴不病，阳气生矣。

人参七钱　黄芪　苍术漂，炒　甘草炙。四味益气除湿，以补脾胃。各两　柴胡两半　升麻八钱　羌活两。三味助阳益胃，以升清气　黄芩炒，七钱　黄连酒炒，五钱　石膏少许。长夏微用，过时去之。三味凉心清胃，以泻阴火

每服三五钱。

东垣曰：胃乃脾之刚，脾乃胃之柔。饮食不节则胃先病，脾无所禀而后病。劳倦则脾先病，不能为胃行气而后病。胃为十二经之海，脾胃既虚，十二经之邪不一而出。假令不能食而肌肉削，此本病也。右关缓弱，本脉也。或本脉中兼见弦脉，症中或见四肢满闭、淋溲便难、转筋一二症，此肝之脾胃病也，当加风药以泻之。脉中兼见洪大，症中或见肌热、烦热、面赤、肉消一二症，此心之脾胃病也，当加泻心火之药。脉中兼见浮涩，症中或见短气、气上喘咳、痰盛皮涩一二症，此肺之脾胃病也，当加泻肺及补气之药。脉中兼见沉细，症中或见善欠善恐一二症，此肾之脾胃病也，当加泻肾水之浮，及泻阴火之药。〔批〕四脏皆有脾胃病。所以言此者，欲人知百病皆由脾胃生也。〔批〕百病皆由脾胃生。处方者，当从此法加时令药。

《准绳》云：除热泻火，非甘寒不可。以苦寒泻火，非徒无益，而反害之。故有大热，脉洪大，服苦寒剂而热不退者，加石膏。大便软或泄者，加桔梗。食后服。如食少者，不可用石膏。〔批〕除热泻火，宜用甘寒。

〔批〕烦劳内伤。

烦劳内伤，身热，补中益气汤。

〔批〕阴火。

阴火乘阳，发热昼甚，自汗短气，补中益气加黄柏生地汤。

即本方加二味。

〔批〕体倦。

发热体倦，归脾汤见血症。

〔批〕寝汗。

寝汗发热，人参养荣汤见虚劳。

〔批〕肌热。

脾虚肌热，钱氏白术散见消渴。

〔批〕虚热。

虚热体倦，十味人参散见后。

〔批〕内热烦热。

内外烦热不解，狂易叫走，发斑发黄，热毒药毒，并宜用紫

雪见阳毒发斑。

〔批〕肺热。

肺热轻手乃得，微按全无，瞥瞥然见于皮毛之上。肺主皮毛，日西尤甚，乃肺之热也，皮肤蒸热皮毛，喘咳气急肺苦气上逆，洒淅寒热邪在肤腠，日晡尤甚金旺于酉，泻白散钱乙。

桑白皮甘益元气之不足，辛泻肺气之有余，性善行水泻火，故能除痰止嗽　地骨皮寒泻肺中之伏火，淡泻肝肾之虚热。肝盛能生火，火盛则克金，肾为肺子，实则泻其子，故能凉血退蒸。各钱　甘草泻火益脾。五分　粳米清肺补胃，土为金母，虚则补其母。百粒。并能泻热从①小便出。肺主西方，故曰泻白。

李时珍曰：此泻肺诸方之准绳也。

易老加黄连泻白散泻肺经气分之火，黄芩一物汤、丹溪清金丸泻肺经血分之火。清金丸，即黄芩一物，炒为末，水丸。〔批〕清肺经气分、血分火。

重者，白虎汤见阳明、凉膈散见阳明后之类主之。

〔批〕心热。

心热微按至皮肤之下、肌肉之上。轻手乃得，少加力按之则全不热，是热在血脉也。心主血脉，日中太甚，乃心之热也，烦心，心痛，掌中热劳宫穴属心与心包而哕火炎，黄连泻心汤易老。

黄连大苦、大寒，入心。泻心实泻脾，实则泻其子。去须。两

为极细末，每服一字，以次加，至五分一钱而止。

及朱砂安神丸见虚烦、清凉散即四顺饮子，见后之类主之《千金》地黄丸：黄连、生地、麦冬，等分为丸，俱泻丁火之药。

〔批〕小肠热。

小肠有火心与小肠相表里，便赤淋痛心热则小肠亦热，面赤狂躁，咬牙口渴皆心热也。心属君火，是五脏六腑之主，故诸经之热皆应于心，口糜舌疮舌为心苗，心火上炎，熏蒸于口，宜导赤散钱乙。

生地凉心血　淡竹叶清心气　木通降心火，入小肠。君火宜木通，相

---

① 从：原作“泛”，据文义改。

火宜泽泻，行水虽同，所用各别。君火，心火也；相火，命火也　甘草梢达茎中而止痛。共导丙丁之火从①小水而出，小肠为丙火，心为丁火，心热利小便，亦釜底抽薪之义也

等分，煎。

〔批〕脾热。

脾热轻手扪之不热，重按至筋骨亦不热，不轻不重，在轻手重手间，此热在肌肉。脾主肌肉，入夜尤甚，乃脾热也，怠惰嗜卧因热而困，四肢不收脾主四肢，有虚有热，无气以动实者见后二条诸症，以泻黄散见后、调胃承气汤见阳明治之。中虚有热者，黄芪人参散见暑症、补中益气汤。

〔批〕脾胃伏火。

脾胃伏火，口燥唇干，口疮口臭口为脾窍，唇者脾之外候，诸症皆属脾火，烦渴易饥病名中消，宜泻黄散。

山栀仁清心肺之火，使屈曲下行，从小便出。炒黑，两　藿香理脾肺之气，去上焦壅热，辟恶调中。七钱　石膏大寒泻热，兼能解肌。五钱　甘草甘平和中，又能泻火。二两　防风四两。重用之者，取其升浮，能发脾中伏火，又能于土中泻木也

上末，微炒香，蜜酒调服。

水盛克土，防风能散肝火。吴鹤皋曰：或问脾中伏火，何以不用黄连？余曰：燥矣。既恶燥，何以用防风？余曰：东垣之言，防风乃风药中润剂也。东垣曰：泻黄散，非泻脾也，脾中泻肺也，以脾为生肺之上源，故用石膏、栀子。

〔批〕唇口皴裂。

前症或唇口皴瞤燥裂脾之华在唇，瞤，动也，风也。皴裂，火也，钱氏泻黄散。

白芷　升麻皆阳明药也　防风祛风而散脾火。燥在唇口，故从其性而升发之　黄芩清中上之热　枳壳利中上之气。各钱半　半夏能润能燥，发表开菀。钱　石斛清肺平胃，退热补虚。钱二分　甘草和脾兼能泻火，亦

---

① 从：原作"泛"，据文义改。

火菀发之之义也。五分

〔批〕肝热。

肝热按之肌肉之下、至骨之上，寅卯间尤甚，其脉弦，乃肝之热也，**四肢困热满闷**热菀，**便难**血亏，**转筋**肝主筋，**多怒**肝在志为怒，血虚肝燥，**多惊**肝虚胆怯，**筋痿不起**筋热则纵，**目赤肿痛**目为肝窍，风热上干，**泻青丸**钱乙。

龙胆草　大黄酒蒸。肝者将军之官，风淫火炽，不易平也。二药苦寒味厚，沉阴下行，直入厥阴而散泻之，所以抑其怒而折之使下也　**羌活**气雄**防风**善散，并能搜肝风而散肝火，所以从其性而升之于上也　**山栀**炒黑。少阳火菀，多烦躁。栀子能散三焦菀火，而使邪热从小便下行　**川芎**少阳火实，多头痛目赤。川芎能上行头目，而逐风邪　**当归**酒洗。芎、归皆血分之药，能养肝血而润肝燥，燥故多怒多惊。又皆血中气药，辛能散而温能和，兼以培之也。一泻一散一补，同为平肝之剂，故曰泻青。五脏之中，惟肝常有余，散之即所以补之，以木喜条达故也〔批〕木喜条达。

等分蜜丸，竹叶汤下。然必壮实之人方可施用。

俞子容①曰：时医多执肝尝有余之说，举手便云平肝。按：《圣济经》② 云：原四时之所化，始于木；究十二经之所养，始于春。女③子受妊一月，是厥阴肝经养之。肝者，乃春阳发动之始，万物生化之源，故戒怒养阳，使先天之气相生于无穷，是摄生之切要也，不可泥于前说。〔批〕戒怒养阳。汪讱庵曰：此说本之《内经》。《六节藏象论》曰：所谓得五行时之胜，各以气命其脏。求其胜也，皆归始春。盖春属肝木，乃吾身升生之气。此气若有不充，则四脏何所禀承？如春无所生，则夏长秋收冬藏者，何物乎？五行之中，惟木有发荣畅茂之象，花叶茜葱④，艳丽而可爱，结果成实，食之以全生，皆

---

① 俞子容：俞，原作“余”，声同而误。俞子容，即俞弁，明代医家，著有《续医说》。

② 圣济经：又称《宋徽宗圣济经》，宋徽宗赵佶著。

③ 女：原作“如”，形近而误，据《续医说·卷三·辨惑·肝常有余》改。

④ 花叶茜葱：即花茜叶葱。茜，大红色；葱，青绿色。

此木也。由是言之，培之养之犹恐不及，而尚翦①之伐之乎？故养血和脾，使火不上炎，则心气和平，而百骸皆理，不特养身之要道，亦养德之切务也。又曰：世医多言肝有泻无补，不知地黄丸、美髯丹等皆补肝之药也。《外台秘要》曰：五行五脏，皆互相生。肝虽处中②，而为脏首，位在甲乙，怀仁养义，故应春而旺也，为心之母，余脏循次而生焉。〔批〕应春而旺，为心之母。心为主神，四脏为四鄙③。四鄙有忧，王必怀忧。四鄙④和平，则王有悦，有悦则荣卫不错，忧则荣卫患生。心不受邪，所病者，惟忧乐能致也。肝为风府，呼吸之门，诸脏紊乱，气息皆形，谁能出不由户耶？若风热盛，心忧则头痛，过忧则心烦。寒甚必热，热甚必寒，倚伏之道也。但平风热，抑狂邪，而荣卫自然通泰矣。

〔批〕肝胆火。

一切肝胆之火，神志不宁，惊悸搐搦，躁扰狂越肝属风木，主惊主怒，主筋，诸症皆属肝火热甚，**头晕目眩，耳鸣耳聋**目为肝窍，胆脉络于耳，二经火甚，故见上症，**胸膈痞塞，咽嗌不利**，心脉侠咽、历膈，肾脉贯膈、循喉咙，水衰火盛，故咽嗌不利，**肠胃燥涩**血虚而燥，**两胁痛引少腹**两胁、少腹皆肝胆经所循，**肝移热于肺而咳嗽**五脏六腑皆有咳，然必传以与肺。肝之移邪，则为肝咳，**当归芦荟丸**《宣明》。

龙胆草酒洗，两　**青黛**水飞，五钱。肝木为生火之本，肝火盛，则诸经之火相因而起，为病不止一端，故以二药直入木经而折之　**大黄**泻脾胃火。酒浸，五钱　**黄芩**泻肺火。炒　**黄连**泻心火。炒　**黄柏**泻肾火。炒　**栀子**泻三焦火。炒黑。五药通平上下之火。各两　**芦荟**大苦大寒，气臊入肝，能引诸药同入厥阴。先平其甚者，而诸经之火无不渐平矣。五钱　**当归**

---

① 翦（jiǎn 剪）：削弱。

② 肝虽处中：《尚书·洪范》云："五行：一曰水，二曰火，三曰木，四曰金，五曰土。"肝属木，故曰处中。

③ 鄙：原作"啚"，据《外台秘要·卷三十八·石发热风头痛心烦寒热方三首》改。

④ 鄙：同上。

能入厥阴，和血补阴。二两　木香二钱　麝香五分。取其行气通窍

蜜丸，姜汤下。然非实火，不可轻投。

〔批〕肾热。

肾热轻按不热，重按至骨，其热蒸手，如火烙炙，乃肾热也，其人骨酥酥然如虫蚀其骨，困极不任，不能起于床，滋肾丸见小便、六味地黄丸见虚劳之类主之。

〔批〕诸热。

肌热表，蒸热里，积热壅积，汗后余热，脉洪实弦数者，宜柴胡饮子。

小柴胡汤除半夏，加当归、白芍药、酒大黄。

及龙胆泻肝汤、左金丸俱见胁痛。

〔批〕菀热。

肌热表热，四肢发热，骨髓中热，热如火燎，扪之烙手脾主四肢，四肢热即五心烦热也。火性上行，若菀而不达，则反以消烁真阴，而肌肤筋骨皆为之热也，此病多得之血虚，及胃虚过食冷物，抑遏阳气于脾土饮食填塞至阴，则清阳不得上行，故不传化也，宜东垣升阳散火汤经曰：火菀发之。

柴胡以发少阳之火为君。八钱　升麻　葛根以发阳明之火　羌活各五钱　防风二钱半。以发太阳之火　独活以发少阴之火，为臣。此皆味薄气轻，上行之药，所以升举其阳，使三焦畅遂，而火邪皆散矣　人参各①五钱　甘草炙三钱，生二钱。益脾土而泻热　白芍五钱。泻脾火而敛阴，且酸敛甘缓，散中有收，不使有损阴气，为佐使也

每服五钱，加姜、枣煎。

吴鹤皋曰：少火生气，天非此火不能生物，人非此火不能有生，扬之则光，遏之则灭。今为饮食抑遏，则生道几乎息矣。使清阳出上焦，则浊阴自归下窍，而饮食传化，无抑遏之患矣。东垣圣于脾胃，治之必主升阳。俗医知降而不知升，是扑其火也，安望其卫生耶？又曰：古人用辛散者，必用酸收，故桂枝汤中亦用白芍，犹兵家之节

---

① 各：原脱，据《脾胃论》，本方中独活亦用五钱，故据文例补。

制也。

本方除人参、独活加葱白，名火菀汤，治同。

火菀者，内热外寒。脉沉而数，火菀无焰，故外寒。脉沉为在里，沉而数，知为内热也。〔批〕火菀症脉。

〔批〕三焦热症。

热分上中下三焦 《金匮》云：热在上焦者，因咳为肺痿；在中焦者，为坚热；在下焦者，为尿血，亦令淋闷不通。《宣明》云：上焦有热，眼目赤肿，头项肿痛，口舌生疮。中焦有热，胸膈烦躁，饮食不美。下焦有热，小便赤涩，大便秘。三焦俱热，即生痈疖疮癣，及五般痔疾。

〔批〕三焦用药。

三焦热用药大例：上焦栀子、黄芩，中焦黄连、白芍，下焦黄柏、大黄。

〔批〕一切火热。

一切火热，表里俱盛，三焦积热，邪火妄行，黄连解毒汤主之见阳明后。

〔批〕三焦有火。

三焦有火，嗌燥喉干，二便秘结，及湿痰夜热，三补丸、柏皮汤、三黄丸、栀子金花丸、大金花丸，俱可对症选用俱见阳明后。

〔批〕上焦热。

上焦热，身热脉洪，无汗多渴者，宜桔梗汤海藏。

凉膈散去大黄、芒硝，加桔梗、竹叶东垣曰：易老法，治胸膈与六经之热，以手足少阳俱下胸膈，同相火游行一身之表，乃至高之分，故用舟楫之剂浮而上之，施于无形之中，随高而走，以去胸膈中及六经之热也。

等分，为粗末。水煎，温服，汗之热服。春倍加防风、羌活，夏倍加黄芩、知母，季夏①淫雨倍加羌活，秋加桂枝，冬倍之以意

① 夏：原作“秋”，涉下文而误，据文义改。

消息，随症加减。

〔批〕热重者。

重者，用凉膈散见阳明后，或龙脑鸡苏丸见诸失血后。

〔批〕中焦。

中焦积热，五苓散加羌活，及调胃、桃仁、小承气三方、四顺饮子见后之类主之。

〔批〕下焦。

下焦热，大承气、五苓立效，石韦、八正诸散主之俱见淋症。

挟疫者，以疫法治之，详前瘟疫。

〔批〕肾虚蒸热。

下焦，若肾虚蒸热，脚膝无力，阴痿阴汗，宜滋肾丸见小便。

热分昼夜 昼发热，夜则安静，是阳气自旺于阳分也。昼安静，夜则发热，是阳气下陷，入阴中也。昼夜俱发热烦躁，是重阳无阴也。

〔批〕昼热。

昼热，则行阳二十五度为气分热，宜柴胡饮子见前及白虎汤见阳明。

〔批〕夜热。

夜热，则行阴二十五度为血分热，宜四顺饮子一名清凉饮子。

当归 赤芍 大黄 甘草等分

加薄荷，煎。

及桃仁承气汤，重者代抵挡丸俱见蓄血。

〔批〕夜静。

昼热夜静，宜小柴胡汤加栀子、黄连、知母、地骨皮。

昼静夜热名曰热入血室，知柏四物汤加黄连、栀子、柴胡、丹皮，或二连四物汤、

四物加黄连、胡连。〔批〕昼静。

东垣云：发热昼少而夜多，太阳经中尤甚。昼病则在气，夜病则在血，是足太阳膀胱血中浮热，微有气也。既病人大小便如常，知邪气不在脏腑，是无里症也。外无恶寒，知邪气不在表也。有时而发，

有时而止，知邪气不在表不在里，在经络也。夜分多而昼分少，是邪气下陷之深也。此杂症，当从热入血室而论。〔批〕热入血室。

泻血汤主之东垣。

生地酒洗　柴胡各钱　熟地　蒲黄　丹参酒洗　当归酒洗　羌活　防己酒洗　甘草炙。各七分　桃仁研泥。三分

每五钱，煎牵牛味辛烈，能泻气中之湿热，不能除血中之湿热。防己味苦寒，能泻血中之湿热，又能通血中之滞涩。

〔批〕昼夜热。

昼夜发热烦躁是重阳无阴，当亟泻其阳，峻补其阴，四物合小柴胡加黄连、栀子，便秘者下之。

〔批〕平旦热。

平旦发热，热在行阳之分，肺气主之，用白虎汤以泻气中之火。

〔批〕日暮热。

日暮发热，热在行阴之分，肾气主之，用地骨皮散见后以泻血中之火。

按：白虎汤治脉洪，故抑之使秋气得以下降也。地骨皮散治脉弦，故举之使春气得以上升也。

〔批〕阳毒火炽。

血热及阳毒火炽，浑身壮热作渴，地骨皮散东垣。

石膏二钱　柴胡　生地黄　黄芩　知母各钱　羌活　升麻各七分　地骨皮　赤茯苓各五分

入姜，煎。

〔批〕午前热。

午前发热阳虚而阴火乘之也，气虚无汗火燥热菀。经曰：阳气有余，为身热无汗；阴气有余，为多汗身寒；阴阳有余，则无汗而身寒。按：此有余，乃病邪有余，即正不足也。阴阳和则无病，过中则病也。经又曰：阳盛生外热，阴盛生内寒。皆亢则为害，非真阴真阳盛也，人参清肌散。

人参　白术　茯苓　甘草炙。四君子以补阳虚　半夏曲和胃行湿

赤芍　当归以调阴血　柴胡　干葛升阳退热

盖以甘温泻火，酸寒活血。汗即血液，辛甘解肌，有汗宜实表，无汗宜解肌。此无汗与伤寒无汗不同，故但解其肌热，而不必发出其汗液。

〔批〕邪热客于经络。

邪热客于经络，痰嗽烦热，头痛目昏，盗汗倦怠，一切血热虚劳，人参散叔微。

前药各一两，加黄芩五钱。每三钱，入姜、枣，煎。

喻嘉言曰：此邪热浅在经络，未深入脏腑，虽用柴、葛之轻，全借参、术之力以达其邪。有恐邪入痰隧，用茯苓、半夏兼动其痰，合之归、芍、黄芩并治其血中之热。止用三钱为剂，盖方成知约，庶敢用柴、葛耳？此叔微一种苦心，特为发之。

〔批〕午后热。

午后发热热在阴分，阳陷阴中，皆恶风阳不足也，背为阳，腹为阴，四肢沉困脾主四肢，湿胜而脾不运，小便色黄湿兼热也及汗后发热阳虚，白术除湿汤东垣。

生地黄阳陷阴中，热在血分，故以之滋其阴　知母　地骨皮泻血中之伏火。各七钱　柴胡升阳以解其肌。五钱　赤茯苓两　泽泻七钱。利湿兼清其热　人参　白术　甘草炙。各两。益气助脾，气足阳升，虚热自退，脾运而湿自除矣

每服五钱。如有刺痛，加当归七钱。小便利，减苓泻一半。

方名除湿，而治在退热，欲热从湿中而下降也。

〔批〕壮热咳嗽。

午后壮热，咳嗽肌瘦，颊赤盗汗，脉来细数，秦艽鳖甲散见虚劳。

〔批〕燥热目赤。

肌热燥热，目赤面红，烦渴引饮，日夜不息，脉浮大而虚，重按全无，为血虚发热，误用白虎必危症似白虎，惟脉不洪长实为辨，宜补血汤见内伤。

〔批〕阴虚。

阴虚发热者，四物汤主之。

丹溪于血药亦分阴阳，详血门四物汤注。杨仁斋曰：凡壮热烦躁用柴、芩、大黄解利之，其热乍轻而不退，用黄芩、川芎、甘草、乌梅，或用黄连、生地、赤苓同煎，入灯心引之，其效亦速。盖川芎、生地皆能调血，心血一调，其热自退。

〔批〕滞血。

滞血作热，其人脉涩，漱水①，或呕恶痰涎，两脚厥冷，小腹结急，或唾红，或鼻衄，用药不止于柴胡、黄芩，当以川芎、白芷、桃仁、五灵脂、甘草佐之。大便秘结者，更加大黄、浓蜜，以润而导之，使滞血一通，黑物流利，则热不复作矣。

〔批〕肾虚火炎。

肾虚火不归经，游行于外而发热者，烦渴引饮，面目俱赤，遍生舌刺，两唇黑裂，喉间如烟火上冲，两足心如烙，痰涎壅盛，喘急，脉洪大而数无伦次，按之微弱，宜十全大补汤吞八味丸。

或问：燥热如此，复投桂、附，不以火济火乎？曰：心包络相火，附于右尺。男以藏精，女以系胞。因嗜欲竭之，而火无所附，故厥而上炎。且火从肾出，是水中之火也。火可以水折，水中之火，不可以水折。桂、附与火同气而味辛，能开腠理，致津液，通气道，据其窟宅而招之，同气相求，必下降矣。桂、附固治相火之正药也。〔批〕相火附于右尺指为命门，其说本于《难经》，《内经》则命门属目。

〔批〕戴阳。

面赤身热，不烦而躁，饮水不入口，名戴阳症，宜益元汤见少阴后。

〔批〕酒热。

饮酒发热酒性大热有毒，遇身之阳气本盛，得酒则热愈炽。或因房劳，气血虚乏而病作，补气血药中，必得枳椇子方可解其毒，黄连解毒汤加葛根主之，或用青黛、瓜蒌仁为末，入姜汁，每日服数

① 漱水：即漱水不欲咽之义。

匙，三日而安。

〔批〕酒食热。

酒食发热，用上二味，姜汁丸。服金石辛热药，甘草黑豆汤下见筋疝。火邪，艾汤下冷饮食，干姜汤下。炙煿，茶清甘草汤下。饮酒及不饮酒人，因酒发热，俱难治。

〔批〕骨蒸。

骨蒸热　凡人嗜欲无节，劳伤过度，肾水枯竭，阴火上炎，而发蒸蒸之燥热，古方名曰蒸病。其症咳嗽咯血，渐成劳瘵。治见虚劳。

〔批〕诸虚发热。

三消，诸失血，蓐劳久痢，诸虚复发热者，皆非美症。

〔批〕因病致热。

发热，有宜专攻其热者，有不宜专攻其热者。因他病而兼致者，当治其本病，即于本症药中加入退热之药，不当专攻其热。

〔批〕治热以寒，温而行之。

治热以寒，温而行之，有三，皆因大热在身，止用黄芪、人参、甘草。此三味者，皆甘温，虽表里皆热，燥发于内，扪之肌热于外，能和之使汗自出而解。此温能除大热之至理，一也。热极生风，乃左迁入地，补母以实其子，使天道右迁顺行，诸病得天令行而必愈，二也。况大热在上，其大寒必伏于内，温能退寒，以助地气，地气在人，乃胃之生气，使真气旺，三也。

五心烦热火菀地中。四肢土也，心火下陷，在脾土之中，故宜升发火菀，火菀汤见前主之阴覆乎阳，火不得伸，宜汗之，经曰体若燔炭，汗出而散是也。〔批〕五心热。

脉弦而数，此阴气也，宜风药升阳，以发火菀，则脉数顿退矣。凡治此病，脉数者，当用黄柏，少用黄连、柴胡、苍术、黄芪、甘草，更加升麻，得汗则脉必平，乃火菀发之之意也。

上症日晡发热，黄芪鳖甲汤见肺痿。

〔批〕手足心热。

手足心热，越鞠丸见菀加白芷、半夏，神效。虚烦者，加减小柴胡汤。

〔批〕四肢热。

四肢酸痛，手足烦热，咽燥口干，小建中汤见少阳、三物黄芩汤见虚烦。

经曰：四肢者阳也，两阳相得而阴气虚少，少水不能灭盛火，而阳独治。独治者，不能生长也，独胜而止耳。四肢热，逢风如炙如火者，是人当内烁也。

〔批〕两手热。

两手大热，为骨厥。如在火中，可灸涌泉穴三壮，立愈。

〔批〕手足热。

手足热，外治见厥。

〔批〕足心热。

足心热，腰股痛，大补丸。

黄柏一味为丸。

气虚，四君子汤下。血虚，四物汤下。

潮热 有作有止，若潮水之来，不失其时，一日一发。若日三五发，即是发热，非潮热也。有虚有实，惟伤寒日晡潮热别无虚症。余若大便坚涩，喜冷畏热，心下愊然①，睡卧不着，此皆气盛实热也。若气消乏，精神憔悴，饮食减少，日渐尪羸，虽病暂去，而五心常有余热，此虚症也。〔批〕潮热有虚有实。

〔批〕热在表里。

潮热在表里，轻者参苏饮见阳明后，重者小柴胡汤或大柴胡汤见阳明。

〔批〕气虚，有汗无汗。

气虚无汗，午前潮热，人参清肌散见前。气虚有汗，潮热，补中益气汤。

〔批〕血虚，有汗无汗。

血虚无汗，潮热，茯苓补心汤见咳血。血虚有汗，潮热，人参

① 愊（bì 毕）然：烦闷郁结貌。

养荣汤见虚劳。

〔批〕气血两虚，无汗。

气血两虚，无汗潮热者，宜茯苓补心汤。

《卫生》云：参苏饮大解潮热，合四物，治将欲成劳、痰嗽喘热最效。

〔批〕有汗。

气血两虚，有汗潮热者，加减逍遥散见骨蒸。于午潮热，本方加麦冬、地骨皮、黄连、黄芩、秦艽、木通、车前子。

〔批〕虚热倦怠。

虚热潮热，身体倦怠，十味人参散。

六君子汤加柴胡、葛根、黄芩、白芍。

〔批〕夜微热。

遇夜身微热，病人不觉，早起动作无事，饮食如常，既无别症可疑只是血虚，阴不济阳，宜润补之，茯苓补心汤。候热稍减，继以养荣汤、十全大补汤。

〔批〕饮症。

有潮热似虚，胸膈痞塞，背心疼痛，服补药不效者，此乃饮症随气而潮，故热随饮而亦潮，宜于痰饮门中求之。

〔批〕宿食。

脉滑，肠有宿食，常暮发热，明日复止者，于饮食门求之。

〔批〕湿痿。

湿痿夜热，以柏皮汤见阳明后加白芍，等分为末，粥丸服之。

〔批〕主时分治。

潮热，以黄芩、生甘草二味为主。辰戌时发，加羌活。午间发，加黄连。未时发，加石膏。申时发，加柴胡。酉时发，加升麻。夜间发，加当归梢。有寒者，加黄芪、参、术、干姜。分昼夜例，见前。

〔批〕调理失宜。

病后欠调理者，八珍散主之。

即七珍散见虚劳加扁豆。

〔批〕恶寒。

病热恶寒 经曰：恶寒战栗，皆属于热。又曰：战栗如丧神守，皆属于火。恶寒者，虽当炎月，若遇风霜。重绵在身，如[①]觉凛凛，战栗恶寒之甚也。《原病式》曰：病热症而反觉自冷，此为病热，实非寒也。古人遇战栗之症，有以大承气汤下燥粪而愈者，明是热症，但有虚实之令耳。朱丹溪曰：恶热非热，明是虚症。恶寒非寒，明是热症。昼则恶寒，是阴气上溢于阳分也。夜则恶寒，是阴血自旺于阴分也。

〔批〕上焦邪隔。

上焦有邪湿痰积中，隔绝荣卫，不能升发出表阳气抑遏，而恶寒者，宜吐之：赤小豆、苦参，等分为末，齑水调服，探吐之。吐后用川芎、南星、苍术、黄芩酒炒为末，神曲糊丸，服。

〔批〕酒热内菀。

酒热内菀不得泄而恶寒者，或渴不能饮，脉大而弱，右关稍实略类弦，重取则涩，宜黄芪、干葛煎服，脉小则安。

〔批〕六月恶寒。

六月常觉恶寒战栗，喜炎火御绵，多汗病热为本，大寒为标，宜从中治，用温是也。虽用姜、附，亦中治也，或服附子，浑身痒甚，脉沉涩，重取稍大热甚血虚，四物去川芎，倍地黄，加白术、黄芪、黄柏炒、甘草、人参，每服一两。服后若大泄，目直视，口无言其病势深，药无反佐之过，仍用前药，热炒与之，盖借火力为向导也。

〔批〕恶寒宜下。

少年形瘦面黑，六月喜热恶寒，脉沉涩，重按似数，姜汤下三黄丸俱丹溪法。

〔批〕阳气不伸。

脾胃虚弱，怠惰嗜卧阳受气于胸中。经曰：阳气者，若天与日。清阳失位，则浊阴上干，脾胃不运故也，时值秋燥令行，湿热少退，

---

① 如：犹而。

体重节痛湿盛而阴邪胜，口苦舌干阴火上炎，心不思食，食不知味胃气虚衰，大便不调湿胜，小便频数膀胱有热，兼见肺病，洒淅恶寒阳虚，惨惨不乐膻中阳气不舒，乃阳气不升也，升阳益胃汤主之东垣。

人参　半夏脉涩者用　甘草炙。各两　陈皮留白，四钱　白术土炒　茯苓各三钱。小便利、不渴者，勿用。六君助阳益胃，补脾胃之上药也　黄芪二两。以补肺而固卫　白芍炒。以敛阴而调荣　羌活　独活　防风各五钱　柴胡三钱。四者以除湿痛，而升清阳　泽泻三钱。同茯苓以泻湿热而降浊阴，不淋勿用　黄连二钱。少佐以退阴火，补中有散，发中有收，使气足阳升，自正旺而邪服矣

每三钱，姜、枣煎。

东垣曰：此治肺之脾胃虚也，何故秋旺用参、术、白芍之类反补脾？为脾胃虚则肺俱受病，故因时而补，易为力也。又曰：余病脾胃久衰，一日体重节痛，大便泄下，小便闭塞。默思《内经》云“在下者，引①而竭之”，是先利小便也。又治诸泄，小便不利者，先分利之。治湿不利小便，非其治也，当用淡渗之剂。又思圣人之法，虽布在方策②，其未尽者，以意求之。今寒湿客邪自外入里而甚暴，若用淡渗以利之，病虽即已，是降之又降，复益其阴而重竭其阳也。治以升阳风药，是为宜耳。苓、泻、通草，渗泄之类，皆从时令之旺气，以泄脾胃之外邪，而补金水之不足。或小便已数，肝肾不受邪者，误用之，必竭绝肾水，先损其两目。《准绳》曰：阳气抑遏，皮肤肌肉无以温之，故寒栗。东垣升阳益胃，开发上焦，阳气出外；丹溪吐去湿痰，亦开发，上焦阳气随吐升发出外，皆温之也，故寒栗皆愈。〔批〕风药升阳，余说详飧泄胃风汤。

〔批〕冷气属火。

上升之气属火病人自言冷气从下而上者，非真冷气也，此上升之气自肝而出，中挟相火自下而上，其热为甚。自觉其冷者，此火极

---

① 引：原作“因”，据《脾胃论·卷下·调理脾胃治验治法用药若不明升降浮沉差互反损论》改。

② 方策：指典籍。

似水，积热之甚也，气从左边起肝火，左金丸见胁痛、当归芦荟丸见前。气从脐下起阴火，大补丸见前。气从脚下起入腹如火者，乃虚之极也，知柏四物汤，外用附子末津调贴涌泉穴，引下其热。盖火起于九泉之下，亦十不救一也。

〔批〕背恶寒。

背恶寒，是痰饮仲景云：心下有留饮，其人背恶寒，冷如冰，茯苓丸之类主之见臂痛。

〔批〕掌中寒。

掌中寒者，腹中寒鱼上白肉有青血脉者，胃中有寒，理中汤主之见太阴。

〔批〕气分寒。

气分寒，桂枝加附子白芍人参新加汤①俱见太阳。

〔批〕血分寒。

血分寒，肝肾俱虚，巴戟丸见面病。

〔批〕三焦寒。

上焦寒，陈皮、川朴、藿香、胡椒、理中丸之类。中焦寒，白术、干姜、丁香、大建中汤、附子理中之类。下焦寒，桂、附、沉香、八味丸、还少丹之类。

海藏云：下焦寒，四逆例。干姜味苦，能止而不行。附子味辛，能行而不守。治小便不通，盖二药皆阳，气化能作小便。若姜、附、术三味内，加茯苓以分利之为佳。附子生用而不炮，则无火力，热则行，兼水多煎使少，则热直入下焦。

治寒以热，凉而行之，有三：北方之人为大寒所伤，其足胫胀，若火炙汤浴，必脱毛见骨，须先以新汲水浴之。更有冻面或耳，若近火汤，必脱皮成疮，须先于凉房处浴之，少时以温手熨烙，此凉行除其大寒，一也。大寒之气，必令母实，乃地道左迁入肺，以凉药投之，使天道右迁，诸病得天令行而必愈，二也。

---

① 桂枝加附子白芍人参新加汤：指桂枝加附子汤与桂枝加芍药生姜各一两人参三两新加汤二方。

况大寒在外，其大热伏于地下者，乃三焦包络天真之气所居之根蒂也，热伏于中，元气必伤，在人之身，乃胃也，以凉药和之，则元气充盛而不伤，三也。

〔批〕往来寒热。

往来寒热　经曰：病洒淅恶寒而复发热者，阴脉不足，阳往从之。阳脉不足，阴往乘之。寸口脉微，名曰阳不足。阴气上入阳中，则恶寒。尺脉弱，名曰阴不足。阳气下陷入阴中，则发热也余详少阳注。

〔批〕阳盛阴虚。

往来寒热，外邪未尽者，小柴胡汤凡治寒热用柴胡之属者，升阳气使不下陷入阴中，则不热也。用黄芩之属者，降阴气使不得上入阳中，则不寒也。阳盛阴虚者，柴胡四物汤经云：荣之生病也，寒热少气，血上下行。

〔批〕伤风。

伤风寒热经曰：风气盛于皮肤之间，内不得通，外不得泄。风者善行而数变，腠理开则洒然寒，闭则热而闷，寒则衰，饮食热则消肌肉。又云：因于风露，乃生寒热。又云：风盛为寒热，防风汤。

防风　桂枝　黄芩　当归　茯苓　甘草各钱　秦艽　干葛钱半　杏仁五粒

姜枣，煎。

〔批〕胸满微结。

伤寒汗下后，胸胁满，微结，但头汗出，往来寒热，柴胡桂枝干姜汤见少阳。

〔批〕外感内伤。

因卧伤风，又渴饮冰水此外感轻而内伤重，寒热间作脾亦有之，非徒少阳，腕后有斑，鼻中微血出，脉沉涩外从内病，俱为阴也，故先斑后衄，显内阴症，宜调中益气汤见内伤。

〔批〕宿食。

大肠有宿食，寒栗发热，有时如疟，轻则消导，重则下之当参之饮食门。

〔批〕结热。

结热在里，往来寒热，大柴胡汤下之。

外有劳病、失血、痰饮、癥瘕积聚、瘸疝、食伤、劳倦、脚气、疮毒，俱有往来寒热，各见本门。须问其原有何病而生寒热，则随症施治。〔批〕各症随治。

〔批〕上下寒热。

上热下寒，上寒下热 《脉经》云：热病所谓阳附阴者，腰以下至足热，腰以上寒，阴气下争，还[①]心腹满者，死。所谓阴附阳者，腰以上至头热，腰以下寒，阳气上争，还得汗者，生。

〔批〕上热。

上热譬如鸟巢高巅，射而取之，于巅前发际疾刺出血，头目赤肿经云：热胜则肿。又曰：春气者，病在头。《难经》云：畜则热肿，砭射之。肿处宜刺出紫黑血，即时消散，胸膈烦闷，不得安卧，身半以下皆寒，足胻尤甚，宜既济解毒汤东垣曰：热者寒之，然病有高下，治有远近，无越于此。

黄芩酒炒　黄连酒炒。苦寒俱以酒制为引，泻其上热　桔梗　甘草辛甘温升。佐诸苦寒上行，以治其热。各二钱　柴胡　升麻苦平味薄，阳中之阳，散上热　连翘苦辛平，散结消肿　当归辛温，和血止痛。各钱　大黄酒煨，引苦寒之性下行，以止烦热。二钱

煎，食后服。

〔批〕下冷。

上热下冷阳极似阴，水衰心烦，滋肾丸见小便去桂加黄连。

〔批〕外内寒热。

外热内寒，外寒内热仲景论见伤寒诸寒热症后。　外热内寒者，先与桂枝汤治寒，次与小柴胡汤治热。外寒内热者，先与白虎加人参汤治热，次与桂枝麻黄各半汤以解其外俱见太阳阳明。以上《活人》法。

---

① 还：通“旋”，旋即。《史记·天官书》：“殃还至”。《索隐》：“案：还音旋。旋，疾也。”

烦 躁

不烦而躁

总论 成氏曰：烦为扰乱而烦，躁为愤激而躁，合而言之，烦躁是也。析而言之，烦，阳也；躁，阴也。烦为热之轻者，躁为热之甚者。烦躁者，先烦渐至躁也。躁烦者，先躁而迤逦①复烦也。从烦至躁，为热。先躁后烦，谓怫怫然，更作躁闷，此为阴盛格阳也。虽大躁，欲于泥水中卧，但饮水不得入口是也，此名戴阳症。气欲脱而争，譬如灯将灭而复明也。东垣云：火入于肺则烦，入于肾则躁。〔批〕烦属肺，躁属肾。俱在于肾者，以道路通于肺母也。大抵烦躁者，皆心火为病。心者，君火也。火旺则金烁水亏，唯火独存，故肺肾合而为烦躁。又，脾经络于心中，心经起于脾中，二经相搏，湿热生烦。夫烦者，扰扰心乱，兀兀欲吐，怔忡不安。躁者，无时而热，冷汗自出，少时则止。经云：阴躁者是也。

先贤治烦躁俱作，有属热者，有属寒者。治独烦不躁者，多属热，惟悸而烦者为虚寒。治独躁不烦者，多属寒，惟火邪者为热。陈氏曰：内热曰烦，外热曰燥。盖烦者，心中烦，胸中烦为内热也。躁者，身体手足躁扰，或裸体不欲近衣，或欲坐井中，为外热也。内热者，有根之火，属热，故但烦而不躁及先烦后躁者，皆可治。外热者，无根之火，多属寒，故但躁不烦及先躁后烦者，皆不治。经云：诸躁狂越，皆属于火。又曰：阴盛发躁，名曰阴躁，宜以热药治之。〔批〕寒热有别。

运气烦躁 一热助心火，少阴之复，燠热内作，又少阳之复，心热烦躁。二寒攻心虚，岁水太过，寒气流行，邪害心火，身热，烦心躁悸。

脉 热病七八日，其脉微细，小便不利，加暴口燥，脉代，舌焦干黑者，死。

---

① 迤逦（yǐlǐ 以里）：逐渐，渐次。

内外俱虚，身体冷而汗出，微呕而烦扰，手足厥逆，体不得安静者，死。

烦躁戴氏云：阴阳经皆有之。　太阳经，已得汗，而烦躁不得眠者，五苓散见太阳。阳明症，胃有燥屎，故烦，当下之。少阳亦有烦，宜小柴胡汤见少阳。〔批〕三阳烦躁。四时伤寒，烦躁自汗，宜和解散见阳明后。〔批〕自汗。有在表者不汗出而烦躁是也，宜大青龙汤见太阳。有在里者不大便而烦躁是也，凉膈散见阳明后、调胃承气汤之类主之。〔批〕表里。

有阳虚者，汗下后过汗则亡阳而表虚，误下则亡阴而里虚，病不解而烦躁阴阳表里俱虚，乃生烦躁是也，茯苓四逆汤见少阴。〔批〕阳虚。下后复汗，昼躁虚阳扰乱，外见假热夜静阴气独治，内系真寒，不呕不渴，无表里症不恶寒、头痛，脉沉微，无大热者，及外热烦躁，阴盛格阳阴症似阳，并宜干姜附子汤见少阴。〔批〕昼躁夜静。

阴虚之极阳必厥，阳虚之极阴必躁。姜、附直从阴中回阳，不当以昼日烦躁而疑之矣。东垣云：阴躁之极，欲坐井中，阳已先亡。医犹不悟，复指为热重，以寒药投之，其死也何疑焉。宜霹雳煎、理中、四逆之类。

〔批〕阴烦。

有阴烦者少阴为多，由阳气传入阴经，阴得阳而烦，自利，而烦渴不眠者，辰砂五苓散见太阳后。少阴症非是阳邪传阴，阴气犯阴经，吐耗阳利损阴，手足厥冷阴寒气盛，烦躁欲死阳气内争，宜吴茱萸汤见少阴。经云：阳虚而阴乘之。又云：阴盛发躁，欲坐井中者，吴茱萸汤，甚者四逆汤加葱白。

〔批〕病后烦。

大病后，阴阳未复，表里俱虚，内无津液，时发烦躁，竹叶石膏汤见阳明后。

〔批〕心虚内热。

心虚烦闷，头痛气短，内热不解，宜淡竹茹汤《三因》。

麦门冬去心　小麦各二两半　甘草　人参　白茯苓各两半　半夏

汤洗七次，二两

每四钱，姜七片、枣三枚、竹茹一丸煎。

〔批〕动气汗之。

动气在下，不可发汗，发之反无汗，心中大烦余症见动气篇，陈皮汤《三因》。

陈皮去白，两半　甘草炙，五钱　人参二钱半　竹茹五钱

每五钱，姜、枣煎。一剂不愈，再与之。

〔批〕风厥用麦门冬汤，止逆上之肾气。

汗出而烦满不解病名风厥。经曰：巨阳主气，少阴与其为表里也，得热则上从，从之则厥也，麦门冬汤见喘。

〔批〕虚症。

虚症，心腹烦躁，不生津液，不思饮食，黄芪汤《本事》。

黄芪三两　人参三钱。补气　白芍　熟地黄补血　五味子各三两　乌梅三两。敛耗生津　麦冬三两　天冬三钱。泻火补水　茯苓两。淡以利水　甘草三钱。甘以和中，湿去气运则脾和而思食，津生而燥退矣

每五钱，加姜、枣煎。

〔批〕戴阳。

不烦而躁，面赤身热，饮水不入口，名戴阳症，益元汤见少阴后。

心神烦躁，四肢逆冷，返阴丹〔批〕逆冷。阴中伏阳，烦躁，六脉沉伏，破棺丹俱见阴毒。〔批〕伏阳。

〔批〕脉微。

身冷脉微，厥而烦躁，《百问》① 方：硫黄五钱，艾汤调下，令卧，汗出而愈。

虚烦别见不得卧门。

眩晕肝厥

附：谵妄　循衣摸床

总论　经曰：诸风掉眩，皆属肝木。是专言风邪。《原病式》

---

①　百问：即《无求子伤寒百问》，后更名为《类证活人书》，亦名《南阳活人书》，宋代医家朱肱撰。

释之曰：风火皆属阳，多为兼化。阳主乎动，两阳相搏，则头目为之眩运而旋转。火本动也，焰得风则自然旋转，于是乎掉眩。掉，摇也；眩，昏乱旋运也。此非风邪之因火所成欤？然风有内外，外入者、兼火化者则如是，若内发者，尤是因火所生之风也。〔批〕风有内外。《准绳》曰：眩谓眼黑眩也，运如运转之运也，谓头旋是也。《内经》论眩，皆属肝木，属上虚。丹溪论眩，主于补虚治痰降火。仲景治眩，亦以痰饮为先。刘宗厚云：眩运一症，人皆称为上盛下虚所致，而不明言其所以然之故。盖所谓虚者，血与气也。所谓实者，痰涎、风火也。原病之由，有气虚者，乃清气不能上升，或汗多亡阳而致，当升补阳气；有血虚者，乃因亡血过多，阳无所附而然，当益阴补血，此皆不足之症也。有因痰涎菀遏者，宜开菀导痰，重则吐下；有因风火所动者，宜清上降火；及因外感而得者，此皆有余之症也。〔批〕有气虚、血虚、痰菀、风火所动。严氏云：世有所谓气不归元，而用丹药镇坠，沉香降气之法。不知香窜散气，丹药助火，岂能复耶？治病必求其本，求其本而用药则善矣。

脉　左手脉数热多，脉涩有死血。右手脉实痰积，脉大是久病。外感内伤，皆能眩运，当以脉症辨之。〔批〕外感内伤，皆能眩运。

〔批〕风。

风则脉浮有汗，筋挛掣痛，消风散见头痛、川芎散《本事》。

山茱肉两　山药　甘菊花野菊勿用　人参　茯神　小川芎各五钱

为末。每二钱，酒调下，日三服。

〔批〕风火痰。

一切头眩，羚羊角散。

羚羊角　茯神各二钱半　川芎　防风　白芷　甘草　半夏汤洗。各五钱　枳壳　附子各钱半

为末。每四钱，加姜煎。

〔批〕风吹。

风吹眼黑头旋，都梁丸《百一》①。

白芷大块者，用沸汤泡洗四五次，晒干

为末，蜜丸，弹子大。每一丸，荆芥汤下。

〔批〕风痰。

风痰，青州白丸子见中风。

〔批〕痰饮。

痰饮，胸胁支满，目眩，苓桂术甘汤见太阳。并治伤寒吐下后，心下逆满，气上冲胸寒邪伏饮，上搏于膈，起则头眩脉浮者，可与桂枝汤，脉沉紧，发汗则动经为振摇者沉为在里，且既经吐下，复发其汗，则阳益虚而津液耗，故振摇也。参见伤寒太阳。

〔批〕寒。

寒则脉紧无汗，项强不仁，不换金正气散见腹痛加芎、芷、白芍，甚则姜附汤。

〔批〕暑。

暑则脉洪大而虚自汗烦闷，黄连香薷饮、十味香薷饮、消暑丸俱见伤暑。

〔批〕湿。

湿则脉细沉吐逆痰沫，肾着汤见伤湿加川芎名除湿汤、芎术汤《济生》。

川芎　半夏姜制　白术等分　甘草减半

每四钱，姜七片，煎。

〔批〕寒湿。

寒湿眩运，芎术除湿汤。

附子片　白术　川芎各五钱　官桂　甘草炙。各二钱半

每服三钱，姜七大片，煎。

或用理中汤见太阴，仍吞来复丹见中暑，甚者黑锡丹见后。

〔批〕风热。

风热壅盛，上攻头目，昏眩，羌活汤东垣。

---

① 百一：即宋·王璆所撰《是斋百一选方》。

羌活　防风　黄芩酒洗　黄连酒煮。各两　柴胡　甘草炙。各五钱　黄柏酒炒　瓜蒌仁酒洗　白苓各四钱　泽泻三钱

每五钱，煎。

〔批〕内伤。

七情相干，眩运欲倒，宜十四友丸见惊悸、安肾丸见耳鸣夹和，以七气汤下。

〔批〕气虚。

气虚眩运乃清气不能上升，或汗多亡阳所致，宜升阳补气，黄芪、人参、白术、当归、甘菊花、柴胡、升麻之类，或益气补肾汤。

《直指》云：淫欲过度，肾不能纳气归元，使诸气逆奔而上，此眩运由于气虚也。有因虚致晕，虽晕，醒时面常欲近火，欲得暖手按之，盖头面乃诸阳之会，阳气不足故耳。

人参　黄芪各钱半　白术二钱　当归钱　熟地黄二钱　白苓　山药　山茱肉各钱半　甘草炙。五分

姜、枣煎。

〔批〕血虚。

血虚眩运乃亡血过多，阳无所附，宜补肝养荣汤。

《直指》云：吐衄崩漏，肝家不能收摄荣气，使诸血失道妄行，此眩运由于血虚也。

四物汤加陈皮、甘菊花、炙甘草若肾虚气不降者，去菊花，入前补肾汤。

〔批〕风虚风秘。

风虚风秘，便难者，宜风六合汤。

即四物汤加羌活、防风或秦艽。

风虚头痛，眼黑头旋，半夏天麻白术汤见头痛。

东垣曰：此气虚挟痰眩晕。曾治一人，卧则稍轻，但举足则头旋眼黑。以天麻、半夏、茯苓、白附、陈皮、僵蚕、参、芪、甘草、当归、生姜、黄芩煎汤服之，五六日愈。盖仿此方加减之也。〔批〕挟痰。

〔批〕伏痰。

中脘伏痰，呕逆眩运，宜旋覆花汤《济生》。

旋覆花　半夏　橘红　干姜各两　槟榔　人参　白术　甘草炙。各五钱

每一两，加姜，煎。

〔批〕眩悸。

卒呕吐，心下痞，膈间有水水气上逆则呕，水停膈间则痞，眩悸上于心则眩，凌于心则悸，宜小半夏汤加茯苓见痰饮。若瘦人脐下悸，吐涎沫，头眩此水也，五苓散主之。

〔批〕支饮。

心下有支饮，其人苦眩冒，宜泽泻白术汤见痰。痰闭不出者，独圣散吐之。

瓜蒌　郁金

等分，为细末。每服一钱，姜汁调下，鹅羽探吐。吐讫，可用清上辛凉之药，防风通圣散加半夏、瓜蒌等味。

〔批〕搐鼻。

搐鼻取涎，治眩神效，青黛散。

猪牙皂角一个　玄胡索八分　青黛少许

为细末，水调豆许，鼻内灌之。先仰卧灌鼻，俟喉间酸味即起，衔钱一文，涎自流下。

〔批〕大便结滞。

大便结滞者，微利之，搜风丸河间。

人参　茯神各五钱　滑石二两　藿香二钱半　干姜　白矾生用　半夏　寒水石各两　蛤粉　南星一作五钱　大黄　黄芩各二两　牵牛四两　薄荷五钱

为末，滴水丸，小豆大。每服十丸，加至二十丸，姜汤下。

〔批〕头重眩。

风虚，头重眩苦极，不知食味体虚有寒，温之，宜暖肌，补益精气，白术附子汤主之见少阴后。

〔批〕肝厥虚运。

肝厥，状如痫疾，不醒，呕吐，醒后头虚运，发热经曰：徇蒙招尤，目眩耳聋，下实上虚，过在足少阳、厥阴，甚则入肝。上虚者，肝虚也，故肝虚则头晕。徇蒙者，如以物蒙其首，招摇不定。目眩耳聋，皆晕之状也，故肝厥头晕，与肾厥巅痛不同，用麻黄、钩藤皮、石膏、干葛、半夏曲、柴胡、甘草、枳壳、甘菊为末，每四钱，姜、枣煎。

〔批〕肝厥晕。

肝厥头晕，钩藤散《本事》。

钩藤　陈皮　半夏　麦门冬　甘菊花　茯苓　石膏　人参　防风等分　甘草减半

每四钱，姜七片，煎。

〔批〕汗后眩。

汗后头眩心悸，筋惕肉瞤，或汗出不止太阳宜汗，汗多亡阳，温经益元散见汗症。

〔批〕眩运。

眩运之极，抬头则屋转，眼常见黑花，如有物飞动，或见物为两。

〔批〕上虚。

寸部脉虚者为上虚，以鹿茸法治之。

鹿茸一味酥，每服五钱，用无灰酒二盏，煎至一盏，入麝香少许服缘鹿茸生于头，头运而治以鹿茸，盖以类相从也。

〔批〕上实。

寸部脉实者为上实，以酒大黄法治之。

大黄酒炒三次方能至头，干为末，每一钱至三钱，茶调下。

〔批〕上盛下虚。

阴阳不升降，上盛下虚，头目眩运，黑锡丹。

黑铅　硫黄各二两

将铅熔化，渐入硫黄，候结成片，倾地上出火毒，研至无声为度，糊丸。

〔批〕谵妄。

谵妄 虚病、痰病，有似鬼祟。丹溪曰：血气者，身之神也。神既衰乏，邪因而入，理或有之。若夫血气内亏，痰客中焦，妨碍升降，不得运用，以致十二官各失其职，视听言动皆有虚妄，以邪治之，其人必死。虽《外台秘要》有禁咒一科，然移精变气乃小术耳，可治小病。惟膈上热病，一呷符水冷凉，胃热得之，岂不暂快，亦可取安。若内伤而有虚邪，与冬令严寒符水下咽，必冰胃而致害。如菀热在上，热邪在表，须以汗解，乃惊以法尺，是惊其神而血不宁也。喷以法水，是沈其体，密其肤，使汗不得泄，热何由解？必致内攻，阴阳离散，血气乖争，去死为近耳。

运气 火邪助心，炎灼妄扰，心痛烦心，善惊谵妄，宜治以咸寒，调胃承气之类。〔批〕火邪。寒邪伤心，身热烦心，躁悸阴厥，中寒谵妄，宜治以甘热，大小建中、理中之类。〔批〕寒邪。

暑月，因大劳而渴，又连得大惊，妄言妄见，病似鬼邪，脉两手虚弦是大惊而沉数为有热，异功散见虚劳加芩、连、竹沥、姜汁补虚清热，导去痰滞，浓煎多服，病乃可安。〔批〕暑邪。

〔批〕饮食。

饮酒，食生冷，醉饱后，乱言妄见，如鬼附体乃痰所为，灌盐汤一碗，吐痰一二升自安。

〔批〕中风。

中风，歌哭笑语，无所不至，加减续命汤《三因》。

麻黄三两　当归　白芍　防己　黄芩　甘草　川芎　杏仁各两　人参　白术　桂枝各三两

每四钱，入姜、枣煎。

〔批〕心脏风邪。

心脏风邪，见鬼妄言，闷乱恍惚，人参散见中恶。

卒中、尸疰、鬼疰等症，俱见中恶门。

〔批〕循衣摸床。

循衣摸床　东垣云：循衣撮空，许学士[①]说作肝热，风淫末疾[②]，故手为之循衣撮空。此论虽然，莫若[③]断之为肺热，似为愈矣，其人必谵语妄言。经云：肺入火为谵语，兼上焦有疾，肺必主之。手经者，上焦也。二者皆当，其理果何如哉？天地互为体用，此肺之体，肝之用。肝主血，血者阴物也，此静体何以自动？盖肺主诸气，为气所鼓舞，故静得动。一者说肝之用，一者说肺之体，此天地互为体用，二者皆为常矣。

症非大实，即系大虚当审其因，察其脉，参其症，而分若黑白矣。实则便秘，大承气泻之。虚而便滑，独参汤补之，厥逆者加附子。

楼全善云：尝治循衣摸床数人，皆用大补气血之剂，惟一人兼瞤振，脉代，遂于补剂中略加桂二分，振亦止，脉和而愈。〔批〕虚症治案。

《准绳》曰：循衣摸床，多是大虚之候，不问杂症、伤寒，以大补之剂投之，多有得生者。然愚尝治一人，循衣摸床，妄言无脉，并无别症。病因外感梦遗，医投以麻附细辛、芪附理中等汤所致。乃连下数日而愈，可见症不可执。〔批〕实症治案。

〔批〕血风症。

血风症，去血过多，因而燥渴，循衣摸床，撮空闭目，扬手掷足，错语失神，脉弦浮而虚此症妇人脱血崩漏多有之，男子去血过多，亦有此症，宜生地黄连汤海藏。

四物汤各七钱，加防风两，栀子、黄芩、黄连各三钱，每服五钱。如脉实，加大黄此内燥热之极，气粗鼻干不润，上下通燥也，此为难治。

陶节庵曰：大承气汤，气药也，自外而之内者用之。生地黄连汤，血药也，自内而之外者用之。〔批〕自外之内，自内之外。气血合病，循衣摸床，症同。自气之血，血而复之气者，大承气汤下之。

---

① 许学士：即许叔微，南宋医学家，曾为翰林学士，故称。

② 风淫末疾：语出《左传·昭公元年》。末，四末，四肢。

③ 莫若：原作“海藏”，据《证治准绳·杂病·神志门·循衣摸床》改。

自血之气，气而复之血者，生地黄连汤主之。二者俱不大便，此是承气汤对子①，又与三黄石膏汤相表里，是皆三焦包络虚火之病也。病既危急，只得以此降血中之伏火耳。

〔批〕撮空。

伤寒叉手冒心阳虚，**循衣摸床，谵语昏沉，不省人事**热昏其神，**小便利**则肺气犹降，膀胱犹能化气，而肾水未枯，故可治。节庵曰：俗医不识，误认风症，不知此乃肝热乘肺，元气虚衰，不能主持，名撮空症，**升阳散火汤**节庵。方论详伤寒后撮空症。

① 对子：相互联系成对的事物。此言是承气汤的适应症。

卷 十

痉

刚痉　柔　附：瘛疭　颤振　拘挛

总论　痉者，太阳中风，重感寒湿之病也，或作痓。太阳纯伤风伤寒，则不发痉。惟先伤风后伤寒，先伤风后伤湿，及太阳过汗，湿家过汗，产后血虚伤风，皆发痉。风则燥而动，寒则引而紧，湿则着而拘，故头摇、口噤、手足搐搦、项背反张也。《活人》云：外症发热恶寒，与伤寒相似，但其脉沉迟细，而项背反张为异耳。《金匮》云：病者身热足寒，头项强急，恶寒，时头热，面赤目赤，独头动摇，卒口噤，背反张者，痉病也。陈无择曰：夫人之筋各随经络结束于身，血气内虚，外为风寒湿热之所中则痉。〔批〕先伤风，后伤寒、伤湿。原其亡血，筋无所荣，故邪得以袭之。所以伤寒汗下过多，与夫疮家发汗、产后伤风，皆致斯疾，概可见矣。〔批〕亡血。诊其脉皆沉伏弦紧。但阳缓阴急，则久久拘挛。阴缓阳急，则反张强直。二症各异，不可不辨。〔批〕二症各异。

脉　太阳病发，其脉沉而细者，名曰痉，为难治。

痉脉伏，按之紧而弦，坚直而上行。

痉病发其汗已，其脉浛浛如蛇。暴腹胀大者，为欲解；脉如故，反伏弦者死。

痉病有灸疮难治。

太阳病发汗太过，及疮家不可汗而汗之，与夫发热脉沉细，或发汗表虚，即恶寒甚者，皆难治。

太阳症备，身强几几解见葛根汤，脉反沉迟，此为痉，瓜蒌桂枝汤《金匮》。

桂枝汤加瓜蒌根庞安时曰：瓜蒌根不主项强几几，其意以肺热不令移于肾也。加于桂枝汤中，则可以彻热荣筋，调和营卫矣。《准绳》曰：后代方论乃以无汗为表实，有汗为表虚。不思湿胜自多汗，乃以为表虚，而用姜、附温热等剂，宁不重增大筋之热欤？及守仲景方者，但知刚痓用葛根汤，柔痓用桂枝加葛根汤，而不解《金匮》于柔痓之脉沉迟者，在桂枝汤不加葛根，而加瓜蒌根。盖用葛根，不惟取其解肌之热，而取其体轻，可生在表阳分之津，以润筋之燥急。今因沉迟，沉乃卫气不足，故用桂枝以和之。迟乃营血不足，故用瓜蒌根，取其体重，可生在表阴分之津。此仲景随脉浮沉，用药浅深之法也。〔批〕葛根生阳分之津，瓜蒌根生阴分之津。

〔批〕刚痓。

刚痓 仲景曰：太阳之病，发热无汗，反恶寒者，名曰刚痓。发热汗出，而不恶寒者，名曰柔痓。盖风挟寒则血涩无汗，风挟湿则液出有汗也。《准绳》曰：刚痓是大筋受热，则拘挛而强直；柔痓是小筋得湿，则痿弛而无力。

麻黄加独活防风汤《金匮》

麻黄　桂枝各两　白芍三两　甘草炙，五钱　独活　防风各两

每一两，煎。

《兰台轨范》云：痓乃伤寒坏症。小儿得之，犹有愈者，其余则百难疗一。其实者或有因下而得生，虚者竟无治法。《金匮》诸方见效绝少。

解利无汗，海藏用神术汤见太阳后。与后方皆海藏所以代麻黄、桂枝之方也。

〔批〕柔痓。

柔痓 经曰：诸痓[①]项强，皆属于湿。又云：因于湿，首如裹，湿热不攘，大筋緛短，小筋弛长，緛短为拘，弛长为痿。肺移热于肾，传为柔痓。注云：柔，谓筋柔无力也。

解利有汗，白术汤见同上。

按：痓亦有不分刚柔者，不可纯作风治。宜清热化痰，疏风养血。

---

① 痓：原作“症”，据《素问·至真要大论》改。

二方分经加减法海藏云：发汗太多，因致痉，身热足寒，项强恶寒，头热面肿，目赤头摇，口噤背反张者，太阳痉也。若头低视下，手足牵引，肘膝相构者，阳明痉也。若一目或左右斜视，并一手一足相搐搦者，少阳痉也。汗之、止之、下之、和之，各随其经，可使必已：太阳阳明，加川芎、荆芥穗；正阳阳明，加羌活、酒大黄；少阳阳明，加防风根、柴胡根。热在表者，加黄芩；寒在表者，加桂枝、黄芪、附子；热在里者，加大黄，寒在里者，加干姜、良姜、附子。妇人加当归。〔批〕分经加法。《准绳》曰：上王氏分经论治，固得仲景伤寒之法矣。其间用仲景方去葛根、瓜蒌根，更风药者，殆从风痉筋强而然也。及《原病式》论筋劲项强而不柔和者则不然，谓土主安静，亢则害，承乃制，故湿过极，反兼风化制之。然兼化者虚象，而实非风也，岂可尽从风治乎？〔批〕论用风药。又曰：外感内伤之邪病痉，治法迥别，不可不辨。天气因八风之变，鼓舞六淫而入，是为贼风。外伤腠理，内触五脏，故治邪必兼治风。人气因五性劳役，感动①厥阳，君相二火相煽，六经之淫邪而起，遂有五脏胜负之变。故胜者泻，负者补，必兼治火，调胃土以复火伤之气，盖不可差也。苟于内伤而用外感药以散邪，则元气愈耗，血竭神离，而至于不救矣。〔批〕外感内伤，治法迥别。

〔批〕太阳刚痉。

太阳病②，无汗而小便反少，气上冲胸，口噤不得语，欲作刚痉③，葛根汤主之。

〔批〕阳明刚痉。

刚痉，胸满口噤，卧不着席，脚挛急，必龂④齿，可与大承气汤此阳明经药也。阳明总宗筋，以风寒湿热之邪入于胃中，津液不

---

① 动：原作“伤”，据《证治准绳·杂病·诸风门·痉》改。

② 病：原作“痉”，据《金匮要略·痉湿病暍脉证并治》改。

③ 痉：原作“症”，据《金匮要略·痉湿病暍脉证并治》改。下“刚痉”同。

④ 龂（xiè 谢）：牙齿相磨切。龂，原作“断”，形近而误，据《金匮要略·痉湿病暍脉证并治》改。

行，宗筋无所养，故急。宜此汤下湿热，行津液。喻嘉言曰：伤寒腹满可下，胸满不可下，谓热邪尚在表也。此症入里之热极深极重，阳厥既极，阴血立至消亡。小小下之，尚不能胜，必大下之，以承领其一线之阴，阴气不尽，为阳所劫，因而得生者多矣。既有下多亡阴之大戒，复有急下救阴之活法。学者深造，端在斯矣。《宣明》云：痉病目直口噤，背强头摇，手足搐搦，宜三一承气下之，亦此意也。然非察症之明，的有实热者，亦不可轻用。

刚柔二痉，因中风者，宜小续命汤见中风，或如圣散节庵。

羌活　防风　白芷　川芎　柴胡　甘草炙。六者辛甘以发散风邪　乌药治风须顺气　当归　白芍治风先活血　半夏　竹沥　姜汁风必挟痰　黄芩风必生热

〔批〕中风。

柔痉加白术、桂枝有汗欲其无汗，刚痉加苍术、麻黄无汗欲其有汗。口噤咬牙口齿属阳明，大便实，加大黄，姜煎。

〔批〕阴阳。

痉有阴阳　仲景虽曰痉皆身热足寒，然阳痉不厥逆，其厥逆者皆阴痉也。阳痉已见前。

发热，脉沉而细者，附太阴也，必腹痛，宜桂枝加白芍防风防己汤。

桂枝汤加白芍两，去甘草，加防风、防己各二两。每服一两。

亦宜小续命汤。

〔批〕阴痉。

阴痉一二日，面肿，手足厥冷，筋脉拘急，汗不出恐阴内伤，宜八物白术散。

白术　茯苓　麻黄　羌活　五味子各五钱　桂心　附子各三分　良姜一分

每五钱，煎。

〔批〕汗出不止。

阴痉，手足厥逆，筋脉拘急，汗出不止，头项强直，头摇口噤，宜附子散。

附子炮　白术各两　桂心三钱　川芎三钱　独活五钱

加枣一枚，煎。

或桂心白术汤。

前方以防风易独活，加甘草、姜、枣，煎。

附子防风汤。

白术两　防风　甘草　茯苓　附子　干姜各七钱半　柴胡两半　五味两　桂心五钱

每三钱，姜、枣煎。

痉因内伤者，不可用风药丹溪云：大率与痫相似，比痫为甚。盖因气血大虚，挟痰挟火而成，宜人参、竹沥之类。薛新甫云：痉病因伤寒汗下过度，与产妇溃疮等病，及因克伐之剂伤损气血而变。若金衰木旺，先用泻青丸，后用异功散、肾虚六味丸。肝火旺，先用加味小柴胡汤，次用加味四物汤，发热用加味逍遥散。若木侮脾土，用补中益气加白芍、山栀。脾经菀结，用加味归脾汤。脾土湿热，用三一承气汤。大凡病后气血虚弱，用参、术浓煎，佐以姜汁、竹沥，时时饮之。如不应，用十全大补汤。更不应，急加附子或用参附汤，缓则不救。大约劳倦伤血，及诸亡血家，四物为主，佐以白术、陈皮、青皮、钩藤、桂枝、木香，仍加红花少许以入心养血。其伤脾者，则四君子为主，佐以归、芍、桂枝、木香、青皮之类，重用人参以扶正气，庶不至误。〔批〕内伤。如发汗过多，宜防风当归散。

四物汤去白芍，加防风以上治法，其意可以类推。

黄土汤即地浆水，饮之愈。钱乙曰：以土伏水，水得其平，风自息矣。〔批〕发汗太多。

〔批〕瘛疭。

瘛疭　筋急而缩为瘛，缓而纵为疭，伸缩不已为瘛疭，木曰曲直之象也。《原病式》曰：诸热瞀瘛，皆属于火。热胜风搏，并于经络，风主动而不宁，风火相乘，是以热瞀瘛生矣。治法祛风涤热之剂，折其火热，瞀瘛可立愈。若妄加艾灼，或饮以发表之剂，则死不旋踵矣。

脉　经云：心脉急甚者，为瘛疭。此心火虚寒也，治宜补心。

心脉满大，痫瘛筋挛。此心火实热也，治宜泻心火。

肝脉小急，亦痫瘛筋挛，此肝虚也。

肝脉盛者，先救脾。

脾脉急甚者，亦谓瘛疭。此脾虚肝乘之而瘛也，宜实脾泻肝。

〔批〕心虚。

心虚瘛疭，神昏语涩，牛黄散主之。

牛黄　龙脑　朱砂　麝香另研。各钱　蝉蜕　乌蛇肉酒浸。各两　全蝎焙　僵蚕炒　桑螵蛸　阿胶炒　天麻　防风　羚羊角屑　甘菊花　蔓荆子　桂心　细辛　侧子炮，去皮　独活各五钱　犀角三钱　麻黄七钱半

为细末。每服一钱，豆淋酒下。

〔批〕实热。

心火实热，凉惊丸主之。

龙胆　防风　青黛飞。各三钱　钩藤钩二钱　牛黄研　麝香研。各一字　黄连五分　龙脑研，钱

为末，糊丸，粟米大。每三五丸至二十丸，金银汤下。

〔批〕肝虚。

肝虚，胁痛眼昏，续断丸主之。

续断酒浸　川芎　当归酒洗　半夏姜制　橘红去白　干姜炮。各两　桂心　甘草炙。各五钱

蜜丸。

〔批〕肝脉盛。

肝脉盛，先救脾，宜大小建中汤。

〔批〕风虚。

风虚瘛疭肝虚而风乘之，入于血脉，昏愦不觉移邪于心，木能生火，或为寒热邪在皮肤，血虚不能服发汗药，独活汤主之丹溪。

独活　羌活　防风祛风　细辛　桂心温经　白薇咸寒退热治厥　半夏除痰　当归　川芎辛散风而温和血，血活则风散。辛以散之，即辛以补之也　人参心为肝子，肝移热于心则昏愦，故以之补心气　茯神　远志安心神。各五钱　炙草二钱。风静火息，血治神宁，而瘛疭自已矣

每服一两，加姜、枣煎肝为风木而主筋，故瘛疭为肝邪。肝欲散，急食辛以散之，以辛补之。木喜条达，故以散为补。

〔批〕暑风。

暑月得痉，名暑风，宜香薷饮见伤暑，加羌活、防风各钱，黄芪二钱，白芍钱半，煎。

〔批〕胃风。

风虚能食，牙关紧闭胃脉入牙缝，手足瘛疭脾主四肢，肉瞤胃主肌肉，面肿阳明脉荣于面，此胃中有风，胃风汤主之见下血。

喻嘉言曰：风入胃中，何以反能食？盖风能生热，即《内经》瘅成为消中之理也。是方但去其风，不去其热，以热必随风而解耳。又曰：必加竹沥、花粉、石膏、葳蕤、生地、梨汁甘寒之药，入升麻、葛根、甘草为剂，始为允当。

东垣胃风汤

升麻二钱① 白芷钱二分 麻黄不去节 葛根各钱 草豆蔻 柴胡 羌活 苍术 藁本 蔓荆子 黄柏 当归 甘草炙。各五分

姜、枣煎。

亦治胃风症。

或问：二药补散不同，而所治共一症，何欤？喻嘉言曰：按风成为寒热，乃风入胃中，而酿营卫之偏胜，此方驱胃风，使从外解。若久风为飧泄，则风已入里，又当用人参、白术、桂枝佐之，及茯苓、甘草而驱风于内。此表里之权衡，《内经》之要旨也。〔批〕二方分祛内外之风。

〔批〕便闭

诸风瘛疭，大小便闭上中二焦之火为患，宜凉膈散见阳明后。

〔批〕狂妄。

惊狂谵妄，瘛疭肝风胃火，表里三焦俱实，宜防风通圣散同上。

〔批〕颤振。

① 二钱：原脱，据《脾胃论·卷下》补。

颤振 颤，摇也；振，动也。筋脉约束不住，而莫能任持，风之象也。经曰：诸风掉眩，皆属肝木。肝主风，风为阳气，阳主动，此木气太过而克脾土。脾主四肢，四肢者诸阳之本，木气鼓之，故动。经谓风淫末疾是也。亦有头动而手足不动者，盖头乃诸阳之会，木气上冲，故头独动而手足不动。散于四末，则手足动而头不动也。此病壮年鲜有，中年以后乃有之，老年尤多。老年阴血不足，少水不能制盛火，极为难治。

〔批〕亸曳。

中风虽能言，口不㖞斜，手足亸曳，星附散。

南星姜制 半夏同上 黑附子炮，去皮脐 白附子 人参 茯苓 川乌炮 僵蚕 没药等分

每五钱，煎。得汗止服。

〔批〕风虚。

前症兼风虚者，独活散见瘛疭。

〔批〕有热。

有热者，推肝丸镇火平肝，消痰定颤。

黄连酒炒 滑石水飞 胆南星 钩藤钩 铁华粉各两 青黛飞，三钱 僵蚕炒，五钱 天麻酒洗，二两 辰砂飞，五钱 甘草二钱 竹沥一碗 姜汁少许

糊丸，茶下钱半，忌鸡羊肉。

〔批〕气虚。

气虚颤掉，参术汤异功散加黄芪，甚者加附子。挟痰，导痰汤见痰加竹沥。

〔批〕心虚。

心虚手振，补心丸。

当归酒洗，两半 川芎 粉草各两 生地黄两半 远志去心，二两半 枣仁炒 柏子仁去油。各三两 人参两 朱砂五钱，另研为衣 金箔二十片 麝香钱 琥珀三钱 胆南星五钱 茯神去皮木，三钱 石菖蒲六钱

为丸，绿豆大，津咽或姜汤下。

〔批〕风气血虚。

老人振颤因风气及血虚所致，**秘方定振丸**。

天麻蒸熟　**秦艽**　**全蝎**去头尾，焙　**细辛**各两　**川芎**　**当归**酒洗　**白芍**炒　**熟地黄**　**生地黄**各二两　**防风**　**荆芥穗**各七钱半　**白术**土炒　**黄芪**炙。各两半　**威灵仙**酒洗，五钱

酒糊丸。

〔批〕痰火盛实。

颤振有木火兼痰者张戴人治一叟，年六十，因官杖①得惊气，成风搐已三年矣。每发则手足颤掉，不能持物，口目张睒②，唇舌嚼烂，抖擞之状如线引傀儡，夜卧发热，衣被尽褰③，遍身燥痒，中热而外反寒。先以通圣散汗之，继服涌剂，涌痰一二升，至晚又下五七行。待五日再一涌，出痰三四升，如鸡黄④成块状。咽嗌肿伤，昏愦如醉，约一二时许稍醒，又下数行。未至三涌，病去如濯。病后但觉极寒。张曰：当以食补之，不可以热剂温之，恐反成他病。孙一奎曰：据戴人此治，非真知为痰火盛实，岂敢如此疗也？木之有余，由金之衰弱，病既久矣，恐亦有始同而终异者。况汗吐下之后，谓绝不补养可乎？病之轻者，或可用补金平木、清痰调气之法，在人自斟酌之。

〔批〕拘挛。

拘挛　《内经》言挛，皆属肝，肝主身之筋故也。又阳明之复，甚则入肝，惊骇筋挛。又，脾移寒于肝，痈肿筋挛。有热有寒，有虚有实。

热挛，经所谓肝气热则筋膜干，筋膜干则筋急而挛。又，热伤血，不能荣筋，大筋緛短，故为拘挛；湿伤筋，不能束骨，小筋弛长，故为痿弱。

〔批〕热挛。

---

①　杖：用棍子打，拷打。

②　口目张睒（shǎn 闪）：即口张目睒。睒，眨眼。

③　褰（qiān 牵）：撩起。

④　鸡黄：即鸡蛋黄。《说郛》卷二二引宋苏轼《物类相感志·禽鱼》：“鸡黄双者生两头及三足鸡。”

热挛，筋膜干者，生地、归身之属濡之。大筋緛短者，薏苡仁散主之《心印》。

薏苡仁一升，捣散，以水二升，取末作粥食之。

《衍义》云：筋急拘挛有两等，大筋受热缩短，可用薏苡仁，因寒筋急不可用也。

〔批〕寒挛。

寒挛，经所谓寒多则筋挛骨痛者是也。

不能转侧，乌头汤《本事》。

大乌头　细辛　川椒去目及闭口者　甘草炙　秦艽　附子炮　官桂各两半　干姜炮　茯苓　防风炙　当归各七钱半　独活两

每三钱，枣三枚煎。空心食前服。冬月宜之。

筋挛不可屈伸，《千金》薏苡仁汤。

白蔹　薏苡仁　白芍　桂心　酸枣仁　干姜炮　牛膝　甘草各两　附子三枚

醇酒渍一宿，微火煎三沸，日三。

〔批〕虚挛。

虚挛，经所谓虚邪搏于筋，则为筋挛。又云：脉弗荣，则筋急。仲景云血虚则筋急，故丹溪治挛，用四物汤加减。

筋急极，养血地黄丸《本事》。

熟地黄　蔓荆子各二钱半　山茱肉五钱　萆薢　山药　泽泻炒　牛膝各两　地肤子　白术　黑狗脊炙　干漆炒　蛴螬炒　车前子各七钱半　天雄五钱

蜜丸，温酒下。春夏宜之。

〔批〕肢节束痛。

肢节束痛，羚羊角汤。

羚羊角　桂　附子　独活各两二钱　白芍　防风　川芎各两

每五钱，姜三片煎。秋宜之。

〔批〕实挛。

实挛，背伛偻，足挛，脉沉弦而涩，煨肾散子和。

甘遂末三钱　猪腰子一个。细批破，入少盐椒，淹透，掺末药于内荷叶包裹，烧熟，温酒嚼服上吐下泻，过月余又服，吐泻交作，三贴平安。

〔批〕下虚。

下虚，挟腰膝疼痛，防风散。

防风　五加皮　萆薢酒洗　薏苡仁　杜仲炒断丝　海桐皮　牛膝酒浸　枳壳麸炒　赤芍　桂心　熟地黄　黄芪各两　鼠粘子　续断　羚羊角屑各七钱半

为末。每二钱，温酒调下，日三四服。

〔批〕上虚。

上虚，挟心神烦热，不得卧，麦门冬散。

麦门冬去心　茯神去木　柴胡　黄芪　白术　防风　赤芍　枳壳　川芎　枣仁　羚羊角屑各七钱半　甘草炙，五钱

每五钱，姜五片煎。

〔批〕羸瘦。

兼四肢羸瘦，黄芪丸。

黄芪　人参　茯苓　熟地黄　薏苡仁　山茱肉各两　酸枣仁　羌活　羚羊角屑　当归　桂心　枸杞子各七钱半　防风　远志去心。各五钱

蜜丸，温酒下。

〔批〕以下中风。

中风拘挛，百节疼痛，烦热心乱，恶寒，不进饮食，三黄汤《集验》。

麻黄两　黄芪五钱　黄芩七钱半　独活两

每四钱，煎，温服取汗。心热加大黄五钱，胀满加枳实三钱，气逆加人参七钱，心悸加牡蛎七钱，渴加花粉七钱，寒加附子五钱。

中风拘挛，地黄汤。

熟地黄　麻黄去节　炙草各两

酒三水七煎，分八服，日二。

〔批〕腹痛转筋。

中风虚极，筋急拘挛，腹痛，爪甲痛，脚转筋，甚者舌卷囊缩，面色苍，唇青白，不思饮食，宜木瓜散。

木瓜　虎胫骨醋炙　五加皮　当归　人参　桑寄生　枣仁　柏子仁　黄芪各两　甘草炙，五钱

每四钱，加姜煎。

〔批〕风寒湿。

中风寒湿，筋挛骨痛，续断丹。

续断　萆薢酒浸　牛膝酒浸　木瓜　杜仲炒。各二两

蜜丸，每两作四丸。每一丸，细嚼温酒下。

〔批〕风湿。

风湿拘挛，苍耳子捣末煎服。

风寒暴仆，手挛急脾主四肢，风寒之邪伤之，大便秘涩内有实热，乘于肠胃之间，面赤热内则手足阳明受湿热之邪，外则足太阴脾经受风寒之邪，六脉俱弦甚，按之洪实有力，活血通经汤东垣。

桂枝二钱　炙草钱。以却其寒邪而缓急搐　黄柏苦寒，以泻实而润燥，急救肾水。二钱　升麻　葛根各钱。以升阳气，行手足阳明之经，不令遏绝。而桂枝辛热，入手阳明经为引用。润燥　白芍五分。同甘草专补脾气，使不受风寒之邪而退木邪，专益肺金　人参钱。补元气，为之辅佐　当归钱半。去里急而和血润燥。

煎，热服。更令暖房中近火，摩擦其手，即愈。

〔批〕风寒。

筋脉拘挛，久风湿痹，薏苡仁散见前，或酒煮木瓜令烂，研作粥浆，布裹患处，冷即易之。

痹

行痹　痛痹　着痹　骨痹　筋痹　脉痹　肌痹　皮痹

血痹　周痹　支饮　肠痹　胞痹　五脏痹

总论　经曰：风寒湿三气杂至，合而为痹。其风胜者为行痹谓周身走痛不定也，寒气胜者为痛痹谓所发之处痛不可忍也，湿气胜者为着痹谓或痛或麻，只在一处，留而不去也。〔批〕三痹。以冬

遇此为骨痹，以春遇此为筋痹，以夏遇此为脉痹，以至阴遇此为肌痹，以秋遇此为皮痹谓风寒湿所为行痹、痛痹①、着痹之病，又以所遇之时、所客之处而命其名，非三痹之外，又别有五痹也。〔批〕五痹。又曰：痛者，寒气多也。其不痛不仁者，病久入深，营卫之行涩，经络时疏，故不痛。皮肤不荣，故不仁。其寒者，阳气少阴气多也。其热者，阳气多阴气少也，故为热痹。其多汗而濡者，此逢湿甚也，阳气少，阴气盛，故汗出而濡也。〔批〕寒热痹。痹之为病，在骨则重而不举，在筋则屈而不伸，在肌则不仁，在脉则血凝而不流，在皮则寒。骨痹不已，复感于邪，内舍于肾，筋痹舍于肝，脉痹舍于心，肌痹舍于脾，皮痹舍于肺。各以其时重感于风寒湿，而为脏②痹也。〔批〕脏痹。岐伯曰：中风有四，风痹居一，谓诸痹类风状也。《要略》曰：风病当半身不遂，若但臂不遂者，痹也，非风也。〔批〕风痹。但臂不遂为痹。

按：痹、痿与风病，大略虽亦相似，施治迥然不同。

脉 大而涩为痹。

脉急亦为痹。

肺脉微为肺痹。

心脉微为心痹。

右寸沉而迟涩为皮痹。

左寸结不流利为血痹。

右关脉举按皆无力而涩为肉痹。

左关脉弦紧而数，浮沉有力为筋痹。

浮络多青则痛，黑则痹。

少阴脉浮弱，则血不足，风血相搏，即疼痛如掣。

〔批〕三痹统治。

风寒湿三痹 气血凝滞，手足拘挛，宜三痹汤。

人参 黄芪 生地黄 茯苓 甘草 当归 川芎 白芍 桂

① 痛痹：原脱，据《证治准绳·杂病·痿痹门》补。

② 脏：《素问·痹论》无此字。

心　杜仲姜汁炒，断丝　牛膝酒浸　续断　细辛　香独活　秦艽　防风

加姜、枣煎。

喻嘉言曰：此方用参、芪、四物一派补药，内加防风、秦艽以胜风湿，桂心以胜寒，细辛、独活以通肾气。凡治三气袭虚而成痹患者，宜准诸此。

汪讱庵曰：风痹诸方，大约祛风胜湿泻热之药多，而养血补气固本之药少。惟此方专以补养为主，而以治三气之药从之。散药得补药以行其势，辅正除邪，尤易于见功，故喻氏取之。

李士材曰：《内经》论痹，四时之令皆能为邪，五脏之气各能受病。六气之中，风、寒、湿居其半。即①其曰杂至、曰合，则知非偏受一气可以致痹。又曰风胜、寒胜、湿胜，即其下②一"胜"字，则知但分邪有轻重，未尝非三气杂合为病也。皮、肉、筋、骨、脉，各有五脏之合，初病在外，久而不去，则各因其合而内舍于脏。在外者祛之犹易，入脏者攻之实难。治外者散邪为亟，治脏者养正为先。〔批〕治外，治脏。治行痹者，散风为主，御寒利湿，参以补血之剂，盖治风先治血，血行风自灭也。治痛痹者，散寒为主，疏风燥湿，参以祛火之剂，非大辛大温不能释其凝寒之害也。治着痹者，利湿为主，祛风解寒，参以补脾补气之剂，盖土强可以胜湿，而气足自无顽麻也。提其大纲③，约略如此。〔批〕主痹治法。

筋痹经云：筋挛节痛，不可以行。〔批〕筋痹、风痹经云：病在阳者，命曰风；病在阴者，命曰痹；阴阳俱病，命曰风痹，即行痹也古称走注，今名流火。游行上下，随其虚，邪与血气相搏，聚于关节，或赤或肿，筋脉弛纵，走注无定，宜防风汤河间。

防风　当归酒洗　赤茯苓去皮　杏仁去皮尖，炒研。各钱　黄芩　秦艽　葛根各二钱　羌活八分　桂枝　甘草五分

加姜煎，酒半杯对服。

---

① 即：就着。

② 下：用。

③ 纲：原作"刚"，声同而误，据《医宗必读·卷十·痹》改。

二妙散丹溪。

苍术　黄柏各二钱。俱酒炒

煎调威灵末其性善走，能宣疏五脏，通行十二经络。治痛风、风痛、一切冷痛、积痛不痊者，服之有捷效，羚羊角屑能清肝。肝主风，其合在筋，此能祛风舒筋，治骨痛筋挛。各五分。芥子少许，同二末擂碎，姜一片，以前药再温服。

东垣云：走注疼痛，湿热相搏，风热菀不得伸，宜苍术、黄柏之类。

走注疼痛与历节不同，历节但是肢节疼痛，未必行也，《纲目》未免混淆，如意通圣散《集验》。

当归　川芎　御米壳去顶脑。能治骨节诸痛。东垣曰：收涩固气，能入肾，故治骨病尤宜　陈皮去白　麻黄去节　甘草炙　丁香暖腰膝。各等分

上用慢火炒令黄色。每五钱，煎。如走注，腰脚疼痛，加虎骨酥炙、没药另研，减半。二味为末，名没药散。治百节虚冷，麻痹困弱，疼痛不止、乳香去风活血伸筋，同没药能散结气，通滞血。皆能止痛，故每相须而用。心痛加乳香香窜入心、良姜治心口痛，赤眼加龙胆草泄肝明目，兼除下焦之湿热，并寒湿脚气、黄连清火。此治痹痛之仙药也。〔批〕痹痛仙药。

又，桂心散《集验》。

漏芦咸寒，治风热，除湿痹　桂心　威灵仙　川芎　白芷　当归　木香　地龙湿土所生，同气相求。炒去土　白僵蚕炒。各五钱

为细末。每二钱，温酒调下。

又方：

地龙炒，两　麝香二钱半，另研

为细末。每一钱，温酒下。

又，地龙易水蛭五钱糯米拌炒熟，余同上。

又，十生丹《集验》。

天麻　防风　羌活　独活　川乌　草乌头去芦。二乌辛热祛寒，逐风胜湿　何首乌坚肾补肝，养血祛风，而强筋骨　当归　川芎　海桐

皮入血分，祛风去湿，能行经络，达病所，治风蹶顽痹，腰膝疼痛。各等分。生用

蜜丸。每一钱细嚼，冷茶送。忌食热物一日。

〔批〕走注诸药。

治走注疼痛诸药：骨碎补补骨节，疗风血积疼。天南星补肝风虚，治风散血胜湿。木鳖子追毒，止腰痛。枫脂香即白胶香，活血止痛。自然铜醋淬三次，续筋骨，散瘀止痛。淫羊藿益精气，坚筋骨，治冷风劳气，四肢不仁。苍耳子散风湿，上通脑顶，下行足膝，外达皮肤，治肢挛痹痛。五灵脂甘温，入肝经血分，散血和血，治一切诸痛。麒麟竭即血竭，除血痛，为和血圣药。乌犀角苦酸咸寒，凉心泻肝，清热去风。五加皮坚骨益精，祛风胜湿，逐肌肤瘀血，疗筋骨拘挛。败龟板阴虚血弱致腰膝痛。虎骨追风健骨定痛，治风痹拘挛。手足风用胫骨，腰脊用脊骨。白花蛇透骨搜风。以上诸药，前诸方中俱可随宜选取加之。

〔批〕风湿流注。

风湿流注四肢筋骨，或入左肩髃，肌肉疼痛，渐入左指中，薏苡仁散《本事》主之厥阴风木主筋，筋寒则急，热则缩，湿则纵。寒湿久留，亦变为热。热气熏蒸，水液不行，久亦成湿。

薏苡仁两。淡渗湿，泄水所以益土，扶土所以抑木，为治湿痹风热筋急拘挛要药，因寒因热皆可用。《衍义》云因寒筋急者不可用，恐不然　茵芋治风湿筋挛痹痛妙品　当归　川芎　干姜炮　甘草炙　官桂　川乌　防风　人参　白术　羌活　独活　麻黄各五钱

为细末。每二钱，空心酒调下，日三。

〔批〕先痛后肿。

两手十指轮疼，疼后又肿，骨痛两膝轮痛，发时多则五日，少则三日，昼轻夜重，痛时觉热，行则痛轻肿却重先血后气，乃先痛后肿，形伤气也，和血散痛汤东垣。

羌活　升麻　麻黄去节。各二钱半　桃仁十个，去皮　柴胡二钱　红花分　当归　防风　黄柏酒炒　知母酒炒。各钱　甘草炙，二分　独活五分　猪苓五分　防己六分　黄连酒炒，二分

分四服煎，空心热服。

〔批〕痹痛麻木。

风痹走痛，十指麻木，风湿诸疮，豨签丸见中风。

〔批〕麻木困弱。

走注疼痛，麻木困弱，虎骨丸。

虎骨四两，醋炙　五灵脂炒　僵蚕炒　地龙炒，去土　白胶香另研　威灵仙各两　川乌头二两。炮，去皮脐　胡桃肉二两半，去内皮，捣烂如泥

酒糊丸，梧子大。每十丸至十五丸，空心温酒下。

〔批〕腰膝风。

腰膝风及走注疼痛，一粒金丹见鹤膝风。

外贴：〔批〕外贴膏。

万全神效膏

牛皮胶两，水溶化。和血疗风补虚　芸薹子散血　安息香开窍　川椒生用　附子生用，通经散寒。各五钱

为末，和胶，随痛处贴之。

摩风膏

蓖麻子两，去皮研。开窍通经祛风，能拔病气出外　草乌头生用，五两　乳香两，另研

以猪肚脂炼去沫，成膏入药，搅匀涂摩攻注之处，以手心摩挲如火之热，却摩患处。大妙。

〔批〕痰涎痛痹。

痰涎伏膈，令人忽患胸背手足腰项筋骨牵引钓痛，走易不定，或手足冷痹，气脉不通，控涎丹主之《三因》。一名妙应丸。

陈无择云：前症俗医不晓，谓之走注，便用风药。又疑是风毒结聚，欲为痈疽，非也。此是痰涎伏在心膈上下，或令人头重不可举，或神思昏倦多睡，或饮食无味，痰唾稠黏，夜间喉中如锯声，口流涎唾，手足重，腿冷痹。误认为瘫痪，亦非也。

李时珍曰：痰涎为物，随气升降，无处不到。入心则迷，成癫痫；入肺则塞窍，为喘咳背冷；入肝则膈痛干呕，寒热往来；入经络

则麻痹疼痛，入筋骨则牵引钓痛，入皮肉则瘰疬痈肿。《三因》并以控涎丹主之，殊有奇效，此乃治痰之本。痰之本，水也，湿也。得气与火，则结成痰。〔批〕治痰之本。

紫大戟去皮。能泄脏腑水湿　甘遂去心。能行经隧水湿，直达水气所结之处以攻决之　白芥子能散皮里膜外痰气。惟善用者，能收奇功也

等分糊丸，临卧姜汤服五七丸至十丸，痰猛加丸数。脚气加槟榔、木瓜、松节、卷柏，惊痰加朱砂、全蝎，惊气成块加穿山甲、鳖甲、延胡索、蓬术，热痰加盆硝，寒痰加丁香、肉桂、胡椒、干姜。不过数服，其病如失。

〔批〕痰挟死血。

痰挟死血，丹溪控涎丹。

威灵仙　栀子炒　当归　苍术各钱　川芎七分　肉桂分　桃仁七枚，去皮尖研　甘草五分　生姜五片

煎半干，入童便半盏、竹沥半盏，再沸。热服，忌肉、面、鸡。

〔批〕顽痹。

走注疼痛，及四肢顽痹强硬，屈伸不得，宜用不蛀皂荚斤细锉、食盐五升，共和炒热，以青布裹熨痛处，立瘥。

以上行痹、风痹、筋痹。

〔批〕痛痹。

骨痹经曰：骨重不可举，骨髓酸痛，寒气至，名曰骨痹、寒痹经曰：寒痹之为病也，留而不去，时痛而皮不仁，即痛痹也俗称痛风。经曰：八风伤人，内舍于骨解腰脊节腠理之间，为深痹。有风、有火、有湿、有痰、有血虚、有瘀血之不同，诊其脉浮者风也，缓细者湿也，滑者痰也，洪大者火也，芤者血虚，涩者瘀血也。痛苦切心，四肢挛急，关节浮肿，五积散见阳明后。

〔批〕痛风。

上中下通用痛风方丹溪。

《准绳》曰：留着之邪与流行营卫真气相击搏，则作痛痹。若不干其流行出入之道，则不痛，但痿痹耳。随其痹所在，或阳多阴少，

则为痹热。或阴多阳少，则为痹寒。虽曰风寒湿三气杂至，合而为痹。至经于六经，皆云有余不足悉为痹。注曰：痹，痛也，此非人气之邪，亦作痛耶？且人身体痛，在外有皮肉筋骨脉之异。由病有不同之邪，亦欲各正其名。名不正，将何以施治？如邪是六淫者，便须治邪。是人气者，便须补泻其气。病在六经四属者，各从其气。故制方须分别药之轻重缓急，适当其所，庶得经意也。

黄柏酒炒　苍术泔浸。各二两。此二妙散也，清热燥湿，治痿要药　龙胆草下行　防己下行。各两。泻火行水。四者所以治湿与热也　南星燥痰散风。姜制，二两　桃仁去皮尖，研泥。两　红花活血去瘀。二钱半　川芎两。为血中气药。四者所以治痰与血也　羌活上下行，祛百节之风。三钱　白芷上行，祛头面之风。两　威灵仙上下行。酒拌　桂枝横行，祛臂胫之风。各三钱。四者所以治风也　神曲两，炒。所以消中州陈积之气也

面糊丸。

疏风以宣于上，泻热利湿以泄于下，活血燥痰消滞以调其中，所以能兼治而通用也。症不兼者，以意消息可矣。

丹溪曰：大法痛风用苍术、南星、川芎、当归、白芷、酒黄芩。在上者，加羌活、桂枝、桔梗、威灵仙。在下者，加牛膝、防己、木通、黄柏。薄桂能横行手臂，领南星、苍术诸药至痛处。〔批〕痛风大法。

〔批〕因风。

因于风者，加减小续命汤，或乌药顺气汤去干姜加羌活、防风见中气。

〔批〕因湿。

因于湿者阴雨即发，身体沉重，除湿蠲痛汤。

苍术泔浸，炒。二钱　羌活　白苓　泽泻　白术各钱半　陈皮钱　甘草四分

煎，入姜汁、竹沥各二三匙。

或大橘皮汤见胀满。

〔批〕湿兼风寒。

伤湿而兼感风寒，汗出身重，恶风喘满，骨节烦疼，状如历

节风，脐下连脚冷痹，不能屈伸及麻木，防己黄芪汤见水肿或五痹汤见后。

〔批〕因痰。

因痰者，二陈汤见痰饮加竹沥、姜汁，豁痰汤。

王隐君曰：余制此剂，与滚痰丸相副。盖以小柴胡为主，合前胡半夏汤，以南星、紫苏、陈皮、厚朴之类出入加减。素抱痰及肺气壅塞者，以柴胡为主，余者并去柴胡，用前胡为主。

柴胡去苗　半夏洗去滑。各四两　黄芩去内外腐，三两　人参风湿不用　赤甘草　紫苏带梗　陈皮去白　厚朴去粗皮，姜汁炒　南星去脐。各二两　薄荷叶两半　羌活去芦，两　枳壳去瓤，麸炒

中风去陈皮，入独活。胸膈不利，去陈皮，加枳实去瓤，麸炒、茯苓去皮。内外无热者，去黄芩；虚弱有内热者，勿去，加南木香。

一切治痰气之药，无有出其右者。气无补法之说，正恐药味窒塞之故。是以选用前件品味，并是清疏温利，性平有效者也。

痰甚者，控涎丹见前。

〔批〕因火风湿。

因火及痛风，腰以下湿热流注，潜行散丹溪。

黄柏酒炒为末

竹沥、姜汁、酒调服，兼间服四物汤妙。

〔批〕因湿热。

因湿热者，二妙散见前为末，沸汤入姜汁调服。

二药皆有雄壮之气，表实气实者，少酒佐之。如有气，加气药。如血虚，加补血药。

〔批〕酒湿痰。

酒湿痰痛风，二妙为君黄柏五钱，苍术三钱，加甘草、羌活各二钱，陈皮、白芍各钱，威灵仙酒炒五分，为末服之佳。

〔批〕血虚瘀血。

因血虚者，四物苍术各半汤，吞活血丹俱见身痛。瘀血加芎、归、桃仁、红花、水蛭，入麝香少许。

〔批〕大便不通。

上部肿痛，五积散、乌药顺气，加姜、葱煎，发其汗。下部肿痛，五苓、八正见小便、大橘皮汤，加灯芯、竹叶。〔批〕上部、下部。若肿痛而大便不通，大柴胡汤见阳明后、防风通圣散主之见阳明后。

大热既退，当随其所因之本病施治，防其再发。忌羊肉、酒、面、房劳。

〔批〕寒湿。

寒湿相合，脑户痛，恶寒，项脊筋强，肩背胛、卵痛，膝髌痛，无力行步，能食，身沉重，其脉沉缓洪大者，急宜苍术复煎散东垣。

苍术四两。水四盏，煎至二大盏，去渣，入下末药　羌活钱　升麻　柴胡　藁本　泽泻　白术各五分　黄柏三分　红花少许

为粗末，用苍术汤二盏，煎至一盏，空心温服。忌肉面。

〔批〕阴痹。

阴痹经曰：阴痹者，按之不得，腰脊头项痛，时眩，大便难，阴器不用，饥不欲食，咳唾则有血，心如悬，病本于肾，风湿客于肾经血脉凝滞，腰背肿痛，不能转侧，皮肤不仁，偏身麻木，上项头目虚肿，耳内常鸣，下注，腰膝重痛，少力，行履艰难，活血应痛丸《宝鉴》。

狗脊去毛，六两。坚骨益血，除脚弱腰痛，寒湿周痹　苍术泔浸，炒，十两　香附青盐炒，十二两。止诸痛，治肾气　陈皮九两　草乌炮，二两半　威灵仙三两。解俱见前

糊丸，桐子大。每服十五丸。

〔批〕气实表实。

气实表实，骨节痛，宜六一散见伤暑加香附、片芩各三钱，姜汁糊丸。

〔批〕叉骨痛。

积忧痰涎，腿叉骨痛，小便赤涩，宜白术、枳壳、赤芍各钱，条芩、连翘、通草、甘草各三分，煎。脚叉骨痛，宜苍术、白术、

陈皮、赤芍药各三钱，木通二钱，甘草五分，作二服煎，下大补丸见五心热五十粒。

〔批〕湿痹。

两足湿痹疼痛，或如火燎，从足跗①热起，渐至腰胯，或麻痹痿软，加味二妙丸。

苍术四两，泔浸　黄柏二两，酒浸晒干　牛膝　当归尾酒洗　川萆薢　汉防己　龟板酥炙。各两

酒煮，面糊为丸。空心盐姜汤下。

以上骨痹、寒痹、痛痹。

〔批〕着痹。

肌痹经曰：肌肤尽痛湿痹此逢湿甚，汗出而濡，即着痹也今名麻木。

《原病式》列麻症在燥金诸涩条下，释之曰：物得湿则滑泽，干则涩滞，麻犹涩也。俗方多用乌、附者，因之冲开道路，以得通利，而麻愈也。然燥有相兼，若亡液为燥，或麻木无热症，宜此法。或风热胜湿为燥，因而病麻，则宜以退风散热，活血养液，润燥通气之凉药调之。

东垣曰：麻者，气之虚也。真气弱，不能流通，填塞经络，四肢俱虚，故生麻木。或手足，或通身皮肤尽麻。皆以参、芪、术、甘、五味、归、芍之类，随时令所兼之气出入为方，但补其虚，全不用攻冲之剂。又曰：麻木为风，三尺童子皆知之，细按则有区别。如久坐亦麻木，绳缚之人亦麻木，此非有风邪，乃气不行也。当补肺气，麻木自去矣。

《准绳》曰：详刘、李二公生同时，居同地，无世运方土之异宜，何凡病遽有攻补之异如此？盖刘以人禀天赋，本无亏欠，因邪入搅乱其气，而后成病，所以攻邪为要，邪退则正气自安。李以人之真气失调，少有所亏，则五邪六淫，便得乘间而入，所以补正为要，正复则邪气自却。今宜酌量二公之法，当攻当补，审症审脉，从中调治，毋

---

①　跗：原作“胕”，声近而误，据《医学正传》卷四改。

执一其说。〔批〕攻补各异。丹溪又分麻木为二，以麻只习习然，尚无气血攻冲不行之状，木则气血已痹不仁，莫知其痛痒也。〔批〕麻木为二。疠风初起者，其手足必先木，而后皮肤疮溃，与夫瘫痪者，手足亦时麻木，当自求之本门。

愚按：经曰营气虚则不仁，卫气虚则不用，营卫俱虚则不仁且不用。又曰：卫气不行，则为麻木。东垣治麻痹，必补卫气而行之。盖本诸此。《集解》云：因其气虚，故风邪入而踞之，所以风为虚象，气虚其本也。有病风而不痛者，则为不仁，此气血两虚，其症为加重矣。〔批〕风为虚象。

〔批〕湿痹。

湿痹留而不移，汗多四肢缓弱，皮肤不仁，精神昏塞，宜茯苓川芎汤《局方》。

赤茯苓钱半　桑白皮《十剂》曰：燥可去湿，桑白皮、赤小豆之类是也　防风　苍术米泔浸一宿，炒　麻黄按：汗多宜用根　白芍煨　当归酒洗。各钱　官桂五分　川芎钱二分　甘草四分

加枣二枚，煎。

〔批〕浑身麻木。

浑身麻木不仁或左或右，或半身，或面，或头，或手臂，或脚腿不仁，并宜神效黄芪汤东垣。

黄芪二钱　人参　白芍　甘草炙。各钱　蔓荆子二分　陈皮去白。五分

煎，临卧服。小便淋涩，加泽泻五分。有大热症者，加黄柏酒炒四次五分。麻木不仁，虽有热，不用黄柏，再加黄芪钱。眼缩小者，去白芍。麻木重甚者，加白芍、木通各钱。忌酒、醋、湿面、葱、蒜、韭及淡渗生冷硬物。

〔批〕皮肤麻木。

皮肤间有麻木此肺气不行也，芍药补气汤东垣。

黄芪两　白芍药两半　陈皮两　泽泻五钱　甘草炙，两

每一两，煎如肌肉麻，必待泻营气而愈。如湿热相合，四肢沉痛，当泻湿热。

〔批〕两手麻木。

夏月两手麻木或一腿或一手，或大指次指麻木，四肢困倦，怠惰嗜卧湿热伤气，人参益气汤明之①。

黄芪八钱　人参　甘草生用。各五钱。炙，二钱　五味子百二十粒　升麻二钱　柴胡二钱半　白芍三钱

每五钱，煎。空心服，服后少卧。于麻痹处按摩屈伸，午饭后又一服。第二次用黄芪八钱、鲜红花五分、陈皮钱、泽泻五分，煎服如前。第三次用黄芪六钱、黄柏钱二分、陈皮三钱，泽泻、升麻各二钱，白芍五钱，甘草生用四钱，五味子百粒，生黄芩八钱，炙甘草钱，煎服如前。秋凉去五味子，冬月去黄芩，服之大效。

丹溪曰：手麻是气虚，木是湿痰死血，十指麻木，胃中有湿痰死血。气虚者，补中益气，或四君子汤加黄芪、天麻、麦冬、当归。湿痰者，二陈汤加苍术、白术，少佐附子行经。死血者，四物汤加桃仁、红花、韭汁。

〔批〕腿麻木。

左腿麻木沉重，除湿补气汤东垣。

黄芪八钱　甘草梢六钱　五味子百二十粒　升麻梢六钱　当归　柴胡梢　泽泻各二钱　红花二钱半　陈皮　青皮各四钱

分四服，煎。

愚按：升、柴升清，引甘温之药上行，以固卫气之散，而实其表。此因腿麻，同甘草而用梢，又取其下降，协泽泻而除湿。

〔批〕闭目麻木。

闭目则浑身麻木，昼减夜甚，开目则止经曰：阳盛瞑目而动轻，阴病闭目而静重。又曰：诸脉皆属于目。《灵枢》曰：开目则阳道行，阳气遍布周身；闭目则阳道闭而不行，如昼夜之分。此为阳衰而阴旺，故闭则麻木，开则已。不须治风，当补其肺中之气，六脉弦洪缓相合，按之无力弦在其上，是风热不陷入阴中，时痰嗽湿在上

---

①　明之：即李杲，字明之。

也，身重脉缓，湿气伏匿也，烦躁经脉阴火乘其阳分，火动于中为麻木也，当兼去阴火，补气升阳和中汤主之东垣。

黄芪五钱　人参三钱　炙草四钱　陈皮四味补气　当归各二钱　白芍三钱。益血　佛耳草四钱。治痰嗽，去肺寒，升肺气　生甘草根钱。去肾热　草豆蔻钱半。益阳退阴　黄柏钱，酒洗。除湿泻火　白术二钱　苍术钱半。除湿调中　白茯苓钱　泽泻钱。渗湿导火　升麻钱。行阳明　柴胡钱。行少阳

每三钱，煎。

〔批〕肢节沉重。

肢节沉重，疼痛无力湿热在下焦，醋心浊气不降，眩运风气下陷于血分，不得伸越，合眼麻木见上，温经除湿汤主之东垣。

羌活七分　独活　黄柏　麻黄去节　当归各三分　柴胡　黄芪　黄连　木香　草豆蔻　神曲各二分　人参　甘草炙　泽泻　猪苓　白术各钱　陈皮　苍术各二钱　白芍三钱　升麻五分

分二服，煎。

〔批〕眩晕麻木。

湿气风症不退，眩晕麻木不已，除风湿羌活汤主之东垣。

羌活两　独活五钱。二活祛风胜湿，兼通关节　防风风药卒徒，善散太阳风湿。两　藁本三分。专治太阳寒湿　川芎三分。能升厥阴清气，上治头眩。六者辛温升散，又皆解表之药，使湿从汗出也　苍术钱，米泔浸。除湿　茯苓二钱　猪苓去皮，二分　泽泻二分。利湿导水。四者使湿从小便出也　黄芪钱。固表　陈皮三分。利气　黄柏三分。除下焦之热　黄连一分。去中焦之热，除湿必兼除热也　柴胡五分　升麻七分。升清降浊　炙草五分

每三五钱，煎。量虚实施治，审症依法加减治之。

风痹湿痹，麻木不仁，粥法《本事》：

川乌生用为末，用白米作粥，半碗入末四钱，同米漫火熬熟，要稀薄，入姜汁匙许、蜜三匙，搅匀，空心食之。如是湿，更入薏苡仁五钱，增米煮服。

此粥治四肢不随，痛重不能举者。左氏①曰：风淫末疾。四肢为四末也，脾主四肢，风邪客于肝木，则克脾，故疾在末。谷气引风湿之药径入脾经，故四肢得安。然必真有风寒中于卫气，致卫气不行而不仁者，外必有恶风寒等症，然后可服。〔批〕治痹粥。

痹痿不仁风而兼湿，宜史国公药酒方见中风。

〔批〕肉疴。

肌肉不仁，致令瘰②音顽，痹也重，名曰肉疴重也。经曰：人之肉疴者，虽近于衣絮，犹尚疴也。荣气虚，卫气实也。营气虚则不仁，卫气虚则不用，营卫俱虚则不仁且不用，肉如故也，人身与志不相有，曰死，宜前胡散见肢体肉疾。凡瘾瘕疮痍皆治，并去诸风痛痒，伤折坠损，内服苦参丸。

苦参二两，取粉　丹参炙　沙参　人参　防风去叉　五加皮　蒺藜炒去刺　乌蛇酒浸，用肉　蔓荆子　败龟板酥黄　虎骨酥黄　元参坚者。各两

上为细末，用不蛀皂角一斤锉碎，以水三升，挼取汁，于净铁器内熬成膏，炼蜜四两和丸，梧子大。每服十五丸至二十丸，食后良久夜卧，共三服，荆芥薄荷酒下。〔批〕皂角树生则忌铁，死则铁忌，皂柴烧之锅碎。

以上肌痹、湿痹、着痹。

脉痹以夏遇三气即热痹也脏腑移热，复遇外邪，客搏经络，留而不行，故顽痹。熻然而闷，肌肉热极，体上如鼠走之状，唇舌反裂，皮肤色变，宜升麻汤河间。

升麻三钱　茯神去皮木　人参　防风　犀角屑　羌活　羚羊角屑。各钱　官桂三分

煎，入竹沥半杯，不拘时服。

皮痹以秋遇三气，皮肤顽厚，或肌肉酸痛此为邪中周身，搏于血脉，积年不已，则成瘾疹风疮，搔之不痛，头发脱落，宜服疏风

---

① 左氏：即左丘明，著有《春秋左氏传》。

② 瘰：原作“㿏”，据《素问·五常政大论》改。

凉血养血之剂。

血痹身体不仁，如风痹状，脉阴阳俱数，寸口关上微，尺中小紧，黄芪①桂枝五物汤主之。《金匮》。

桂枝汤去甘草，加黄芪三两

煎，日三服。一方有人参。

血痹邪入于阴血之分，其状体常如被风所吹，骨肉劳瘦，汗出，卧则不时摇动，宜当归汤。

当归二钱　赤芍煨，钱半　独活　防风　赤茯苓　黄芩　秦艽各钱　杏仁八分，去皮尖　甘草六分　桂心三分

加姜、枣煎。

周痹〔批〕周痹。经曰：周痹者，在于血脉之中，随脉上下。此风寒湿气客于外分肉之间，迫切而为沫。〔批〕《内经》有饮字，无痰字，沫即痰也。沫得寒则聚，聚则排分肉而分裂也。分裂则痛，痛则神归之，神归之则热，热则痛解，痛解则厥，厥则他痹发，发则如是。此内不在脏，而外未发于皮肤，独居分肉之间。真气不能周，故曰周痹，身体烦疼，项背拘急风也，手足冷痹寒也，腰膝沉重湿也，举动艰难荣卫虚而风湿干之，故或拘急，或顽麻，或重痛，而举动艰难也，宜蠲痹汤严氏。

羌活　防风除湿散风，辛能散风，风能胜湿，气通则血活，血活则风散　黄芪　炙甘草补气而实卫　当归　赤芍活血而和营　片子姜黄理血中之气，能入手足而散寒湿也。酒炒

加姜、枣煎黄芪畏防风，合用而其功益大。

〔批〕羸弱。

周痹羸弱，七宝美髯丹邵应节。

何首乌涩精固气，补肝坚肾，为君。大者赤白各斤，去皮切片，黑豆汁拌，九蒸九晒　白茯苓交心肾而渗脾湿，乳拌蒸　牛膝强筋骨而益下焦。酒浸，蒸晒三次　当归辛温养血。酒洗　枸杞子甘寒补水。酒蒸　菟丝子益三阴而强卫气。酒浸蒸。各半斤　破故纸助命火而暖丹田。黑芝麻拌炒，

① 芪：原作“芩”，据文义改。

四两

蜜丸此皆固本之药，使营卫调适，水火相交，则气血大和，而诸疾自已也，盐汤或酒下，并忌铁器。

何首乌流传虽久，服者尚少。明嘉靖间，方士邵应节进此方，世宗服之，连生皇子，遂盛行于世。

汪讱庵曰：地黄、何首乌，皆君药也。六味丸、七宝丹各以为君，各有配合，未可同类而共施也。即有加减，当各依本方，随病而为损益。今人多以首乌、地黄合入丸中，是一方二君，安所适从？失制方之本旨矣。

〔批〕支饮。

支饮水停心下，手足麻痹，臂痛不举，多睡眩冒，忍尿不便，膝冷成痹，茯苓汤。

半夏汤洗七次　赤茯苓去皮　橘红各二钱　枳壳麸炒　桔梗　甘草炙。各钱

加姜五片，煎。

〔批〕臂痛。

臂痛不举由气血凝滞，经络不能行所致，非风非湿，舒筋饮。

片子姜黄二钱。如无，以莪术代之　赤芍　当归　海桐皮去粗皮　白术各钱半　羌活　炙草各钱

姜三片，煎。腰以下，食前服。上，食后服。

〔批〕肠痹。

肠痹，数饮而小便不通下焦之气不化，中气喘急本末俱病，时作飧泄清浊不分，五苓散加桑白皮、木通、麦冬去心，或吴萸散。

吴茱萸　肉豆蔻煨　砂仁　干姜炮　甘草炙　神曲　白术　厚朴姜制　陈皮各二钱

为细末。每二钱，空心米饮下。

〔批〕胞痹。

胞痹，少腹膀胱按之热痛，若沃以汤，涩于小便风寒湿邪客于胞中，气不能化，上为清涕足太阳上额络脑，经气不得下行，上入脑而流于鼻，肾着汤见伤湿、肾沥汤。

麦门冬去心　桔梗　五加皮　犀角各钱半　杜仲炒　赤芍煨　木通各钱　桑螵蛸一个

入羊肾少许，煎。

〔批〕脏痹。

脏痹陈无择曰：三气袭人，久不已则入五脏，然痹在五脏之界者可治，其入脏者死，通宜五痹汤主之。

人参　茯苓　当归酒洗　白芍炒　川芎各钱。肝心肾三痹倍用之　五味子肺痹有寒者去之　白术钱。脾痹倍之　细辛七分　甘草炙，五分

加姜枣，煎。依后各脏加药。

〔批〕肺。

肺痹，烦满喘而呕肺脉循胃口，前方加半夏、紫菀、杏仁、麻黄。气虚，加黄芪。挟风，加防风、桂心。热，加黄芩。气急，加紫苏子、陈皮。

〔批〕心。

心痹，脉不通心合脉而痹气居之，烦则心下鼓，暴上气而喘，嗌干善噫心脉起于心中，其支者上侠咽，其直者却上肺，厥胀阴气也，上则恐心火虚，则邪乘之，前方加远志、茯神、麦门冬、犀角。恍惚，加牛黄、天竺黄。恐畏，加龙齿、丹砂。挟风，加天麻、羌活、防风、蔓荆子。气坚急、心微痛，加枳实、青皮。咳唾亦痛，加桔梗。

〔批〕肝。

肝痹，夜卧多惊肝藏魂，肝气痹则魂不安，多饮数小便〔批〕痛引小腹，上为引如怀。〔批〕如怀妊状。肝脉下者过阴器，抵少腹，上者循喉咙之后，上入颃颡。前方加枣仁、柴胡。筋挛，加杜仲、秦艽、天麻、萆薢。

疝瘕四逆，抢心腹痛，目不明，两肋下满，筋急，不得太息，补肝汤。

乌头四枚，炮，去皮脐　附子二枚，同上　山茱肉　官桂各七钱半　薏苡仁　甘草炙　独活各五钱　白茯苓两二钱　柏子仁另研　防风　细辛各二两

为粗末。每五钱，加枣煎。

〔批〕肾。

肾痹，善胀肾者胃之关，肾气痹则阴邪乘胃，尻以代踵足挛不能伸，脊以代头身偻不能直。肾脉入跟中，上踹内，出腘内廉，贯脊属肾，前方加独活、官桂、杜仲、牛膝、黄芪、萆薢。

〔批〕脾。

脾痹，四肢懈惰脾主四肢，发咳呕汁其脉属脾络胃，上膈挟咽，气痹不行，上为大塞甚则上焦痞膈，前方加厚朴、枳实、砂仁、神曲。肌肉消瘦，加黄芪、石斛、智仁、肉苁蓉。如水谷不化，食则欲呕，加附子、白豆蔻、沉香、良姜、吴茱萸、丁香。

痿

皮痿　脉痿　筋痿　肉痿　骨痿　附：痿厥

总论　痿者，手足痿软而无力，百节缓纵而不收也。丹溪曰：今世风病，大率与诸痿混同论治。古圣论风、痿，条目不同，治法亦异。夫风病外感，善行数变，其病多实，发表行滞，有何不可？诸痿起于肺热，传入五脏，散为诸症。其昏惑瘛疭，瞀闷暴病，菀冒蒙昧，暴喑，皆属于火。其四肢足痿，舌强，痰涎有声，皆属于土，悉是湿热之病。〔批〕湿热之病。当作诸痿论治，大抵只宜补养。若以外感风邪治之，宁免实实虚虚之祸乎？或曰：《内经》治痿独取阳明，何也？曰：只诸痿生于肺热一语已见大意。肺体燥，居上而主气，畏火者也。脾性湿，居中而主四肢，畏木者也。火性炎上，若嗜欲不节，则水失所养，火寡于畏，而侮所胜，肺得火邪而热矣。肺受热邪，则金失所养，木寡于畏，而侮所不胜，脾得木邪而伤矣。肺热则不能管摄一身，脾伤则四肢不为人用，而诸痿之症作矣。泻南方则肺金清，而东方不实，何伤脾之有？补北方则心火降，而肺金不虚，何肺热之有？故阳明实则宗筋润，能束骨而利机关矣。治痿大法，无过于此。《准绳》曰：圣人以痿病在诸症为切要，故叠出诸篇。分五脏之热名病，其所属皮脉筋骨肉之痿，致足不任于地，及叙五脏得热之邪，则以一脏因一邪所伤。观其微旨，会通而言，则五劳、五志、六淫尽得成五脏之热，以为痿也。后之览者，竟失其指。集方论者，或并见虚劳，或并见风湿。赖丹溪始发挥千余年之误，表而出之，而复语焉不详。可惜也。诸痿之病，未有不因阳明虚而得者。按：《灵枢》有谓真气所受于天，与谷气并而克身也。真气者天之道也，谷气者地之道也，是故真气与谷气并，而后生成形气之道立矣。故阳明虚，五脏无所禀，则不能行血气，荣阴阳，濡筋骨，利机关。谷入于胃，大气积于胸中，命曰气海。气海无所受，则卫气不得温分肉，充皮肤，肥腠理，司开阖。冲脉与任脉起于胞中，名血海，与阳明宗筋会于气街，血海无所受，则上下内外之络脉空虚。于是，精神气血之奉生身，周于性命者，劣弱矣。故百体中，随其不得受水谷处，则不用而为痿。治痿不独取阳明而何哉？〔批〕治痿独取阳明解。骆龙吉曰：风火相炽，当滋肾水。东垣取黄柏为君，黄芪等药为佐，而无定方。有兼痰积者，有湿多热多，湿热相半者，有挟寒者，临病制方，其善于治痿乎？虽然，药中肯綮矣，若将理失宜，圣医不治也。天产作阳，厚味发热，凡病痿者，若不淡薄滋味，吾知其必不能安全也。

痿躄五痿虽异，总名痿躄。　五脏因肺热叶焦，发为痿躄肺主气以行营卫，为相傅之官以节制五脏，故五脏之痿皆因于肺。气热，则五脏之阴皆不足，此痿躄所以皆生于肺也。阳明者，五脏六腑之海胃主纳水谷，化精微，以资养表里。脏腑各因其经而受气于阳明，故为胃行其津液。四肢不得禀水谷气，日以益衰，阴道不利，筋骨肌肉，无气以生，故不用焉，主润宗筋前阴所聚之筋，为诸筋之会，宗筋主束骨而利机关也凡腰膝溪谷之筋，皆属于此。冲脉，筋脉之海也，主渗灌溪谷其上行者，渗三阳，灌诸精；其下行者，渗诸阴，灌诸络，而温肌肉，与阳明会于宗筋冲脉夹脐上行，阳明脉亦夹脐旁下行，故皆会于宗筋。阴阳总宗筋之会阳明为脏腑之海，冲为经脉之海，一阴一阳总乎其间，会于气街气街为阳明之正脉，而阳明为之长，皆属于带脉带脉起于季胁，周围一身，而络于督脉督脉起于会阴，分三岐为任冲，上行腹背，故阳明虚则宗筋纵，带脉不引，故足痿不用也阳明虚则气血少，不能荣养宗筋，宗筋纵则带脉不能收引，所以当治阳明也。〔批〕痿躄经论。

〔批〕胃虚不食。

胃虚不食，四肢痿弱，行立不能皆由阳明虚，宗筋无所养。丹溪以《难经》泻南补北之法，摘为治痿之方，亦是举其例耳。若胃口不开，饮食少进，当以芳香辛温之剂进之，不可拘于此例，宜藿香养胃汤主之《集验》。

藿香叶　白术　神曲炒　白茯苓　台乌药　缩砂仁　半夏曲　薏苡仁炒　人参各钱半　荜澄茄　甘草炙。各钱

加姜、枣煎。

此亦不过补丹溪之所不及，况依《内经》，当分五脏。

〔批〕肺热皮痿。

肺热为皮痿叶焦热在内，则皮毛虚弱急薄肺主皮毛，热在外，着热气留着不去，久而及于筋脉肌骨则生痿躄躄者，足弱不能行也。肺者脏之长，心之覆[①]也肺为华盖，最高，覆于心上。有所失亡，所求不得则悲哀动中而伤肺，则发肺鸣气菀生火，故呼吸有声，肺鸣则肺热叶焦金脏病，失其清肃之化。又曰：肺热者，色白而毛败，宜黄芪、天门冬、金石斛、枯黄芩、百合、犀角、山药、桔梗、山栀、杏仁、秦艽、通草之属主之。

〔批〕心热脉痿。

心气热为脉痿，则下脉厥而上心热则火炎，故三阴在下之脉亦皆厥逆而上，上则下脉虚，乃生脉痿。枢折挈四肢关节如枢纽之折，而不能提挈，胫纵而不任地，得之悲哀太甚，阳气内动而血崩心主血，大筋空虚。又曰：心热者，色赤而络脉溢，宜龙胆草、铁华粉、银箔、黄连、苦参、石蜜、牛黄、龙齿、秦艽、雷丸、白鲜皮、牡丹皮、地骨皮、犀角、生地黄、麦门冬、淡竹叶之属主之前症有可下数十百行而愈者。

〔批〕肝热筋痿。

---

① 覆：《素问·痿论》作“盖”。

肝气热为肝痿，则胆泻口苦胆附于肝，肝热则胆泄，筋膜干筋膜受热，则血液枯，则筋急而挛肝主筋络，乃发筋痿。思想无穷，所愿不得，意淫于外，入房太甚，宗筋弛纵，及为白淫，故筋痿者，生于肝，使内也。又曰：肝热者，色苍而爪枯，宜白蒺藜、生地黄、天门冬、百合、杜仲、萆薢、菟丝子、牛膝、防风、黄芩、黄连之属主之。

筋痿，两手握固无力，两腿行动无力，急饥食少，口舌生疮，忽生痰涎，睡中涎溢风火相煽，身燥热，时憎寒，项颈强急太阳风寒，小便赤白不定，大腑冷热不调，连翘散。

连翘　防风　荆芥穗　蔓荆子　羌活　独活　秦艽　牡丹皮　山栀　麻黄去节　木香等分

为细末。每一钱，白汤调服。

〔批〕筋痿阴汗。

筋痿阴汗湿热胜，故阴痿。肝脉络于阴器，故汗，龙胆泻肝汤见胁痛。筋痿不起，泻青丸见火热。

〔批〕爪枯口苦。

筋痿，挛急，爪枯，口苦，又龙胆泻肝汤。

龙胆草泻厥阴之热。炒　柴胡平少阳之热　黄芩炒　栀子酒炒。泻肺与三焦之热　人参扶土所以抑木　麦冬　天冬　五味子清金亦以平木，润燥所以养筋　黄连上以泻心火。炒　知母下以泻肾火。一为肝子，一为肝母也

分两临酌。

〔批〕脾热肉痿。

脾气热为肉痿则胃干而渴脾与胃以膜相连，而开窍于口，故渴，肌肉不仁脾主肌肉，发为肉痿。有渐于湿，以水为事，肌肉濡渍，痹而不仁，故曰：肉痿者，得之湿地也。〔批〕渐渍水湿。又曰：脾热者，色黄而肉蠕动。宜苍术、白术合二陈汤入霞天膏见积聚之属主之。

〔批〕肾热骨痿。

肾气热为骨痿则腰脊不举腰者肾之府，其脉贯脊，骨枯而髓减

肾主骨髓，发为骨痿。有所远行劳倦，逢大热而渴，渴则阳气内伐，内伐则热舍于肾。肾者水脏也，水不胜火，则骨髓虚，故足不任身。故曰：骨痿者，生于火①热也。又曰：肾热者，色黑而齿槁。宜金刚丸《保命》。

萆薢　杜仲炒。壮筋健骨　肉苁蓉酒浸　菟丝子酒浸。益髓补精

等分为末，酒煮猪腰子，捣丸，温酒下。

或牛膝丸《保命》。

前方加牛膝强筋骨，又能引药下行。酒浸蒸、官桂减半暖腰膝，续筋骨、白蒺藜、防风补肾散风，丸同金刚。

〔批〕肾肝俱损。

肾肝俱损，骨痿不能起于床，筋弱不能收持宜益精缓中，加味四斤丸《三因》。

肉苁蓉酒浸　牛膝酒浸　天麻　木瓜干者。各斤　鹿茸酥　五味子　菟丝子酒浸。各四两

蜜丸。

《局方》虎骨四斤丸。

前四味酒浸，春秋五日，夏三冬十日。附子、虎骨各两，用浸药酒，打糊为丸。

〔批〕肾肝脾损。

肾肝脾俱损，谷不化宜益精缓中消谷，煨肾丸《保命》。

牛膝酒浸　萆薢　杜仲　防风　白蒺藜　菟丝子酒浸　肉苁蓉酒浸　胡芦巴　故纸酒炒。等分　官桂减半

为细末。猪腰子洁如食法捣烂，炼蜜和杵丸。空心温酒下。治腰痛不起甚效。

〔批〕湿热。

肺受湿热之邪，痿躄肺者相傅之官，治节出焉。火盛克金，则气无所主，失其治节，故肢体或纵或缩，喘促火上逆肺，胸满湿热填于胸中，少食壅于阳明，头眩上升于头，体重注于身体，身痛流于

① 火：《素问·痿论》作“大”。

关节，肢倦口渴，便秘肺受火伤，天气不能下降，膀胱绝其化源，色白毛败，宜清燥汤东垣主之肺属辛金而主气，大肠属庚金而主津。燥金受湿热之邪，则寒水生化之源绝，源绝则肾水亏而诸症作矣。金者水之母，气者水之源也。

黄芪钱半。补元气而实皮毛，故以为君　苍术炒，钱　白术炒　橘皮各五分　人参　茯苓各三分　神曲炒　甘草炙。各二分。健脾燥湿，理气化滞，所以运动其土。土者，金之母也　麦冬二分　五味子九粒。保肺以生津　当归酒洗　生地黄各二分。滋阴而养血　黄柏二分　黄连一分。燥湿而清热　升麻三分　柴胡一分。所以升阳　猪苓二分　泽泻五分。所以降浊

每服五钱。

喻嘉言曰：燥与湿，相反者也。方名清燥，而以去湿为首务，非东垣具过人之识，不及此矣。

〔批〕湿痰。

湿痰，二陈汤见痰饮合二妙散见痹，入竹沥、姜汁，煎。

〔批〕血虚。

血虚，四物汤见血症合二妙散，下补阴丸即虎潜丸。见虚劳。治痿加干姜、白术、茯苓、甘草、五味子、菟丝子为末、紫河车为丸，名补益丸如无紫河车，猪脑子、骨髓亦得。

〔批〕气虚。

气虚，四君子汤合二妙散。

气血两虚，十全大补汤。

食积，木香槟榔丸见饮食。〔批〕食积。死血，宜桃仁、红花、蓬术、归尾、赤芍之类主之。〔批〕死血。

痿病，食积妨碍不得降者，亦有死血者，俱宜下之。

《保命集》云：四肢不举，俗曰瘫痪，经所谓脾太过则令人四肢不举。又曰：土太过则敦阜。阜，高也；敦，厚也。既厚而又高，则令除去。此真所谓膏粱之疾，其治宜泻。令气弱阳衰，土平而愈。或三化汤、调胃承气选而用之。若脾虚，则不宜用也。经所谓土不及则卑陷。卑，下也；陷，坑也。四肢皆禀气于胃，

而不能至经，必因于脾，乃得禀受。脾病不举，十全、四君加减，去邪辅正。

〔批〕耘苗三丹。

耘苗丹 王启玄序曰：张长沙戒人妄服燥热之药，谓偏有所助，犹悯苗不长而揠之者也。若禀气血不强，合服此而不服，是不耘苗也。

上丹 养五脏，补不足，秘固真元，均调二气，和畅营卫，保神守中。久服轻身耐老，健力能食，降心火，益肾水，益精明目。男子绝阳无嗣，女子绝阴不孕，以至腰膝重痛，筋骨衰败，神志昏愦，寤寐恍惚，烦劳多倦，余沥梦遗，五劳七伤，肌肉羸瘦，上热下冷，服之半月，阴阳自和，肌肉光润，容颜悦泽。

五味子四两 百部酒浸二宿，焙 菟丝子酒浸 肉苁蓉同上 杜仲炒去丝 远志去心 枸杞子 防风 白茯苓 巴戟去心，酒浸 蛇床子炒 柏子仁去油 山药各二两

蜜丸。温酒盐汤任下。春煎干枣汤，夏加五味子四两，四季月加苁蓉六两，秋加枸杞子六两，冬加远志六两，兼服卫生汤通畅血脉，养胃益精，不生痈疮。

当归 白芍各四两 黄芪八两 炙草两

每五钱，煎。老年加酒半盏煎。

中丹 补百损，体弱少气，善惊昏愦，上焦客热，中脘冷痰，心腹痞满，脾胃气衰，精血妄行。

黄芪 白芍 当归各四两 白茯苓去皮 人参各二两 桂心 川椒炒 附子炮 黄芩各两

粟米饮和捣为丸。

小丹 补劳益血，去风冷百病，诸虚不足，老人精枯神耗。久服益寿延年，释散风湿，聪耳明目，筋力强壮。

熟地黄 肉苁蓉各六两 五味子 菟丝子各五两 柏子仁 天门冬去心 蛇床子 巴戟 石斛各三两 续断 泽泻 人参 山药 远志炒，去心 山茱肉 桂心 石菖蒲 白茯苓 杜仲炒去丝。各二两 天雄炮，两

蜜丸，温酒下。虚人加地黄，多忘加远志、茯神，少气神虚加覆盆子益肾补肝，治肺气虚寒，欲光泽全加润肌肤，乌髭发。风虚加天雄，虚寒加桂心，小便赤浊倍苓泻。

〔批〕筋骨诸疾。

筋骨诸疾，手足不遂，行动不得，遍身风疮，左经丸。

草乌白大者，去皮脐　木鳖去壳　白胶香　五灵脂各三两半　斑蝥五个，去头足翅，醋炙

为末。用黑豆去皮生杵，取粉一升，醋糊，共捣为丸，如鸡头大。每服一丸，温酒摩下。治筋骨疾，未曾针灸伤损者，三五服立效。

〔批〕足痿。

足痿，经验方。

首乌　牛膝等分

酒浸，蜜丸。

痿发于夏，名注夏详伤暑。

〔批〕痿厥。

痿厥　足痿软不收为痿厥。有二：一属肾膀胱。经云恐惧不解则伤精，精伤则骨酸痿厥，精时自下，是肾伤精脱也。又云三阳为病，发寒热，下为痈肿，及为痿厥，是膀胱在下发病也。二属脾湿伤肾。经云凡治痿厥发逆，肥贵人则膏粱之疾。又云秋伤于湿、咳逆痿厥是也。

〔批〕虚痿。

目中溜火，视物昏花，耳聋耳鸣，困倦乏力，寝汗憎风，行步不正，两脚欹侧，卧而多惊，腰膝无力，腰以下消瘦，宜补益肾肝丸东垣。

柴胡　羌活　生地　苦参炒　防己炒。各五分　附子炮　肉桂各钱　当归二钱

熟水丸，如芡实大。每四丸，温水下。

〔批〕屈伸不能。

膝中无力，伸不能屈，屈不能伸，腰膝腿脚沉重，行步艰难，

宜健步丸东垣。

羌活　柴胡各五钱　防风三钱　川芎钱　滑石炒　肉桂　甘草炙　瓜蒌根酒制。各五钱　泽泻三钱　防己酒洗，两　苦参酒洗，一钱

酒糊丸，桐子大。煎大秦艽汤，每下十丸。

〔批〕腿脚沉重。

腿脚沉重无力，羌活胜湿汤见伤湿加汉防己酒洗五分。轻则加附子，重则加川乌少许，以为引用而行经也老人痿厥，累用虎潜丸不愈，后于丸中加附子立愈，盖用附反佐之力。

〔批〕属热。

脚膝痿弱属热者，脐下尻阴皆冷，阴汗臊臭，精滑不固，脉沉数有力东垣云：此醇酒膏粱滋火于内，逼阴于外。医见其症，以为内寒，投以热剂，反泻其阴而补其阳，是实实虚虚也。处以滋肾大苦寒之剂，制之以急，寒因热用，饮入下焦，适其病所，泻命门相火之盛，自愈。滋肾丸，见小便，神龟滋阴丸。

龟板四两　黄柏炒　知母炒　枸杞子二两　五味子　锁阳各两　干姜五钱

猪脊髓为丸。中病即止。

〔批〕属寒。

脚膝无力属寒者，《本事方》：

菟丝子五两　石莲肉　山药　茴香各二两　白茯苓两　五味子五钱

糊丸。木瓜酒或盐汤下，空心、晚食前各一服。

〔批〕属虚。

风软脚弱属虚者，人参酒浸服之，可逐奔马，故曰奔马草。曾用有效。

〔批〕属表。

下焦脚弱属表者，仲景方内极热则身体津脱，腠理开，汗大泄，风气，宜越婢加术汤。

越婢汤见水肿加白术四两，煎，分三服。恶风加附子一枚。

〔批〕属里。

痿厥属里者，有湿痰污血，阻碍经络而得者，宜《斗门方》商陆根细切，煮熟入绿豆为饭，烂煮食之及《本事方》左经丸俱见前、续骨丹《本事》。

天麻明净者，酒浸　白附子　牛膝　木鳖子　羌活各五钱　地龙去土，焙干，一分　乌头炮，去皮脐　乳香　没药各二钱　生南星末，两

酒煮糊为丸，如鸡头大，朱砂为衣。每一丸，薄荷煎汤磨，食后服。

脚　气湿脚气　干脚气　三阴三阳症　冲心　喘急　呕逆　发热　胀满　疮肿附：足心痛

总论　脚气之名，起自后代。其顽麻肿痛者，则经所谓痹厥也。痿软不收者，则经所谓痿厥也。其冲心者，则经所谓厥逆也。东垣云：脚气之疾，实水湿之所为，一则自外而感，一则自内而致。南方地下水寒，其清湿之气中于人，必自足始。北方之人，常食潼乳酒面，其水湿之性流下而致之。其自外而入者，止于下胫肿痛。自内而致者，或至于手节也。〔批〕外感清湿，内伤酒面。

《准绳》曰：按东垣论，南方脚气外感清湿，作寒治；北方脚气内伤酒乳，作湿热治。此实前人之未发者，后人泥之，遂分南北异治。夫足之六经皆起于足五指，行过于腿膝，上属脏腑，统身半以下。气血之运行，外入之邪客之，则壅蔽其经气，凝泣其络血。内注之邪，着而留之，则亦必如外邪壅闭气血无异也。于是皆以脚气名。此四方之所同也。北方纵无地之卑湿，其践雨露，履汙袜，洗濯足，皆湿也。与夫脱卸靴履，汗出风吹，而血凝于足者，宁不与南方之湿同类，尽属外中者乎？南方虽无潼乳之湿，其脏腑所伤酒食，津液水谷停积之湿而下注者，宁不与北方潼乳同类，尽属内注者乎？按症有湿有热，湿又能生热，湿性下流，故注于足。湿热分争，湿胜则憎寒，热胜则壮热。有兼头痛诸症者，状类伤寒，亦有六经传变，但胫肿掣痛为异耳。湿则肿，热

则痛，先痛后肿者，气伤血也。先肿后痛者，血伤气也。筋脉弛长痛肿者，名湿脚气，宜利湿疏风。蜷缩枯细，不肿而痛者，名干脚气，宜润血清燥，忌用补剂及淋洗，以湿热得补增剧也，亦不宜大泻，治之喜通而恶塞。若内受湿气，注下肿痛，又宜淋洗开导，泄越其邪洗法见后。若冲心喘急不止，呕吐不休者，死，水凌火故也。

脉 沉弦微滑为虚。余见各条。

入心则恍惚谬妄，呕吐，食不入，眠不安，脉左寸乍大乍小乍无者不治。

入肾则腰脚皆肿，小便不利，呻吟，口额黑，冲胸而喘，左尺绝者死。

自汗，或乍寒乍热，脉短促而数者死。

〔批〕除湿总治。

脚气不问久近、干湿及属何经，并可用除湿汤见中湿加木瓜、槟榔、白芷各五分煎，或芎芷香苏散《得效》。

川芎七钱　甘草二钱　紫苏叶　干葛　白茯苓　柴胡各五钱　半夏六钱　枳壳炒，三钱　桔梗二钱半　陈皮三钱半

姜、枣煎。加赤芍、萆薢各五分，吞木瓜丸。见后。

或用樟脑、乌头为末，醋丸弹子大，置足心，微火烘之，汗出乃效。

〔批〕痛不可忍。

脚气发动，两足痛不可忍者，五积散见阳明后加全蝎三个，入酒煎。干者加莱菔子炒，研五分，湿者加青皮钱。若脉大而缓，宜服小续命汤《活人》云：脚气属冷者，小续命汤入姜汁，服之最快。方见中风。

〔批〕初发。

初发一身尽痛，或肢节肿痛，便溺阻隔宜先导之，羌活导滞汤东垣。

羌活　独活　防己各三钱　大黄酒煨，两　当归三钱　枳实麸炒，二钱

每五钱，煎服，微利则已。

杨大受谓：脚气之疾，自古皆尚疏下，为疾壅故也。然不可太过，过则伤损脾胃，使营卫之气不能上行，反下注脚。又不可不及，不及则壅气不能消散。今先以导滞汤导之，后用拈痛汤及开结导饮丸除之。

〔批〕肿痛生疮。

湿热相搏，肢节烦疼，肩背沉重，胸膈不利，兼遍身疼痛，流注手足，足胫肿痛，或脚膝生疮，脓水不绝湿则肿，热则痛，足膝疮肿，湿热下注也，当归拈痛汤东垣主之《本草》十剂①云：宣可去壅，通可去滞。《内经》云：湿淫所胜，治以苦温。

羌活苦辛。透关节而胜湿　防风甘辛温。散经络中留湿，故以为君　升麻　葛根水性润下，升葛苦辛平，味之薄者，阴中之阳，引而上行，以苦发之也　白术苦甘温，和中除湿　苍术体轻浮，气力雄壮，能除肤腠间湿，故以为臣　当归血壅不流则为痛，以辛温散之，使气血各有所归　甘草炙　人参甘苦温，补脾养正气，使苦药不得伤脾胃　苦参酒炒　黄芩同　知母同　茵陈同。四者苦寒，乃苦以泄之也。俱酒炒，以为引②用　猪苓甘温平　泽泻咸平。治湿不利小便，非其治也。二者淡以渗之，又能导其留饮，故以为佐

空心服气味相合，上下分流其湿，使壅滞之气得宣通也。

《集解》云：脚气多主水湿，亦有夹风夹寒之异。〔批〕夹风寒。湿热胜而为病，或成水泡疮，或成赤肿丹毒，或如疝气攻上引下，均可用此汤损益为治。《玉机微义》曰：此方东垣本为治脚气湿热之剂，后人用治诸疮甚验。

〔批〕痞闷。

饮食不消，心下痞闷者，开结导饮丸东垣。

陈皮　白术　泽泻　半夏制　茯苓　神曲　麦芽各两　枳实炒

---

① 《本草》十剂："十"，原作"一"，据文义改。《本草》指《本草拾遗》，该书序例将方剂按功效分为十类，称"十剂"。

② 引：原作"因"，据文义改。

青皮　干姜各两半

如有积块者，加巴豆霜钱半。汤浸蒸饼为丸，桐子大。每服三五十丸至七十丸，温汤下。

〔批〕复痛。

因食湿面，肢体复痛，枳实大黄汤东垣云：脚气之疾，皆水湿之所为也。面滋其湿，血壅而不行，故肢节烦疼。

羌活辛温，透关节去湿，经曰风胜湿，故以为君。钱半　当归血壅则痛，以辛温散滞则血和。钱　枳实苦寒。治痞消食，故以为臣。五分　大黄苦寒。以导面之湿热，并治老血留结，取其峻驶①，故以为使也。酒煨，三钱

煎，空心服，以利为度。

东垣治廉平章，壮年身体充肥，脚气始发。头面、浑身肢节微肿，皆赤色，足胫赤肿，痛不可忍。此以北土高寒，故多饮酒，积久伤脾，不能运化，饮食不流之所致。投以当归拈痛汤，痛减半。再投悉除，只左手指末微赤肿。刺爪甲端，出黑血，愈。因食面复发，投此汤，利下痛止。

〔批〕嗜酒病危。

嗜酒病脚气，甚危者，以巴戟散风湿，治脚气。五钱。糯米同炒，去米、大黄炒。两，蜜丸，温水下，仍禁酒，愈。

〔批〕酒食湿痰。

酒食湿痰，控涎丹见痹加胭脂钱，槟榔、木瓜各两，卷柏五钱先以盐②水煮半日，次日白水煮半日，同胭脂活血，同前药为丸。每三十丸，加至四五十丸，利下恶物立效。

〔批〕肿痛寒热。

脚气足胫肿痛，憎寒壮热湿热分争，防已饮。

防已行水疗风，泻下焦之湿热　槟榔攻坚利水，坠诸药使下行　木通

---

① 驶：迅疾。

② 盐：原作“益”，形近而误，据《证治准绳·杂病·痿痹门·脚气》改。

降心火由小便出　甘草梢泄脾火径达肾茎　黄柏酒炒　生地滋肾阴而凉血解热。酒洗　白术炒　苍术盐炒。燥脾湿而运动中枢　川芎肿由血菀，以行血中之气　犀角痛由肝实，能凉心而清肝。合之以清热利湿，消肿止痛也

食前服。热加黄芩，时令热加石膏，肥人有痰加竹沥、姜汁或南星，大便秘加桃仁、红花，小便赤涩加牛膝、木瓜或薏苡仁。

〔批〕注痛风胜。

风胜自注走痛其脉浮而弦，宜发散，越婢加术汤见痿厥。若脉浮大而紧转驶此最恶脉，细而软亦恶，宜竹沥汤《千金》。

竹沥五升　甘草　秦艽　葛根　黄芩　麻黄去节　防己　细辛　桂心　干姜各两　防风　升麻各两半　茯苓三两　附子二枚　杏仁五十粒

煎，分三服，取汗《千金翼方》无茯苓、杏仁，有白术一两。

〔批〕中风口噤。

若卒中风，口噤，四肢纵缓，偏痹挛急，手足不随，宜大竹沥汤《千金》。

前方除秦艽、升麻、杏仁，加独活、白芍、茵芋、白术、川芎、人参、石膏，干姜易生姜，附子易乌头。取汗为度，一服相当，即止后服。

若风毒入人五内，短气口噤，心下烦热，手足烦疼，四肢不举，皮肉不仁，宜第三竹沥汤。

大竹沥汤仍去独活、白芍、茵芋、石膏，用秦艽、升麻，加当归、蜀椒，乌头仍易附子。

〔批〕脉微弱。

脉微而弱，宜风引汤《千金》。

麻黄　石膏　独活　茯苓各二两　附子　秦艽　吴茱萸炮　细辛　桂心　人参　防风　川芎　防己　甘草各两　白术三两　干姜两半　杏仁六十枚

煎，分三服，取汗。此脉多是因虚而得之，若大虚短气力乏，可间作补汤，随病冷热而用之。

若未愈，更服竹沥汤即止。竹沥汤若不及热服，辄停在胸膈，

更为人患。若服竹沥汤得下者，必佳也。若加服数剂，病及脉势未折，若胀满者，大鳖甲汤下之。

大竹沥汤去独活、竹沥、茵芋、葛根、细辛、黄芩、桂心，加鳖甲、当归、杏仁、半夏、麦冬、羚羊角毒盛倍用、犀角、大黄畏下减用、雄黄、青木香、薤白、麝香、吴茱萸，煎，得下即止。

汤势尽而不得下，可以汤丸助下。下后更服竹沥汤，令脉势折，将息调理乃佳。

东垣云：《外台》所录，皆谓南方卑湿，雾露所聚之地，则清湿袭虚，病起于下。邪气盛，正气少，故血气涩，涩则痹，虚则弱，后人名曰脚气。初觉即灸患处二三十壮，以导引湿气外出，及饮醪醴，以通经散邪。所制之方，寒药少，热药多，多麻黄、川乌、姜、附之属。《内经》云：湿淫于外，以苦发之。麻黄苦温，发之者也。川乌辛热，走而不守，通行经络。姜、附辛甘大热，助阳退阴，亦能散清湿之邪。又察足之三阳三阴，是何经络所起，以引用药为主。复审六气中，何气当之，治以佐使之药。

凡手足前廉属阳明，后廉属太阳，外廉属少阳，内廉属厥阴，内前廉属太阴，内后廉属少阴，〔批〕手足经络。以臂贴身垂下，大指居前，小指居后定之。

〔批〕各经引药。

各经引用药　足太阳，羌活、防风；阳明，升麻、白芷、葛根；少阳，柴胡；厥阴，吴茱萸、川芎、青皮；太阴，苍术、白芍；少阴，独活、细辛手足痛者，当分经络，用本经药为引，行其血气则愈。

〔批〕寒胜。

寒胜无汗，挛急掣痛其脉迟而涩，宜温热，酒浸牛膝丸《本事》。

牛膝三两，炙黄　川椒去目并闭口者，五钱　附子一枚，炮，去皮脐　虎胫骨真者五钱，醋炙黄

上用绢袋，入药紧口，用煮酒一斗，春秋浸十日，夏浸七日，

冬浸十四日。每日空心饮一大盏。酒尽出药为末，醋糊为丸。每服二十丸，空心温酒下，忌动风等物。

〔批〕湿胜。

湿胜，肿痛重着其脉濡而细，宜分渗，除湿汤见中湿。外治，赤小豆袋盛，朝夕践之，愈。

〔批〕暑胜。

暑胜，烦渴热积其脉洪而数，宜清利，清暑益气汤见暑。

若四气兼见，但推其多者为胜，分其表里以施治也。

〔批〕独肿。

脚气独肿，槟榔散《活人》。

杉木节一握　橘叶一大握　童便一盏　酒半盏　槟榔一钱

煎。

〔批〕太阳。

太阳经脚气病者头痛目眩，项强，腰脊、身体经络、外踝之后、循京骨之小指外侧皆痛，宜随四时之气发散，麻黄左经汤《集验》。

麻黄去节　干葛　细辛　白术　茯苓去皮　防己去皮　桂心　羌活去节　防风　甘草炙。各等分

每七钱，姜五片、枣一枚，煎。自汗去麻黄，加桂枝、白芍。重者加苍术、陈皮。无汗减桂心，加杏仁、泽泻。

〔批〕阳明。

阳明经脚气病者翕翕寒热，呻欠，口鼻干，腹胀，髀膝髌中、循胻外廉、下足跗①、入中指内侧皆痛，宜随四时气微利之，大黄左经汤同上。

大黄煨　细辛　茯苓　防己　羌活　黄芩　前胡　枳壳麸炒　厚朴姜制　甘草炙　杏仁去皮尖，麸炒

等分。每七钱，姜、枣煎。腹痛加白芍，秘结加阿胶，喘急加桑白皮、紫苏子，小便秘加泽泻。四肢疮疡浸淫加升麻，各等

---

① 跗：原作"胕"，声形俱近而误，据《证治准绳·杂病·痿痹门·脚气》改。

分。〔批〕疮疡。

脚胫生疮，浸淫腿膝，脓水淋漓，热痹痒痛，荷叶藁本汤。

干荷叶四两　藁本二钱半

水煎，去渣洗之，仍服前汤佳。

〔批〕少阳。

少阳经脚气病者口苦上喘，胁痛面垢，头目皆痛，缺盆并腋下如马刀肿，自汗，振寒发热，胸中、胁肋、髀膝至胻绝骨外踝及诸节指皆痛，宜随四时和解之，半夏左经汤同上。

半夏汤洗七次，切片　干葛　细辛　麦门冬去心　白术　茯苓　桂心　防风　干姜炮　黄芩　甘草　柴胡等分

每七钱，姜、枣煎。热闷加竹沥半合，喘满加桑白皮、杏仁。

〔批〕三阳合并。

三阳合并脚气病者憎寒壮热，自汗恶风，或无汗恶寒，晕眩重着，关节掣痛，手足拘挛，疼痛冷痹，腰脚缓纵不随，心燥①气上，呕吐下利，其脉必浮弦紧数，宜大料神秘左经汤。

麻黄去节　干葛　细辛　麦门冬　厚朴制　茯苓　防己　枳壳麸炒　桂心　羌活　防风　柴胡　黄芩　半夏汤洗同上　干姜炮　甘草炙。等分

煎同上。自汗加牡蛎、白术，去麻黄。肿满加泽泻、木通。热甚恶寒，减桂，加陈皮、前胡、升麻。腹痛吐利，去黄芩，加白芍、附子。大便秘，加大黄、竹沥。喘满加杏仁、桑白皮、紫苏子各等分。

或加味败毒散。

败毒散加大黄、苍术。瘙痒赤疹加蝉蜕。

〔批〕太阴。

太阴经脚气病者腹满，侠咽连舌系急，胸膈痞满，循胻骨下股膝内前廉、内踝过核骨后、连足大指之端内侧皆痛，宜六物附子汤同上。

① 燥：焦急，焦躁，烦躁。

附子炮，去皮脐　桂心　防己各四两　白术　茯苓各三两　炙草二两

每五钱，姜七片，煎。痞闷，开结导饮丸。便溺阻隔，羌活导滞汤俱见前。

〔批〕少阴。

少阴经脚气病者腰脊痛，小指之下、连足心、循内踝、入跟中、上腨内、出胸中，内廉股肉皆痛，上冲胸咽，饥不能食，面黑，小便淋閟，咳唾不已，善恐，如人将捕之，小腹不仁者难治。四气偏胜，各从其气所中轻重而温之，宜八味丸。

〔批〕厥阴。

厥阴经脚气病者腰胁偏疼，从足大指、连足趺上廉、上腘至内廉、循股环阴、抵小腹胀痛，脚挛急，咽干呕逆，洞泄，随气所中调之，神应养真丹见中风。

木瓜、菟丝子

煎酒，脚痹，薏苡仁煎酒下。或加木瓜、阿胶。

〔批〕三阴合并。

三阴合并脚气病者肢挛，上气喘满，小便秘涩，心热烦闷，遍身浮肿，脚弱缓纵，不能行步，宜追毒汤同上。

黄芪　半夏汤洗七次　甘草炙　当归　人参　厚朴制　独活　陈皮去白。各两　熟地黄　白芍　枳实麸炒　麻黄去节。各二两　桂心三两

每八钱，姜七片，枣三枚，煎。

已上六经受风寒暑湿四气，自汗为风胜，无汗疼痛为寒胜，热烦为暑胜，重着肿满为湿胜，脉亦可辨。各随其气所胜者而偏调之，不可拘于一方也。

〔批〕肾风。

肾脏风，壅积，腰膝沉重，威灵仙末，蜜丸，酒下三钱平明微利恶物如青脓桃胶，即是风毒。

〔批〕肾虚。

肾经虚弱，腰膝沉重，脚肿，痒疰生疮，脚心隐痛，筋脉拘

急，举动喘促，面色黧黑，大小便秘涩，无问久新，并木瓜丸《局方》。

熟地黄 陈皮去白 乌药各四两 黑牵牛三两，炒 石楠藤辛散风，苦坚骨，补内伤阴衰，为治肾虚足弱风痹之要药 杏仁去皮尖 当归 肉苁蓉酒浸 干木瓜 续断 牛膝酒浸。各二两 赤芍两

酒糊丸。

〔批〕肝肾虚。

肝肾俱虚，风湿寒邪，流注腿膝，行步艰难，渐成风湿脚气，足心如火，上气喘急，小腹不仁，全不进食，宜抱龙丸。

赤小豆脚气正药。四两 白胶香活血止痛 破故纸炒。除腰膝冷痛 狗脊苦坚骨，益血养气，除风虚，强机关，治脚弱腰痛、寒湿周痹 木鳖子追毒，止腰痛。去壳另研 海桐皮入血分，袪风去湿，治风厥顽痹，腰膝疼痛 威灵仙治痛风风痹、一切冷痛积疴不差 草乌辛热袪寒，逐风胜湿。盐拌，炒熟去盐 五灵脂入肝经血分，治一切诸痛。炒 地龙湿土所生，同气相求。去土，炒干另研。各两

酒糊丸，辰砂为衣，桐子大。每服五十丸，空心盐酒任下，日三服。余药如石斛、萆薢、枸杞、杜仲一名思仙木、牛膝、薏苡仁、五加皮、虎胫骨、淫羊藿一名仙灵脾之类解见痿症，病无实积者，俱可随症加用。〔批〕补肝肾药。

〔批〕多属肺气。

脚气多属肺气经云：肺病者，汗出，尻阴股膝髀腨胻足皆痛。故子和治脚气用涌法者，良由此也。又《千金方》多汗之者，亦泻肺之意也，古方用苏叶陈皮生姜汤，调槟榔末服之，于疏通肺气为佳。

木瓜散《活人》

大腹皮一枚 紫苏钱半 木瓜 甘草炙 羌活各钱 木香五分

煎，分三服。

脚气冲心 虚者，丹溪用四物汤加黄柏酒炒煎服，外以附子末，津调涂涌泉穴，以艾灸泄引其热下行。〔批〕冲心。少腹不仁，金匮肾气丸见肿胀。〔批〕虚。实者，槟榔为末，童便调服。〔批〕

实。饱闷便秘，宜三脘散《活人》。〔批〕饱闷便秘。

独活　白术　木瓜焙干　大腹皮炙黄　紫苏各两　甘草炙，五钱　陈皮去白　沉香　木香　川芎　槟榔面裹煨。各七钱半〔批〕大腹子、槟榔辨见后。

每二钱，煎。便利为效。

外治，矾石汤《金匮》。

矾石二两

以浆水斗半煎，浸足良。

〔批〕心闷肢烦。

心神壅闷，肢节烦疼，大腹子散《活人》。

大腹子　紫苏子　桑白皮　赤芍　木通　羌活　木瓜　荆芥　独活各两　枳壳二两

每四钱，姜、葱白煎。

〔批〕热。

热者，烦喘闷乱，头痛口干，犀角散。

犀角屑　枳壳麸炒　沉香各七钱半　紫苏茎叶　槟榔　麦冬去心　赤苓各两　木香　防风各五钱　石膏研细，二两

每八钱，煎，调竹沥服。

〔批〕风气口渴。

脚气，风气口渴，桑枝煎。

桑枝细剉一升，炒香

水三升，熬至二升，一日服尽。

〔批〕无热闷乱。

无热者，闷乱不识人，茱萸木瓜汤《千金》。

吴茱萸五钱　木瓜两　槟榔二两

每八钱，入姜五片，煎。

或槟榔散。

槟榔　木香　茴香等分

每五钱，童便一盏煎。

〔批〕气滞。

脐下气滞，木香散。

木香五钱　槟榔　木通各两

每八钱，入生姜五片，煎。

〔批〕烦闷。

烦闷喘促，脚疼神昏，沉香散。

沉香　赤芍　木通　紫苏茎叶　槟榔　诃梨勒皮即诃子皮。各两　吴茱萸五钱

每八钱，入姜五片，煎。

〔批〕喘急。

上气喘急，紫苏叶三两、桑白皮炙二两、前胡两为粗末，每八钱，入槟榔二枚、杏仁去皮尖二十粒、生姜五片煎。

〔批〕脚气入腹。

喘急入腹，宜苏子降气汤见气，仍佐以养正丹见中暑，或四磨饮见气。

〔批〕迫肺。

脚气迫肺，令人喘嗽，宜小青龙汤见太阳，每服入槟榔钱，煎。

〔批〕足肿胀急。

两脚浮肿，小便赤涩，腹胀气急，桑白皮散《活人》。

桑白皮生用　郁李仁性降下气。各两　赤茯苓二两　木香　防己　大腹子似槟榔，腹大形扁，治脚气与槟榔同功。各两半　木通　紫苏子　槟榔　青皮各七钱半

每三钱，姜三片煎。坐卧不得，加柴胡、前胡、枳壳。咽喉不利，加射干、百合、杏仁、紫菀之类。〔批〕坐卧不得，咽喉不利。

呕逆恶心，宜八味平胃散见呕吐加木瓜钱。〔批〕呕逆。畏食者，生料平胃散见饮食加木瓜钱。〔批〕畏食。二症并可用半夏散《集验》。

半夏汤洗七次　桂心　赤茯苓　陈皮去白　人参　前胡　槟榔各两　紫苏叶两半

每五钱，姜七片、淡竹茹二钱煎，温服。

或橘皮汤。

陈皮去白　人参　紫苏叶各两

每八钱，姜五片，煎，温服。

〔批〕胃寒。

胃寒者，加草豆蔻仁、泡吴茱萸。满闷，加麸炒枳实、木通。

〔批〕心腹胀。

心腹胀满，不思饮食，沉香散。

沉香　枳壳麸炒　桂心　大腹皮各七钱半　赤茯苓　槟榔　赤芍　大黄煨　诃梨勒皮　桑白皮各两　吴茱萸汤泡　木香各五钱

每八钱，姜五片煎。小便不利加郁李仁、木通。坚硬不消加炙鳖甲。两脚疼痛加威灵仙、羌活、独活。有热加羚羊角。

〔批〕喘闷。

脚气入腹，腹胀不仁，喘闷欲死，茱萸丸。

吴茱萸为末　木瓜煮烂研膏，等分

为丸。

〔批〕毒闷。

老人脚气毒闷，身体不仁，行履不能，苏子粥《养老书》。

紫苏子五合，熬，研细，以水投取汁　粳米四合，净洗淘

煮粥，临熟下苏汁调之，日空心一服，亦温中法。

〔批〕小便不通。

小便不通，用生料五苓散见太阳、除湿汤见中湿各一贴，加木瓜二钱，分二服。

〔批〕大便不通。

大便不通，羌活导滞汤见前。大小便俱不通，五苓散和复元通气散见腰痛，或槟榔丸。

槟榔　赤茯苓　紫苏叶　火麻仁　郁李仁各两　木香　桂心各五钱　大黄煨，二两　枳壳炒　木通　泽泻　羚羊角屑各七钱半

蜜丸。

〔批〕发热。

发热不退，败毒散加木瓜，或交加散。

败毒散合五积散俱见伤寒各半贴。更加木瓜钱。

〔批〕干脚气。

干脚气，脚胫枯细，或寒或热，或疼或痒，或一脚偏患软弱亸曳，状如偏风者，宜独活寄生汤见腰痛、附子八物汤。

四君子汤加附子、干姜、桂心、白芍各等分。每四钱，煎。

又方去桂心，加干姜、地黄。

吞活络丹见中风或四斤丸。

〔批〕生疮。

脚气生疮肿痛，心神烦热，犀角散。

犀角屑　天麻　羌活　白蒺藜　枳壳炒　防风　黄芪　黄芩　白鲜皮各七钱半　槟榔两　甘草炙，五钱　乌蛇肉二两，酒浸

每八钱，姜五片煎。

〔批〕腿脘生疮。

腿脘生疮，鹿茸丸。

鹿茸酥炙，另研　五味子炙　当归　熟地黄等分

酒糊丸，酒或盐汤下。

次服芎归散。

川芎　当归二味，等分

为细末。每二钱，煎荆芥汤调下，空心服，日三。

生疮肿痛，用漏芦、白蔹、槐白皮、五加皮、甘草各七钱半，蒺藜子二两，煎，去渣，于无风处淋洗之。

若跟注一孔，深半寸许，每下半日痛异常，此乃脚气注成漏，以人中白于火上煅，中有水出，滴入疮孔，可愈。

〔批〕脚心痛。

脚心痛，大圣散《济生》。

木香　人参　甘草减半　白茯苓　川芎　麦门冬去心　黄芪炙　当归酒浸，等分

每四钱，姜五片煎。又为细末，每二钱入木瓜末钱，豆淋酒调服，外仍用川椒、香白芷、草乌煎，汤气洗。

〔批〕隐痛。

脚气隐痛，行步艰难，用平胃散加赤芍、神曲同煎服，最妙。

〔批〕壅疾见后注中。

脚气有壅者贵于疏通，加减槟榔汤。

槟榔　陈皮　紫苏各两　甘草炙，五钱

每五钱，姜五片煎。脚痛不已，加木瓜、五加皮。妇人加当归。中满加枳实。痰厥或呕，加半夏。转筋，加吴茱萸。肿痛加大腹皮、干木瓜。痛而热，加地骨皮。小便不利，加木通。腹痛、大便秘，加大黄。

〔批〕无壅。

无壅者，宜牛膝汤。

牛膝酒浸　白茯苓　人参各两　当归五钱

为细末。每三钱，空心温酒调服。

脚气两胫肿满，是为壅疾，南方多见两足粗大与疾偕老者。初起当以重剂，宣通壅滞，或砭恶血，而去其重势，后以药治。

〔批〕渫洗。

渫洗《活人书》云：脚气用汤渫洗，医之大禁也，为南方外感湿气乘虚袭人而言。若北方内受湿气，注下肿痛，湿气不能外达，宜渫洗开导，泄越其邪，导气除湿汤。

威灵仙　防风　荆芥穗　白芍　蒴藋叶俟考　当归　升麻　地骨皮等分

煮，去渣，热淋洗无时。

〔批〕禁忌。

脚气禁忌　《外台》云：第一忌嗔，嗔则心烦，烦则脚气发。第二禁大语，大语则伤肺，亦发动。又不得露足当风入水，及以冷水洗足。两脚胫虽夏月常着棉裤，至冬寒，倍令两胫温暖，得微汗为佳。每至寅丑日割手足，用割少侵肉去气。夏月不宜当风卧，睡觉常令按摩，数劳动关节，令气血通畅，此养生之要，拒风湿之法也。东垣云：凡饮食之后，宜缓行二三百步，不至汗出，觉困则止，脚中恶风，随即下散。虽浮肿，气不能上也。饮食勿使过度，过度则发。欲不可纵，欲多亦发。

〔批〕按摩。

按摩法 涌泉穴在足心，湿气皆从此入。日夕之间，常以两足赤肉，更次用一手握指，一手摩擦，擦久觉脚心热，即将脚指略略转动，倦则少歇。或令人擦之，亦得脚力强健，无痿弱酸痛之疾矣。

〔批〕灸。

灸法 初得脚气，便速灸之，兼服药。若但灸而不服药，但服药而不灸，后必更发。初灸风市膝上外廉两筋中，手着腿指尽处是，次犊鼻膝髌下，胻骨上侠解大筋陷中，形如牛鼻，故名、两膝眼膝两边陷中、三里膝下三寸，胻骨外廉，大筋内宛宛中，两筋分肉间、上廉三里下三寸，两筋骨隙中、下廉上廉下三寸，两筋骨隙中、绝骨外踝上三寸，动脉陷中。

厥

足六经厥　寒厥　热厥　阳厥　阴厥　喑俳　煎厥　薄厥
痿厥　气厥　风厥　酒厥　尸厥　骨厥　骭厥　清厥

总论 楼全善曰：王太仆云厥者，气逆上也。《金匮》称之为脚气。〔批〕厥为脚气。曰痿厥者，痿病与厥杂合，而足弱痿无力也。曰痹厥者，痹病与厥杂合，而脚气顽麻肿痛也。曰厥逆者，即寒厥、热厥、痿厥、痹厥、风厥等，气逆上，而或呕吐，迷闷胀急，小腹不仁，暴不知人，诸症所谓脚气冲心者是也。经曰：厥逆为病也，足暴清，胸若将裂，肠若将以刀切之，烦而不能食，脉大小皆涩。又曰：足之三阳起于五指之表，三阴起于足五指之里，故阳气胜则足下热，阴气胜则从五指至膝上寒。其寒也，皆从内，不从外也。〔批〕清冷也。寒厥者，其人质壮，秋冬阴气盛，阳气衰，不能渗营其经络，阳气日损，阴气独在，故手足为之寒也。〔批〕寒厥。热厥者，此人必醉饱入房，气聚于脾中，肾气日衰，阳气独胜，故手足为之热也。〔批〕热厥。《儒门事亲》云：热厥者，寒在上也，以温剂补肺金。寒厥者，热在上也，以凉剂清心火。仲景云：伤寒手足热者，为热厥；手足冷者，为寒厥。冷者曰逆，凡厥者，阴阳不相顺接也。阳虚不接者，则温之。阳陷而伏深，不与阴相顺者，则下之。《原病式》谓：厥有阴阳之辨。阳厥者，原病脉候皆为阳症。〔批〕阳厥。阴厥者，原病脉候皆为阴症。〔批〕阴厥。若阳厥极深，或失下而至于身冷，反见阴症，脉微欲绝而死者，正为热极而然也。王安道曰：热极而成厥逆者，阳极似阴也。寒极而成厥逆者，独阴无阳也。不可不辨。叶氏曰：《内经》所谓二厥者，乃阴阳之气逆，而为虚损之症也。寒厥补阳，热厥补阴，王氏所谓壮水之主以制阳光，益火之源以消阴翳，此补水火之不足也。仲景、河间、安道所谓厥症，乃伤寒手足厥冷也，症既不同，治法亦异。〔批〕《内经》二厥与伤寒厥症不同。

脉　沉微不数为寒厥。

沉伏而数为热厥。

细为气虚，大如葱管为血虚。

浮滑为痰。

弦数为热。

脉至如喘为气厥。

寸脉沉大而滑，沉为实，滑为气，实气相搏。血气入脏，唇口青，身冷者，死。入腑身和，汗自出，即愈。

伤寒阴厥，脉迟细而微。阳厥脉数，失下则脉微欲绝。

三阳三阴厥　巨阳之厥则肿首，头重，足不能行脉上巅，下腘贯腨。发为眴仆上重下轻。阳明之厥则巅疾，欲走呼，腹满，不得卧，面赤而热，妄见而妄言。又曰：阳明厥则喘而惋，惋则恶人①汪云：阳明多血多气，详本症，病皆有余，与虚而厥者不同。少阳之厥则暴聋，颊肿面热，胁痛，骭足骨不可以运皆经脉所过。太阴之厥则腹满䐜胀，后不利，不欲食，食则呕，不得卧皆脾病兼胃。少阴之厥则口干，溺赤肾热，腹满心痛脉络心，注胸

① 人：原脱，据《素问·阳明脉解》补。

中。厥阴之厥则少腹肿痛脉抵小腹，腹胀肝主胀，为木盛克土，泾溲不利肝火，好卧屈膝筋衰，阴缩肿，胻内热脉络阴器，上腘内廉。〔批〕足六经厥。

〔批〕寒厥。

寒厥 经曰：阳气衰于下，则为寒厥。　表热里寒，下利清谷，食入即吐，脉沉伏，手足冷，宜四逆汤见少阴、附子理中汤见太阴。指尖冷谓之清，理中汤主之。

〔批〕形寒饮冷。

形寒饮冷，大便自利，完谷不化，脐腹冷痛，足胻寒而逆，加减白通汤《宝鉴》主之寒淫所胜，治以辛热。湿淫于外，平以苦热，以苦发之。

附子大辛热，助阳退阴，温经散寒，为君。炮，去皮　干姜炮。各两　官桂大热辛甘，亦除寒湿　白术　半夏苦辛温而燥脾湿，为臣。汤洗　人参　草豆蔻面裹煨，取仁　甘草温中而益气。炙。各五钱

每五钱，煎，入生姜大辛温，能散清湿之邪。五片、葱白辛温，能通上焦阳气，故以为佐。又云：补下治下，宜制以急，急则气味厚，宜大作剂，空心温服。

〔批〕吐利烦躁。

吐利，手足厥冷，烦躁欲死者，吴茱萸汤见少阴。

〔批〕寒厥有热。

寒厥有热者，手足尻膝腰背冷，脉沉数实，为热，宜滋肾丸见小便。《内经》寒厥皆属肾虚，云：肾藏志，志不足则厥。又云：肾虚则清厥，意不乐。又云：下虚则厥。又云：诸厥固泄，皆属于下是也及六味、八味丸。

〔批〕上热下寒。

上热下寒，既济解毒汤见火症本条。

〔批〕足冷积块。

足冷至膝，腹有积块，大承气加减下之。

外治，腰脚冷，不随，不能行，《千金方》以醇酒三斗、水三斗合着瓮中，温渍至膝，三日止。冷则瓮下常着火，勿令冷。

东垣云：厥在手足，宗气不下，脉中之血凝而留止，非火调弗能取之。

〔批〕热厥。

热厥经云：阴气衰于下，则为热厥。　腹满身重，难以转侧，面垢谵语，遗溺厥冷，自汗，脉沉滑，白虎汤主之。若大便结实者，大柴胡汤下之。

〔批〕手足热。

手足热，面游赤，宜升阳散火汤见火。因内伤者，宜补脾胃，泻阴火，升阳汤见火症。

外治法，小便三升，盆中温渍手足。手足热，冬不可加绵于上，此足三阴虚，宜断欲事，补养阴血。

〔批〕阴阳未辨。

脉沉无热，不欲见光，腹痛下利，阴阳未辨，姑与四顺汤。

即理中汤倍甘草，煎服。若阳厥便发热，阴厥则无热。

〔批〕阳厥气虚。

阳厥　气虚脉伏，手足厥冷，参芪益气汤。

人参　黄芪　白术各钱半　五味子十二粒，打碎　麦门冬去心　陈皮　甘草炙。各钱

阳虚加附子童便煮钱，姜、枣煎。

〔批〕阴厥血虚。

阴厥　血虚，脉伏而虚细，四肢厥冷，芎归养荣汤。

当归酒洗　川芎　白芍炒。各钱半　熟地黄　黄柏酒炒　知母同上。各钱　枸杞子　麦门冬去心。各八分　甘草五分

姜、枣煎，入竹沥半盏，顿温，姜汁二三匙，食前服。煎时不加生姜亦可。

〔批〕伤寒阴厥。

伤寒阴厥，身凉不渴，脉迟细而微原症脉候皆属阴，白通、四逆急投之，缓则无及。

〔批〕伤寒阳厥。

伤寒阳厥，烦渴谵妄，身热脉数原症脉候皆属阳，热极反厥热

深厥亦深，扬手掷足，六一顺气汤见阳明后。

阳厥身冷脉微，为热极而将死，急以大承气下之则厥愈。所谓寒药反能生脉，而令身暖也。若以热药助阳，则阴暴绝，阳亦绝而死。若阴已先绝，阳亦将绝，于此时而后下之，则阴阳俱竭而死。然不下亦死。

余详伤寒热厥症，宜参看。

〔批〕喑痱、煎厥。

喑痱、煎厥经曰：内夺而厥，则为喑痱，此肾虚也，少阴不至者厥也。肝气当治而未得，故善怒。善怒者，名曰煎厥。又曰：阳气者，烦劳则张，精绝，辟积于夏，使人煎厥，河间地黄饮子治喑痱见风痱，煎厥当治肝脾之逆。

薄厥经曰：阳气者，大怒则形气绝，而血菀于上，使人薄厥，此当治血逆。〔批〕薄厥。

暴厥经曰：暴病卒死，皆属于火。注云：火性速疾故也，其卒然仆倒，昏不知人，口噤痰壅，已见中风之首。其轻而未至卒仆者，附见于此。

风厥手足搐搦。经曰：汗出而身热者，风也；汗出而烦满不解者，厥也。病名风厥，宜小续命汤。

〔批〕诸厥。

骨厥骨枯爪痛、骭厥腹胀胫寒，身立如椽、清厥身重足冷、阳明厥喘而强，此皆由气逆也。

痰厥涎潮如曳锯，声在喉中，先用瓜蒂散见阳明，或稀涎散见中风，或人参芦煎汤探吐之，随用导痰汤见痰饮，多加竹沥，少加姜汁治之。

气厥暴怒气逆昏运，宜八味顺气散见中气，或四七汤、四磨汤之类俱见气。

酒厥因酒而得，宜二陈汤加干葛、青皮，或葛花解酲汤见内伤饮食条。

尸厥经曰：五络俱竭，令人身脉皆动，而形无知也。其状若尸，名曰尸厥。《准绳》曰：厥亦有腹满不知人者，一二日稍知人者，卒然闷乱者，皆因邪气乱，阳气逆，是少阴肾脉不至也。肾气衰少，精血奔逸，使气迫促，上入胸胁，宗气反结，心下阳气退下，热归股腹，与阴相助，令身不仁。又，五络皆会于耳，五络俱绝，则为尸厥，正由脏气相刑，或与外邪相忤，则气菀不行，闭于经络，诸脉伏匿，昏不知人，当随其脏气而通之。仲景云：尸厥脉动而无气，气闭不通，故静而死也。〔批〕尸厥，菖蒲屑纳鼻孔中吹之，令人以桂屑着舌下，又剃取左角发方一寸，烧灰为末，酒和灌之立起，以竹管吹其两耳。〔批〕治法。

〔批〕气如雷鸣。

奄忽死去，四肢逆冷，不省人事，腹中气走如雷鸣此尸厥也，还魂汤。

焰硝五钱　硫黄二钱

研细，作三服。每服好陈酒一大盏煎，觉焰硝起，倾于碗内盖着。温服如人行五里，又进一服，不过三服即醒。灸百会四十九壮，气海、丹田各三百壮。

〔批〕血厥。

人平居无苦疾，忽如死人，身不动摇，默默不知人，目闭不能开，口喑不能言，或微知人，或恶闻人声，但如眩冒，移时方寤此由出汗过多，血少，气并于阳，独上而不下，气壅塞而不行，故身如死。气过血还，阴阳复通，移时方寤，名曰菀冒，亦名血厥，妇人多有之，宜白薇汤《本事》。

白薇　当归各两　人参五钱　甘草二钱

每五钱，煎，温服白薇苦咸，冲任之药，泻血热，治血厥。

〔批〕骨哽。

诸骨所哽，海上方：金银花根捣碎，以米醋浓煎，用有嘴瓶盛之，口衔瓶嘴，仰面吸吞之，其骨即下。吞药勿令沾牙。又或以玉簪花亦可。余治详杂本门。

〔批〕生疮鼻烂。

咽喉内生疮，鼻孔内亦烂若作喉风治必死，用白霜梅一个烧存性，枯矾钱，穿山甲钱炙枯，为细末，吹喉中，神效。

〔批〕喉疮已破。

喉疮已破，疼痛难进饮食，猪脑髓蒸熟，姜、醋调和，服之自愈。

〔批〕喉痹喉痈。

喉痹、喉痈，治法互见前口疮破烂条。

误吞诸物，及骨鲠、喉闭、乳蛾诸症，并前目、鼻、口、舌、齿牙各病，与大人同者，俱于各门参之。

卷十一

内　伤

饮食　劳倦

总论　东垣曰：胃中清纯冲和之气，人之所赖以为生者也。〔批〕人赖胃气以生。若谋虑神劳、动作形苦、嗜欲无节、思想不遂、饭食失宜、药饵违法，皆能致伤。既伤之后，须用调补而恣意犯禁，诸症未消，方生之病，与日俱积，吾见伤败之胃气无复完全之望矣。盖人受水谷之气以生，所谓清气、营气、卫气、元气、春升之气，皆胃气之别名也。夫胃为水谷之海，若阴阳失节，寒温不适，脾胃乃伤。喜怒忧恐，损耗元气。脾胃气衰，元气不足，而心火独盛。心火者，阴火也，起于下焦，心不主令，相火代之。相火，包络之火，元气之贼也。〔批〕火与元气不两立也。脾胃气虚，阴火上冲，则气高喘而烦热，为头痛，为渴而脉洪。脾胃之气下流，使谷气不得升浮。是春生之令不行，则无阳以护其营卫，使不任风寒，乃生寒热。此皆脾胃之气不足所致也，然与外感风寒之症颇同而实异。内伤脾胃，乃伤其气；外感风寒，乃伤其形。〔批〕伤气伤形。伤其外则有余，有余者泻之；伤其内则不足，不足者补之。内伤不足之症，苟误认作外感有余之症，而反泻之，则虚其虚也。实实虚虚，如此死者，医杀之也。王安道曰：饮食、劳倦二伤，不可混而为一。劳倦诚不足也，饮食伤尤当于不足之中分其有余、不足也。盖饥饿不饮食者，胃气空虚，此为不足之伤，固失节也。饮食自倍而停滞者，胃气受伤，此不足之中兼有余而伤，亦失节也。劳倦伤亦有二，劳力纯乎伤气，劳心兼伤乎血。房劳伤肾，与劳倦相同。七情动气，脉与饮食无二。劳倦伤，手按心口不痛；饮食伤，手按心口刺痛。〔批〕饮食劳倦，伤俱有二。

脉　气口大于人迎三倍。

阳脉浮而数，浮则伤胃，数则伤脾。

寸口脉弱而缓，食卒不下，噫而吞酸。

浮而大，按之反涩，尺中亦微而涩，或数而滑，或紧如转索无常，及右关沉而滑者，皆宿食也，宜下之。

脉单伏，主物不消化，宜消滞。

气口急大而数，时一代而涩，此饮食失节，劳役过甚之脉也。

平人脉大为劳，脉极虚亦为劳。

内伤外感辨　东垣曰：伤于饮食劳役、七情六欲为内伤，伤于风寒暑湿为外感。内伤发热，时热时止；外感发热，热甚不休。内伤恶寒，得暖便减；外感恶寒，虽厚衣烈火不除。内伤恶风，不畏甚风，反畏隙风；外感恶风，见风便恶。内伤头痛，乍痛乍止；外感头痛，连痛无休，直待表邪传里方罢。内伤有湿，或不作渴，或心火乘脾，亦作燥渴；外感须二三日，外表邪传里，口方作渴。内伤则热伤气，四肢沉困无力，倦怠嗜卧；外感则风伤筋，寒伤骨，一身筋骨疼痛。内伤则短气不足以息，外感则喘壅气盛有余。内伤则手心热，外感则手背热。天气通于肺。鼻者，肺之外候，外感伤寒，则鼻塞伤风，则流涕，然能饮食，口知味，腹中和，二便如常。地气通于脾。口者，脾之外候，内伤则懒言恶食，口不知味，小便黄赤，大便或秘或溏。左人迎脉主表，外感则人迎大于气口；右气口脉主里，内伤则气口大于人迎。〔批〕内伤外感，诸症不同。内伤症属不足，宜温，宜补，宜和；外感症属有余，宜汗，宜吐，宜下。若内伤之症，误作外感，妄发其表，妄攻其里，重虚元气，祸如反掌，故立补中益气汤主之。〔批〕妄汗妄下，祸如反掌。

饮食伤　东垣曰：经云：水谷之寒热感，则害人六腑。又云：阴气者，静则神藏，躁则消亡，饮食自倍，肠胃乃伤。此乃混言之也。分之为二，则饮者，水也，无形之气也。因而大饮则气逆，形寒饮冷则伤肺。轻则当汗，利小便，上下分消。其湿重而蓄积为满者，利下之。食者，物也，有形之血也。〔批〕饮伤。经云：

因而饱食，筋脉横解，肠澼为痔。当分寒热轻重治之。轻则内消，或损其谷，重则除下。若在上者，因而越之，然不可过，过则反伤脾胃，气不能化食，愈难消矣。〔批〕食伤。龚子材曰：食物饱甚，耗气非一。或食不下而上涌，呕吐以耗灵源；或饮不消而作痰，咯唾以耗神水。大便频数而泄，耗谷气之化生；溲便滑利而浊，耗源泉之浸润。至于精清冷而下漏，汗淋沥而自泄，莫不由食物之过伤，滋味之大厚也。〔批〕食物饱甚，耗气非一。

〔批〕宿食。

宿食不消，胸膈痞塞，吐逆畏食，咽酸噫臭，头痛发热恶寒病似伤寒，但气口大于人迎数倍，身不痛耳。然头痛寒热，亦有可辨，脾有湿痰者，加味平胃散主之《局方》。

苍术辛烈，燥湿而强脾。泔浸漂，二钱　厚朴苦温，除湿而散满。姜汁炒　陈皮辛温，利气而行痰。去白　甘草中州主药，能补能和。蜜炙。各钱。泄中有补，务令湿土抵于和平也

此平胃散也，加神曲消酒食，炒、麦芽消谷食，炒五分，姜、枣煎。或加枳实。

伤脾不思食，加参、芪。痞闷，加木香、枳壳。大便秘，加硝、黄。小便涩，加苓、泻。

伤食兼感风寒症，与上同。但添身疼，气口人迎俱盛俗谓夹食伤寒，五积散。

〔批〕外感内伤。

外感内伤，夹食停痰，乃饮食伤脾，发为痎疟，人参养胃汤见阳明后。

〔批〕食积饮停。

食积饮停，腹痛泄泻，痞满吐酸，积滞恶食，食疟下痢伤于饮食，脾不运化，滞于肠胃，故有疟痢等症，保和丸伤而未甚，不欲攻以厉剂，惟以和平之剂消而化之，故以保和。

山楂酸温，收缩之性，能消腥膻油腻之食。惟收缩，故食消。三两，去核，或云核亦有力　神曲辛温蒸窨之物，能消酒食陈腐之积。炒，两　莱菔子辛甘，下气而制曲。微炒，五钱　麦芽咸温，而能软坚积坚痰。三钱

茯苓补脾渗湿，伤食必兼湿。两　连翘散结清热，久必菀为热。五钱　半夏能润能燥，和胃而健脾。两　陈皮能升能降，调中而理气。五钱

曲糊丸此内伤而气未病者，但须消导，不须补益。

〔批〕消补。

消补兼施，助脾进食，小保和丸。

本方加白术、白芍，去半夏、莱菔、连翘，蒸饼丸。

〔批〕气虚。

气虚邪微，饮食不消，大安丸。

本方加白术二两，或加人参蒸饼即无馅包子，详见本门后。

〔批〕脾虚。

脾虚气弱，饮食不消，健脾丸脾胃者，仓廪之官。胃虚则不能容受，故不嗜食。脾虚则不能运化，故有积滞。所以然者，由气虚也。

人参　白术补气。土炒，二两　陈皮利气，气运则脾健而胃强矣。两　山楂消肉食。去核，两半　麦芽消谷食，两。胃为戊土，脾为己土。戊己不足，故以二药助而化之　枳实力猛，能消积化痞。佐以参、术，则为功更捷，而又不至伤气也。炒，三两

神曲糊丸，米饮下夫脾受伤，则须补益。饮食难化，则宜消导。合斯二者，所以健脾也。

〔批〕菀滞。

脾气菀滞，饮食不消，舒菀健脾丸。

本方去人参、山楂、麦芽，加香附、川芎，神曲糊丸。

补脾胃，进饮食，宽中进食丸见不能食。

〔批〕健脾消痞。

消补兼施，健脾进食补也，消痞除痰消也，枳术丸洁古。

白术二两，土蒸　枳实两，麸炒

为末，荷叶包陈米饭，煨干为丸。

东垣曰：白术甘温，补脾胃之元气。其苦味除胃中湿热，利腰脐间血，过于枳实克化之药一倍。枳实苦寒，泄胃中痞闷，化胃中所伤，是先补其虚，而后化其伤，则不峻矣。荷叶中空，色青，形仰象

震，在人为少阳胆，生化之根蒂也。饮食入胃，营气上行，即少阳甲胆之气也。胃气、元气、谷气、甲胆上升之气，一也。食药感此气化，胃气岂有不上升乎？烧饭与白术，协力滋养谷气，补令胃厚，不至再伤。洁古此方，其利广矣。王安道曰：饮食之伤，当于不足之中分其有余。惟其不足，故补益；惟其有余，故消导。亦有物滞气伤，消补兼行者。亦有物滞气不伤，但须消导者。亦有不须消导，但须补益者。枳术丸之类，虽曰消导，固有补益之意焉。若所滞之物，非枳术之力所能去者，备急丸、煮黄丸、瓜蒂散等，洁古、东垣亦未尝委之而勿用也。

〔批〕枳术丸加减诸方。

饮食不消，气滞痞闷，橘皮枳术丸。

本方加陈皮两。

消痞化痰，橘半枳术丸。

本方加陈皮、半夏各两。

气滞痞满，木香枳术丸。

本方加木香两。平肝行气，使木不克土。

破滞气，消饮食，强脾胃，香砂枳术丸。

本方加木香、砂仁各两。

内伤饮食，或泄泻饱闷，曲蘖枳术丸。

本方加神曲、麦芽各两。

脾湿停痰及伤冷食，半夏枳术丸。

本方加半夏两。泄者加泽泻两。

气寒，木香干姜枳术丸。

即上木香枳术丸加干姜五钱。

开胃进食，木香人参干姜枳术丸。

即上方再加陈皮、人参各五钱。

〔批〕无热，伤冷物。有热，伤热物。

伤食症，具如前及发热恶寒者，内无热及伤生冷物，治中汤见太阴后。

症具如前，内有热与伤热物，或兀兀欲吐，烦乱不宁者，并宜上二黄丸。

黄芩二两　黄连酒洗，两　升麻　柴胡各三钱　枳实炒，五钱

滴水丸，加甘草二钱。

〔批〕尺脉全无。

伤食痛连胸膈食填太阴，抑遏肝胆之气不得上升，两实相抟故也，痞闷不通，手足逆冷阳气不舒，尺脉全无下焦隔绝，烧盐探吐法。

烧盐咸，润下而软坚，能破积聚。炒之则苦，又能宣涌，使不化之食从上而出，则塞者通矣。亦木菀达之也

熟水调浓服，以指探吐。

汪讱庵曰：此即中食之症，宜先以盐吐之，再行消食导气之药。经曰：上部有脉，下部无脉，其人当吐，不吐者死。或曰：食填太阴，胸中痞乱，两寸脉当用事，今反尺脉不见，其理安在？曰：独阳不生，独阴不长。天之用在于地下，则万物生长；地之用在于天上，则万物收藏。此乃天地交而万物通也。故阳火之根，本于地下；阴水之源，本于天上。五行主有形之物，物者，阴也，阴者，水也。食塞于上，是绝五脏之源，源绝则水不下流，两尺之绝，此其理也。

《千金》用此法，三饮三吐，通治霍乱、蛊毒、宿食、腹痛、冷气、鬼气且曰：此法大胜用药，凡有此疾，宜先用之。

〔批〕宜吐宜下。

宿食在上脘，瓜蒂散吐之尺脉绝者宜吐。不则下之气口脉紧，盛者宜下，大承气汤。

〔批〕伤湿热物。

伤湿热之物，不得施化，痞闷不安，腹内硬痛，积滞泄泻，枳实导滞丸东垣。

大黄两　枳实麸炒。饮食伤滞，作痛成积，非有以推荡之则不行。积滞不尽，病终不除，故以二药攻而下之，而痛泻反止。经所谓通因通用也　黄芩酒炒　黄连酒炒。各五钱。伤由湿热，二味佐之以清热　茯苓三钱　泽泻二钱，二味佐之以利湿　神曲蒸窨之物，化食解酒。积由酒食，因其同类，温而消之。炒，五钱　白术甘温，补土固中。以芩、连、大黄苦凉太

甚，恐其伤胃也。土炒，三钱

蒸饼为丸，多寡量服愚按：东垣此方治中焦积滞，故大黄不用酒制。

〔批〕热结痃痢。

胸腹结滞，痞满结痛饮食留滞，湿热菀结，二便不通热结，或泄泻下痢，里急后重气滞，食疟实积，木香槟榔丸子和。

木香五钱　香附二两。湿热在三焦气分，二香行气之药，能通三焦，解六菀　青皮醋炒，平下焦肝气　陈皮去白，理上焦肺气　枳壳炒，宽肠而利气　槟榔各五钱　黑牵牛二两。二味又下气之最速者也，气行则无痞满后重之患也　黄柏炒　黄连茱萸汤炒。疟痢由于湿热菀积，气血不和。二味燥湿清热　三棱醋炒，能破血中气滞　莪术醋煮，能破气中血滞。各五钱　大黄酒浸，两　芒硝五钱。二味血分之药，能除血中伏热，通行积涩，并为推坚化痞之峻品。湿热积滞去则二便调，而三焦通泰矣。盖宿垢不净，清阳终不得升，故必假此以推荡之，亦通因通用之意。量人虚实服，然非实积不可轻投

水丸。一方加当归酒洗，润以和其血也。

子和《儒门事亲》无三棱、枳壳，只十味《绀珠》。无三棱、陈皮，名木香导滞丸。《纲目》曰：此戴人经验方也。善治下虚上实，抑火升水，流湿润燥，推陈致新，散菀破结，活血通经，及肺痿喘嗽。〔批〕肺痿喘嗽。胸膈不利，脾湿黄疸，宿食不消。妇人调和气血，小儿惊疳积热，皆可量轻重用之。滑伯仁曰：肠胃，阳明燥金也；下焦，少阳相火也。后重之用木香、槟榔，行燥金之菀也；癃闭之用知母、黄柏，散相火之炽也。

〔批〕冷热不调。

食停伤胃，冷热不调，腹胀气急，痛满欲死食滞肠胃，上焦不行，下脘不通，故痛胀欲死。内实者，法宜下之，三物备急丸《千金》。

大黄苦寒以下热结　巴豆霜辛热以下寒结　干姜辛散，开五脏六腑，通四肢关节，以之宣通

三药峻厉，非急莫施，故曰备急。等分蜜丸，小豆大，每服二三丸。

〔批〕冷积泻痢。

新旧冷积、泻痢等症，宜感应丸。

肉豆蔻逐冷消食，下气和中　丁香暖胃助阳，宣壅除癖　木香升降诸气，和脾疏肝。各两半　杏仁降气散寒，消积润燥。一百四十粒，去皮尖　干姜能逐痼冷而散痞通节。炮，两　巴豆善破沉寒而夺门宣滞，寒积深痼，非此莫治。七十粒，去心、皮膜，研去油　百草霜和中温散，亦能消积治痢，为佐。两

巴豆、杏仁另研，同前药末和匀，用好黄蜡六两，溶化，重绢滤去滓，好酒一升于砂锅内煮数沸，候酒冷蜡浮，用清油两，铫①内熬熟，取蜡四两，同化成汁，就铫内和前药末，乘热拌匀。丸如豆大，每服三十丸，空心姜汤下。

赵氏曰：此方神妙不可言。虽有巴豆，不令人泻，其积自然消化。李时珍曰：一妇年六十余，溏泻五载，犯生冷油腻，肉食即作痛。服升涩药，泻反甚。脉沉而滑，此乃脾胃久伤，积冷凝滞，法当以热药下之。用蜡匮巴豆丸五十粒，服二日遂愈。自是每用治寒积泻痢，愈者近百人。《准绳》曰：气口脉盛，伤于食，宜下。然伤有多少，有轻重。气口一盛，得脉六至，则伤于厥阴，乃伤之轻也，枳术丸之类主之。气口二盛，得脉七至，则伤于少阴，乃伤之重也，木香槟榔丸之类主之。〔批〕伤有多少，轻重。气口三盛，脉得八至、九至，则伤太阴，填塞闷乱，则心胃大痛，备急丸之类主之。然必视所伤之物，冷热随症加减。如伤冷物一分，热物二分，则用寒药二停，热药一停，随时消息。经云：必先岁气，毋伐天和，此之谓也。

〔批〕湿面厚味。

伤肉食湿面，辛辣厚味之物，填塞闷乱，胸膈不快，三黄枳术丸。

枳术丸加黄连、黄芩俱酒炒、大黄酒浸、神曲炒、橘红各两，曲糊丸。

---

① 铫（diào 调）：铫子。煎药或烧水用的器具，形状像比较高的壶，口大有盖，旁边有柄，用沙土或金属制成。

〔批〕湿面。

伤湿面，心腹满闷，肢体沉重，除湿益气丸。

枳术丸两加黄芩生用、神曲炒各两，莱菔子微炒五钱，糊丸本方原有红花，未审用之何意，岂亦欲以之入心养血耶。

〔批〕豆粉积。

伤豆粉湿面油腻之物，白术丸。

枳术丸两加半夏制、神曲炒各两，橘红七钱，黄芩生用五钱，枯白矾三分，蒸饼丸。

索粉积，用紫苏浓煎汁，加杏仁研泥服之，索粉近之即烂。

〔批〕面积。

湿面积，加莱菔子消面毒。

〔批〕果积。

果积用麝香少许，水调服。

〔批〕狗肉。

食狗肉不消，心下坚或腹胀口干，发热谵语，用杏仁一升去皮尖，研，以沸汤三升和绞汁三服，狗肉原片皆出。

又方，煮芦根汁饮之。

〔批〕鱼脍牛肉。

食鱼脍及牛肉，在胸膈不化，必成癥瘕，捣马鞭草汁及生姜汁饮之。

〔批〕鱼鳖。

伤鱼鳖毒，紫苏煎汤服，或用川椒、胡椒二味研末调服。

〔批〕水饮。

伤水饮，心下坚大如盘，边如旋盘心下，上焦阳分也，属气分之水，枳术汤即本方煎服。

〔批〕停饮。

停饮，胸满呕逆，消饮丸。

枳术丸加茯苓五钱，干姜七钱，糊丸。

〔批〕酒食。

酒食生痰，胸膈膨闷过饮则生痰，多食辛热油腻之物，皆能生痰，壅于胸膈，五更咳嗽胃有食积，至此时火气流入肺中，顺气消食化痰丸《瑞竹》。

半夏姜制　胆星各斤。痰由湿生，二者燥湿除痰　苏子沉水者，炒　莱菔子生用　杏仁去皮尖，研。痰由火升，三者降气消痰　青皮　陈皮去白　香附姜制。痰由气滞，三者利气导滞　葛根　神曲炒。痰由酒食，二者解酒消食　山楂炒　麦芽二者消谷与肉食。炒。各两

姜汁和，蒸饼为丸湿去食消，则痰不生。气顺则咳嗽止，痰滞既去，满闷自除也。

一方，星、夏同白矾、皂角、生姜等分，煮至星、夏无白点，晒干用。

〔批〕附蒸饼。

附蒸饼　李时珍曰：小麦面修治食品甚多，惟蒸饼其来最古。是酵糟发成，单面所造，丸药所须，且能治疾，而本草不载，亦一缺也。惟腊月及寒食、日蒸之至，皮裂，去皮悬之，风干，临用以水浸胀，擂烂滤过，和脾胃及三焦。药易消化，且面已过性，不助湿热，其以果菜油腻诸物为馅者，不堪入药按：此即无馅包子。

〔批〕伤酒。

伤酒恶心，呕逆吐出宿酒，昏眩头痛，宜中和汤。

即参苏饮加木香。

海藏曰：酒病宜发汗。若利小便，炎焰不肯下行。故曰火菀则发之，以辛温散之，是从其体性也。是知利小便则湿去热不去，若动大便，尤为疏陋。盖大便有形质之物，酒者无形之水，从汗发之，乃为近理。东垣曰：酒者，大热有毒气，味俱厚。若伤之，只当发散，汗出自愈矣。其次莫如利小便，乃上下分消其湿也。《准绳》曰：酒之为物，气热而质湿，饮之而昏醉狂荡者，热也。宜以汗去之。既醒则热去而湿留，宜利小便而已。二者宜酌而用之，大抵葛花解酲①汤备矣。

---

① 酲（chéng 呈）：酒醒后感觉困惫如病状态。

〔批〕酒积。

酒积或吐或泻，痞塞头痛，小便不利酒大热有毒，又水之所酿成，故热而兼湿，湿热积于肠胃，故见诸症，葛花解酲汤主之。

葛花独入阳明，令热从肌肉而解　草豆蔻　砂仁皆辛散解酒，故以为君。各钱　神曲解酒而化食，四分　木香分　干姜三分。调气而温中　青皮　陈皮除痰而疏滞　茯苓各四分　猪苓　泽泻各三分。共祛湿热，从小便出，乃内外分消之剂　人参补气，最能解酒　白术炒。各五分。饮多则中气伤，故加以补其气

水煎服。

东垣曰：伤酒宜此汤主之。今人或用酒渴丸大热之药下之，或用大黄、牵牛之类，是无形元气受伤，反损有形阴血。阴血愈虚，阳毒大旺，元气消亡，而虚损之病作矣。或曰葛花发散，不如枳椇（一名"鸡距"，一名"木蜜"）能化酒为水。

〔批〕酒渴。

酒渴，缩脾饮见伤暑，或煎干葛汤调五苓散。

〔批〕腹痛泄泻。

酒积久困于酒，遂成酒积，腹痛泄泻或暴饮有灰酒，亦能致然，并宜酒煮黄连丸见伤暑。

〔批〕酒癖。

酒癖，肠中有块多饮结成，随气上下，中和汤见前加蓬术五分。

〔批〕酒停为痰。

酒停胸膈为痰饮者，枳实半夏汤二味等分加炒神曲、麦芽、生姜，煎服。

枝矩子即枳椇，扬州货卖名蜜屈立子，如小指，长数寸，屈曲相连，解酒无如其妙。

〔批〕内伤温剂。

饮食内伤，三阴可用温剂既有三阴可下之法，亦必有三阴可补之法。若饮冷内伤，虽云损胃，未知色脉各在何经。面色青黑，脉浮沉不一，弦而弱者，伤在厥阴，当归四逆加吴茱、生姜之类主之。

面色红赤，脉浮沉不一，细而微者，伤在少阴，通脉四逆汤主之。面色黄洁，脉沉浮不一，缓而迟者，伤在太阴，理中丸主之俱见伤寒三经。作泻不止，于应服药中加肉豆蔻去油、益智仁以收固之。

〔批〕劳倦。

劳倦伤 东垣曰：岐伯云有所劳倦，形气衰少，谷气不盛，上焦不行，下脘不通，而胃气热，热气熏胸中，故曰劳则气耗。劳则喘且汗出，内外皆越，故气耗矣。夫喜怒不节，起居不时，有所劳伤，皆损其气。气衰则火旺，火旺则乘其脾土。脾主四肢，故困热。无气以动，故懒于言语，动作喘乏，表热自汗，心烦不安。当以甘寒泻其热火，以酸味收其散气，以甘温补其中气。经言劳者温之，损者温之是也。《溯洄集》云：劳者温之，温养也，如《礼记》柔色以温之之义。今东垣乃指为温药，又易"损者益之"谓"损者温之"，又以温能除火热为《内经》所云。遍考《内经》，并无此语，不能无疑。愚按：经云阴虚生内热。脾，阴也，虚则生热，惟甘温能补之。《内经》劳者温之，岂谓无药可服，而仅使之养乎？以甘温除大热，实东垣特见。即易"益"字为"温"，虽非经文原本，然盖亦补之义。易以"温"字，使人知补益之用药耳，似无可疑。况仲景《要略》云：平人脉大为劳，脉极虚亦为劳，春夏剧，秋冬瘥，以黄芪建中汤治之，此亦温之之义也。《准绳》曰：脉大热邪极虚，气损也。春夏时助邪也，秋冬时胜邪也。

〔批〕烦劳内伤。

烦劳内伤，身热心烦阳气下陷，阴火上乘，非实热也，头痛头者，诸阳之会，清阳不升，浊阴上逆故痛恶寒阳虚不能卫外，懒言气虚恶食脾虚，脉洪大而虚，或喘脾胃虚则火上干肺或渴金受火克不能生水，或阳虚自汗宜本方加麻黄根、浮小麦、升、柴。俱宜蜜水炒过，欲其引参、芪至表，故又不可缺，或气虚不能摄血脾胃不能统血，故血妄行而吐下，或疟气血两虚或痢清阳下陷，脾虚久不能愈疟久不止，名痎疟、老疟也，一切清阳下陷，中气不足之症，补中益气汤主之。〔批〕清阳下陷，中气不足，有内伤、外感兼病者。若内伤重者，宜补养为先；外感重者，宜发散为急。此方惟上焦痰呕、中焦湿热、伤食膈满者不宜服。

黄芪肺者，气之本，故以补肺固表为君。蜜炙，钱半　人参　甘草炙。各钱。脾者，肺之本，故以补脾益气，和中泻火为臣。盖土能生金，脾胃一虚，肺气先绝。东垣曰：参、芪、甘草，泻火之圣药也。盖烦劳则虚而生热，得甘温以补元气，而虚热自退，故亦谓之泻　白术除湿强脾，土炒　当归和血养阴，为佐。盖补阳必兼和阴，不然则已亢　陈皮以通利其气。留白。各五分　升麻以升阳明清气，右升而复其本位　柴胡以升少阳清气。左旋而上行，胃中清气在下，必加升、柴以升之，引参、芪、甘草甘温之气味上升，以补胃气之散而实其表，又以缓带脉之急缩也。各三分　生姜辛温，三片　大枣甘温，二枚。用以和营卫，开腠理，致津液。诸虚不足，先建其中。中者何？脾胃是也〔批〕诸虚不足，先建其中。

煎服。

本方参、术、归、芪、陈皮、甘草加减法，详见清暑益气汤中。

如更烦乱腹痛，或周身有刺痛，血涩不足也，倍当归。精神短少，倍人参，加五味。头痛加蔓荆子，痛甚加川芎，脑痛加藁本、细辛诸头痛，并用此四味足矣。若头上有热，而此不能治，别以清空膏主之。头痛如裂，沉重懒倦者，乃太阴痰厥头痛，加半夏、生姜无头痛，有痰，亦加此二味。风湿相搏，一身尽痛，加羌活、防风、升麻、藁本、苍术。胃寒气滞，加青皮、木香。冬月春初，再加益智仁、草豆蔻，夏加芩、连，秋加槟榔、草豆蔻、白豆蔻、砂仁。心下痞闷加白芍、黄连。痞而胀加枳实、木香、厚朴、砂仁。天寒，少加干姜、肉桂。心下痞，中寒，加附子、黄连。不能食而痞，加生姜、陈皮。能食而心下痞，加黄连、枳实。脉滑缓有痰而痞，加半夏、黄连。腹痛加白芍、炙草，恶热再加黄芩，夏月亦然。恶寒冷痛，加肉桂，天寒，去白芍加益智仁。脐下痛加熟地黄，痛不已更加肉桂少腹痛皆寒症。身痛身重为湿，加去桂五苓。大便秘加当归梢、酒煨大黄，不行加元明粉。咳嗽，春加旋覆花、款冬花，夏加麦冬、五味不嗽亦加。舌苔白滑者，是胸中有寒“寒”字作“邪”字，有嗽亦勿用，秋加麻黄、黄芩，冬加不去节麻黄。天寒加干姜。阴火加黄柏、知母。阴虚去升、柴，加熟地黄、山药、山茱肉。泄泻去当归，加茯苓、苍术、益智仁。嗌干加葛根。小便遗失，服参、芪不愈，是有热也，加黄柏、生地黄。淋加泽泻。脚软或痛，加黄柏、苍术，不已再加防己。脉缓，身困怠惰，倍参、术，加苍术、茯苓、泽泻、五味子。

上一方加减法，是饮食劳倦，始病热中，则可用之。若末传寒中，则不可用也，盖甘酸适足益其气耳。〔批〕甘酸如参、芪、甘草、芍药、五味之类。

东垣曰：肌热者，表热也，服此汤一二服，得微汗则已，非止发汗，乃阴阳和，自然汗出也。李士材曰：虚人感冒，不任发散者，此方可以代之。《准绳》曰：凡四时伤寒，通宜补散。故丹溪治伤寒，多用补中益气汤。气虚者，四君子加发散药；血虚者，四物汤加发散药。东垣治风湿，用补中益气汤加羌活之类。海藏治风湿，无汗者用神术汤，有汗者用白术汤。治刚痉，神术汤加羌活、麻黄。治柔痉，白术汤加芪、术、桂枝。治中暍，脉弦细芤迟者，用黄芪汤。此皆仲景所谓辛苦之人，触冒之病，伤寒者也。〔批〕补散诸方。《明医杂著》云：东垣论饮食劳倦，为内伤不足之症，治用补中益气汤。《溯洄集》中又论：不足之中，又当分别。饮食伤为有余，劳倦伤为不足。予谓：伤饮食而留积不化，以致宿食菀热，热发于外，此为有余之症，法当消导。东垣自有枳术丸、枳实导滞丸等法，具于饮食门矣。其补中益气方论，却谓其人因伤饥失饱，致损脾胃，非有积滞者也。故只宜用补药，盖脾胃全赖饮食之养。今因饥饱不时，失其所养，则脾胃虚矣。又脾主四肢，若劳力辛苦，伤其四肢，则根本竭矣。或专因饮食不调，或专因劳力过度，或饮食不调之后，加之劳力，或劳力过度之后，继以不调，故皆谓之内伤元气不足之症，而宜用补药也。但须于此四者之间，审察明白，为略加减，则无不效矣。《医贯》曰：读仲景书，而不读东垣书，则内伤不明，而杀人多矣；读东垣书，而不读丹溪书，则阴虚不明，而杀人多矣。东垣《脾胃论》

深明饥饱劳役、发热等症俱是内伤，悉类伤寒，切戒汗下，以为内伤多而外感少，只须温补，不必发散。如外感多，内伤少，温补中少加发散，以补中益气汤为主。如内伤，兼寒者，加麻黄。兼风者，加桂枝。兼暑者，加黄连。兼湿者，加羌、防。实万世无疆之利，此东垣特发阳虚发热之一门也。然阴虚发热者，十之六七，亦类伤寒。今人一见发热，则曰伤寒，须用发散。发散而毙者，则曰伤寒之法已穷。余尝于阴虚发热者，见其大热、面赤口渴、烦躁，与六味地黄汤，一大剂即愈。如下部恶寒足冷，上部渴甚燥极，或饮而反吐，即加肉桂、五味，甚则加附子，冷饮，以此活人多矣。此丹溪发明阴虚发热之外，尚余未尽之旨也愚按：脾胃病，六味、八味，必不能贯者，赵氏乃由东垣阳虚发热，引出丹溪阴虚发热，至亦用六味、八味，与脾胃无关，与强附者不同，且不谬于理，故节录之。

〔批〕似阳症。

内伤始为热中病，似外感阳症，头痛发热，恶风恶寒表虚不任风寒，心烦气喘，鼻息不调，躁渴闷乱，惟气口大于人迎此饮食不时，寒温失所也，治用补中益气汤。

〔批〕似热症。

似外感阳明中热症，肌热面赤，渴欲引饮，症似白虎，惟脉洪大而虚，不长此伤于饥困、劳役也，宜补血汤血实则身凉，血虚则身热。此以饥困劳役，伤其阴血，血虚阳独胜，故肌热烦渴，与阳明白虎症无异。但白虎症得之外感实热内盛，故脉洪大而长，按之有力。此症得之内伤，血虚发热，脉洪大而无力，《内经》所谓脉虚血虚是也，误用白虎汤必毙。

黄芪炙，两　当归酒洗，二钱

空心服。

当归气味俱厚，为阴中之阴，故能滋阴养血。黄芪乃补气之药，何以五倍于当归，而云补血？盖有形之血生于无形之气。又有当归为引，则从之而生血矣。经曰：阳生则阴长，此其义耳。汪讱庵曰：病本于劳役，不独伤血，而亦伤气，故以二药兼补之也。

〔批〕似外感阴症。

内伤末传寒中，似外感阴症，腹胀，胃脘当心痛，四肢厥逆，足下痛，唾涎，汗出，脉盛大以涩，宜神圣复气汤见腹痛、白术附子汤。

即胃苓汤加附子炮、半夏汤泡，去甘草。猪苓五钱，肉桂四钱，余俱一两愚按：兼有寒湿之症，故用猪苓、泽泻。

及草豆蔻丸见心痛。

〔批〕似外感杂症。

内伤似外感杂症，脾胃寒痛，发黄，宜大小建中汤一见心痛，一见伤寒、理中汤。

〔批〕虚中有寒。

劳倦所伤，虚中有寒，理中丸。

即理中汤等分蜜丸心肺在膈上为阳，肝肾在膈下为阴，此上下脏也。脾胃属土，处在中州，在五脏曰孤脏，在三焦曰中焦。因中焦治在中，一有不调，则四脏皆病。此丸专主之，故曰理中。

〔批〕虚中有热。

劳倦所伤，虚中有热，气虚多汗，肢倦节疼，胸满心烦，目热如火，溺赤而数，或腹痛飧泄，宜调中益气汤。

即补中益气汤加白芍药炒、五味子炙。补中汤纯用甘温，所谓劳者温之，损者温之。此加白芍药、五味以收耗散之气，有发有收。此东垣别开一路，以广补中之妙者乎。

如时显燥热，是下元阴火，蒸蒸而发也，加生地、黄柏。

大便虚坐不得，或了如不了，腹中常逼，此血虚血涩也，加当归。

身体沉重，虽小便数，亦加茯苓、苍术、泽泻、黄柏暂从权祛湿，不可多用。胃气不和，加半夏、生姜。

气上冲，咽不得息，喘息有音，不得卧，名曰厥逆。〔批〕厥逆。秋冬加吴茱萸。夏月有此为大热此症随四时为寒热温凉，宜黄连、黄柏、知母俱酒炒等分，滴水丸，空心白汤下。仍多服热汤，少时便以美食压之，不令胃中停留，直至下元，以泻冲脉之邪也。

〔批〕肢倦食少。

脾胃不调，胸满肢倦，食少短气，口不知味心和则舌知味，又方调中益气汤东垣。

补中益气去当归，加木香、苍术有汗酒炒。

〔批〕气短口淡。

饮食劳倦所伤，满闷短气，不思食，口淡无味，时恶寒夏热亦然，升阳顺气汤。

补中益气去白术，加草豆蔻炒、神曲炒、半夏制、黄柏。

吴鹤皋曰：升柴辛甘升其清，清升则阳气顺矣。柏皮苦寒降其浊，浊降则阴气顺矣。参、芪、甘草、当归补其虚，虚补则正气顺矣。半夏、陈皮利其膈，膈利则痰气顺矣。草蔻、神曲消其食，食消则谷气顺矣。东垣曰：升柴味薄性阳，引脾胃清气行于阳道，以滋春和之气。又引参、芪、甘草上行，充实腠理，使卫外为固。凡补脾胃之药，多以升阳补气名之者，此也。又曰：但言补之，以辛甘温热之剂，及味之薄者，诸风药是也，此助春夏之升浮者也，此便是泻秋收冬藏之药也。在人之身，乃肝、心也。但言泻之，以酸苦寒凉之剂，并淡味渗泄之药，此助秋冬之沉降者也。在人之身，是肺、肾也。

〔批〕气短昏闷。

饥饱劳役，胃气不足，气短无力，早饭后昏闷要眠，五心烦热，升阳补气汤。

柴胡钱半　生地黄钱　升麻　泽泻　白芍　羌活　独活　防风　甘草各七分　厚朴五分

愚按：前症皆由阳陷阴中，故以生地、白芍引诸风药入阴分而升其阳，以泽泻、厚朴而降其浊也。

〔批〕劳力伤寒。

劳力伤寒，头痛身痛，身热恶寒，调荣养卫汤。

补中益气加羌、防、细辛、川芎。

〔批〕口渴便溏。

劳倦躁热，口渴便溏，参术益胃汤。

补中益气加苍术倍分，半夏、黄芩、益智各三分。

〔批〕气促血衄。

脾胃虚弱，气促神少，吐血衄血，宜门冬清肺饮及大阿胶丸俱见吐血。

〔批〕劳风。

劳风，心脾壅滞，痰盛嗌寒，吐逆，不思饮食，或时昏愦，皂角化痰丸见痰饮。

〔批〕病久。

病久，恹恹不能食，脏腑或结或溏胃气虚弱，白术和胃丸常服和脾胃，进饮食。

白术土炒，两半　厚朴制　半夏泡。各两　陈皮八钱　人参五钱　枳实　槟榔各二钱半　甘草二钱　木香钱半　干生姜钱

蒸饼为丸亦消补兼施之方。

诸　气

附：短气　少气

总论　经曰：诸气愤菀，皆属于肺，诸痛皆属于气。又曰：怒则气上，喜则气缓，悲则气消，恐则气下，寒则气收，热则气泄，劳则气耗，惊则气乱，思则气结。九气不同，百病多生于气也。〔批〕九气。夫气源出中焦，总统于肺，外护于表，内行于里，周流一身，顷刻无间，出入升降，昼夜有常，何尝病于火哉？及至七情交攻，五志妄发，乖戾失常，清者化而为浊，行者阻而不通，表失护卫而不利，里失营运而弗顺。气本属阳，及胜则为火矣。〔批〕胜则为火。河间所谓五志过极皆为火，丹溪所谓气有余便是火也。东垣曰：气者神之祖，精乃气之子。气者，精神之根蒂也。〔批〕气者，精神之根蒂。人身有宗气、营气、卫气、中气、元气、胃气、冲和之气、上升之气，而宗气尤为主。及其为病，则为冷气、滞气、上气、逆气、气虚诸变症矣。丹溪云：冷气、滞气、逆气，皆是肺受火邪，气得炎上之化，有升无降，熏蒸清道，甚而转成剧病。《局方》类用辛香燥热之剂，以火济火，咎将谁执！又曰：气属阳，无寒之理。上升之气，觉恶寒者，亢则害，

承乃制也。又曰：气无补法，世俗之言也。以其为病，痞闷壅塞，似难于补。不思正气虚者不能运行，邪滞着而不出，所以为病。经曰：壮者气行则愈，怯者着而成病。苟或气怯，不用补法，气何由行？故病作之时，当审其何经何症、寒热虚实而补泄之。

脉 滑者，多血少气。涩者，少血多气。大者，气血俱多。小者，血气俱少。

下手脉沉，便知是气。其或沉滑，气兼痰饮。

脉浮而多汗出如珠者，卫气衰也。

寸口脉沉，为短气。

阳脉微而紧，为短气。

脾脉搏坚而长，其色黄，当病少气。

呼吸脉二动曰少气。

鱼际络青短者少气。

〔批〕七气为病。

七气为病 七气者，喜怒悲思忧恐惊。或以为寒热恚怒喜忧愁，皆通。七气相干，痰涎凝结，或中满难食，或上气喘急，气隔气秘，以至五积六聚，疝癖癥瘕，心腹块痛，发则欲绝，殆无往而不至矣。

〔批〕气病变化。

九气为病 张子和云：尝考其为病之详，变化多端。如怒气所至，为呕血，为飧泄，为煎厥，为薄厥，为阳厥，为胸满胁痛，食则气逆而不下，为喘渴烦心，为消瘅，为肥气，为目暴盲，耳暴闭，筋缓，发于外为痈疽。喜气所至为笑不休，为毛革焦，为内病，为阳气不收，甚则为狂。悲气所至，为阴缩，为筋挛，为肌痹，为脉痿，男为数溲血，女为血崩，为酸鼻辛额，为目昏，为少气不能报息，为泣则臂麻。恐气所至，为破䐃脱肉，为骨酸痿厥，为暴下渌①水，为面热肤急，为阴痿，为惧而脱颐；惊气所至为潮涎，为目睘，为口呿，为痴痫，为僵仆，久则为𤸷痹。劳

① 渌（lù 录）：清澈。

气所至，为嗌噎病，为喘促，为嗽血，为腰痛骨痿，为肺鸣，为高骨坏，为阴痿，为唾血，为瞑目视，为耳闭，男为少精，女为不月。思气所至，为不眠，为嗜卧，为昏瞀，为中痞，三焦闭塞，为咽嗌不利，为胆瘅呕苦，为筋痿，为白淫，为得后与气则快然而衰，为不嗜食。寒气所至，为上下所出水液澄澈清冷，下利清白等症。热气所至，为喘呕吐酸、暴注下迫等症。

九气治法 《内经》以五行相胜之理，互相为治。悲可以治怒，以怆恻苦楚之言感之。喜可以治悲，以谑浪亵狎之言娱之。恐可以治喜，以迫遽死亡之言怖之。思可以治恐，以虑彼志此之言夺之。怒可以治思，以污辱欺罔之言触之。凡此五者，必谲怪诡诈，奇思异想，然后可以动人耳目，易人视听。若无才识之人，亦不敢用此法也。〔批〕五行相胜，互相为治。热可以治寒，寒可以治热，逸可以治劳，习可以治惊。经曰：惊者平之。夫惊以其忽然而遇之也，使习见习闻，则不惊矣。《准绳》曰：河间五志过极皆为火，而其治法，独得言外之意。凡见喜怒悲恐思之症，皆以平心火为主。至于劳者伤于动，动便属阳；惊者骇于心，心便属火。二者亦必以平心火为主，俗医不达此者，遂有寒凉之谤。〔批〕平心火为主。

用药大法 气从左边起者，肝火也。气刺痛皆属火，当降火药中加枳壳。禀受素壮而气刺痛，用枳壳、乌药。破滞气用枳壳，然枳壳能损至高之气，二三服即止，恐伤真气，气实者可服。因事气菀不舒伸而痛者，木香调达之，调气用木香，然味辛气能上升，如气菀而不达，固宜用之。若阴火冲上而用之，则反助火邪矣。故必用黄柏、知母，而少用木香佐之。〔批〕枳壳、木香宜慎用。实热在内，相火上冲，有如气滞，用知、柏、芩、连。阴虚气滞，用四物汤以补血。气菀用香附、苍术、抚芎。因死血者，桃仁、红花、归尾。解结气，益阴血，栀子炒黑为末，入汤饮之，甚效。

〔批〕冷气。

冷气自下而上者，非真冷也上升之气，中夹相火，其热为甚。

详潮热门，宜柏皮汤见火热加知母。轻则滋阴降火汤见虚劳加香附童便炒、茯苓、沉香能升能降，温而不燥。

〔批〕滞气。

滞气逸则气滞，亦令气结。闲乐之人，不多运动气力，饱食坐卧，经络不通，血脉凝滞使然，轻者行动即愈，重者用橘皮一物汤。

橘皮洗净，两

煎服。

〔批〕气菀。

七情气菀有痰，如棉絮在咽喉间，咯不出，咽不下七情之病令人气结痰聚，胸满喘急，或咳或呕，或攻冲作痛阴阳不得升降，七气汤《三因方》亦名四七汤主之气菀则痰聚，故散菀必以行气化痰为先。

半夏辛温，除痰开菀。姜汁蒸，五钱　厚朴苦温，降气散满。姜制，三钱　紫苏叶辛温，宽中畅肺，定喘消痰。二钱　茯苓甘淡，渗湿益脾通心。四钱。痰去气行，则结散而症平

姜、枣煎。

未效，进丁沉透膈汤内有热者不宜。方见反胃。

〔批〕因思虑。

审知是思虑过度，七气汤去茯苓，加人参、石菖蒲。

〔批〕因怒。

审知是盛怒成疾，而色青黄，或两胁胀满，七气汤加枳壳、木香各五分，或木香调气散见中气。

〔批〕因惊。

因惊恐得疾，心下怔忡者，见惊悸门。

〔批〕气结吐利。

七情气结，阴阳反戾，吐利交作，寒热眩晕，痞满噎塞，七气汤加白芍、陈皮、人参、桂心。

〔批〕梅核气。

七情气菀，痰在喉中，俗名梅核气仲景所谓咽中如有炙脔者是也。七气汤是其主方，但汤药入咽，即过病所，今推广为屑，取其缓

下，宜清咽屑。

七气汤加橘红、大黄酒制各二钱半，僵蚕炒、桔梗、风化硝各二钱，连翘、诃子肉、杏仁、甘草各钱，为末，姜汁、韭汁和捏成饼，晒干筑碎，如小米大，每置舌上，干咽下。

〔批〕气兼痰。

气兼痰饮，脉沉滑，七气汤加枳壳、乌药、大腹皮、桑白皮，或枳桔二陈汤。

〔批〕上气喘急。

七情气菀，痰涎结聚，虚冷上气，或心腹绞痛，或膨胀喘急《针经》云：胃络不和，喘出于阳明之上逆；真元耗散，喘出于肾气之上奔，宜四七汤《局方》亦名七气汤。

人参补肺，壮主气之脏　官桂平肝，制谋虑之官，菀久肝火必盛也　半夏菀久生痰，以之逐痰。各钱　甘草菀故不和，以之调停。五分

况桂性辛温，疏气甚捷，菀结者还为和畅矣。汤名“四七”者，以四味治七情也。加姜煎。

《玉机微义》曰：经云寒则气收，宜辛散之，甘缓之。此治气虚寒菀药也。李士材曰：七情过极，皆伤其气。丹溪以越鞠丸主之。而此以菀久，浊气闭塞，清气日薄，故虽痛虽膨，不用木香、枳壳。心痛加玄胡。

〔批〕气凝上冲。

忧思菀结，脾肺气凝，胀满上冲，饮食不下，温胃汤见菀。

〔批〕痰壅喘嗽。

虚阳上攻，气不升降，上盛下虚，痰涎壅甚，喘嗽吐血肺为气主，肺虚火盛，故见诸症，或大便不利火炎津枯，有升无降，故不利。又有气痛便秘，用通剂而愈，秘或暂通，复秘，因而下血者，亦当顺气，气顺则自通，当求温暖之剂，苏子降气汤《局方》散菀、和中之剂。

苏子沉水者，炒　半夏　前胡　厚朴姜制　橘红数药皆能降逆上之气，兼能除痰，气行则痰行也。风痰壅盛，多挟外感，数药亦能发表。既以疏内壅，兼以散外寒也　当归润以和血。各钱　甘草甘以缓中，炙　肉桂

上盛下虚，以引火归元。各五分

加姜煎。

一方无桂，有沉香。

〔批〕壅滞不通。

阴阳壅滞，气不宣通，胸膈痞闷脾胃受伤，中气不运，不能升降，胸胁胀满肝火，大便不利清阳不升，故浊阴不降也，木香顺气汤东垣。

木香三分　厚朴四分　青皮去瓤　陈皮辛能行气，兼能平肝　草豆蔻炒　益智仁各二分。香能舒脾　苍术三分　半夏燥能胜湿　吴茱萸汤泡　干姜温能散寒　茯苓　泽泻淡以泻其阴。各二分　升麻　柴胡轻以升其阳，各分。胀满门用此方，以升柴为君，各钱　当归五分。上皆气药，恐其过燥，故重用之，以濡其血，共成益脾消胀之功。盖脾为中枢，使中枢运转，则清升浊降，上下宣通而阴阳得行矣

〔批〕留饮妨闷。

脾胃留饮，噫酸吞酸，胁下妨闷，及阴阳壅滞，气不升降，胸膈痞塞，喘促短气，并宜沉香降气散《约说》。

沉香二钱八分　砂仁七钱半　甘草炙，五钱半　香附去毛，盐水炒，六两二钱半

为极细末，每二钱入盐少许，沸汤或淡姜汤调服。

〔批〕气逆。

七情气逆，怒则气上，思则气结，忧愁不已，气多厥逆，上气喘急，妨闷不食此属轻者，重则昡仆，四磨汤。

槟榔性如铁石　沉香入水独沉，故皆能下气，气上宜降之　乌药气逆宜顺之　人参降中有升，泻中带补，恐伤其气也

大实者，仍宜枳壳等分，浓磨，煎三四沸，温服。

〔批〕内伤气虚。

内伤气虚，脉弦软或洪大、虚滑、微弱，倦怠困乏，宜补中益气、调中益气、十全大补主之。夏月清暑益气主之，及四物、四君之类加减为治。

〔批〕性执气痛。

妇人性执，故气痛为多，宜正气天香散导之。

乌药二两　香附制，八两　陈皮　紫苏叶　干姜各两

共为细末，每服一钱，盐汤调下。

〔批〕短气。

短气　气短而不能相续，似喘而非喘。若有气上冲，而实非上冲也。似喘而不摇肩，似呻吟而无痛。最为难辨之症，要识其真者，气急而短促是也。《金匮》云：平人无寒热，短气不足以息者，实也。大抵心腹胀满者为实，为邪在里；心腹濡满者为虚，为邪在表。

〔批〕微饮冒眩。

短气有微饮，冒眩者当从小便去之，桂苓甘术汤主之见痰饮，肾气丸亦主之。

〔批〕不得卧、支饮、留饮。

咳逆倚息，短气不得卧，其形如肿，谓之支饮治见喘，支饮亦喘而不得卧，加气短，其脉平也。膈上有留饮，其人气短而渴，四肢历节痛，脉沉者，有留饮。

〔批〕肺饮。

肺饮不眩，但苦喘短气仲景论短气皆属饮，其治法，危者，小青龙汤。胀满者，厚朴大黄汤见痞。不得息，葶苈大枣汤。吐下不愈者，木防己汤俱见喘之类是也。

〔批〕气短滑泄。

气短，兼滑泄，及小便数宜磨积，正元散孙兆。

蓬莪术两　金铃子去核，二钱半

入硼砂钱，拣过研细为末，每服二钱。盐汤或温酒调下，空心服。

〔批〕气虚气短。

气虚气短东垣曰：胸满少气短气者，肺主诸气，五脏之气皆不足，而阳道不行也，小便利者，四君子汤去茯苓，加黄芪以补之。如腹中气不转者，加甘草一半。

〔批〕短促不足。

肺气短促或不足，上方倍人参，加白芍中焦用白芍，则脾中阳升，使肝胆之邪不敢犯之。

〔批〕内伤。

内伤脾胃，短气，参术益胃汤、升阳顺气汤俱见内伤、补中益气加黄柏生地汤见火。

〔批〕衣厚薄。

衣薄而短气，则添衣，于无风处居止。气尚短，即以沸汤一碗，熏其口鼻，即不短也。如厚衣，于不通风处居止而气短，则宜减衣，摩汗孔令合，于漫风处居止。

〔批〕居高、居密。

如久居高屋，或天寒，阴湿所遏，令气短者，亦如前法熏之。如居周密小室，或大热而处寒凉，气短，则就风日。

凡短气，皆宜食滋味汤饮，令胃气调和。

〔批〕真阳耗散。

元气虚损，真阳耗散，两耳蝉鸣，脐腹冷痛，大小便滑数，宜补虚四柱饮戴氏。

木香湿纸裹煨　人参　茯苓　附子炮，去皮脐。等分

每二钱，姜、枣、盐少许煎服。

〔批〕气不接。

下气不接上，呼吸不来，语言无力，木香减半，加黄芪、山药各钱。若不胜热药，及痰多之人，当易熟附，用生附。在人活法，服不见效药轻病重，本方去木香加炒川椒十五粒。复不效，则用椒附汤。

附子炮　川椒去目，闭口者，炒出汗　槟榔各五钱　陈皮去白　牵牛微炒　五味子　石菖蒲　干姜炮。各两

好米醋，用文武火煮药令干。焙为末，醋煮，面糊为丸。每服三十丸，空心盐汤下。

胸痹短气　见胸痹，附痞门后。

外治：气短乏力之人，于进药之外，选一盛壮男子，吸自己之气，嘘入病人口中，如此数次，亦可为药力一助此法不特可治寻

常虚气。暴逆致呃者，用之良验。

〔批〕少气。

少气　气少不足以言也。经曰：三阳绝，三阴微，是为少气。又曰：怯然少气者，是水道不行，形气消索也。又曰：肺藏气，气不足则息微少气，又懈惰不能动。又曰：膻中为气海，不足则少气，不足以言。

运气有二：火菀之发，民病少气。及少阴之复，少气骨痿。少阳之复，少气脉痿。治以诸寒。又太阳司天，四之气风湿交争，病大热少气。

〔批〕夺气。

言而微，终日乃复言者，此夺气也，宜独参汤、补气丸见咳嗽之类主之。

〔批〕正气虚。

正气虚弱，脉弱懒语，四君子汤、人参黄芪汤。

即四君子加黄芪、当归。

〔批〕内伤。

内伤脾胃，致中气虚少，宜补中益气汤、升阳益胃汤并见内伤。

郁

"菀"同。五菀　六菀

总论　经曰：木菀达之，火菀发之，土菀夺之，金菀泄之，水菀折之，然调其气，过者折之，以其畏也。所谓泻之，王安道曰："木菀达之"五句，治菀之法也。"调其气"一句，治菀之余法也。"过者折之"三句，调气之余法也。《准绳》曰：经虽为病由五运之菀所致而立，然扩而充之，则未尝不可也。且凡病之起，多由乎菀。菀者，滞而不通之义。或因所乘而为菀，或不因所乘，而本气自菀。则达之、发之、夺之、泄之、折之之法，固可扩而充之矣。达者，通畅之也；发者，汗之也；夺者，攻之也；泄者，渗泄而利小便也；折者，制御也。夫五菀之病，固有法以治之矣。

然邪气久客，正气必损，苟不平调正气，使各安其位，复其常，犹未足以尽治菀之妙。故又曰：然调其气，苟调之，而其气犹或过而未服，则当益其所不胜以制之。如木过，当益金。所不胜者，所畏者也。故曰过者折之，以其畏也。夫制物者，物之所欲也。制于物者，物之所恶也。今逆之以所恶，故曰所谓泻之。盖经之本旨，予推其义如此。此外邪五菀也。〔批〕外邪五菀。丹溪曰：菀有六，气、血、痰、火、湿、食也。六者之中，以气为主，气行则菀散矣。滑伯仁曰：菀者，结聚而不得发越，当升者不得升，当降者不得降，当变化者不得变化，所以传化失常而病见矣。此内伤六菀也。〔批〕内伤六菀。

脉 菀脉多沉伏。菀在上，见于寸。在中，见于关。在下，见于尺。

菀脉或促、或结、或涩。气血食痰，一有留滞，则脉必涩，但当求有神。神者，胃气也。

〔批〕达之。

木菀 如肝性急，怒气逆，胠胁或胀，火时上炎，治以苦寒辛散而不愈者，则用升发之药，加以厥阴报使而从治之。又如久风入中为飧泄，及不因外入之风，而清气在下为飧泄，则以轻扬之剂，举而散之。凡此之类，皆木菀达之之法也。小柴胡汤、左金丸、逍遥散之类愚按：《医贯》论五菀，谓逍遥一方统治五菀，理实不通。而《集解》诸书，亦多录之。甚矣邪说之惑，人虽明者不免也。

〔批〕发之。

火菀 如腠理外闭，邪热怫菀，则解表、取汗以散之。又如龙火菀甚于内，非苦寒沉降之剂可治，则用升浮之药，佐以甘温，顺其性而从治之，使势穷则止。凡此之类，皆发之之法也。麻黄汤、桂枝汤、升阳散火汤之类。

〔批〕夺之。

土菀 如邪热入胃，用咸寒之剂以攻去之。又如中满腹胀，湿热内甚，其人壮，气实者，则攻下之。其或势盛而不能顿除者，则劫夺其势而使之衰。又如湿热为痢，有非力轻可治者，则或攻或劫，以致其平。凡此之类，皆夺之之法也。承气汤、舟车丸之类。

〔批〕泄之。

金菀 如肺金为肾水上源，金受火烁，其令不行，源菀而渗道闭矣，宜肃清金化，滋以利之。又如肺气膹满，胸懑仰息，非利肺气之剂，不足以疏通之。凡此之类，皆泄之之法也。四苓散、五苓散、葶苈大枣泻肺之类。

〔批〕水菀。

水菀 如肿胀之病，水气淫溢，而渗道以塞。夫水之所不胜者，土也。今土气衰弱，不能制之，故反受其侮。治当实其脾土，资其运化，脾可以制水，而不敢犯，则渗道达而后愈。或病势既旺，非上法所能遽制，则用泄水之药，以伐而挫之。或去菀陈莝，并开鬼门、洁净府，三治备举迭用，以渐平之。王氏所谓抑之，制其冲逆，正欲折挫其泛滥之势也。夫实土者，守也。泄水者，攻也。兼三治者，广略以决胜也。凡此之类，皆折之之法也。实脾饮、越婢汤、疏凿饮子之类虽俱为治水之法，不审虚实久近浅深而妄施之，不踣①者寡矣。

统治六菀见总注。 胸膈痞闷由气不行，吞酸呕吐由于痰火，饮食不消由气不运，越鞠丸丹溪主之凡菀者在中焦，以苍术、抚芎开提其气以升之。假令食在气上，气升则食自降矣。余仿此。六菀不言风寒者，风寒菀则为热也。

香附开气菀。童便浸一宿，醋炒 苍术燥湿菀，泔浸炒 抚芎调血菀 栀子解火菀，炒黑 神曲消食菀，炒。陈来章曰：皆气药也，气畅而菀舒矣

等分麦糊为丸。

越鞠者，发越菀鞠之谓也。丹溪曰：菀为燥淫，燥乃阳明秋金之位。肺属金主气，主分布阴阳，其化燥，其变敛涩，伤则失职，不能升降。故经曰：诸气膹菀，皆属于肺。又菀多在中焦，中焦脾胃也，

---

① 踣（bó 伯）：败亡。

水谷之海，五脏六腑之主。四脏一有不平，则中气不得其和，而先菀矣。此方药兼升降者，将欲升之，必先降之，将欲降之，必先升之。苍术辛烈雄壮，固胃强脾，能径入诸经，疏泄阳明之湿，通行敛涩。香附，强中快气之药，下气最速，一升一降，故菀散而平。抚芎，足厥阴药，直达三焦，上行头目，下行血海，为通阴阳血气之使，不但开中焦而已。胃主行气于三阳，脾主行气于三阴，脾胃既布，水谷之气得行，则阴阳脏腑不受燥金之菀，皆由胃气而得通利矣。〔批〕六菀。或问丹溪曰：热则生风，冷则生气，吾子斥其非，然则诸气、诸饮、呕吐、吞酸、反胃诸病，将无寒症耶？曰：五脏各有火，五志激之，其火随起。若诸寒为病，必须身犯寒气，口食冷物，非若诸火病自内而作。所以气病寒者，十无一二。〔批〕气病寒者，十无一二。

〔批〕六菀加减。

气菀　胸胁痛，脉沉涩，本方去神曲、栀子，加木香、槟榔，或加乌药、青皮、陈皮、官桂、枳壳之类。

湿菀　周身走痛，或关节痛，遇阴寒则发，脉沉细，本方去神曲、香附、栀子，加白芷、茯苓，或加白术、羌活、防风之类。

热菀　目瞀，小便赤，脉沉数，本方去神曲，加青黛，或加柴胡、干葛、白芍、连翘、地骨皮之类。

痰菀　动则喘，寸口脉沉滑，本方加海石、南星、半夏、瓜蒌仁，或加枳实、陈皮、黄芩、木香、贝母之类。

血菀　四肢无力，能食便红“红”疑作“黑”，脉芤，本方去苍术、神曲，加桃仁、红花、青黛，或加当归、赤芍、丹皮、姜、桂之类。

食菀　嗳酸，腹满，不能食，气口脉紧盛，本方加麦芽、楂肉、砂仁，或加厚朴、陈皮、枳实、木香之类。

〔批〕扶脾开菀。

诸菀，春加防风，夏加苦参，秋冬加吴茱萸经所谓升降浮沉则顺之，寒热温凉则逆之也。本方合保和丸，扶脾开菀。

〔批〕诸气菀滞。

诸气菀滞，一切公私拂情，名利失志，抑菀烦闷，不思饮食，面黄形羸，胸膈痞塞，宜交感丹能升降水火，治诸症神效。

香附一斤。长流水浸三日，擦去毛，晒半干，磨碎，酒醋、姜汁、童便各炒一次。忌铁　茯神四两

蜜丸弹子大。细嚼，仍以前二味加甘草煎汤下。

〔批〕气凝。

忧思菀结，脾肺气凝，胀满上冲，饮食不下，温胃汤。

即理中汤加当归、白芍、陈皮、厚朴、川椒，入姜煎。

〔批〕瘀血。

食菀久，胃脘有瘀血作痛，用生桃仁连皮细嚼，以生姜、韭菜捣自然汁一盏送下，大能开提气血。

喘

喘不得卧　哮

总论　喘者，促促气急，喝喝痰声，张口抬肩，摇身撷肚。短气者，呼吸虽数，而不能接续，似喘而不摇肩。逆气者，但气上而奔急，肺壅而不下，宜详辨之。经言：诸病喘满，皆属于热。〔批〕喘满属热。有喘渴、喘息、喘逆、喘嗽、喘呕、上气而喘。诸喘之形状，或因热之微甚，或邪之所自致也。其独言喘者，谓卧则喘，是水气之客也。又云：夜行喘出于肾，淫气病肺；有所堕恐，喘出于肝，淫气害脾；有所惊恐，喘出于肺，淫气伤心；渡水跌仆，喘出于肾与骨。又曰：肾者水脏，主津液，主卧与喘也。《准绳》曰：喘病，巢氏谓气为阳，气有余俱入肺。严氏谓五脏皆有上气，而肺为之总。《原病式》则谓火热为阳，主乎急数，与巢氏所云气为阳有余较之，则刘氏之说为胜。独王海藏辨华佗云：肺气盛为喘。《活人》云：气有余则喘，肺气果盛与有余，则清肃下行，岂复为喘？以其火入于肺，炎烁真气，衰而为喘。所言盛与有余者，非肺气也，肺中之火也。此语高出于古，惜乎但举其端，未尽悉也。〔批〕火入于肺。丹溪云：喘因气虚，火入于肺，有痰者，有火炎者，有阴虚自小腹下起而上逆者，有气虚而致气短者，有水气乘肺者。戴复庵云：痰者，凡喘便有痰声。火

炎者，乍进乍退，得食则减，食已则喘。俗医不知，作胃虚治，不愈。导水则愈，此水气乘肺也。

脉 宜浮迟，不宜急疾。

喘逆上气，脉数有热，不得卧者难治。

上气，面浮肿，肩息，脉浮大，不治。

喘息低昂，手足温者生；脉涩，四肢寒者死。

喘症虚实寒热辨 《金匮》云：无寒热，短气不足以息者，实也。又曰：实喘者，气实肺盛，呼吸不利，肺窍壅滞，右寸沉实，宜泻肺。虚喘者，肾虚，先觉呼吸气短，两胁胀满，左尺大而虚，宜补肾。〔批〕虚喘、实喘。邪喘者，肺受寒邪，伏于肺中，开窍不通，呼吸不利，右寸沉而紧，亦有六脉俱伏者，宜发散。《三因》云：肺实者，肺必胀，上气喘逆，咽中逆，如欲呕状，自汗。肺虚者，必咽干无津，少气不足以息。《永类钤方》云：右手寸口气口以前阴脉，应手有力，肺实也，必上气喘逆，咽塞欲呕，自汗，皆肺实症。若阴脉应手无力，必咽干无津少气，此肺虚症。丹溪云：久病是气虚，用阿胶、人参、五味补之；新病是气实，用桑白皮、葶苈泄之。东垣曰：病机云诸病喘呕，皆属于上。辨云：伤寒家论喘呕以为火热者，是明有余之邪中于外，寒变而为热，心火大旺，攻肺，故属于上。又云：膏粱之人，奉养太过，亦能积热于上，而为喘咳，此为热喘，宜以甘寒之剂治之。〔批〕热喘。又云：气盛有余，则咳嗽上气，喘渴烦心，胸满短气，皆冲任之火行于胸中而作也，系在下焦，非在上也。若饮食劳役，喜怒不节，水谷之寒热，感则害人六腑，皆由中气不足，其䐜胀腹满，咳喘呕逆，食不下者，此为寒喘，宜大甘辛热之剂治之。〔批〕寒喘。

〔批〕风寒、风痰。

外感风寒暑湿，脉人迎大于气口，必上气喘急，不得卧，喉中有声，或声不出，审是风寒喘急，痰嗽，鼻塞，三拗汤。肺风痰喘，华盖散俱见咳嗽。

〔批〕肺胀最多，知者绝少。

咳而上气，为肺胀。其人喘，目如脱状，脉浮大者，越婢加半夏汤《金匮》主之。

麻黄六两　石膏八两　生姜三两　大枣十五枚　半夏八两

先煮麻黄去沫，纳诸药煎。

〔批〕肺胀。

咳而上气，烦躁而喘，脉浮者，心下有水肺胀欲作风水，发汗则愈，小青龙加石膏主之。

〔批〕汗下后。

汗下后，汗出而喘，无大热者《柯集》作“无汗而喘，大热者”，麻杏石甘汤主之。

〔批〕下后。

太阳病，下之微喘者，表未解也，桂枝加厚朴杏仁汤主之。

上方俱见太阳。

〔批〕伤湿、伤暑。

伤湿身重而喘，渗湿汤见中湿。伤暑汗渴而喘，白虎汤。无汗而喘，香薷饮。暑嗽喘渴，柴胡石膏汤俱见伤寒、伤暑。

通用秘传麻黄汤。

麻黄有汗不去根节，无汗去之　细辛　升麻　桑白皮　桔梗　甘草等分

热加瓜蒌根，湿加苍术、羌活、防风，姜、葱煎。〔批〕寒湿。

或加川芎、干葛则群队矣，暑嗽者勿用。

〔批〕寒菀。

寒菀而喘，喉鸣，腹内鸣，坚满，鼻流清涕，脉沉急而数，麻黄定喘汤东垣。

麻黄　草豆蔻各钱　益智仁分半　厚朴二分　吴茱萸二分　甘草　柴胡梢　黄芩各分　当归梢　苏木　升麻　神曲各半分　红花少许　全蝎一枚

煎，微汗，效。

〔批〕秋冬夜喘。

秋暮冬天，每夜连声嗽不绝，大喘至天明日高方缓。口苦，

两胁下痛，心下痞闷，卧而多惊，筋挛肢节痛，痰唾涎沫，日晚神昏呵欠，不进饮食，麻黄苍术汤东垣。

柴胡根　羌活根　苍术各五分　麻黄八分　防风根　甘草根用根者，取其上升也。生用　当归梢用梢者，取其下降也。各四分　黄芩　甘草炙。各三分　五味子九粒　草豆蔻六分　黄芪钱半

煎。

〔批〕无汗烦渴。

无汗而喘，小便不利，烦渴，升麻汤见阳明，后。

〔批〕风痰。

风痰作喘，千缗汤《大全》。

半夏七个，炮制四片破之　皂角去皮弦，一寸。能入肝搜风，破痰消坚　甘草炙，一寸

生姜煎。

一方不用甘草，只用半夏末一两，皂角五钱，生姜七片，入袋中，水三碗煎至一盏半，以手揉洗，取清汁，分三服。

〔批〕风胜痰实。

风胜痰实，胸满喘嗽，槐角利膈丸《宝鉴》。

皂角两，酥炙，去皮弦　半夏　槐角去风热，润肝燥，凉大肠。炒。各五钱　牵牛两半

姜汁面糊丸楼全善云：凡下痰定喘诸方，实者神效。若阴虚，脉浮大，按之涩者，不可下。

〔批〕痰壅。

稠痰壅盛，体肥实而喘者，定喘奇方。

广橘红二两，用明矾五钱同炒香，去矾不用　半夏两半　杏仁面炒　瓜蒌仁去油。各两　甘草炙，七钱　黄芩酒拌，晒干，五钱　皂角去皮弦子，烧存性，三钱

蒸饼，淡姜汤打糊为丸，食后白汤下一钱，日二服。大便下稠痰而愈。

定喘化痰经验方。

猪蹄甲四十九个，洗净焙干

每个爪甲纳入半夏、白矾各一字。装罐子内，封闭，火煅通赤，勿令烟出。去火毒，细研，入麝香钱，糯米饮下。

人参半夏丸《宝鉴》。

人参　茯苓去皮　南星　薄荷各五钱　寒水石　白矾生用　半夏　姜屑各两　蛤粉二两　藿香二钱半

面糊为丸。姜汤下，日三服。

一方加黄连五钱，黄柏二两，尤效楼全善①云：予平日用此方治久喘，未发时服此丸，已发时用沉香滚痰丸微下，累效。〔批〕化痰。

〔批〕痰喘。

痰壅作喘，二陈汤主之。《局方》七气汤治咽喉中痰涎，上气喘急，甚效。

〔批〕齁喘。

齁鼻息喘不止，瓜蒂七枚为末，调服其汁，即吐痰如胶黏，三进，其病如扫。

〔批〕外感内伤。

外感雨湿，内伤热物，气口大于人迎，腹胀喘满湿热太甚，上攻于肺，不得安卧神气躁乱，二便涩滞，平气散《宝鉴》主之肺苦气上逆，急食苦以泻之。

白牵牛苦寒，泻气分湿热，上攻喘满，故以为君。二两，半生半炒，炒取头末一半　陈皮苦温，体轻浮，理肺气。去白，五钱　青皮苦辛平，散肺中滞气，故以为臣　鸡心槟榔辛温，性沉重，下痰降气。各三钱　大黄苦寒。荡涤满实，故以为佐。七钱

为细末，每服三钱，姜汤调下。

〔批〕内伤。

内伤七情，菀结上气，喘急，宜四磨汤、七气汤俱见气。

〔批〕支饮。

膈间支饮，喘满，心下痞坚，面色黧黑，脉沉紧，木防已汤

---

① 楼全善：原作“娄金善”，形误。

主之《金匮》。

木防己大辛苦寒，能通腠理，利九窍，疗风水，治喘嗽。三两　桂枝能利肺气，调和营卫。二两　石膏甘寒质重，能清肺热，专达肌表。营卫俱伤，必须重轻之剂同散之。鸡子大一枚　人参祛邪补正，四两

煎，分温再服。虚者即愈，实者三日。复发与不愈者，本方去石膏加茯苓芒硝汤主之，微利即愈。

〔批〕胸膈胀满。

支饮不得息，及肺壅，胸膈胀满，上气喘急，身面浮肿，鼻塞声重，不闻香臭，葶苈大枣泻肺汤主之《三因》。

葶苈辛苦大寒，下气行水，除痰止嗽定喘。有甜、苦二种，甜者性缓，苦者性急。不拘多少，炒黄研为末

蜜丸，以大枣十枚补以大枣，使不伤胃，补土亦所以制水煎，去枣，入一丸，更煎，顿服一法令先投小青龙汤，三服乃进济生葶苈散。

济生葶苈散

甜葶苈炒　瓜蒌仁去油　桔梗　薏苡仁　升麻　桑白皮　葛根各两　甘草炙，五钱

每五钱煎。

〔批〕火炎。

火炎喘戴云：乍进乍退，得食则减，食已则喘，大概胃中有实火，膈上有稠痰，得食，坠下稠痰，喘即止。稍久，食已入胃，反助其火，痰再升上，喘乃大作，清肺汤。

片黄芩钱　栀子　枳实　桑白皮　陈皮　苏子　白茯苓去皮　杏仁去皮　麦门冬去心　贝母去心。各八分　沉香磨　辰砂研。各五分

姜一片煎，入竹沥和服皆泻火清肺、润痰利气之品。

火喘烦渴，白虎汤加瓜蒌仁、枳壳、黄芩，神效。

钱氏曰：八九月肺气太旺，病喘嗽者，必实，宜泻之。戴云：俗医不知火炎，作胃虚治，用燥热之药，以火济火也。一人患此，诸医作胃虚治之，不愈，后以导水丸利五六次而愈，此水气乘肺也。

〔批〕痰热痰涌。

痰热而喘，痰涌如泉，双玉散。

石膏　寒水石二味等分

为细末，人参汤下三钱，食后服。

〔批〕暑热。

暑月热淫，肺金受邪，少气咳喘，宜生脉散救肺，见暑，童便炒知母、黄柏降火。

〔批〕行动喘促。

平居则气平和，行动则气促而喘者，此冲任之火，宜用滋肾丸见小便。

〔批〕火逆。

火逆上气，咽喉不利，止逆下气，麦门冬汤主之《金匮》。

麦门冬七升　半夏升　人参四两　甘草二两　粳米三合　大枣十二枚

水煮取六升，温服，日三夜一。

〔批〕烦热骨蒸。

喘嗽烦热，骨蒸寝汗，口干，面目浮肿，天门冬丸《保命》。

天门冬去心，十两　麦门冬去心，八两，杵烂　生地黄三斤，杵膏

为丸，每服五十丸。

逍遥散加人参去甘草，煎汤下。如面肿不已，经曰：面肿因风，故宜汗。麻黄、桂枝可发其汗。

〔批〕气虚。

气虚，肺胀，膨膨而喘咳，胸膈满塞，气上奔者，东垣于随症用药方中，多加五味子、人参次之，麦冬又次之、黄连少许。如甚，则交两手如瞀者，真气大虚也。若气短，加黄芪。气盛，去五味、人参，加黄芩、荆芥穗。冬月加草蔻仁，去荆芥。

〔批〕喘急。

喘嗽气急，以人参末钱、鸡子清投清水调下丹溪云：气虚用人参、蜜炙黄柏、麦冬、地骨皮之类。

〔批〕阴虚。

阴虚喘，自小腹下火起而上者，宜四物汤加竹沥、青黛、陈

皮，童便煎服。

〔批〕挟痰。

阴虚挟痰喘者，四物汤加枳壳、半夏补阴降火。《准绳》曰：归地泥膈生痰，枳半燥湿伤阴。不如用天门冬、麦门冬、桑白皮、贝母、马兜铃、地骨皮、枇杷叶、瓜蒌仁之类。

〔批〕寒喘。

寒喘，形寒饮冷则伤肺，烦心胸满，短气，不能宣畅，参苏温肺汤东垣。

人参　肉桂　甘草　木香　五味子　陈皮　半夏　紫苏茎叶　白术　桑白皮各二两　白茯苓两

每服五钱，姜三片煎按：此方以六君子汤补脾消痰，加肉桂、紫苏以祛寒，桑白皮、木香以调气，五味以宁嗽定喘。肺受寒而喘，洵为良方。

〔批〕热喘。

热喘，心火刑肺，传为肺痿，咳嗽喘呕，痰涎壅盛，胸膈痞闷，咽嗌不利，宜人参平肺饮东垣。

桑白皮炙，二钱　知母钱半　甘草　茯苓　人参　地骨皮　天门冬去心。各钱　青皮　陈皮各六分　五味子卅粒，捣碎

姜五片煎。热甚加黄芩、薄荷。

〔批〕喘嗽痰血。

喘嗽不已，或痰中有血，百花膏《济生》。

款冬花泻热下气，清血除痰　百合润肺宁心，补中益气。并为理嗽要药

等分，蜜丸龙眼大。食后，临卧姜汤下或噙化虚人尤宜。

加紫菀蜜水拌炒、百部、乌梅，名加味百花膏。治同，煎服亦可。

〔批〕肺肾虚寒。

肺肾虚寒喘嗽，腰脚酸痛，唐郑相国方见腰痛。

〔批〕厥逆喘。

厥逆气上冲，咽不得息，而喘息有音，不得卧，调中益气汤。

加减、治法详劳倦门本方。秋冬月，胃脉四道为冲脉所逆，并胁下少阳脉二道而反上行，名曰厥逆，其症如上。夏月有此症为大热，大抵治饮食劳倦所得之病，乃虚劳七损症也，当用温平，甘多辛少之药治之，是其本法也。如时止见寒热病，四时症也，又或将理不如法，或酒食过多，或辛热之食作病，或寒冷之食作病，或居大寒大热之处益其病，当临时制宜，暂用大寒大热治法而从权取效，不可以得效而久用之，必致夭横矣。

〔批〕少气。

肺虚则少气而喘经曰：秋脉者，肺也。秋脉不及则喘，呼吸少气而咳，上气见血，下闻病音，生脉散之属主之。

〔批〕肺痹。

肺痹，久喘不已，烦满喘呕经云：淫气喘息，痹聚在肺，治法或表或吐使气宣通而愈。并详痹门。

〔批〕肺积。

肺积，名息贲，在右胁下，喘咳发肺痈，治用息贲丸以磨其积，治详痞门。

〔批〕胃喘。

胃喘经曰：胃络不和，喘出于阳明之气逆。阳明之气下行，今逆而上行。古人以通利为戒，轻者宜二陈汤加缩砂仁，甚者指迷七气汤。

即大七气汤见积聚去三棱，加半夏。

胃喘则身热而烦经曰：胃为气逆。又云犯贼风虚邪者，阳受之，阳受之则入六腑。入六腑则身热，不得卧，上为喘呼。又云阳明厥，则喘而惋惋，谓热内菀而烦也。厥逆连脏则死，连经则生，治宜加减白虎汤之类。

〔批〕肾喘。

肾喘经曰：真元耗损，喘出于肾，气之上奔，肾气不得归元。固有以金石镇坠，助阳接真而愈者，然亦不可骤峻，宜安肾丸见耳鸣、八味丸之类。先补之不效，人参煎汤，下养正丹不如黑锡丹镇纳元气，为治喘要药。

〔批〕呕咳上气。

肾喘呕咳上气经曰：少阴所谓呕咳，上气喘者，阴气在下，阳气在上，诸阳气浮，无所依从故也，泻白散见火热加人参、五味子、茯苓、青皮、陈皮、甘草，每四钱，粳米数十粒煎。

〔批〕喘不得卧，脉浮虚喘。

喘不得卧，其脉浮，按之虚而涩者为阴虚，去死不远，慎勿下之，下之必死，宜四物汤加童便、竹沥、麦门冬、五味子、枳壳、苏叶服之。

〔批〕脉沉大。

脉沉大者经曰：夫不得卧，卧则喘者，是水气之客也。夫水者，循经液而流也。肾者水脏，主津液，主卧与喘也。东垣云：病人不得眠，眠则喘者，水气逆行，上乘于肺。肺得水而浮，使气不流通，脉沉大，宜神秘汤《发明》。

苏叶　陈皮去白　桑白皮炙　人参各五钱　茯苓　木香各三钱

煎，温分三服。

经曰：不得卧而息有音，是阳道之逆也。足三阳者下行，今逆而上行，故息有音也。阳明者，胃脉也。胃者，六腑之海，其气亦下行。阳明逆不得从其道，故不得卧也。经曰：胃不和则卧不安，此之谓也。治法见前胃喘条。

咳逆倚息不得卧，小青龙汤主之。〔批〕咳逆倚息。支饮亦喘不得卧，加短气，其脉平也。服已，多唾口燥，寸脉沉，尺脉微，手足厥逆，气从小腹上冲胸咽，〔批〕气冲。手足痹，〔批〕痹。其面翕然如醉状，因复下流阴股，小便难，时复冒者，〔批〕冒。与桂苓五味甘草汤见面病治其气冲。

〔批〕更咳满。

冲气即低，而反更咳，胸满者，前方去桂，加干姜、细辛各三两，以治其咳满。

咳满即止，而更复渴，冲气复发者以细辛、干姜为热药也，服之当遂渴，渴反止者，为支饮也支饮法当冒，冒者必呕。〔批〕渴，支饮。呕者，复纳半夏以去其水于桂枝五味甘草汤中去桂，加干姜、细辛、半夏是也。水去呕止，其人形肿者，加杏仁半升主之。〔批〕形肿。其症应纳麻黄。以其人遂痹，故不纳之。若逆而纳之，必厥。所以然者，以其人血虚，麻黄发其阳故也。

用茯苓四两，甘草、干姜、细辛各三两，五味子、半夏、杏仁去皮尖各半升煎，温服日三。

若面热如醉，此胃为热所冲，熏其面，加大黄酒蒸三两以利之。

〔批〕哮喘。

哮 与喘相类，但不似喘开口出气之多，有呷呀之音。以胸中多痰，结于喉间，与气相系，随其呼吸，呷呀于喉中作声。呷者口开，呀者口闭，二音合成哮字。盖喉咙者，呼吸之气出入之门也。会厌者，声音之门户也。悬壅者，声之关也。呼吸本无声，胸中之痰随气上升，滞结于喉咙，及于会厌、悬壅，故气出入不得快利，与痰引逆，相击而作声也。是痰得之食味咸酸太过，因积成热，病根深久，难以卒愈。避风寒，节厚味，禁用凉剂。恐风邪难解，禁用热剂。恐痰火易升，理气疏风。勿忘根本，为善治也。若味不节，其胸中未尽之痰，复与新味相结，哮必更作。

〔批〕其症有二。

哮喘遇冷即发者，有二症：其一属中外皆寒，宜参苏温肺汤见前。调中益气汤加吴茱萸。其一属寒包热，宜越婢加半夏等汤，发表诸剂。哮发于冬初者多，预于八九月未寒之时，用大承气汤下其热，至冬寒无热可包，自不发。

〔批〕膈热感寒。

肺虚，感寒气逆，膈热而作哮喘膈有胶固之痰，外有非时之感，则令人哮喘。由寒束于表，阳气并于膈中，不得泄越，故膈热。气逆声粗为哮，外感之有余也；气促为喘，肺虚而不足也，定喘汤振生。

麻黄三钱　杏仁去皮尖，钱半　桑白皮蜜炙，钱半　甘草钱。表寒宜散，四味辛甘发散，泻肺而解表　款冬花三钱　白果二十一枚，炒黄。里虚宜敛。款冬温肺，白果收敛，定喘而清金　苏子二钱，降肺气　黄芩钱半，清肺热　半夏姜制，三钱。除湿痰，相助为理，以成散寒疏壅之功加姜煎丹溪云：哮主于痰，宜吐法。治哮必须薄滋味，不可纯用凉药，必带表散。

〔批〕厚味发哮。

遇厚味即发者，清金丹主之。

萝白子淘净，蒸熟，晒干为末，两　猪牙皂角烧存性，二钱

生姜汁浸，蒸饼为丸。却喘以姜汁炼蜜丸，每服三四十丸，咽下。

治哮方

鸡子略敲破壳，不可损膜

浸尿缸内三四日夜，煮吃，效盖鸡子能去风痰。

又方

猫屎烧灰

沙糖汤调下，立效。

痰　饮

附：五饮

总论　百病皆由痰起。然《内经》有“饮”字，而无“痰”字，至仲景始立五饮之名，而痰居其一。痰皆动于脾湿，寒少而热多。湿在肝谓之风痰，在心谓之热痰，在脾谓之湿痰，在肺谓之气痰，在肾谓之寒痰。丹溪曰：痰之源不一，有因热而生痰者，有因痰而生热者，有因风寒暑湿而生者，有多食而成者，有伤冷物而成者，有嗜酒而成者，有脾虚而成者。〔批〕痰之源不一。其为病也，惊痰则成心包痛、癫疾。热痰则成烦躁、头风烂眼、燥结怔忡、懊憹惊眩。风痰成瘫痪、大风眩晕、暗风闷乱。饮痰成胁痛、四肢不举、每日呕吐。食痰成疟痢、口出臭气。暑痰中暑眩冒、黄疸头痛。冷痰骨痹、四肢不举、气刺痛。酒痰饮酒不消，但得酒，次日又吐。脾虚生痰，食不美，反胃呕吐。气痰攻注，走刺不定。妇人于惊痰最多，惊因血虚而久结成块，在腹者，发则如身孕，转动跳跃，痛不可忍。《准绳》曰：痰之生，由于脾气不足，治痰宜先补脾，脾复健运之常，而痰自化矣。〔批〕治痰宜

补脾。然停积既久，如沟渠壅遏，淹久则倒流逆上。若不疏决，而欲澄已壅之水，而使之清，无是理也。《集解》：肾虚不能制水，水泛为痰，是无火之痰，痰清而稀。阴虚火动，火结为痰，是有火之痰，痰稠而浊。〔批〕清稀稠浊。痰症初起，发热头痛，类外感表症。久则潮咳夜重，又类阴火内伤。走注肢节疼痛，又类风症，但肌色如故，脉滑不匀为异耳。李士材曰：五痰五饮，症各不同，治法迥别。稍或不详，妄投药剂，非徒无益而反害之。

脉 左右关脉实者，膈上有痰，可吐之。

脉沉弦细滑，大小不匀者，皆痰饮为病。

久得涩脉者难愈，盖痰胶固，脉道阻涩也。

饮脉皆弦微沉滑。

肝脉耎而散，色泽者，当病溢饮。

脉双弦者，寒饮，偏弦者，饮也。

浮而滑为饮。

沉而滑者悬饮。

〔批〕五色。

痰分五色 色白，西方本色。色黄，逆而之坤。色红，甚而之丙，金受火囚，为难治。青色，受风之羁绊。黑如烟煤点，顺而之北方，不治自愈。胀胞及眼下如烟煤者，痰也。

〔批〕一切痰饮。

一切痰饮为病，咳嗽胀满，呕吐恶心，头眩心悸脾虚不能健运，则生痰饮。稠者为痰，稀者为饮，水湿其本也。得火则结为痰，随气升降，在肺则咳，在胃则呕，在头则眩，在心则悸，在背则冷，在胁则胀。其变不可胜穷，论治也，二陈汤主之《局方》。

半夏体滑性燥，行水利痰为君。姜制二钱　陈皮去白，痰由气滞，气顺则痰降，故以之利气。钱　茯苓痰由湿生，湿去则痰消，以此渗湿为臣。钱　甘草中不和则痰涎聚而不散，故又以此和中补土为佐。五分

加姜煎。

姜能制半夏之毒，亦能开痰。陈夏，贵其陈久则无燥散之患，故名二陈。或曰有痰而渴，宜去半夏，代以贝母、瓜蒌。

吴鹤皋曰：渴而喜饮水者，易之。渴而不能饮水者，虽渴犹宜半夏也。此湿为本，热为标，湿极而兼胜己之化，非真象也。按：贝母寒润，主肺家燥痰；半夏温燥，主脾家湿痰。虽俱化痰，而寒温燥润各异。脱或误施，贻害匪浅，用宜审之。〔批〕贝母半夏，燥润各别。李士材曰：脾肺二家之痰，最不可混。脾为湿土，喜温燥而恶寒，故二术、星、夏为要药；肺为燥金，喜凉润而恶燥，故二母、二冬、地黄、桔梗为要药。愚按：肺亦喜温而恶寒，《集解》有血不足，阴火上逆，肺受火伤，肃清之令不得下行，由是津液浑浊，生痰不生血者，名燥痰。当用润剂，如麦冬、枸杞之类，滋阴降火而痰自清矣，投以二陈，立见危殆。〔批〕燥痰辨。

治痰通用二陈。风痰加南星、白附、皂角、竹沥。寒痰加半夏、姜汁。火痰加石膏、青黛。湿痰加二术。燥痰加瓜蒌、杏仁。食痰加山楂、麦芽、神曲。老痰加枳实、海石、芒硝。气痰加香附、枳壳。胁痰在皮里膜外加白芥子。四肢痰加竹沥。

〔批〕膈上痰饮。

膈上痰饮，润下丸即二贤散。

陈皮去白，八两，盐水浸洗。燥湿而利气，湿去则痰涸，气顺则痰行。食盐润下而软坚，润下则痰降，软坚则痰消　甘草二两，蜜炙。痰在膈中，故用以引之入胃，且草经蜜炙，能健脾调胃，脾胃健则痰自行矣。虚弱人慎用。丹溪曰：胃气亦赖痰以养，攻尽则虚而愈剧

蒸饼糊丸。或将陈皮盐水煮烂，晒干，同炙草为末，名二贤散，姜汤下。

湿胜加南星、半夏。火盛加黄芩、黄连。莫强中，食已辄胸满不下，百治不效。连日饮橘皮汤，一日觉胸中有物坠下，目瞪汗濡，腹疼痛，下数块如铁弹，臭不可闻，胸次豁然，盖脾之冷积也。

〔批〕风痰。

风痰脉弦面青，四肢满闷，便溺秘涩，心多燥怒，其痰青而多泡，水煮金花丸洁古。

半夏燥湿除痰　南星性更烈于半夏。生用。各两　天麻入肝而疏痰

气，五钱　雄黄入肝而散风痰，三钱　白面甘温，补虚养气，使风木不致乘土。三两

先煮浆水，令沸，下药煮至药浮为度，漉出淡浆水，浸晒干，为细末，滴水丸。每服五十丸至百丸，生姜汤下。

或搜风化痰丸丹溪。

人参　僵蚕　槐角　白矾　天麻　陈皮去白。各两　荆芥八钱　半夏四两，汤浸　辰砂五钱

姜汁浸，蒸饼为丸。辰砂为衣，姜汤下。

〔批〕神志不宁。

风痰咽膈不利，头目不清，神志不宁，辰砂化痰丸。

辰砂研飞，为衣　白矾枯研，燥湿追涎，化痰坠浊。各五钱　天南星泡，两　半夏曲三两

姜汁糊丸，每服二钱，姜汤下。

〔批〕涌甚呕吐。

风痰涌甚，呕吐涎沫，青州白丸子见中风。轻者，导痰丸或汤。

二陈汤加南星泡以助半夏、枳实麸炒以成冲墙倒壁之功。治顽痰胶固，有非二陈之力所能除者。

〔批〕吐。

风痰宜吐在上者，因而越之，瓜蒂二钱，全蝎五分，煎服探吐之。虚弱人，参芦散吐之。

参芦为末，水调，二钱

或加竹沥和服宣犹带补，不致耗伤元气。人参补阳中之阴，参芦泄阴中之阳，犹麻黄根节不同。

〔批〕痰多。

肺经伤风，头目昏痛，咳嗽多痰，宜活人金沸草散见咳嗽。

〔批〕热痰。

热痰，脉洪面赤，烦热咳嗽，唇口干燥，多喜笑，其痰坚而成块，清气化痰丸热痰者，痰因火盛也。痰即有形之火，火即无形之痰。痰随火而升降，火引痰而横行。变生诸症，不可纪极。火借气

于五脏，痰借液于五味。气有余则为火，液有余则为痰。故治痰者，必降其火。治火者，必顺其气也。

半夏姜制　胆星气能发火，火能役痰。二味以燥湿气，各两半　黄芩酒炒　瓜蒌仁去油，二味以平热气　陈皮以顺里气　杏仁以降逆气，去皮尖，研　枳实麸炒，以破积气　茯苓以行水气。各两

姜汁糊丸，淡姜汤下。

水温火热，皆生痰之本也。盖气之亢而为火，犹民之反而为贼。贼平则还为良民，而复其业矣。火退则还为正气，而安其位矣。故化痰必以清气为先也，此治痰火之通剂。〔批〕痰火通剂。

或小黄丸。

南星汤洗　半夏同上　黄芩各两

姜汁浸，蒸饼为丸，姜汤下。

渴者，天黄丸。

天花粉　黄连各两

竹叶煎汤为丸，姜汤下。

黄芩利膈丸见痞。

当下者，礞石滚痰丸见后，或妙应丸即控涎丹，见痹加盆硝，每服三五丸。

膈上热痰，茯苓半夏汤。

二陈加黄芩。

〔批〕热痰呕吐。

热痰呕吐，二陈加栀连生姜汤。

即二陈汤加三味。

〔批〕夏嗽发热。

夏月嗽而发热谓之热痰，小柴胡汤加石膏、知母。

〔批〕心胸热痰。

心胸痰热，头目旋痛，饮食不下，旋覆花散。

旋覆花　甘草炙。各五钱　枳壳去瓤，麸炒　石膏研。各二两　赤茯苓　麦门冬去心　柴胡　人参各两　犀角屑　防风　黄芩各七钱半

每五钱，生姜五片煎。食后良久温服。

〔批〕湿痰易出。

湿痰，脉缓面黄，肢体沉重，嗜卧不收，腹胀食滞，其痰滑而易出，白术丸。

南星汤洗　半夏同上，各两　白术土炒，两半

蒸饼为丸，淡姜汤下。

〔批〕痰闭不出。

痰闭不出者，宜独圣散见眩晕吐之。

〔批〕脾虚。

脾虚者，六君子汤。

即二陈加人参大补元气、白术燥脾。

〔批〕气痰难出。

气痰又名燥痰，脉涩面白，气上喘促，洒淅寒热，悲愁不乐，其痰涩而难出，宜利金汤。

桔梗清肺利膈　知母润肺清痰，姜制，去心　陈皮利气行痰。各三钱　枳壳快膈消痰。麸炒，钱半　茯苓入肺泻热，二钱　甘草和中泻火，三分

加姜煎。

〔批〕燥痰。

燥痰，去枳壳，加瓜蒌、麦冬、生地、知母。

〔批〕顺气。

治痰宜顺气庞安常曰：人身无倒上之痰，天下无逆流之水。故善治痰者，不治痰而治气，气顺则一身津液亦随气而顺矣，宜苏子降气汤见气、导痰汤见前各半贴，和煎服，或玉粉丸。

二陈二味加南星。

〔批〕行痰利气。

行痰利气，砂枳二陈汤。

本方加砂仁、枳壳脾气滞者可用，肺气燥痰勿用。

〔批〕痰结上气。

痰结胸满，喘咳上气，顺气导痰汤。

导痰汤加木香、香附。

〔批〕中脘气滞。

中脘气滞，痰涎不利气滞不通为气痰，走注攻刺亦曰气痰，三仙丸《百一方》。

南星曲　半夏曲各四两，以燥肺胃之痰　香附制，二两。以快三焦之气，使气行则痰行也

糊丸，姜汤下。

《玉机微义》曰：此方与局方四七汤、指迷茯苓丸，皆行痰而兼用气药，即严氏气顺则痰自下之意。然紫苏、枳壳，肺气药也；厚朴，脾胃气药也；香附，肝气药也。随脏腑而用，不可不分。又云：严氏以人之七情菀结，气滞生痰，气道通利，痰自降下。又有原有积痰，其气因痰而结滞，必先逐去痰结，则气自行，岂可专主一说？〔批〕气滞生痰，气因痰结。有一咳痰即出者，脾湿胜而痰滑也，宜半夏、南星、皂角之属燥其脾。若利气之剂，所当忌也。有连咳痰不出者，肺燥胜而痰涩也，宜紫苏、枳壳、杏仁之属利其肺。若燥湿之剂，所当忌也。

痰停中脘，两臂疼痛，茯苓丸见臂痛。

寒痰脉沉，面色黧黑，小便急痛，足寒而逆，心多恐怖，其痰有黑点而稀，姜桂丸。

南星　半夏俱制　肉桂各两

蒸饼为丸，姜汤下。〔批〕寒痰有黑点而稀，方内宜有干姜。

八味丸见虚劳。

〔批〕痰多食少。

虚寒痰多食少，胡椒理中丸《局方》。

款冬花润肺消痰，去梗　细辛破痰散结，去苗　荜茇消食祛痰　良姜消食散寒　陈皮快膈导滞，去白　胡椒能治寒痰食积，快膈下气　干姜能去沉寒痼冷，定呕消痰。各四两　白术补脾燥湿，五两　甘草和中补土，二两

蜜丸。

或妙应丸加胡椒、丁香、全蝎，等分为丸。

〔批〕寒痰不快。

胸膈寒痰不快，温中化痰丸。

二陈除甘草加干姜、生姜，自然汁糊丸。

吴茱萸汤见少阴。

心下痞闷，加枳实五钱。身热甚，加黄连五钱。浮肿，加杏仁、郁李仁各五钱。大便闭，加大黄五钱。体重，加茯苓、白术各两。气逆上，加苦葶苈五钱。气促，加人参、桔梗。咳嗽门当参看。

〔批〕发痰成块。

惊痰，妙应丸加朱砂、全蝎各三钱，每服八九丸。惊气成块，妙应丸加穿山甲炒珠、鳖甲炙各三钱，延胡索、蓬术各四钱。每服五丸，渐加至十丸，以利为度。

〔批〕酒痰、暑痰、食痰。

酒痰，妙应丸加雄黄、全蝎各二钱，每服十丸。暑痰，消暑丸见伤暑。食痰，保和丸、顺气消食化痰丸俱见饮食，或二陈加枳实、瓜蒌、莱菔、神曲。

〔批〕胸满目眩。

心下有痰饮稠者为痰，稀者为饮。《金匮》云：其人素盛今瘦，水走肠间，漉漉有声，谓之痰饮，胸胁支满痰饮积于厥阴心包，目眩痰饮阻其胸中之阳，水精不能上布，桂苓甘术汤主之方见桂枝汤中。茯苓治痰饮，桂枝散支满，白术燥痰除满，甘草得茯苓泻满。此症为痰饮阻遏其阳，故用阳药以引阳而化气也。

〔批〕短气微饮。

短气有微饮者《金匮》云：当从小便去之，桂苓甘术汤主之，肾气丸亦主之按：肾气丸亦通阳行水之药也。

〔批〕腹痛。

痰饮腹痛，九制苍术散。

茅山苍术米泔浸，麻油拌，九蒸九晒

为末，姜汤调服。

〔批〕澼囊。

水饮结成澼囊，许学士神术散。

苍术斤　芝麻五钱，研浆　枣五十枚，取肉

捣丸水饮结成穿囊，非苍术辛烈雄壮不能破之。加芝麻者，润气燥也。用枣肉者，补土以制水也，姜汤下。

〔批〕悬饮。

饮后水流在胁下，咳唾引痛，谓之悬饮，十枣汤主之见太阳。此药大峻，以小胃丹代之。

小胃丹

芫花醋拌过一宿，炒黑，不可焦　甘遂湿纸裹煨，长流水浸去绿色，晒干　大戟紫色者，长流水煮一时，再洗晒干。各五钱　黄柏三两，酒炒　大黄两半，酒煨

白术膏并粥为丸。萝白子大，强者五丸，弱者三丸，汤下。

并治胸膈肠胃，热痰湿痰。

〔批〕积痰翻胃。

风痰菀热，及积痰翻胃，三花神佑丸河间。

上方除黄柏加黑丑牛大泄气血之湿痰、轻粉无窍不入，以去痰积，水丸以上二方，虚弱人切不可用。

或神芎导水丸见头痛。

〔批〕痰流四肢。

痰饮流入四肢，手足罢①软，加味导痰汤见臂痛。

〔批〕溢饮。

饮水流行，归于四肢当汗出而不汗，身体疼痛，谓之溢饮当发其汗，大小青龙汤主之。

〔批〕支饮。

呕家本渴，今反不渴，心下有支饮故也呕吐津液去必渴，不可因渴而遽以为热，小半夏汤见呕。

〔批〕眩冒。

心下有支饮，其人苦眩冒，泽泻汤仲景。

泽泻五两　白术二两

煎，分温再服。

① 罢（pí 疲）：疲劳，劳困。

〔批〕膈满振寒。

膈满呕吐，喘嗽寒热，腰背痛，目泪出，其人振振恶寒，身瞤惕者，倍术丸《局方》。

白术二两　桂心　干姜各两

蜜丸，温米饮下，食前服。

或妙应丸。

五饮一留饮，水停心下；二澼饮，水在两胁；三痰饮，水在胸中；四溢饮，水溢在膈；五流饮，水在胁间，沥沥有声。皆由饮水过多，或冷酒所致，五饮汤。

六君子汤加旋覆花、枳实、白芍、厚朴、泽泻、猪苓、前胡、桂心等分，每两姜十片煎，分温四服。〔批〕通治。

因酒成饮，加葛根、葛花、砂仁，或倍术丸见上。

平居皆无他故，只有痰数口，或清或坚，宜二陈汤、小半夏加茯苓汤见呕〔批〕或清或坚。

〔批〕痰多。

痰多，间进青州白丸子见中风和来复丹见中暑，名来白丸。此非特治痰饮，尤甚疗喘嗽、呕逆、翻胃。大凡痰饮变生诸症，不当为诸症牵制，妄言作名。且以治饮为先，饮消则诸症自愈。故如头痛、眉棱骨疼，累以风药不效，投以痰药见功。如患眼赤羞明而痛，与之凉药弗瘳，异以痰剂获愈。凡此之类，非一而足，散在各症门中，不复繁引。

〔批〕肾虚。

肾虚气出而不纳则积，积则痰生，八味丸主之。

〔批〕脾虚。

脉来细滑或缓，痰涎清薄，身体倦怠，手足酸软此脾虚夹痰，六君子或补中益气加半夏、茯苓。

〔批〕吐痰满地。

有人坐处率吐痰涎非痰即饮满地，其痰不甚稠黏，只是沫多时吐白沫，此脾气虚不能摄涎约束津液，不可用利药，宜六君子汤加益智仁以摄之。

〔批〕气实痰盛。

老人气实痰盛，喘满懒食痰不自动，因火而动。气有余便是火，气盛上壅，故喘。痰火塞胸，故懒食，三子养亲汤韩懋。

紫苏子沉水者，降气　白芥子除痰　莱菔子消食。各微炒，研

煎服或等分，或看病所主为君。

皆行气豁痰之药，气行则火降，而痰消矣。吴鹤皋曰：治痰先理气，此治标耳，终不若二陈能健脾祛湿，有治本之功也。李士材曰：治病先攻其甚。若气实而喘，则气反为本，痰反为标矣。是在智者，神而明之。若气虚者，非所宜也。〔批〕治标治本。

〔批〕痰挟气菀。

脉来结涩，胸膈不利，或作刺痛此挟气菀，宜七气汤见诸气、越鞠丸见菀。

〔批〕实热老痰。

实热老痰，怪症百病风木太过，克制脾土，气不运化，积滞生痰，壅塞上中二焦，回薄肠胃曲折之处，谓之老痰。变生百病，不可测识，非寻常药饵所能疗也，礞石滚痰丸主之王隐君。

青礞石剽悍之性，能攻陈积伏匿之痰。两　大黄荡热去实，以开下行之路。酒蒸　黄芩泻肺凉心，以平上潜之火。去黑心者。各八两　沉香升降诸气，上至天下至泉，以导诸药。五钱

上将礞石打碎，用焰硝两，同入瓦罐，盐泥固封。晒干，火煅石，色如金为度。研末吐痰水上，以礞石末掺之，痰即随下，故为利痰圣药。礞石煅过无金星者，不堪用。陈久者佳，新煅者，火毒、硝毒未除，用水飞过，晒干，和诸药，滴水丸，量人虚实服之，姜汤送下。服后仰卧，令药在胸膈之间，徐逐上焦痰滞，不宜饮水行动。

汪讱庵曰：凡药必先入胃，然后能分布于某经某络。胃乃人身分金之炉也，安有长在膈中，而可以见功者乎？若云膈药必须在膈，将治头之药，亦必令之上注于头耶？愚谓药不必藉胃而行，治头者自至于头，治足者自能至足。如外敷之药，在皮肤上，亦可见效，岂必藉胃乎？此云令在膈间，不令入胃，药力易行。故古法有食前、食后之

分，恐未可轻议也。〔批〕药不必藉胃而行辨。

此为通利三焦痰饮之峻剂，非体实者，不可轻投。孕妇及水泻者勿服。

王隐君曰：痰症古今未详，方书虽有五饮、诸饮之异，而莫知其为病之源。或头风作眩，目晕耳鸣，或口眼蠕动，眉棱耳轮痛痒，或四肢游风肿硬，似疼非疼，或为齿颊痒痛，牙齿浮而痛痒，或嗳气吞酸，心下嘈杂，或痛或哕，或咽嗌不利，咯之不出，咽之不下，其痰似墨，有如破絮、桃胶、蚬肉之状，或心下如停水铁，心气冷痛，或梦寐奇怪之状，或足腕酸软，腰背骨节卒痛，或四肢筋骨疼痛，难以名状，并无常处，以致手臂麻痛，状若风湿，或脊上一条如线之寒起者，或浑身习习如卧芒刺者，或眼枯湿痒，口糜舌烂，喉痹等症，或绕项结核，状若瘰疬，或胸腹间如有二气交纽，噎塞烦闷，有如烟火上冲，头面哄热，或为失志癫痫，或中风瘫痪，或劳瘵荏苒之疾，或风毒脚气，或心下怔忡，如畏人捕，或喘嗽呕吐，或呕冷涎绿水黑汁，甚为肝风肠毒，便脓挛跛。内外为病百端，皆痰所致，其状不同，难以尽述。盖津液既凝为痰，不复周润三焦，故口燥咽干，大便秘结，面如枯骨，毛发焦槁。妇人则因此月水不通。若能逐去败痰，自能服饵有效。余用滚痰丸，以愈诸疾，不可胜数，特相传于世云。〔批〕痰症百病。

本方加百药煎两，乃得之方外秘传，盖此丸得此药，乃能收敛周身顽痰，聚于一处，然后利下，甚有奇功。

本方加元明粉两，朱砂为衣，治同。

本方减大黄、黄芩各六两，加橘红、半夏各二两，甘草两，竹沥、姜汁为丸，名竹沥达痰丸治同，方稍和缓。

〔批〕惊风痰壅。

小儿急慢惊风，痰涎壅盛，药不可下，命在须臾，夺命丹。

礞石一味，制如前法　薄荷

自然汁蜜调服愚谓大人中痰，亦可以此救之。

癫

狂痫癫：心风、风癫。狂：怒狂、阳厥、风狂。

痫：风痫、惊痫、阳痫、阴痫。

总论 《素问》只言癫而不及痫，《灵枢》乃有痫疭、痫厥之名。诸书有言癫狂者，有言癫痫者，有言风痫、惊痫者，有分癫、痫为二门者，迄无定论。要之，癫、狂、痫，大相径庭，非名殊而实一之谓也。《灵枢》虽编癫痫为一门，而形症两具，取治异途，较之于痫，又不侔①矣。徐嗣伯云：大人曰癫，小儿曰痫，亦不然也。《素问》谓癫为母腹中受惊所致，今乃谓小儿无癫可乎？痫病大人多有之，妇人尤多。今据经文分辨于后。

癫 或狂或愚，或歌或哭，或笑或悲，如醉如痴，言语有头无尾，秽洁不知，积年累月不愈，俗呼心风。此志愿高大而不遂所欲者多有之。

狂 病发时猖狂，刚暴发狂，骂詈不避亲疏，甚则登高而歌，弃衣而走，逾垣上屋，或与人语所未尝见之事，如有邪依附者是也。

痫 病发则昏不知人，眩仆倒地，甚而瘛疭抽掣，目上视，或口眼㖞斜，或口作六畜之声，后人遂立马牛猪羊鸡之名，不过因其声之相似耳。

癫多喜笑，尚知畏惧，症属不足。狂多忿怒，人不能制，症属有余。喜属心，怒属肝，二经皆火有余之地也。此病多因惊忧，痰血塞于心窍所致。〔批〕癫属不足，狂属有余。经云：诸躁狂越，皆属于火。《难经》云：诸阳为狂，诸阴为癫。诸痫亦因惊恐忧怒，火盛于心，痰塞心窍。身热脉浮，在表者，阳痫，属腑，易治；身冷脉沉，在里，属脏，难治。其寔②痰火与惊而已，癫狂亦由于此。〔批〕痫有阴阳。

---

① 侔（móu 谋）：齐等。

② 寔：同“实”。

〔批〕论脉虚实、生死各异。

脉 肺脉急甚为癫疾，肾脉急甚为骨癫疾。

癫疾，肾气虚，阴下脱，尺脉不应，呕多沃沫，气下泄者不治。

神明散乱，阳气暴绝，寸脉不应，发如狂者，死不治。若尺寸俱实，则是阴阳交错，既癫而又狂，不可同语。

癫病虚则可治，实则死。脉实坚者生，沉细小者死。搏大而滑，久久自已。

脉长为风癫。

弦细缓为诸痫。

浮为阳痫。

沉为阴痫。

虚弦为惊。

沉数为实热。

沉小急坚及虚而弦急者，皆不治。

《难经》曰：脉有阴阳，更有相乘，更相伏也。脉居阴部，而反阳脉见者，为阳乘阴也，虽时沉涩而短，此阳中伏阴也。脉居阳部，而反阴脉见者，为阴乘阳也，虽时浮滑而长，此阴中伏阳也。重阳者狂，重阴者癫。

〔批〕癫名。

五癫 一曰阳癫，发如死人，遗尿，食顷乃解。二曰阴癫，初生小时，脐疮未愈，数洗浴，因此得之。三曰风癫，发时眼目相引，牵纵反强，羊鸣，食顷方解。四曰湿癫，眉头痛，身重，坐热沐头，湿沾脑肺得之。五曰马癫，发作时时反目口噤，手足相引，身体皆然。

〔批〕癫。

癫 俗谓之失心疯，有狂之意，不如狂之甚。狂者暴病，癫则久病也。得之惊忧者，痰气上犯心胞当伐其源，宜吐之，瓜蒂散、独效苦丁香散《得效》。

苦丁香即瓜蒂，五钱

为末，每一钱，井花水调满一盏投之。得大吐之后，使熟睡，勿令惊醒凡吐能令人目翻，吐时令闭双目，或不省人事，则令人以手密掩之。吐不止，以麝香少许温汤调下，即解，吐后服宁神之剂。

〔批〕痰盛恍惚。

痰盛体肥，恍惚错乱，喜怒不常，星香散见中风加石菖蒲、人参各五分，和竹沥、姜汁，下琥珀寿星丸《局方》。

天南星斤。掘坑深二尺，用炭五斤于坑内烧红，取出炭，扫净，用好酒升浇之，将南星趁热下坑内，急用盆盖，泥壅合，经一宿取出，再焙为末　琥珀通塞宁心，定魂魄，疗癫邪。四两，另研　朱砂泄心经邪热，镇心清肝，定惊辟邪。两，研，水飞，以一半为衣　猪心血三个

姜汁打面糊，和血为丸。人参汤空心下，日三。

〔批〕因惊。

因惊而得者，抱胆丸《类方》。

水银二两，镇心安神　朱砂两，镇心辟邪　黑铅两半，安神坠痰　乳香两，研细。能去风散瘀，故治癫狂

将铅入铫子内溶化，下水银，结成砂子，次下朱砂，滴乳香，乘热用柳木搥搅，研匀为丸。鸡头大，每一丸空心井花水下。病者得睡，切莫惊动，觉来即安。再一丸可除根治一切癫痫疯狂，因忧恐怖畏所致。

〔批〕思虑伤心。

思虑伤心而得者，酒调天门冬地黄膏。

天门冬十斤，汤浸二日，去心　生地黄肥、净者三十斤。无生者，用生干地十斤，汤浸

同置臼内杵，取其汁，再入温汤，更捣，不论几次，待药无味方止，以文武火熬成膏，磁罐盛，每服一大匙，多服取效。

〔批〕心蓄热。

心经蓄热，鼻眼觉有热气，或时烦躁，有类心风，稍定复作，清心汤。

凉膈散加黄连、麦门冬，再加石菖蒲。

风癫脉长，侯氏黑散《外台》。法见中风。

〔批〕痰迷。

七情气结为痰痰迷为癫，专服四七汤见诸气。

〔批〕失心。

七情惊忧，痰血塞于心窍，癫狂失心，白金丸。

白矾酸咸，能软顽痰。三两　蝉肚郁金苦辛，能去恶血。七两

薄荷糊丸此能去菀痰结血，痰血去，则心窍开而疾已矣。

〔批〕痰食交积。

忧愤沉菀，痰与食交积胸中，心痴狂妄，脉沉坚而结，宜涌之，复与解毒汤见后清上膈可愈。

〔批〕风痰。

风痰留心包，脉弦直，上下行，左寸尤浮滑，法当涌其痰而凝其神。涌痰，瓜蒂散、稀涎散之类见中风。

〔批〕谵妄。

癫狂谵妄，脉累累如薏苡子，且喘且搏，此得之阳明内实，三化汤见中风下之。表里俱实者，防风通圣散，或黄连解毒汤俱见阳明后。

〔批〕不能卧。

癫疾久医不效，不能卧，先仅与咸物食之，待渴，与灵苑辰砂散。

辰砂两头光明，有墙壁者　酸枣仁微炒　乳香光莹者。各半两

量病人饮酒几何，先令恣饮沉醉，但勿令吐。至静室中，以前药作一服，温酒调作一盏，顿服。服药讫，便安置令卧。病浅者，半日至一日；病深者，三两日至五日。令人潜伺之，鼻息调匀，切勿唤觉及惊触之。待其自醒，即神魂定矣万一惊悟，不可复治。

〔批〕见鬼失常。

眼见鬼物，言语失常，循衣直视，养正丹见中暑煎乳香汤，送三生饮佐之，立愈。

〔批〕祟脉。

脉乍大乍小，乍有乍无，常变不一，此祟脉也，宜灸鬼法秦承祖①。以病者两手大拇指相并，用细绳缚定。以大艾炷，骑缝灸之甲及两指角肉，四处一齐着火，一处不着即无效。灸七壮，神捻。

狂 《难经》曰：狂之始发，少卧而不饥，自高贤也，自辩智也，自贵倨也。妄笑好歌不止，乐妄行不休是也。

〔批〕怒狂阳厥。

怒狂岐伯曰：生于阳也。阳气者，因暴折而难决，故善怒也，病名曰阳厥，治之夺其食即已食入于阴，长气于阳，故夺其食，不使胃火复助其邪也，饮以生铁落散金以制木，木平则火降，故下气疾速。气即火也。

生铁四十斤，入炉煅赤沸，砧上锻之，有花出如兰如蛾，纷纷坠地者，是名铁落。用水二斗，煮取一斗

用石膏三两，龙齿研、白茯苓去皮、防风各两半，元参、秦艽各两，为粗末，入铁汁中。煮取五升，入竹沥升，温分二合，日五服。

〔批〕阳盛。

阳明病，弃衣而走热盛于身，登高而歌四肢者，诸阳之本。阳盛则四肢实，实则能登高，妄言骂詈，不欲食皆阳盛也。

〔批〕上实抑之。

治法，上实者，从高抑之，生铁落饮见上、抱胆丸见癫。

〔批〕在上越之。

在上者，因而越之，瓜蒂散见阳明、来苏膏《瑞竹堂》。

皂角两，肥大不蛀者，去皮弦

用浆水一大碗，春秋浸三四日，夏一二日，冬七日。揉开取汁，入砂锅内，文武火熬，新柳条、槐枝搅似膏药，取出摊于夹纸上，阴干，收贮。遇病取手掌大一片，用温浆化在盏内，以小

---

① 秦承祖：南北朝时刘宋医家。精通针灸及医药。著有《脉经》六卷、《偃侧杂针灸经》三卷、《偃侧人经》二卷、《明堂图》三卷、《本草》六卷、《药方》四十卷，均佚。

竹管盛药水，将病人扶坐，头微抬起，以药吹入左右鼻孔内，良久扶起，涎出为验。若要涎止，服温盐汤一二口。

〔批〕阳厥狂怒。

阳厥狂怒，脉举按无力阳明实则脉伏，身表如冰石，叫呼声高，宜不与之食，用大承气汤下之复发复下，疾瘥，身温脉生良愈。此易老夺食之法也，当归承气汤《保命集》云：若阳狂奔走，骂詈不知亲疏，此阳有余，阴不足。〔批〕阳狂奔走。

大黄两　芒硝七钱，去胃中实热　当归两，补血益阴　甘草五钱，缓中

每二两加姜五片，枣十枚饮入胃中，经所谓微者逆之，甚者从之也，煎温服以大利为度。微缓，以瓜蒂散入防风末、藜芦末吐之，其病立安。

子和治一人，以调胃承气大作汤，下数十行。三五日复上涌一二升，三五日复下之。凡五六十日，下百余行，吐亦七八度。如吐时，暖室置火以助其汗，此三法并施用也。〔批〕三法并施。后用凉膈散、黄连解毒汤并见阳明后调之。

〔批〕风壅痰盛。

风壅痰盛，心经积热，口苦舌燥，眼涩多泪，大便秘结，小便赤涩，洗心散。

白术两半　麻黄连节　当归酒洗　大黄面裹煨，去面炒焙　荆芥穗　白芍　甘草各六钱

为末，每两茶清调下，或姜三片、薄荷七叶煎。

〔批〕狂邪。

狂邪发恶，或披头大叫，不避水火，苦参丸《外台》。

苦参为末

蜜丸桐子大，每十丸薄荷汤下。

初虞世①用此丸，以子午乃少阴君火对化，故药之味苦而寒者，类能助水而抑火，故苦参一味能疗之。〔批〕助水而抑火。

---

① 初虞世：北宋医家，字和甫，著《古今录验养生必用方》三卷。

〔批〕虚者补之。

虚者补之，宁志膏《本事》。

人参　酸枣仁炒。各两　辰砂五钱　乳香二钱半

蜜丸弹子大，每服一丸，薄荷汤下。

一醉膏。

无灰酒二盏　香油四两

用柳枝二十条，逐条搅一二百下，候香油与酒相入成膏。煎至八分，灌之。熟睡则醒，或吐下即安矣。

灵苑辰砂散见癫。盖狂之为病，少卧。卫强，行阳不行阴，故阳盛阴虚。令昏其神得睡，则卫得入阴而阴不虚，阳无卫助不盛，故阴阳和平而安矣。

〔批〕风狂。

病如狂状，妄言独语不休，无寒热，其脉浮风狂，防已地黄汤见中风。

〔批〕惊气风邪。

惊气风邪，发则牙关紧急，涎潮昏塞，醒则精神若痴，惊气丸《本事》。

白僵蚕　附子　木香　白花蛇　橘红　天麻　麻黄　干葛各五钱　紫苏叶　南星洗，切，姜汁浸一宿，五钱

朱砂钱为衣为末，加冰麝少许，同研极细，蜜杵为丸，如龙眼大，每服一丸。金银薄荷汤化下，温酒亦得。

〔批〕狂厥。

狂厥，去附子，加铁粉此丸非但化痰镇心，而推抑肝邪特异。若多恚怒，肝邪太盛，铁粉能制伏之。经云：悲哀动中则伤魂，魂伤则狂妄不精，不精则不正。悲哀伤魂而狂，当以喜胜之，以温药补魂之阳。楼全善①云：防已地黄汤、惊气丸之类是也。〔批〕悲哀伤魂。又云：喜乐无极则伤魄，魄伤则狂，狂者意不存人。喜乐伤魄而狂，当以恐胜之，以凉药补魄之阴。楼云：辰砂、郁金、白矾之类是也。

---

① 楼全善：原作“娄金善”，形误。

〔批〕喜乐伤魄。

〔批〕治痰宁心。

治痰宁心，宜辰砂妙香丸见遗精加金箔、珍珠末，杂青州白丸子末见中风，浓煎，姜汤调下。或六一散加珍珠末，白汤调下。

〔批〕热入血室。

热入血室，发狂不认人，牛黄膏主之《保命》。

牛黄二钱半　朱砂　郁金　牡丹皮各三钱　龙脑　甘草各钱

蜜丸，新汲水下。

〔批〕畜血。

畜血发狂，见伤寒阳明。

〔批〕痫。

痫　痫与痉病相似，但痫病仆时，口中作声，如牛马猪羊鸡之鸣。将醒时吐涎沫，醒后又复发。中风、中寒、中暑之类，则仆时无声，醒时无涎沫，醒后不复发。痫有连日发者，有一日三五发者。痉病虽亦时发时止，然身强直反张，不如痫之身软。〔批〕痫发身软。《原病式》以由热盛，而风燥为其兼化，涎溢胸膈，燥烁而瘛疭昏仆也。《三因》以惊动脏气不平，菀而生涎，闭塞诸经，厥而乃成。或在母腹中受惊，或感六气，或饮食不节，逆于脏气而成。盖忤气得于外，惊恐得之内，饮食不内外。所因不同，治法亦异。

〔批〕因痰。

因痰者，三圣散吐之。

瓜蒂拣净，炒微黄　防风各三两　藜芦《圣惠方》减用之，或一两，或三五钱

为末。每五钱，以虀汁三茶盏。先用二盏煎药三五沸，滤出汁，次入水一盏，煎三沸，却将前三盏同一处熬二沸。去渣，澄清放温，徐徐服之，以吐为度，不必尽剂。

〔批〕因惊。

因惊者，龙脑安神丸《集验》。

龙脑研　麝香研　牛黄研。各三钱　犀角屑　麦门冬去心　茯神

人参　朱砂水飞。各二两　金箔三十五片　马牙硝二钱　甘草炙　桑白皮炙　地骨皮各两

蜜丸弹子大，金箔为衣，冬用温水，夏用凉水化下。

〔批〕有火者。

有火者，清神汤。

茯神　黄连各二钱　酸枣仁炒　石菖蒲　柏子仁去壳油　远志去骨。各钱　甘草五分

痰壅加南星、半夏、橘红、瓜蒌仁、竹沥，姜汁煎。

丹溪大法，分痰与热多少治之。以黄芩、黄连、瓜蒌、半夏、南星为主。有热，以凉药清其心。热甚可下，以承气汤下之。有痰必用吐，吐后用东垣安神丸及平肝之药，青黛、柴胡、川芎之类。〔批〕大法。子和法，痫病，不至目瞪如愚者，用三圣散吐之，置火暖室中，次服通圣散，三法并行。详前阳厥条。

〔批〕虚不禁吐。

虚不禁吐者，星香散见中风加人参、石菖蒲、茯苓、麦冬各钱，全蝎三个，入竹沥，下琥珀寿星丸见前、犀角丸有热者宜。

犀角末五钱　赤石脂三两　朴硝二两　白僵蚕　薄荷叶各两

面糊丸，梧子大，每服二三十丸，温水下。

〔批〕因惊。

因惊者，宜龙脑安神丸见上、参朱丸。

人参　蛤粉化痰　朱砂等分

猪心血为丸，金银煎汤下。

〔批〕项强直视。

病发项强直视，不省人事此乃肝经有热，或咬牙及发狂烦躁，面赤咽痛，并宜葶苈苦酒汤吐之。

苦酒升半　葶苈一合　生艾汁无生者，以艾擂汁半升①

煎作三服。吐后可服泻青丸见火，次服加减通圣散。

---

① 无生者以艾擂汁半升：《证治准绳·类方·痫》作“无生艾，以熟艾汁半升”。

〔批〕咬牙。

显咬牙症，导赤散见火热。

〔批〕风痫惊痫。

风痫惊痫，发狂，恶火与人，脉长洪或伏，妙香散《局方》。

巴豆三百一十五粒，去皮、膜，炒，研如泥　牛黄研　冰片研　腻粉研　麝香研。各三两　辰砂研，飞，九两　金箔研，九十张　黄蜡六两

入白蜜同炼，令匀为丸，每两作三十丸。

如热症便秘，大黄炙甘草汤下一丸。此丸解五毒、伤寒时疾、潮热积热、惊痫百病，下一切恶毒痰涎。

〔批〕似狂。

诸痫似狂，脉弦细缓，五生丸李仲南传。

南星　半夏　川乌　白附子各两　大豆去皮，二钱半

为细末，滴水丸。桐子大，每服三丸至五丸不得过七丸，姜汤下。

〔批〕久不愈。

诸痫久不愈，顽涎聚散无时，变生诸症，控涎丹《类方》。

川乌生用　半夏汤洗　白僵蚕炒。各五钱，生姜汁浸一宿　铁粉三钱，研　全蝎　甘遂各二钱半，面裹煨

生姜、自然汁为丸，如绿豆大。朱砂为衣，每服十五丸。食后生姜汁下，忌食甘草。

〔批〕阳痫。

阳痫不因吐下，由其有痰有热，客于心胃之间，因闻大惊而作。若热盛，虽不闻惊，亦自作，宜用寒药以攻治之。

〔批〕阴痫。

阴痫亦本于痰热所作。以寒凉攻下太过，伤损脾胃，变而成阴，非本自有阴寒，宜温脾补胃、燥痰之药治之。

〔批〕愈后调理。

病愈后，热痰药中加养血宁神之药，如四物、酸枣仁、远志、麦门冬、东垣安神丸见虚烦之类。服饵不辍，仍加谨节，痰不复作矣。

卷十二

诸 血

九窍血　毛孔血　衄、呕、吐、咳、嗽、咯、唾、溲、泻诸血

肠澼　肠风　脏毒　畜血　亡血　脱血

总论　人身之中，气为卫，血为营。《玉机微义》曰：经云营者，水谷之精也，调和五脏，洒陈六腑，乃能入于脉也。生化于脾，总统于心，藏受于肝，宣布于肺，施泄于肾，灌溉一身。目得之而能视，耳得之而能听，手得之而能摄，掌得之而能握，足得之而能步，脏得之而能液，腑得之而能气。出入升降，滋润宣通，靡不由此也。注之于脉，充则实，少则涩。〔批〕充则实，少则涩。常以饮食日滋，故能阳生阴长，取汁变化而赤为血也。生化旺则诸经恃此而长养，衰耗竭则百脉由此而空虚。故曰：血者，神气也，得之则存，失之则亡。是知血盛则形盛，血弱则形衰。〔批〕血盛形虚。血者，难成而易亏，可不谨养乎？阴气一伤，诸变立至。妄行于上则吐衄，妄行于下则便溺，衰涸于内则虚劳，枯槁于外则消瘦，移热膀胱则癃闭、溺血，渗透肠间则肠风脏毒，以及崩中血痢、疮疡瘾疹、冷痹损伤，皆失于摄养而变诸病也。丹溪曰：诸见血，皆热症。所谓知其要者，一言而终是也。《三因》云：凡血得热则淖溢，故鲜；得寒则凝涩，故瘀。东垣曰：诸见血，身热脉大者难治，邪气胜也；身凉脉静者易治，正气复也。血溢上行，咳唾呕吐，皆凶也；若变而下为恶痢者，顺也。若无病之人，忽然下血痢者，其病进。今病血症上行，而复下行为恶痢者，其邪欲去，是知吉也。

脉　涩、濡、弱为亡血，芤为失血。

安卧脉盛，谓之脱血。

涩为少血。

吐衄脉当沉细，反浮大而牢者，死。

吐衄脉滑弱小者生，实大者死。

吐血咳逆上气，脉数而有热，不得卧者死。

呕血，胸背引痛，脉小而疾者，逆也。

衄血，但头汗出，身无汗及汗出不至足者死。

脉至而搏，血衄身热者死。

吐衄，脉滑数者难治。

脱血，脉实者难治。

咳嗽血，形肉脱，其脉小劲搏，是为逆。

肾脉小搏沉，为肠澼下血。

心肝澼亦下血，二脏同病者可治。

胃移热于脾，传为虚肠澼，死不治。

脾脉外鼓沉，为肠澼，久自已。

肺脉小缓为肠澼，易治。

诸失血　经曰：饮食胀满，起居不节，用力过度，阳络伤则血外溢，阴络伤则血内溢。血出上七窍为外溢，曰血溢；大小便血为内溢，曰血泄。

凡唾中带血，咯出之血或血丝，属肾经。鼻衄出血，咳嗽有血，属肺经。呕吐成盆成碗者，属胃经，阳明多血多气故也。自两胁逆上吐出者，属肝经。溺血、血淋，属小肠、膀胱经。下血、肠风、血痔，属大肠经。〔批〕诸经所属。牙宣出血，属胃盛虚火。舌血谓之舌衄。汗孔出血谓之肌衄，心与肝也。又惊而动血者，属心。怒而动血者，属肝。忧而动血者，属肺。思而动血者，属脾。劳而动血者，属肾。

新血鲜红，旧血瘀黑，风症色青，寒症色黯，暑症色红，湿症色如烟煤屋漏水。《纲目》曰：阳症溢出鲜血，阴症下如豚肝。《卮言》云：古人言诸见血非寒症，皆以血为热迫，遂至妄行。然皆有所挟，或挟风挟湿挟气，及因药石而发者，其本皆热，上中下治，各有所宜。〔批〕上中下治，各有所宜。在上，则栀子、芩、连、芍药、犀角、蒲黄，而济以生地、丹皮之类。在中，如胃血，古人有胃风汤，以阳明火邪为风所扇，而血为之动。方中有桂，取其能伐木也。若苍术、地榆、白芍之类，而济以火剂。〔批〕火剂即黄连解毒汤。在下，大肠血，以手阳明火邪为风为湿也。治以泻火祛风之剂，风能胜湿也，如芩、连、柏皮、芍药、荆芥之类，兼用鸡冠花，又述类之义也。

〔批〕眩晕。

失血眩晕，海藏曰：一切去血过多，则必致眩晕闷绝，脉微涩者，急用芎归汤救之。

当归两　川芎五钱

或四物汤、十全大补汤。

〔批〕循衣摸床。

因而涸燥，循衣摸床者，生地芩连汤见谵妄后。外用茅根烧烟，将醋洒之，令鼻嗅气，以遏其势。

〔批〕血虚血症。

一切血虚血症，通宜四物汤主之心主血，肝藏血，脾统血。

当归辛苦甘温，入心脾，生血为君。酒洗　生地黄甘寒，入心肾，滋血，为臣。各三钱　白芍药酸寒，入肝脾，敛阴，为佐。二钱　芎辛温，入厥阴心包、肝经，上行头目，下行血海，而行血中之气，为使也。钱半

煎用熟地专补肾，如脐下痛，非此不能除，乃通肾经之药也。川芎治风泄，如血虚头痛，非此不能除，乃通肝经之药。白芍和血理脾，如腹中虚痛，非此不能除，乃通脾经之药。当归生血，如血刺痛，非此不能除，乃通心经之药也。〔批〕四药通心、肝、脾、肾。

〔批〕加减法。

春加防风，倍川芎。夏加黄芩，倍白芍。秋加天门冬，倍地黄。冬加桂枝，倍当归。

〔批〕凉血。

如凉血，心，加黄连；肝，条芩；肺，枯芩；大肠，实芩；胆，黄连；肾、膀胱，黄柏；脾，倍生地；胃，大黄；三焦，地骨皮；心包络，丹皮；小肠，山栀、木通。

〔批〕清气。

如清气，心与包络，加麦门冬；肺，枳壳；肝，柴胡、青皮；脾，白芍；胃，干葛、石膏；大肠、三焦，连翘；小肠，赤茯苓；膀胱，滑石、琥珀。

血虚，加龟板胶。〔批〕血虚。

血燥，加人乳。〔批〕血燥。

瘀血，加桃仁、红花、韭汁、童便行之。〔批〕瘀血。

暴血，加薄荷叶、元参散之。〔批〕暴血。

血不止，加炒黑蒲黄、京墨见后黑药止血。久不止，加升麻引血归经、河间六合汤。〔批〕血不止。

血虚腹痛，加芪、桂，名腹痛六合。〔批〕腹痛。

风眩，加秦艽、羌活，名风六合。〔批〕风眩。

发热而烦，不能睡卧，加黄连、栀子，名热六合。〔批〕烦热。

中湿身沉重无力，身凉微汗，加白术、茯苓，名湿六合。〔批〕湿。

气虚弱，起则无力，尪然而倒，加厚朴、陈皮，名气六合。〔批〕气虚弱。

虚寒脉微，自汗，气难布息，便清白，加干姜、附子，名寒六合。〔批〕虚寒。

因热生风，加川芎、柴胡、防风。〔批〕因热生风。

疮疾，加荆芥、蝉蜕。〔批〕疮。

燥渴，加知母、石膏。〔批〕燥渴。

热与血搏，口舌干，渴饮水，加花粉、麦冬。〔批〕干渴饮水。

呕，加白术、人参、生姜。〔批〕呕。

水停心下，微吐逆者，加猪苓、茯苓、防己。〔批〕水停吐逆。

脏秘涩者，加大黄、桃仁。〔批〕肠秘。

老人气秘，加青皮。〔批〕气秘。

滑泄，加桂、附；腹胀，加厚朴姜制、枳实麦炒；气上冲心，腹肋满闷，加木香、槟榔。〔批〕滑泄腹胀。

发寒热，加干姜炒黑、牡丹皮、白芍药、柴胡。〔批〕发寒热。

虚热，加人参、柴胡。〔批〕虚热。

四物与麻黄、桂枝、白虎、小柴胡、理中、四逆、吴茱萸、三承气、凉膈等方，可作各半汤。此易老用药大略也。〔批〕各半汤。

《玉机微义》曰：治血必求血属之药，其四物之谓乎？河间谓：随症辅佐，谓之六合汤者，详言之矣。予故陈其气味专司之要，不可不察。夫川芎，血中气药也，通肝经，性味辛散，能行血滞于气也。地黄，血中血药也，通肾经，性味甘寒，能生真阴之虚也。当归，血中主药也，入心脾，性味辛温，分三治，全用活血，各归其经也。白芍，阴分药也，通脾经，性味酸寒，能和血，治血虚腹痛也。《脾胃论》有云：若善治者，随症损益，摘其一二味之所宜为主治可也。此特论血病，而求血药之属者也。若气虚血弱，当从长沙血虚以人参补之，盖阳旺即能生阴也。〔批〕气虚血弱。辅佐之属，若桃仁、红花、苏木、丹皮、血竭者，血滞所宜。蒲黄、阿胶、地榆、百草霜、棕榈灰者，血崩所宜。苁蓉、锁阳、牛膝、枸杞、龟板、夏枯草、益母草者，血虚所宜。乳香、没药、五灵脂、凌霄花者，血痛所宜。乳酪，血液之物，血燥所宜。姜、桂，血寒所宜。苦参、生地汁，血热所宜。苟能触类而长，可应无穷之变矣。〔批〕血病所宜。丹溪治阴虚发热，于四物汤亦分阴阳。血之动者为阳，芎、归主之。血之静者为阴，地、芍主之。血之阴不足，虽芎、归辛温亦不用。血之阳不足，虽姜、桂辛热亦用之。与泻火之法，正治从治相同。〔批〕血药亦分阴阳。吴鹤皋曰：天地之道，阳常有余，阴常不足，人身亦然。故血者，难成而易亏。夫草木无情，安能生血？以地、芍能养五脏之阴，芎、归能调营中之气，阴阳调和，而血自生耳。若失血太多，气息几微之际，慎勿与之。盖四物阴类，非所以生物，当重用参、芪，以固欲绝之气。故曰脱血者，先益其气，否则芎、归香窜，反能耗气，气血双亡而死矣。〔批〕脱血益气。故凡胃虚气弱之人，皆不宜多服。或问四物汤是血门专药，于内亦有脾胃药乎？一阳子①曰：四物汤隐潜脾胃治法，人昧久矣。脾经少血多气，当归、地黄生血溉灌脾经。

---

① 一阳子：元代道士。本姓潘，名太初，隐居庐山，潜心炼道，执掌太平宫教事。

土畏贼邪，木来克土，白芍能泻木补脾。肝欲散，用川芎之辛以散之，非制木补土脾胃之药乎？

〔批〕阴虚有火。

阴虚有火，知柏四物汤。本方加知母、黄柏，再加元参，名滋阴降火汤。

〔批〕血风症。

血风症 去血过多，因而燥渴，循衣摸床，宜生地黄连汤见谵妄后循衣摸床条。

〔批〕胃火热盛。

胃火热盛，吐血、衄血、嗽血、便血、畜血如狂、嗽水不欲咽口血曰吐，鼻血曰衄。吐行浊道，衄行清道。喉与咽，二管不同也。经者循经之血，走而不守，随气而行。火气急迫，故循经直犯清道。上脑而出于鼻，为衄。其从肺窍而出于咽者，则为咳血、咯血。其存胃中者，为守营之血，守而不走，胃虚不能摄血，或为火逼，故呕吐从喉而出也。吐血之热在府，胃也。衄血之热在经，肺也。〔批〕吐衄咳唾咯嗽辨。杂病衄血，为里热，脏腑也。伤寒衄血，为表热，太阳也。经曰：心移热于肺，则咳嗽出血。杂病便血，有寒热二症。伤寒便血，为传经。热邪畜血，在上焦则善忘，在下焦则如狂。血菀于上而吐血者，谓之薄厥。留于下而瘀者，谓之畜血，此由足太阳随经瘀热在里，血为热所搏，结于下焦，少腹当硬，小便自利，嗽水不欲咽，热在经，未入里也。畜血发燥而内不渴，故虽嗽水而不欲咽。〔批〕杂病伤寒衄血便血。海藏曰：大凡血病者，皆不饮水，惟气病则饮水。经曰：阳明病，口燥，嗽水不欲咽者，必衄。伤寒当发汗而不发汗，邪热入里，逼血妄行，故见诸症。杂病胃火燥盛亦然。〔批〕血病者，不饮水，并宜犀角地黄汤《济生》。

犀角大寒，解胃热而清心火。三钱半，角尖尤良。鹿取茸，犀取尖，其精气尽在是也。作器物者，多被蒸煮，不堪入药 白芍酸寒，和阴血而泻肝火，肝者心之母。两 丹皮苦寒，泻血中之伏火。三钱半 生地黄大寒，凉血而滋水。一两。血属阴本静，因诸经火逼，遂不安其位而妄行。诸药以共平诸经之僭逆也每服五钱。

热甚如狂，便秘者，加黄芩、大黄清上中二焦之火两。因怒致血者，加栀子泻三焦火、柴胡平少阳厥阴之火各三钱。节庵加当归引血归经、藕汁凉血散瘀、桔梗以利上焦、陈皮以导中焦、红花以行下焦，名加味犀角地黄汤，治同。

海藏曰：血分三部，药有重轻。犀角地黄汤治上血，如吐衄之类。桃仁承气汤治中血，如畜血中焦、下痢脓血之类。抵当汤、丸治下血，如畜血如狂之类。又曰：此症足太阴所主，脾不裹血，越而上行，实则犀角地黄汤，虚则黄芩芍药汤。〔批〕因怒致血，血分三部。凡病呕吐血者，咸用白芍主之，故知太阴药也。〔批〕血症咸用白芍主之。赵氏曰：犀角地黄汤乃衄血之的方，盖犀角水兽也，可以分水，可以通天。鼻衄之血，从任督而至巅顶，入鼻中，惟犀角能下入肾水，引地黄滋阴之品由督脉而上，故为对症。若阴虚火动，吐血与咳咯者，可借用成功。若阳虚劳嗽及脾胃虚者，皆不宜。朱肱《活人书》言：瘀血入里，吐衄血者，犀角地黄汤乃阳明圣药。如无犀角，代以升麻。二药性味相远，何以能代？盖以升麻能引诸药同入阳明也。朱二允①曰：升麻性升，犀角性降。用犀角止血，乃借其下降之气，清心肝之火，使血下行归经耳。倘误用升麻，血随气升，不愈涌出不止乎？故古方亦未可尽泥也。《内经》运气，六气皆能使人失血，不独火也。

〔批〕中焦燥实。

心火上盛，中焦燥实，吐衄便秘上症皆上中之火为患，凉膈散见阳明后主之。

〔批〕肺有菀热。

肺有菀热，咳嗽，吐血，衄血热郁甚则逼血妄行，下血肺移热于大肠，热淋肺热则膀胱绝其化源，消渴肺热则渴而多饮，为上消，口臭胃热口苦肝胆有热，清心明目，龙脑鸡苏丸《局方》。

鸡苏叶一名龙脑薄荷。辛凉，轻扬升发，泻肺搜肝，散热理血，故以为

---

① 朱二允：清代医家。

君。两六钱　生地黄凉血，六钱　蒲黄炒，止血，以疗诸血　银柴胡平肝，解肌热　木通利水，降心火　阿胶炒。各二钱　麦门冬同润燥而清肺，四钱　黄芪　人参各钱　甘草共泻火而和脾。钱半

先将木通、柴胡浸二日，熬汁，地黄浸汁熬膏，再用蜜三两炼和丸，梧子大，每服二十丸，细嚼汤下此亦为热而涉虚者设，故少佐参、芪也。一方有黄连钱肺本清肃，或受心之邪焰，或受肝之亢害，故用柴胡、黄连。喻嘉言曰：此方两解气分血分之热，宜当服之。

血溢、血泄诸畜妄症　撄宁生曰：其始也，率以桃仁、大黄行血破瘀之剂折其锐气，然后区别治之。或问失血复下，虚何以当？苏伊举曰：吾乡有善医者云，血既妄行，迷失故道，不去畜利瘀，则以妄为常，何以御之？且去者自去，生者自生，何虚之有？夫血家须用下剂，盖施之于畜妄之初。亡血虚家不可下，盖成之于既亡之后。

〔批〕血溢。

血溢《准绳》曰：口鼻出血，皆系上盛下虚，有升无降。血随气上，越出上窍，法当顺其气，气降则血自归经矣。宜苏子降气汤，见气，入人参、阿胶各钱，下养正丹见中气。汪讱庵曰：苏子降气汤内多破气发表之药，又有半夏、肉桂。血症亦当审用养正丹，金石烹炼而成，尤觉非宜。

〔批〕气虚。

气虚不能摄血，致血溢者，其脉必微弱虚软，精神疲惫，宜独参汤，或用人参饮子。

人参二钱　五味子二十粒　黄芪　麦门冬去心　白芍　当归各钱半　炙甘草钱

入姜、枣煎服此长沙血虚以人参补之之义。东垣曰：脱血益气，古圣之法也。

〔批〕营气虚散。

营气虚散，血亦错行，所谓阳虚阴必走是也。外症必有虚冷之状仁斋云：血遇热则宜流，故止血多用凉药。然亦有气虚挟寒，阴

阳不相为守。法当温中，使血自归于经络，其脉沉而散，宜理中汤加木香，或局方七气汤见腹痛加川芎，或甘草干姜汤，其效甚著。

〔批〕饮食伤。

饮食伤胃，或胃虚不能传化，其气逆上亦令吐衄，木香理中甘草干姜汤。

〔批〕阴症。

阴症出血 海藏云：胸中聚集之残火，腹里积久之盛阴，上下隔绝，阴阳不通。用苦热以定于中，使辛热以行于外。升以甘温，降以辛润，得汗而愈。然余毒犹有存者，周身阳和，尚未泰然，胸中微燥，而思凉饮。因食冷物，服凉剂，阳气复消，余阴再作。脉退而小，弦细而迟，激而为衄血、唾血者有之，心肺受邪也。下而为便血、溺血者有之，肾肝受邪也。三焦出血，色紫不鲜，此重沓寒湿化毒，凝泣水谷道路，浸渍而成。若见血症，不详本源，便用凉折，变乃生矣。阳症溢出鲜血，阴症下如豚肝。上而血者，黄芪桂枝汤。

桂枝汤加黄芪。

白芍当归汤。

当归四逆去细辛。

中而血者，当归建中汤。

小建中加当归。

增损胃风汤见后。下而血者，芎归术附汤即四味，或加桂枝，桂附六合汤见前河间法。其上四方原未载明，今摹其大略如此。三血症在行阳二十五度见者，黄芪四君子汤主之。在行阴二十五度见者，当归四逆加吴茱萸汤主之。〔批〕阴血三部。

〔批〕胃药收功。

出血诸症，古人每以胃药收功，木香理中汤，或参苓白术散见呕泻加木香、枳壳，或四君子汤和小乌沉汤《局方》。

乌药去心，两　甘草炙，两　香附去毛，焙干，二两

共为细末，米汤调下，姜、枣煎亦可石药不惟养胃，盖以调气辈与之并行，血自归经矣。

〔批〕九窍。

九窍出血卒然大惊或大热，则九窍血皆溢出。经曰：荣卫大虚，脏脏伤损，血脉流散，脉数，不得卧者死，南天竺饮《圣济》。

南天竺草即生瞿麦，如拇指大一把，挫碎　生姜一块，如拇指大　山栀子三十枚，去皮，半炒黑　灯心如小指，一把　大枣去核，五枚　炙甘草五钱

煎。

或侧柏散见后，及新屠猪羊血，热饮二升即止。小蓟捣取汁，酒一半和服，干者为末，冷水调服《圣惠方》。

头发　败棕　陈莲蓬等分烧灰

每三钱木香调下。

〔批〕外止血法。

外止法：墙头苔藓、石榴花片皆可塞，车钱草汁、生萝卜汁皆可滴，百草霜、白茅花皆可服，火烧龙骨吹之。黑药止血，京墨、百草霜、乱发灰、棕榈灰、侧柏灰、莲蓬灰、姜灰、草纸灰、黄绢灰俱可用。

〔批〕少阴发汗。

伤寒少阴症，强发其汗，则伏热逼血从九窍而出，名为下厥上竭，不治。

〔批〕孔。

毛孔出血肝藏血，心之液为汗，肝心俱伤于邪则汗血。《三因》曰：无病者，汗出污衣，甚如坯染，名曰血汗，亦曰红汗，由大喜伤心。喜则气散，血随气行也，宜黄芪建中汤见虚劳，兼服妙香散见惊悸，以金银器入小麦、麦门冬去心，煎汤调下《圣济方》。

郁李仁破血。去皮，研，钱

以鹅梨捣汁调下。

肌衄血从毛孔出。〔批〕汗血，用人中白，不拘多少，刮在新瓦上，火逼干，研极细末，每二钱，入麝香少许，温酒调下。外用男胎发灰醖之。未效，以郁金末水调鹅翎扫之立止。

〔批〕衄衊。

衄衊经曰：少阴所至为衄衊，衊亦血汗也。河间曰：胆受热，血

妄行，为衄衊，定命散。

朱砂　寒水石各等分　麝香减半

为极细末。每五分，新汲水调下。

〔批〕衄。

衄血　鼻通于脑，血上溢于脑，所以从鼻而出。衄出于肺，兼以阳明热蒄，则口鼻俱出。《三因方》云：衄因伤风寒暑湿，流传经络，涌泄于清气道中而致者，皆外因也。积怒伤肝，积忧伤肺，烦思伤脾，失志伤肾，暴喜伤心，皆能动血。随气上溢而致者，属内因。因饮酒过多，啖辛热炙煿，或坠车马伤损而致者，非内外因也。东垣云：衄血出于肺，以犀角、升麻、栀子、黄芩、白芍、生地、紫参、丹参、阿胶之类主之。

〔批〕止衄。

止衄法　茅花三钱，水煎服。白芍、茅花对半尤稳。

麻油或莱菔汁滴鼻中。

糯米炒微黄，研末，新汲水下二钱。

乱发烧灰存性，研细，水服一钱，并吹鼻中。

白及末，新汲水调下，神效。另以冷水调涂山根上，立止。

衄久不止，诸药不效神法：

以大白纸一张，作十数摺，冷水浸湿，置顶中，以熨斗熨之至一二重纸干，立止。又法，用线扎中指中节，左鼻出血扎左指，右鼻扎右指，两孔齐出，右、左齐扎之。蓦然以水喷面，使惊，则血止，癫衄尤宜。

大蒜一枚，细研作饼子，如钱大，左鼻贴左足心，右鼻贴右足心，两鼻贴两足心，血止即洗去。

〔批〕伤寒衄。

伤寒致衄，滑石末，饭丸梧子大，每一丸，微嚼破，新水下，立止。

〔批〕挟气衄。

挟气衄，血莎芎散《三因》又名芎附饮。《心法》。

香附去毛，四两。开郁行气，使邪火散于经络　川芎二两。和血通肝，

使血归于肝脏。血归火散，其血立止

为末，每二钱，不拘时，茶清调服。

〔批〕头风衄。

头风自衄头风缠发，则衄不止，宜芎附饮见上，间进一字散。

雄黄　细辛各钱　川乌尖生用，一个

为细末，每用一字，姜汁、好茶清调服。

〔批〕发汗衄。

伤寒不得汗而衄伤寒汗出不彻，能逼动经血，误发其汗，亦动经血，二者不同，及感寒者，麻黄桂枝汤东垣。

麻黄　白芍　黄芪　甘草炙。各钱　桂枝　当归各五分　麦门冬去心　人参各三分　五味子五粒

煎。

经曰：伤寒脉浮紧，麻黄汤主之。不发汗，因致衄者，发热身无汗，自衄者愈。风寒在经，菀而为热，不得汗解，衄则热随血散，俗名红汗，故愈。柯云：若用麻黄汤，再发汗，液脱则毙。仲景云：衄家、亡血家，不可发汗，发汗则阴阳俱虚。《针经》曰：夺血者无汗，夺汗者无血。王海藏曰：仲景言衄家不可发汗，盖谓脉微也。若浮紧者，麻黄汤。浮缓者，桂枝汤。《活人》言：脉微者，黄芩芍药汤、犀角地黄汤。成无己曰：伤寒衄者，为邪气不得发散，壅盛于经，逼迫于血也。麻黄汤治衄者，非治衄也，即是发散经中邪气耳。

〔批〕热郁。

表未解，热郁作衄，麻黄升麻汤。

前方去归、芪、桂枝，加升麻、黄芩、石膏，姜煎。

〔批〕伤湿。

伤湿而衄，肾着汤加川芎，名除湿汤。

〔批〕伏暑。

伏暑而衄，茅花汤调五苓散有伤暑吐衄，不宜过用寒凉者，见清暑益气汤注。

〔批〕实热。

实热衄血，宜木香黄连丸见痢。大便结者，调胃承气加生地

黄。溏软者，黄连解毒汤去柏皮、犀角地黄汤可选用之。

〔批〕上膈热。

上膈热极而衄，《局方》金沸草散见嗽去麻黄、半夏，加茅花如荆芥数，或用黄芩芍药汤见后加茅花一撮。一方加黄芪，治虚家吐衄，不能饮食。〔批〕不能饮食。

〔批〕虚者。

虚者，茯苓补心汤、四物合参苏饮。

生料鸡苏散《玄珠》。

鸡苏叶　黄芪　生地　阿胶　白茅根各两　麦门冬去心　桔梗　蒲黄炒黑　贝母去心　甘草炙。各五钱

每四钱姜煎。

〔批〕下虚上盛。

下虚上盛而衄不宜过凉，宜四物合生脉散，加黄芪、磨沉香，下养正丹及八味丸。

〔批〕面黄目眩。

鼻衄，面色黄，眼涩多眩，手麻木，黄芪芍药汤东垣。

黄芪两　甘草炙，二两　升麻两　葛根　羌活各五钱　白芍二钱

每五钱煎上症因中气不足，风木乘土，故以甘、芪为君，风药佐之。

〔批〕火升。

火升鼻衄，黄芩芍药汤。

黄芩三两　白芍　甘草炙。各二两

每五钱煎宜加炒黑栀子。

〔批〕沥血欲绝。

疗鼻沥血三升，气欲绝方《千金》。龙骨末一枣核许，微以气吹入鼻中即断更出者，更吹之。

〔批〕酒衄。

饮酒过多而衄，茅花、葛根煎服，或理中汤去干姜，加茅花、葛根。

〔批〕癫衄。

癫而衄不止，浓煎紫苏汤和小乌沉汤见前，外用水噀面法见前。

〔批〕久衄。

鼻衄久不愈，地黄散《元戎》。

生地　熟地　地骨皮　枸杞等分，焙干

为末，蜜汤调下。

〔批〕月三四发。

病衄后，血因旧路，一月或三四发，又有洗面而衄，日以为常此即水不通，借路之意，并宜止衄散《得效》。

四物汤去川芎，加赤茯苓、阿胶各三钱，黄芪六钱为末，调服二钱。或四物加石菖蒲、阿胶、蒲黄炒各五分，煎，调熟石膏末一匙。

〔批〕大衄不止。

前诸症服药不效，大衄不止者，宜多服养正丹，佐以苏子降气使血随气下。

〔批〕舌衄。

舌衄心脏有热，则舌上出血如线，炒槐花末掺之。麦门冬煎汤，调妙香散见惊悸或文蛤散。

五倍子一名文蛤　白胶香　牡蛎粉

等分为末，每少许掺之敷诸黑药。

〔批〕舌黑，有孔，涌出。

舌上黑，有数孔，大如筋，出血如涌泉心脏热极，戎盐丸《奇效》。

戎盐即青盐　生大黄　黄芩各五两　人参　桂心　甘草各二两

蜜丸梧子大，每十丸米饮下日三。

〔批〕舌如簪孔。

舌上出血如簪孔，用黄连五钱，黄柏三两，栀仁廿枚，以酒二升渍一宿，煎三沸，顿服。

〔批〕如针孔。

窍如针孔，紫霜丸《良方》。

紫金沙即露蜂房顶上实处，研，两　芦荟研，三钱　贝母去心，四钱

蜜丸樱桃大，每一丸，水一盏化开煎服。

余药蒲黄、小蓟根、茜根，诸方皆可加。

〔批〕齿衄。

齿衄　血从齿缝中或齿龈中出，谓之齿衄，亦曰牙宣。

〔批〕风壅。

有风壅者，消风散见头痛。内服外擦，擦加盐。

〔批〕肾虚。

有肾虚者肾主骨，齿者骨之余。火乘水亏而上炎，服凉药愈甚，宜盐汤下安肾丸见嗽。外用青盐炒黑香附擦之。

〔批〕胃热。

有胃热者，牙疼牵引头痛，龈间出血，清胃散见牙齿。血多涌出不止为热盛，阳明多气多血故也。

〔批〕湿热。

胃中湿热，齿龈〔批〕龈，音“懇”宣露，及吐衄齿血，宜甘露饮《局方》。

生地黄　天冬　麦冬　熟地黄　石斛　甘草烦热多属于虚。诸药之甘寒，治胃盛之虚热，泻而兼补也　茵陈　黄芩二味之苦寒，折热而去湿　枳壳　枇杷叶火热上行为患，故又以二味抑而降之也

等分，每五钱煎。

一方加肉桂、茯苓，名桂苓甘露饮。《本事方》加犀角凉心泄肝，清胃中火热，加此甚有道理。胃之窍在口，其脉上齿挟鼻。湿热怫菀胃中，越出于口鼻，故吐衄。齿属肾，龈〔批〕龈，鱼斤切，牙本也，龈即龂。属胃，二经有热，则齿龈齿缝出血，或牙龈袒脱，齿龈宣露也。

外用大黄米泔浸令软、生地黄大者，薄切，二味旋切，各用一二片合定，贴患处，一夜即愈。

〔批〕齿龈血。

齿龈出血《外台》，用竹茹四两，醋浸一宿含之。

〔批〕龈肿烂。

牙龈肿烂出血，雄黄、血竭、白矾枯各钱半，麝香一字，铜绿、轻粉、黄连、黄丹炒各钱，为末，敷患处。

〔批〕齿缝血。

齿缝间出血，吃食不得，黄连散。

黄连　白龙骨　牙硝各两　白矾分　龙脑钱

为细末，每用少许敷牙根上。

〔批〕牙宣。

牙宣方，用棉花核煅灰擦。

〔批〕齿血。

满口齿血出，枸杞子为末煎汤嗽之，然后吞下立止根亦可，或用子捣汁含满口，更后吃。

〔批〕衄不止。

齿衄不止，多至盈盆，脉洪大有力，及好饮者，宜三制大黄末二钱，枳壳、甘草煎汤名甘枳汤，加童便调下，去黑粪即止。〔批〕三制大黄，酒、醋、童便。此症多因阳明热盛所致。缘冲任二脉皆附阳明，阳明气血俱多，故一发如潮涌。急则治其标，故投以釜底抽薪之法，应手而愈。若肾虚者，其血必点滴而出，齿亦悠然而疼，不如此之暴且甚也。〔批〕肾虚辨。

〔批〕不咳唾，血见口中。

不咳唾，而血见口中，从齿缝舌下而来者，宜知柏八味丸治之见虚劳。

〔批〕耳衄。

耳衄耳中出血，左关脉弦洪，柴胡清肝散。

小柴胡汤去半夏，加栀子、川芎、连翘、桔梗。

尺脉或躁或弱，六味地黄汤加止血药。外以龙骨研末吹入。

〔批〕腘衄。

腘衄血从委中出。〔批〕膝内曰腘，委中穴名，乃血暴溢《九灵山房集》云：湖心寺僧偶搔腘中疥，忽出血，汩如涌泉，竟日不止。邀吕元应往视。时已困极，无气可语。及持其脉，唯尺脉如蛛丝，他部皆无。即告之曰：夫脉，血气之先也。今血妄溢，故营气暴衰。然两尺尚可按，惟当益营以泻其阴火。乃作四神汤加荆芥穗、防风，不间晨夜并进。明日脉渐出，更用十全大补汤，一剂而愈，四神汤。

四物汤去生地黄，用赤芍，加炮干姜。

搔痒成疮，有窍出血不止，多年尿桶箍篾烧灰，敷之即止。

〔批〕呕吐血。

呕血、吐血 成碗有声者为呕，成盆无声者为吐。《千金》曰：吐血有三种，有内衄者出血，如鼻衄，但不从鼻出，是远从心肺间流入胃中。或如豆羹汁，或如切峪①〔批〕峪，音“勘”，血凝也，血凝停胃中，因满闷便吐，或数斗至一石者是也，得之于劳倦饮食过伤也。有肺疽者，或饮酒之后，毒热满闷，吐酒则血从吐后出，或一合半升、一升是也。有伤胃者，因饮食大饱之后，胃冷不能消化，便烦闷，强呕吐，使所食之物与血共上冲蹙，因伤裂胃口，吐血鲜赤，肠亦绞痛，自汗，其脉紧而数者，为难治。东垣曰：呕血出于胃，实者，犀角地黄汤主之；虚者，小建中汤加黄连主之。凡吐血后，体奄奄然，心烦闷乱，颠倒不安，寸口脉微而弱，血气俱虚则吐血。关脉微而芤，亦吐血。脉沉细者生，喘咳上气，浮大者死。

〔批〕止吐血。

止吐血 乱发烧灰二钱，以白汤化阿胶二钱，入童便、藕汁、刺蓟汁、生地汁各一杯，和服。

好陈墨浓磨，顿温服。

吐血、唾血，韭汁服立效。

韭汁、童便合和，隔汤顿热，磨郁金浓汁，荡匀服之，其血自消。

〔批〕吐血、咳血。

吐血咳血 血生于心，统于脾，藏于肝，宣布于肺。静则归经，热则妄行。火伤肺络，血随咳出或吐。阴虚火嗽，火蒸如燎肺主皮毛，故如火燎，还元水饮自己溺，名轮回酒。

---

① 峪：原作“峪”，据《千金要方·卷十二·吐血》改。

童便咸寒。降火滋阴，润肺散瘀，故治血症、久嗽、血晕如神

取十二岁无病童子，不茹荤辛，清澈如水者，去头尾，热饮。冬则用汤温之，或加藕汁、阿胶和服。有痰加姜汁比齐。褚澄①曰：喉不容物，毫发必咳，血既渗入，愈渗愈咳，愈咳愈渗。饮溲溺，百不一死。服寒凉药，百不一生。李时珍曰：小便性温不寒，饮之入胃，随脾之气上归于肺，下通水道，而入膀胱，乃其旧路，故能治肺病，引火下行。其味咸而走血，故治血病。当热饮，热则真气尚存，其行自速，冷则惟有咸寒之性而已。李士材曰：炼成秋石，真元之气渐失，不及童便远矣。

〔批〕外寒蕴热。

吐血，外感寒邪，内蕴虚热，麻黄人参芍药汤东垣。

桂枝五分，补表虚　**麻黄**去外寒　**黄芪**实表益胃　**甘草**炙，补脾　**白芍药**安太阴　**人参**益元气而益表　**麦门冬**保肺气。各三分　**五味子**敛肺气，五粒　**当归**和血养血，五分

热服。

《纲目》曰：观此一方，是以为万世模范矣。盖取仲景麻黄汤与补剂各半服之，但凡虚人当服仲景方者，宜以此为则。东垣尝治一贫士，病脾胃虚，与补药愈后，继居旷室，卧热炕，咳而吐血。东垣谓此久病虚弱，冬居旷室，衣被单薄，是重虚其阳，表有大寒，壅遏里热，火邪不得舒伸，故血出于口。当补表之阳，泻里之虚热。因思仲景治伤寒，脉浮紧，当以此汤一服而愈。陶尚文治一人伤寒，四五日吐血不止，医以犀角地黄茅花汤治之，反剧。陶切其脉，浮数而紧，遂用麻黄汤汗出而愈，此取脉不取病也，可谓得仲景心法矣。设脉不浮紧，其可用乎？〔批〕脉浮紧。

〔批〕痞热吐衄。

心下痞热，心气不足，吐血衄血，三黄泻心汤主之《金匮》。

大黄二两　**黄连**　**黄芩**各两

---

① 褚澄：字彦道，阳翟（今河南禹州）人。于南齐建元（479～480）中拜为吴郡太守，后官至左中尚书。著《医论十篇》传世，称《褚氏遗书》。

水煎服。

丹溪曰：《金匮》此方，正谓少阴之阴气不足，阳邪亢甚无所辅，肺肝俱受火邪而病作。故用大黄泄其亢甚之火，黄芩救肺，黄连救肝。肺者阴之主，肝者心之母，血之舍也。肝肺火退，使之和平，则阴血自复而归经矣。寇宗奭①曰：以苦泻其热，就以苦补其心，盖一举而两得之。吴鹤皋曰：治病必求其本。阳毒上窍出血，则热为本，血为标。能去其热，则血不治而自归经矣。李士材曰：古人用大黄治虚劳吐血，意甚深微，盖浊阴不降则清阳不升，瘀血不去则新血不生也。汪讱庵曰：若虚寒内伤吐血而误服此，则杀人矣。

〔批〕上焦壅热。

上焦热壅，吐血，脉洪大弦长，按之有力，或胸中满痛，或血是紫黑块者，四物汤去川芎，用赤芍，加牡丹皮、荆芥、阿胶、滑石、大黄、元明粉、桃仁泥之属，从大便导之，此釜底抽薪法也血从下出者顺，从上出者逆。一应血上溢之症，苟非脾虚泄泻，羸瘦不禁者，皆当以醋制大黄和生地汁及桃仁泥、牡丹皮之属引入血分，使血下行，转逆而为顺，此妙法也。不知此而日从事于芩、连、知、柏之属，辅四物而行之，使气血俱伤，脾胃两败，百无一生矣。

〔批〕下行后用药。

血既下行之后，用薏苡仁为君，及百合、麦门冬、鲜地骨皮。嗽渴加枇杷叶、五味子、桑根白皮，有痰加瓜蒌霜、贝母之属皆气薄味淡，西方兑金之本药，因其衰而减之，自不再发，于虚劳症为尤宜。

〔批〕胸烦热。

胸中烦热，吐血不止，口舌干燥，头疼，石膏散《奇效》。

石膏二两　麦门冬二两　黄芩　生地黄　升麻　葛根　青竹茹　天花粉各两　甘草炙，五钱

每五钱煎。

---

① 寇宗奭：宋代药物学家，政和年间（1111～1117）任医官，授通直郎，通明医理，尤精于本草学，著有《本草衍义》3卷。

〔批〕冒雨着湿。

冒雨着湿，闭于经络，血溢妄行或衄或吐，肾着汤见伤湿。头疼加川芎。

〔批〕暑月。

暑月吐血，口渴面垢，头眩干呕，用茅花、灯心、麦冬煎汤，入藕汁、侧柏叶汁、茅根汁、姜汁少许、生蜜少许，调五苓散。血止，四物去川芎，加丹皮、百草霜末，煎服一二贴，却用黄芪六一汤调理。

黄芪六两　甘草炙，两

大枣煎。

赵氏曰：伤暑吐衄，宜清暑益气加丹皮、生地、犀角之类。盖暑伤心，亦伤气，其脉必虚。以参、芪补之，使能摄血，斯无弊矣。愚按：若脉迟，则丹皮之类亦不宜用。余尝治一人，盛暑乘凉，受雨风，吐血成盆。诊其脉沉迟而虚，遂以参、芪、归、术、姜、附入表散药中，数服顿愈，并不再发。〔批〕附案。

〔批〕怒伤。

怒气伤肝，唇青面黑，四物汤吞鸡苏丸中有理肝之药。

愚谓：加味逍遥散加青皮、桃仁、黄芩之属尤佳。

〔批〕薄厥症。

素无病，忽吐血，脉弦急，名薄厥症血菀于上而吐血，谓之薄厥，或得于大怒气逆，阴阳奔迸，越鞠丸。

〔批〕劳心。

劳心吐血，用莲心五十粒能疗血竭，糯米五十粒，研末，温酒调服，及天门冬汤《奇效》。

天冬去心　麦冬去心　黄芪酒炒　人参　阿胶炒珠　生地　当归　藕节　远志去心　没药　甘草炙

加姜煎气血兼补之中，以二冬清心润肺，志肉通肾交心，藕节、没药散瘀生新也。

〔批〕劳伤心脾。

思虑过度，劳伤心脾心藏神而生血，脾主思而统血，脾虚不能摄血，致血妄行而吐衄，或肠风崩漏，及怔忡健忘，惊悸盗汗心伤血少，汗为心液，发热脾主肌肉体倦脾主四肢，食少脾不健运不眠血不归脾等症，宜归脾汤。

人参　白术土炒二钱　黄芪蜜炙钱半　甘草炙五分。血不归脾则妄行。四者甘温，所以补脾　茯神宁神　龙眼肉甘温　枣仁酸，敛心气。炒。各钱　远志甘草水煮，去心，一钱。四者所以补心，心者脾之母也　当归滋阴养血。酒洗，钱半　木香行气舒脾。汪机曰：木香与补药为佐则补，与泻药为臣则泄。既以行血中之滞，又以助参芪而补气。气旺则能摄血，血自归经，诸症悉平矣。五分

姜、枣煎。

〔批〕实火顺气，虚火补气。

治实火之血，顺气为先，气行则血自归经；治虚火之血，养正为先，气旺则自能生血。赵氏曰：心主血，脾统血，肝藏血。凡治血症，须按三经用药。远志、枣仁补肝，以生心火。茯神补心，以生脾土。参、芪、甘、术补脾，以固肺气。木香香先入脾，总欲使血归脾耳。劳力太过，吐血不止，苏子降气汤加人参、阿胶、白及为末，煮猪肺蘸食之。〔批〕劳力。

〔批〕久不止。

吐血久不止，松花散《奇效》。

松花半两　生地黄　鹿角胶炒黄　山药各两　艾叶二钱半　茜草根　白茯苓　紫菀　人参　百合　大蓟独眼者，晒干　甘草炙。各五钱

为细末。每二钱，不拘时，米饮调下。或加卷柏、阿胶、鸡苏、麦冬之类。

〔批〕神验方。

吐血百治不瘥，神验不传方《千金》：生地黄汁半升煎三沸，纳大黄生末一方寸匕用大黄极少，不过引生地下达耳调和，空腹服，日三服。疗十十瘥。

〔批〕内损。

内损吐血饮食劳倦过伤，出如涌泉，须臾不救即死此即《千

金》所谓内衄也，与后肺疽、伤胃三种，俱详呕吐血总注。侧柏叶蒸焙两半，荆芥穗烧炙、人参各两，为细末，入白面粉二钱，新汲水调如稀糊，不拘时啜服。实者三黄泻心汤见前，微虚者茯苓补心汤。

〔批〕肺疽。

肺疽吐血，血从吐后出饮酒及啖辛热而得，宜大蓟散《得效》。

大蓟根洗　犀角屑　升麻　桑白皮炙　蒲黄炒　杏仁去皮尖。各二钱　甘草炙　桔梗炒。各钱　姜五片

煎。

古方用红枣烧存性，百药煎煅，等分为末，每二钱，米饮调服。

〔批〕饮酒积热。

饮酒积热，吐衄垂死者仲景曰：酒客咳者，必致吐血。此因极饮过度所致，即肺疽之属也，宜葛根丸《局方》。

黄连四两　葛花二两。如无，以葛根代之

为末，用大黄末，水熬成膏，和丸，每服五钱。

〔批〕伤胃。

伤胃吐血伤裂胃口，宜理中汤加川芎、扁豆为佳，或加干葛。酒伤亦加干葛、茅花。饮食伤者，加陈皮、麦芽、神曲、砂仁之属。若渴甚，加葛根《曹氏必用方》云：吐血须煎干姜、甘草与服，或四物、理中汤亦可。若服生地、竹茹、藕汁，去生便远。《三因方》云：理中汤能止伤胃吐血，以其方最理中脘，分利阴阳，安定血脉。按：患人果身受寒气，口食冷物，邪入血分，血得冷而凝，不归经络而妄行者，其血必黯黑，其色必白而夭，其脉必微迟，其身必清凉。不用姜、桂而用凉血之药，殆矣。临病之士，宜详审焉。凡吐血之后，有潮热、咳嗽，脉洪大而紧数，五至以上，不可治。

〔批〕发渴。

吐血多发渴名为血竭，十全大补汤，或生脉散加黄芪、地黄、葛根、枇杷叶。

〔批〕发寒热。

吐甚头晕，发为寒热者血虚气逆，苏子降气汤见气合四物汤各半贴，加阿胶钱。若单发热者，茯苓补心汤最能治虚热，然不可过。

〔批〕气血虚寒。

吐血不止，气血皆虚，虚必生寒，柏叶汤《金匮》。

侧柏叶生而西向，乃禀兑金之气，可制肝木。木主升，金主降。取其升降相配，夫妇之道和，则血得以归藏于肝矣　干姜性热，止而不走，用补虚寒之血。炮。各二两　艾叶温能入内，而不炎于上，可使阴阳之气反归于里，以补其寒。三把　马通汁即尿一升。血生于心，心属午，于是用午兽之通，主降火，消停血，引领而行

水五升合汁，煮取一升，分温再服仲景治此，唯此与三黄泻心汤二方可为准绳，宜触类而长之。

〔批〕血枯。

血枯　经曰：有病胸胁支满者，妨于食，食至则先闻腥臊气，出清液，先吐血，四肢清，目眩，时时前后血，病名血枯。此得之年少时有所大脱血，若醉入房中，气竭肝伤也。

《素问》方：

乌贼骨即乌贼，入肝经血分和血，四　藘茹即茜草，能益精，通经血

二物并合之雀卵即麻雀卵，补精血，治阴痿，为丸，如小豆大，每五丸为后饭。先药后饭。以鲍鱼汁即淡干鱼，石首为胜。能通血脉，益阴气送下，利肠中及伤肝也注详妇科经闭，可参阅。

〔批〕死血。

血枯及死血在膈，饮食不下，大便燥，滋血润肠汤《统旨》。

当归三钱　白芍煨　生地各钱半　红花　桃仁去皮，炒　大黄酒煨　枳壳各钱　韭汁　酒各半盏

煎，食前服。

〔批〕损伤。

打扑损伤吐血，先以藕节、侧柏叶、茅根、韭叶各汁，童便磨陈京墨，化阿胶止之，却以川芎、当归、白芍、荆芥穗、百合、阿胶、牡丹皮、紫金藤、大黄、滑石、桃仁、红花煎汤，调番降

香末、白及末服之。

〔批〕咳嗽唾血。

咳血、嗽血、唾血 肺为华盖，至清之脏。有火则咳，有痰则嗽。肺不独咳血，而亦唾血。盖肺主气，气逆为咳。肾主水，水化液为唾。肾脉上入肺，循喉咙，挟舌本，其支者，从肺络心，注胸中。故二脏相连，病则俱病，于是皆有咳唾血也。亦有可分别者，涎唾中有少血散漫者，此肾从相火炎上之血也。若血如红缕在痰中咳出者，此肺络受热伤之血也，其病难已。若咳出白血，浅红色，似肉似肺者，必死。然肝亦唾血，肝藏血，肺藏气，肝血不藏，乱气自两胁逆上，唾而出之。《内经》有血枯症，先唾血为气竭伤肝，已录在前。热壅于肺，能嗽血，久嗽损肺，亦能嗽血。壅于肺者易治，不过凉之而已；损于肺者难治，渐以成劳也。丹溪曰：咳血乃火中痰盛，若身热多是血虚。

〔批〕试血法。

试血法 摘元云：吐水内浮者，肺血也；沉者，肝血也；半浮沉者，心血也。各随所见，以羊肺、肝、心蘸白及末，日日服之佳。

〔批〕咳嗽痰血。

咳嗽痰血 肝者，将军之官。肝火上逆，能燥心肺故也。

咳血方丹溪。

青黛泻肝而理血，散五脏菀火。水飞 栀仁凉心而清肺，使邪热下行。炒黑。二者所以治火 瓜蒌仁润燥滑痰，为治嗽要药，能清上焦痰火，荡除菀热、垢腻。去油 海石软坚，止嗽除痰，清水之上源，肺清则嗽止。去砂。二者降火而兼行痰 诃子肉能敛肺而定痰喘，不用治血之药者，火退则血自止也

等分为末，蜜丸如弹子大，含化。嗽甚加杏仁去皮尖，研，喘亦加之。

〔批〕咳甚而唾血。

咳嗽甚而唾血者，鲜桑白皮一斤米泔浸三宿，刮去红黄皮，剉碎，糯米四两焙干，为末，每二钱米饮下。

热嗽有血，宜金沸草散见嗽加阿胶钱。痰甚加瓜蒌仁、贝母。

〔批〕热嗽咽痛，痰带血丝。

热嗽咽痛，痰带血丝或痰中多血，色鲜者，并宜金沸草散。若服凉药不愈，色瘀者此非热症，宜杏子汤《易简》。〔批〕色瘀非热。

人参　半夏泡　茯苓　五味子　白芍　甘草等分　干姜炮　细辛　桂枝减半　杏仁五枚，去皮尖，研　生姜三片

煎。

外感重加麻黄呕逆恶心者，不可用此。

〔批〕喘嗽咯唾。

上气喘急，咳嗽唾血咯血，人参细末、鸡子清调三钱五更初服，便去枕仰卧，忌酸咸物及醉饱。

〔批〕脉大。

脉大发热，喉中痛是气虚，用人参、黄芪蜜炙、黄柏、荆芥、地黄、当归、韭汁、童便，少加姜汁，磨郁金饮之。

〔批〕浮大。

脉浮大者作虚治，用补虚劳条诸补药。若浮大而上壅甚者，鸡苏丸见前。

〔批〕沉滑，数不治。

沉滑有力当攻之，攻中有补，倒仓法之类，浮数者不治。

〔批〕阴虚火动。

阴虚火动而嗽血者，滋阴保肺汤《统旨》。

当归　白芍煨　生地黄　阿胶蛤粉炒珠。各钱　桑白皮炙　枇杷叶去毛，炙。各钱半　麦门冬去心，三钱　天门冬去心，钱半　黄柏盐水炒　知母同　橘红　紫菀炙。各七分　五味子十五粒杵　甘草五分

煎。

或噙化丸丹溪。

香附童便浸炒　杏仁童便浸，去皮尖，炒　山栀仁炒　青黛飞　海粉　瓜蒌仁去油　诃子肉　马兜铃等分　白硼砂少许

炼蜜，少加姜汁。为丸，每噙一丸，白汤下。

兼进天一丸丹溪。

地黄　牡丹皮　黄柏　知母俱童便浸，晒干　枸杞子　五味子　牛膝　麦门冬去心　白茯苓

蜜丸，空心白汤下与噙化丸相兼服，火动咳血甚效。

〔批〕血散漫。

痰嗽中有少血散漫者解见总注，地黄汤加童便、阿胶。

〔批〕血如红缕。

血如红缕，在痰中唾出者并见总注，二冬、二母、白及、阿胶、薏米、紫菀、百合、桔梗、甘草煎服。

〔批〕痰中带血。

喘嗽不已或痰中带血，宜百花膏见喘，虚人尤宜。

〔批〕血丝。

痰带血丝，童便、竹沥止之。

痰嗽中有血丝，盗汗发热，劫劳汤见肺痿。

虚热，见诸血，茯苓补心汤。

〔批〕先血后痰。

先咳血后见痰多是阴虚火动，痰不下降，四物加贝母、花粉化痰、栀仁、丹皮、麦冬降火。

〔批〕先痰后血。

先唾痰后见血多是痰火积热，四物去川芎，加二冬、二母、丹皮、桑皮、栀仁、黄芩。

〔批〕久嗽唾血腥臭。

肺气不足，久嗽，皮毛焦枯，唾血腥臭，喘乏不已，补肺汤《局方》。

钟乳补虚劳　白石英润肺治咳，俱碎如米粒　紫菀　款冬花　桑白皮　肉桂

合生脉散各二两。为粗末，每四钱，姜五片、枣一枚、粳米三十余粒，加阿胶、白及各钱，煎。

〔批〕气急。

嗽血而气急者，补肺汤加阿胶、杏仁、桑白皮各钱，吞养正

丹或三妙丹《局方》。

吴茱萸去枝梗，洗净，以破故纸一两同炒　草果仁以舶上茴香两同炒　胡芦巴以山萸肉一两同炒，俱候香熟，除去同炒之药。以上各两

为末，酒煮面糊丸。不拘时，姜汤下。

〔批〕瘀热。

瘀热者，七伤散丹溪。

黄药子　白药子皆治肺热有功，各两半　赤芍七钱半　知母　元胡索　当归各五钱　郁金二钱半　山药　乳香　没药　血竭各二钱

每二钱茶清下。

〔批〕肺伤有火。

肺伤肾水源绝咽痛肾脉挟咽，虚火上炎，喘咳火上熏肺痰血痰因火生，血因火逼，百合固金汤戢庵。

生地黄二钱　熟地黄三钱。金不生水，火炎水干，故以二地助肾滋水，退热为君。肺肾为子母之脏，故补肺多兼补肾　麦门冬清热润燥。去心，钱半　百合保肺安神　贝母散肺菀而除痰。各钱　元参助二地以生水。八分　白芍炒　当归养血兼以平肝，肝火盛则克金　生甘草各钱　桔梗八分。成功上部，载诸药而上浮。皆以甘寒培元清本，不欲以苦寒伤生发之气也

李士材曰：赵戢庵此方，殊有卓见。然上为金母，清金之后，亟宜顾母，否则金终不可足也。《医贯》曰：咳嗽吐血，未必成瘵也，服知柏四物之类不已则瘵成矣。胸膈膨胀，悒悒不快，未必成胀也，服消导之药不止则胀成矣。气滞膈塞，未必成噎，服宽快之药不止则噎成矣。〔批〕病因药成。

〔批〕肺伤气极。

肺伤气极，吐痰吐血，紫菀汤见肺痿。

〔批〕嗽血成劳。

嗽血久而成劳，或劳病后而嗽血，肌肉消瘦脾主肌肉，四肢脾主四肢倦怠与消瘦皆脾虚，五心心窝、手足心烦热心火陷于脾土之中，宜升发火菀，咽干颊赤肾水不足，相火上炎，自汗阳虚食少脾胃虚弱，或日晡潮热肺虚，宜黄芪鳖甲散谦甫。

天门冬泻肺火　鳖甲炙，五钱　赤芍泻肝火　生地黄　知母滋肾水。各三钱半。五者滋肾水而泻肝肺之火以养阴　黄芪蜜炙，五钱　人参　肉桂各钱半　茯苓三钱　甘草炙，三钱半。五者固卫气而补脾肺之虚以助阳　桑白皮炙，三钱半　桔梗钱半，以泻肺热　半夏　紫菀三钱半，以理痰嗽。紫菀润肺止嗽，半夏化痰利咽，故《金匮》治喉痹咽痛皆用半夏，盖辛能散，亦能润也　秦艽　地骨皮以散内热而除蒸　柴胡各三钱，以解肌热而升阳，此表里气血交治之剂也

每一两加姜煎。

《卫生》加桂、芍、地骨皮、地黄、天冬，名人参黄芪散，治同。

〔批〕嗽咯成劳。

嗽咯血成劳，眼睛疼，四肢困倦，脚膝无力，五味子黄芪散《宝鉴》。

生脉散加黄芪、熟地黄、桔梗、甘草、白芍分两随酌，每四钱煎，日三服。

〔批〕劳倦致血。

咳唾血因劳倦者，人参救肺散《奇效》。

人参　黄芪　当归尾　熟地黄各二钱　桑白皮　升麻　柴胡　白芍各钱　苏木　陈皮　甘草各五分

煎。

《脉经》云：肺伤者，其人劳倦则咳血，以人参救肺治之。其脉细紧浮数，皆唾血，此为躁扰，由嗔怒得之，脉伤气壅所致，以降气宁神之药治之。

〔批〕嗽唾血。

嗽血唾血，猪心一个切开勿离，入沉香末钱，大半夏七个纸裹，小便内浸湿，煨熟，去半夏吃之。

〔批〕咯血。

咯血　不嗽而咯出血也。咯与唾少异，唾出于气上无所阻，咯出于痰气菀于喉咙之下，滞不得出，咯而乃出。咯与唾同出于肾也，治咯血宜童便、青黛，以泻三焦与胆所合之相火，而姜汁

为佐。用四物、地黄、牛膝辈以补肾阴而安其血。东垣云：咯唾血出于肾，以二冬、二母、桔梗、百部、黄柏、熟地之类主之。如有寒者，干姜、肉桂主之。痰涎血者出于脾，葛根、黄芩、黄连、芍药、甘草、当归、沉香之类主之。《卮言》云：咯血为病，最重且难治者，以肺经气多血少，金为火所制，迫而上行，以为咯血。逆之甚矣，上气见血，下闻病音，谓喘而咯血，且咳嗽也。

〔批〕咯初起。

咯血初起，宜白扁豆散见肺痿去半夏，加贝母，入生地黄、藕节尤佳，及磨浓陈京墨，调黑神散《局方》。

黑豆炒　干地黄酒浸　当归酒洗　肉桂去皮　干姜炮　甘草炙　赤芍　蒲黄各四两，豆去皮半升

为细末，每二钱酒、童便各半盏煎调服，兼小乌沉汤见血溢后末各钱调服。

又生姜一片，蘸百草霜含咽。霜淡，再蘸姜。无味，吐去易之。

〔批〕肺虚风壅。

肺虚风壅，咳嗽喘满，咯痰血，青金丸《三因》。一名如圣饼子。

杏仁去皮尖，二两　牡蛎粉炒黄色，去粉研　青黛水飞，两　黄蜡两，溶化

和丸弹子大，压扁如饼，每服用梨一个或干柿饼一个，破开去核，入药一饼，合定，以湿纸裹煨，约药溶，取出去火毒。细嚼，糯米粥汤下。

〔批〕早间咯血。

膈上有火，早间寅卯木旺，生火之时咯血肺属金，清肃之脏也。木火焚灼，肺金受刑，故咯血，两颊肺肝之部常赤，咽喉不清十二经脉唯足太阳在表，不历咽膈。余皆上循喉咙，尽能作病，而君相二火为尤甚。诸火上逆，故咽喉不清，清咽太平丸。

薄荷辛香升浮，消风散热。消风故疏肝，散热故清肺，是以能治血病。十两　防风上部血药之使，泻肺火，散肝火　川芎血中气药，升清散瘀，为通阴阳血气之使　柿霜生津润肺　犀角凉心清肝　甘草缓炎上之火势。

各二两　桔梗载诸药而上浮，三两。又甘、桔相合，为清咽利膈之上剂也

蜜丸弹子大，噙化。

〔批〕吐咯成劳。

吐咯血成劳瘵，七珍散见不能食加阿胶、当归各五分，恶甜味人更加百药煎五分，仍调钟乳粉尤佳。一味钟乳粉，用糯米饮调，亦治上症。

〔批〕咯血红痰。

多年咳嗽，咯血红痰，独圣散见肺痿。又新棉灰五分，酒调下，亦治咯血。

〔批〕统治诸方。

治咯血，白及枇杷丸戴氏。

白及两　枇杷叶去毛，蜜炙　藕节各五钱

为细末，以阿胶五钱，蛤粉炒珠，用生地汁调之，火上顿化，入前药为丸。龙眼大，每服一丸。

又方，黄药子、汉防己各两为末，每一钱，小麦二十粒同煎，食后温服。

又，薏苡仁为末，熟煮猪胰切片，食后微空时，蘸末食之余见痨瘵、肺痿各条。

〔批〕溲血。

溲血痛者为血淋，别见淋门。不痛者为溺血。经云：悲哀太甚则胞络绝，胞络绝则阳气内动，发则心下崩，数溲血也。又云：胞移热于膀胱，则癃、溺血。

〔批〕热在下焦。

仲景曰：热在下焦则尿血，乃心移热于小肠，从精窍中出也。《准绳》曰：尿血，未有不本于热者。血虽主于心，五脏凡有损伤，妄行之血，皆得如心下崩者，渗于胞中。五脏之热皆得如膀胱之移热，传于下焦。何以言之？肺金者，肾水之母，谓之连脏，况恃之通调水道，下输膀胱者也。肺有损伤，妄行之血，若气逆上者，即为吐血矣。气不逆者，如之何？不从水道下降入胞中耶？其热亦直抵肾与膀胱可知也。脾土者，胜水之贼邪也。

水精不布，则壅成湿热，湿热必下陷，伤于水道，肾与膀胱俱受其害。害则阴络伤，伤则血散入胞中矣。肝属阳，主生化，主疏泄，主纳血。肾属阴，血闭藏而不固，必渗入胞中，正与《内经》所谓伤肝血枯症时时前后血者类也。大抵溺血、淋血、便血三者，虽以前后阴所出有不同，然受病则一也。故治分标本，亦一也。其散血止血之药无越于前数十品之间，惟引导佐使各走其向者少异耳。

〔批〕溲血虚症。

凡溲血，先与生料五苓散和四物汤。若素病于色者此属虚症，宜五苓散和艾胶汤。

四物加艾叶微炒、阿胶炒珠、甘草炙，煎。

吞八味丸或鹿角胶丸《济生》。

鹿角胶五钱　没药另研　油头发灰各三钱

为末，茅根汁打面糊为丸，盐汤下。

或辰砂妙香散见遗精和五苓散煎，吞上二项丸。

〔批〕清便有血数点。

若小便自清，有数点血者，五苓散加赤芍钱。

〔批〕如砂色红。

亦有如砂石而色红，却无石淋之痛亦属虚症，并宜如前，用五苓散、妙香散合煎，吞二项丸子或鹿茸丸见淋。

〔批〕湿热。

湿热下注，尿血，八正散见小便加麦冬，葱煎。小便涩痛，药内调海金沙末。又方：夏枯草烧灰存性为末，米饮或凉水调服，车前草汁数合空心服。

〔批〕尺脉滑实。

尺脉滑，气血实者，可以调胃承气汤加当归治之。轻者小蓟饮子见血淋、瞿麦散《奇效》。

瞿麦穗　赤芍　赤茯苓　车前子　桑白皮　生地黄　白茅根无根用花　石韦去毛　阿胶炒珠　滑石水飞　黄芩　甘草炙。各二钱

为细末，每二钱入血余烧灰，沸汤调服。又发灰二钱，车前

草、茅根取汁，或煎汤调下。

〔批〕虚损有热。

虚损，膀胱有热，尿血不止，蒲黄丸。

蒲黄炒　冬葵子　赤茯苓　黄芪各两　车前子　当归微炒　蔓荆子各七钱半　麦门冬去心　生地黄各二两

蜜捣丸。

〔批〕劳损伤中。

劳损伤中，尿血，牡蛎散。

牡蛎煅粉　车前子　白龙骨煅赤　熟地黄　黄芩　桂心各两

为细末，每二钱，米饮调下。单用龙骨末二方寸匕，酒一升调服，日三。

〔批〕心脏有热。

心脏有热，尿血热乘于血，血渗小肠，如神散。

阿胶炒珠，两　山栀仁炒黑　车前子　黄芩　甘草各二钱半

为细末，每五分或一钱，井花水调服，日三。

〔批〕疼痛。

尿血疼痛，玉屑散。

黄芪　人参等分为末　萝卜大者切指厚三指大，蜜二两，淹炙尽蜜，蘸末吃。盐汤送下

〔批〕泻血。

泻血　血之在身，有阴有阳。阳者顺气而行，循流脉中，调和五脏，洒陈六腑，谓之营血。阴者居于络脉，专守脏腑，滋养神气，濡润筋骨。若其脏感内外之邪伤，则或循经之阳血至其伤处，为邪气所阻，漏泄经外，或居络之阴血因着留之邪僻裂而出，则皆渗入肠胃而泄矣。世俗每见下血，率以肠风名之，不知风乃六淫中之一耳。或风有从肠胃经脉而入客者，或肝经风木之邪内聚于肠胃者，则可谓之肠风。若其他不因风邪，而肠胃受火、热二淫，与寒、燥、湿怫菀其气，及饮食劳力伤其阴络之血者，亦谓之肠风可乎？许学士谓：下清血色鲜者，肠风也。血浊色黯者，脏毒也。肛门射而血线者，脉痔也。然肠风挟湿者，亦下如豆汁，

及紫黑色瘀，不必尽鲜。正当以久暂为别耳。〔批〕血色久者瘀，暂者鲜。

〔批〕先血后便。

先血而后便此近血也。由手阳明随经下行，渗入大肠，传于广肠而下者也，赤小豆当归散主之《金匮》。

赤小豆色赤，心之谷也，行水散血。五两，水浸，令芽出，暴干　当归两，补血

为末，浆水服方寸匕，日三。

〔批〕先便后血。

先便而后血此远血也。由足阳明随经入胃，淫溢而下者也，黄土汤主之《金匮》。

熟地黄　附子炮　白术　阿胶　黄芩　甘草各三两　灶中黄土半升　水八升

煮取三升，分温二服。

〔批〕腹不痛。

腹中不痛谓之湿毒下血，血色不鲜或如豆汁，或紫黑，黄连汤洁古。

黄连　当归各五钱　甘草炙，二钱半

每五钱煎。

〔批〕腹痛。

腹中痛谓之热毒下血，血色鲜，芍药黄连汤洁古。

前方加芍药五钱，大黄钱，薄桂五分，每五钱煎。痛甚者，调木香、槟榔末各五分。

〔批〕腹痛见血。

太阴阳明腹痛，大便常溏泄。若不泄，即秘而便难，见血后传作湿热毒，下鲜红血，腹中微痛，胁下急缩，脉缓而洪弦，按之空虚，和中益胃汤东垣。

熟地黄三钱　当归酒洗，三钱所以养血　升麻五分　柴胡五分，所以升清　苏木一分，少用和血　藁本二分。下行去湿，除风止痛　益智仁三分。开菀通气，温中止泻　甘草炙，三分。益胃

煎服。

〔批〕头摇便血。

头摇便血，防风钩藤丸见头痛末。

〔批〕肠澼。

肠澼下血肠澼者，为水谷与血，另作一派。如唧桶[①]涌出有力，而远射数尺，四散如筛下。夏湿热太甚，正当客气盛，而主气弱，故肠澼之症甚也，凉血地黄汤主之。

黄柏炒　知母炒。各钱　青皮炒　槐子炒　熟地黄　当归各五分

煎温服。

如小便涩，脐下闷或后重，调木香、槟榔末各五分。如里急后重，又不去者，当下之。如腹中动摇有水声，而小便不调者停饮也。诊是何脏，以去水饮药，泻之如脉洪大，用泻火利小便之类。

〔批〕胃虚大渴。

若胃虚不能食，而大渴不止不可用淡渗之药，乃胃中元气少故也，与七味白术散见泄泻补之。

〔批〕血虚发燥。

如发热恶热，烦躁大渴，肌热不欲近衣，其脉洪大，按之空虚，或无目痛鼻干者此非白虎症，乃血虚发热，宜补血汤见内伤。

〔批〕卒下血，鳃角尖内坚骨。

卒下血，牛角鳃灰散《外台》。

黄牛角鳃一具，烧赤色，豉汁和二钱服

〔批〕湿毒。

肠澼及湿毒下血，当归和血散东垣。

上凉血汤除黄柏、知母，加荆芥、川芎、白术、升麻。

〔批〕犯生冷。

宿有肠血症，夏月吃生冷物，肠澼下血，腰沉沉，然腹中不痛，血色紫黑是阳明少阳经血症，湿毒也，白芍、牡丹皮、熟地黄、生地

---

① 唧桶：即“唧筒”。一种能够吸水注射的器具。

黄、甘草炙各五分，葛根、当归各三分，肉桂少许，煎，分二服。

〔批〕远射四散。

肠澼下血，远射四散，腹中大作痛乃阳明气冲，湿热毒作也，升阳除湿和血汤东垣。

生地黄　牡丹皮　甘草半生半炙。用各五分　白芍钱半　黄芪钱　升麻七分　熟地黄　当归　苍术漂　秦艽　肉桂各三分　陈皮二分

煎。

〔批〕红或紫黑。

肠澼下血，红或紫黑，腹中痛，右三部脉，中取弦，按之无力，关脉甚紧，肌表凉，腹皮热而恶寒，喜热物熨之内寒明矣，宜益智和中汤东垣。

白芍钱半　当归　黄芪　甘草炙。各钱　升麻　牡丹皮　柴胡　葛根　益智仁　半夏各五分　桂枝四分　肉桂分　干姜炮少许

煎服。

〔批〕数圊不便。

大便秘塞，或里急后重，数至圊而不能便，或少有白脓或血慎勿利之，利之则必至重病，反菀结而不通矣，升麻除湿防风汤东垣升举其阳，则阴自降矣。

苍术辛温燥烈，升清阳而开诸菀。酒浸，去皮，炒四钱　防风辛温，胜湿升阳。二钱　茯苓甘淡　白术甘温，健脾利湿　白芍酸寒，敛阴和脾。各钱

〔批〕胃寒。

胃寒，泄泻肠鸣，加益智仁、半夏各五分，姜、枣煎。

通大便有用升麻者，亦此意。刘宗厚曰：饮食入胃，气必上行，然后下降。若脾胃有伤，不能上升，反下流肝肾而成泄利者，法当填补中气，升之举之，不可流下。此东垣发前人所未发也。

如飧泄不禁，以此药导其湿。飧泻及泄不止，以风药升阳，苍术益胃去湿。脉实腹胀，宜从权以苦多甘少药泄之。或不大便，于升阳汤中加泄药通之。

〔批〕结阴。

结阴便血　经曰：结阴者，便血一升，再结二升，三结三升。骆龙吉[①]云：结阴之病，阴气内结，而不外行，血无所禀，渗入肠间，故便血也。其脉虚涩者是也，因血结不行，故下也。结阴丹。

枳壳破滞气，麸炒　威灵仙宣通五脏，通行十二经络　黄芪补气　陈皮理逆气，气行则血散。去白　椿根白皮苦燥湿，寒胜热，涩收敛，入血分而涩血　何首乌甘益血，涩敛血　荆芥穗通利血脉，散瘀破结。各五钱

酒和血行气，以助药力糊丸，陈米饮入醋少许，煎温送下。

〔批〕酒湿伤胃。

酒湿伤胃，肠鸣腹痛，泄泻，便后见血，或红或紫，食则呕酸，心下痞，恶冷物，口干烦躁，不得卧，手足指冷，脉弦细而微迟，平胃地榆汤《宝鉴》。

苍术　升麻　黑附子炮。各钱　地榆七分　白术　陈皮　茯苓　厚朴　干姜炮　葛根各五分　甘草炙　当归　神曲炒　白芍　智仁　人参各三分

姜、枣煎。

风冷乘虚客于肠胃，泄泻注下，完谷不化胃受风气，木邪克土，谓之飧泄，及肠胃湿毒，下血色瘀，或如豆汁风湿流入大肠，日夜无度盖亦结阴之类。〔批〕飧泄下血。又治风虚，能食，牙关紧闭，手足瘛疭，肉瞤面肿，名曰胃风别见瘛疭，宜胃风汤。〔批〕胃风。易老：胃风者，胃虚而风邪乘之也。

人参　白术土炒　白茯苓以补脾气而益卫　当归　川芎以养肝血而调营　白芍药泻肝而能和脾，酒炒　肉桂辛能散风平木。木得桂而枯，削桂钉木根，其木即死

等分随脉症酌用分两，加粟米百粒煎。

又曰：白术、茯苓能壮脾而除湿。川芎、肉桂能入肝而驱风，故能住泄泻而疗风湿，此即十全大补去生地黄、甘草、黄芪也。为阴气内结，故去甘寒而加辛热，结者散之也。《玉机微义》曰：此方名治

---

① 骆龙吉：宋代医家，著《内经拾遗方论》4卷。

风而实非治风，乃补血和血益胃之药。血痢而挟湿者，实可倚仗。〔批〕血痢挟湿。洁古云：此症乃甲欺戊也，风在胃口，中焦湿泻不止，温既去尽，而反生燥，庚欺甲也。本无金气，以甲胜戊亏，庚为母复仇也。故经曰：亢则害，承乃制，是反能制胜己之化也。

如下血，防风为上使，黄连为中使，地榆为下使。若血瘀色紫者陈血也，加熟地黄。血鲜色红者新血也，加生地黄。寒热或发热者，加柴胡。肌热者，加地骨皮。虚劳嗽，加五味子。有痰，加半夏。有汗，加牡蛎。虚寒，加附子。寒甚，加干姜。脉洪实痛甚者，加酒蒸大黄皆依本方等分。若骨蒸发热，饮食自若者，十补汤即十全加柴胡。

〔批〕热血。

热血戴复庵以色鲜为热，自大肠气分来，多因内蕴热毒，毒气入肠胃。或饮酒多，及啖辛热炙煿，引血入大肠，故泻鲜血，连蒲散。

四物四钱　黄连炒　蒲黄炒。各钱二分　黄芩　枳壳麸炒　槐角各钱　甘草五分

〔批〕酒毒、湿毒。

酒毒，加青皮、葛根。湿毒，加苍术、白术。煎，吞黄连阿胶丸及香连丸俱见痢。

〔批〕大泻不止。

大泻不止者，四物汤加黄连、槐花，仍取血见愁草少许一名地锦。时珍曰：田野寺院及阶砌间皆有之，就地而生，赤茎黄花黑实，叶青紫色。夏月茂盛，断茎有汁，入侧柏叶、生姜，同捣汁，和米饮服。

〔批〕寒血。

寒血色瘀为寒，自小肠血分来，理物汤。

理中、四物并用。

冷气客肠胃，下瘀血，理中汤。未效，宜黑神散见咯血，米饮调下，或胶艾汤见溲血加米汤煎，吞震灵丹见泄泻。

〔批〕暑毒。

暑毒入肠胃，下血者，一味黄连饮一味煎服。

酒积，粪后下血不止，神曲两半，白酒药二丸同为末水调捏作饼子，慢火炙黄，为细末，每二钱，白汤调下。亦治酒泄。

〔批〕醉渴饮冷。

醉后发渴，饮冷，病便鲜血，先与吴茱萸丸见噎，次与平胃五苓各半散三服。血止或自利，与感应丸见伤食，数服利自止此症不用黄连以解毒者，寒饮内伤，复用寒药，其疾必变。况血为寒所凝，入大肠而下，血温之乃行，所以得热则自止。

〔批〕下血日久。

下血日久，多食易饥，腹不痛，里不急，猪脏丸。先用海螵蛸炙黄，去皮，为末、木贼草煎汤调下，三日后效，后用黄连二两塞满，猪肠二尺去油脂，两头煮极烂，研细添糕，糊丸梧子大。每服三五十丸，食前米饮下。

〔批〕肠风脏毒。

肠风脏毒 肠风者，风邪淫胃；脏毒者，湿邪淫胃。《卮言》云：肠风则足阳明积热，久而为风，风有以动之也。脏毒则足太阴积热，久而生湿，从而下流也。风则阳受之，湿则阴受之。戴氏云：脏毒者，蕴积毒气，久而始见肠风者，邪气外入，随感随见。《三因》五痔、风毒之辨甚详。脏毒、肠风之血，出于肠脏间。五痔之血，出于肛门蚀孔处。治各不同，详泻血总注。通宜槐花散《本事》。

侧柏叶养阴燥湿，最清血分热　槐花疏肝泻热，能凉大肠。炒　荆芥散瘀搜风，为风病、血病之要药，炒黑　枳壳宽肠利气，治痢、痔、肠风之良品。麸炒

等分为末，每三钱米饮下。

此病多由湿热风燥之邪，如久不愈者，不宜纯用寒凉，须兼温补及升举药大法。凉血，用槐角、地榆、扁柏、条芩、炒莲、栀子、生地。和血，用阿胶、当归、川芎、白芍。风湿，用秦艽、防风、荆芥、苍术、茯苓。血瘀，少加桃仁、红花、苏木。宽肠，用枳壳。升举，用升、柴。生血补气，加人参、黄芪、白术、炙甘草。〔批〕大法。

本方除柏叶、荆芥，加当归、黄芩、防风、地榆，酒糊丸，名槐角丸《局方》，治同凉血疏风。合四物，去赤芍，入乌梅、生姜煎，名加减四物汤《济生》，治同补血凉血，若以风为虚象者，盖非风客于肠胃故也。单用槐花、荆芥炒黑为末，酒调服，亦治下血《经验》。

〔批〕有粪见血。

前症不拘粪前粪后因登厕有粪见血，与泻血不同，宜枳壳散《局方》。

枳壳去穰，麸炒，二两四钱　甘草煨，六两

为细末，每一钱米饮调吞酒煮黄连丸。

〔批〕下血清鲜。

肠风下血清鲜，荆防败毒散，或瓦松烧灰米饮调，或减桂、五苓，加茅花煎。

〔批〕血淡浊。

血色淡浊，胃风汤见前吞蒜莲丸《济生》。

黄连不拘多少，研末　独头蒜一个煨熟

和杵丸。

或以香附末加百草霜，米饮调服，入麝香少许，其应尤捷。

〔批〕腹痛。

肠风，腹中有痛，下清血先当解散肠胃风邪，甚者肛门肿疼，败毒散加槐角、荆芥。

〔批〕便溺阻隔。

肠风下血，便溺阻隔，搜风顺气丸见大便风秘。疼痛不止，黄连散。

鸡冠花　黄连　贯众　乌梅取肉　大黄各两　甘草炙，三钱

为细末，每二钱，米汤下。

〔批〕鲜浊血脓。

脏毒，腹内略疼，鲜浊血脓并下，或肛门肿胀，或大肠头突出，大便难通，先以拔毒疏利之剂导出恶血脓水后，以内托并凉血祛风量用。虚者，兼以参、芪、苓、术助养胃气。卷柏丸。

卷柏取枝，焙干　黄芪等分为末

米饮下。

〔批〕挟热。

脏毒挟热谓挟客热，饮酒，炙煿之类，人参樗皮散。

人参甘以补气　樗根白皮苦以燥湿，寒以解热，涩以收脱。东引者去粗皮，醋炙

等分为末，米饮或酒调下使虚者补而陷者升，亦劫剂也，初起勿用。

〔批〕风毒。

脏毒肠风，生银杏收涩清金，四十九个，去壳烂研，入百药煎末、丸，弹子大，空心细嚼，两三丸米饮下。

〔批〕便溺血。

肠风溺血，脏毒便血，胜金丸。

百药煎三两。一两生用，一两炒焦，一两烧存性

饭丸米饮下。

〔批〕下血不止。

风毒下血不止，四季侧柏散。

侧柏叶春采东，夏采南，秋西冬北。洗，炙

为末，每二钱，米饮下。

〔批〕跌损下瘀。

跌扑内损，恶血入肠胃，下浊物如瘀血，黑神散见前加老黄茄，为末，酒调。

〔批〕下久虚症。

下血久，面色痿黄，精神虚惫，下元衰弱，宜四君子汤加黄芪下断红丸《济生》。

侧柏叶炒黄　续断酒浸　鹿茸醋煮　附子炮　黄芪酒炒　阿胶炒珠　当归各两　白矾枯，五分

醋煮，米糊为丸，米饮下。

或十全大补汤，或黄芪六一汤见前暑月吐血。

〔批〕积年泻血。

肠风下痢，积年泻血，面色痿黄，鲫鱼方。

大活鲫鱼一尾，不去鳞，肚下穿一孔，去其肠屎

入白矾一块如金橘大，瓦罐内盖定，炭火烧存性，饭丸。每二钱，食前粥汤下。

〔批〕肝不藏血。

肾水亏极，肝不藏血而便血者，六味地黄丸。

五痔下血，别详痔漏门。

〔批〕中蛊。

中蛊，脏腑败坏下血如鸡肝，如烂肉，其症唾水沉，心腹绞痛是也，马兰根末，水服方寸匕。蚯蚓十四枚，苦酒三升渍之，服其汁，蝟毛烧末，水服方寸匕吐毒。苦瓜一枚，水煮服吐。白蘘荷叶密安病人席下，勿令病人知觉，自呼蛊主姓名。

〔批〕畜血。

畜血 《准绳》曰：夫人饮食起居，一失其宜，皆能致血瘀滞不行，故百病由瘀血者多。海藏曰：善忘发狂，身黄屎黑，病已甚也。且小腹满，小便自利者，轻也。仁斋云：外症痰呕燥渴，昏愦迷忘，日轻夜重，常喜漱水而不欲咽。

有上中下之别上焦唾衄呕吐，中焦心下胸中手不可近，下焦脐腹小肿大痛：善忘上焦，犀角地黄汤见前。胸满，身黄，不欲咽中焦，桃仁承气汤。发狂粪黑，小腹硬痛下焦，抵挡汤丸俱见伤寒三焦畜血，脉俱见左手中。〔批〕三焦之别。

〔批〕脉形虚弱。

畜血，脉沉迟细微，肤冷，老弱气虚者，宜地黄汤韩氏。

生地黄自然汁三升。如无，用生干地末一两　生藕汁半升。如无，用蓟汁半升，又无，用刺蓟末一两　蓝叶一握，切碎，干者为末，一两　虻虫三十个，去足翅，炒黄　大黄两　桃仁去皮，五钱研　水蛭十个，猪脂熬黑

水熬，放冷，分三服先服至半日，血未下再服。海藏曰：畜血用抵挡汤、丸，恐其太过，有不止损血之患，老弱虚人之禁也，故立此汤。

及生漆汤《元戎》。

生地黄二两半，如前法　犀角屑，两　大黄三两　桃仁三十个，研

水三升，酒一升，熬至三升，倾出滤去渣，投点光生漆两半，再熬，放冷，如前服。

病人年少气实，脉沉细而数，或关前脉大，宜此此亦恐抵挡汤、丸下之太过。生漆为破血之剂，比抵挡汤丸则轻或代抵挡丸俱见伤寒畜血。

〔批〕坠跌打伤。

登高坠跌，撞打损伤，恶血留于胁下，痛不可忍者不问伤在何处，恶血必留于胁下，肝主血故也，复元活血汤。

柴胡五钱。肝胆之经行于胁下，主属厥阴少阳，故以之引用为君　当归三钱，以活血脉　甘草二钱。以缓其急为臣，亦能生新血。阳生则阴自长也　穿山甲炒　天花粉各三钱　红花二钱　桃仁五十枚，去皮，研四味。破血润血，为佐　大黄两，酒浸。荡涤败血为使。气味相合，各有所归，痛自止矣

每一两酒煎，以利为度。

〔批〕治分三焦。

如心腹胸中停积，菀血不散，以上中下三焦部分分之如前。

三焦用方治之，亦有以小便同酒煎治之者，更有内加生地黄、当归煎服者，亦有加大黄者。虚人不禁下，以四物汤加穿山甲煎服，妙。或用花药石散火煅，研如粉，童便煎服，或酒调下此药与寒药正分阴阳，不可不辨也。

〔批〕亡血。

亡血经曰：鼻头黑白者，亡血也，六脉俱大，按之空虚，心动面赤，善惊上热此气盛多而亡血，三黄补血汤。

四物用生熟二地补血，加黄芪益火、丹皮凉血、升麻、柴胡升阳，煎。

〔批〕脱血。

脱血　经曰：血脱者，色白，夭然不泽。又曰：肾多青脉，曰脱血。又曰：安卧脉盛，谓之脱血。脉弦细而涩，按之空虚，此大寒

症以辛温补养血，以甘温热润滑之剂佐之则愈，宜理中汤、小建中汤之类。见太阴、少阳。

〔批〕脱血脾虚，食少水泻。

脱血后脾虚，食少水泻，益胃升阳汤。

补中益气加炒芩、神曲脱血宜补胃气，以助生发之气。

〔批〕通治。

亡血脱血，通用四物及三才凤髓丹降心火，益肾水，滋阴养血，润而不燥。

天门冬补肺生血。去心，二两　人参补脾益气。两　熟地黄补肾滋阴。二两。以药有天地人之名，而补亦在上中下之分，使天地位育，参赞居中，故曰三才

只用三味，名三才汤。加黄柏酒炒三两喻嘉言曰：加之以入肾滋阴，砂仁两半以入脾行滞，甘草炙七钱半，以少变天冬、黄柏之苦，俾合人参建立中气，以伸参两之权，殊非好为增减成方之比也，用加三味，名凤髓丹。前方合用糊丸，以肉苁蓉五钱切片，酒一大盏浸一宿，次日煎汤下。

〔批〕一切亡血过多。

一切亡血过多，形槁肢羸，饮食不进，肠胃滑泄，津液枯竭，天真丸久服生血益气，暖胃驻颜。

精羊肉十剂。曰补可去弱，人参、羊肉之类是也。人参补气，羊肉补形。七斤。去筋膜脂皮，批开入下末药　肉苁蓉　山药湿者，十两　当归十二两，酒洗　天门冬去心，斤

为末，安肉内，缚定，用无灰酒四瓶煮，令酒干，入水二斤煮烂，再入后药：黄芪酒炒五两，人参三两，白术二两，为末，糯米饭作饼，焙干和丸。如难丸，用蒸饼杵丸喻嘉言曰：此方可谓长于用补者矣。人参、羊肉同功，而苁蓉、山药为男子之佳珍，合之当归养荣，黄芪益卫，天冬保肺，白术健脾，而其制法尤精，允为补方之首。〔批〕补方之首。

咳嗽

干咳嗽　喉中作声　失音

附：肺胀　肺痿　肺痈

总论　咳谓无痰而有声，肺气伤而不清也。嗽谓无声而有痰，脾湿动而为痰也。咳嗽是有痰有声，盖因伤于肺气，而复动于脾湿，因咳而为嗽也。有自外而入者，有自内而发者。风寒暑湿，先自皮毛而入。皮毛者，肺之合。故虽外邪欲传脏腑，亦必先从其合而为嗽，此自外入者也。七情饥饱，内有所伤，则邪气上逆，肺为气出入之道，故五脏之邪上熏于肺，而为嗽。此自内发者也。然风寒暑湿有不为嗽者，盖所感者重，不留于皮毛，径伤脏腑，而成伤寒湿热诸病。七情亦有不为嗽者，盖病尚浅，只在本脏，未传入肺，所以伤寒以有嗽为轻，而内伤之嗽必久而后发也。〔批〕外感以有嗽为轻，内伤以有嗽为重。外邪当发散，又须原其虚实寒热。内伤当以顺气为先，下痰次之。有停饮而嗽，又须消化之，不可用乌梅、粟壳酸涩之药。寒邪未除，不可纯用补药。尤禁忧劳，房室过伤，遂成劳瘵，宜养阴生血。仁斋云：感风者，鼻塞声重。伤冷者，凄清怯寒。挟热为焦烦，受湿为缠滞，瘀血则膈间腥闷，停水则心下怔忡。或实或虚，痰之黄白，唾之稀稠，从可知也。〔批〕治略。大法：新嗽脉浮为表邪，宜发散。脉实为内热，宜清利。脉濡散为肺虚，宜温补。久嗽曾经解利，以致肺胃虚寒，饮食不进，宜温中助胃，加和平治嗽之药。至若酒色过度，虚劳少血，津液内耗，心火自炎，遂使燥热乘肺，咯唾脓血，上气涎潮，其嗽连续而不已，此则人参、芎、归之类所不可无。咳嗽症治于此，可以问津索途矣。〔批〕大法。

脉　涩为房劳。

脉出鱼际，为逆气喘息。

咳而弦实者，吐之愈。

脉沉，不可发汗。

肺脉微急，为咳唾血。

浮缓而濡者易治。

喘而气逆，脉数有热，不得卧，难治。

上气喘，面肿肩息，脉浮大者死。

久嗽，脉弱者可治，实大数者死。

上气喘息低昂，脉滑，手足温者生。脉涩，四肢寒者死。

咳而脱形身热，脉小坚急，以疾为逆，不过十五日死。

脉沉紧者死，浮软者生，小沉伏匿者死。

呕泄腹满，弦急欲绝者死。

〔批〕脏腑咳论。

五脏六腑咳 经曰：肺之令人咳，何也？曰：五脏六腑皆令人咳，非独肺也。皮毛者，肺之合也，皮毛先受邪气，邪气以从其合也。其寒饮食入胃，从肺脉上至于肺，则肺寒，肺寒则外内合邪，因而客之，则为肺咳。〔批〕寒饮食为内伤寒，寒伤三阴，皆为阴病，不专治房劳。五脏各以其时受病，非其时，各传以与之。乘秋则肺先受邪，乘春则肝先受之，乘夏则心先受之，乘至阴则脾先受之，乘冬则肾先受之。盖四脏各以其时受病，先受之者，其次则传及于肺，而为咳矣。五脏之久嗽，乃移于六腑。李士材曰：析其条目，经文尚有漏义。总其纲领，不过内伤外感而已。治外者，药不宜静，静则留连不解，变生他病，故忌寒凉收敛，所谓肺欲辛是也。治内者，药不宜动，动则虚火不宁，燥痒愈甚，故忌辛香躁烈，所谓辛走气，气病勿多食辛是也。然治外虽宜动以散邪，若形病俱虚者，又当补中气而佐以和解。倘专于发散，恐肺气遂弱，腠理益疏，邪乘虚入，病反增剧也。治内者，虽宜静以养阴，若火衰不能归元，则参、芪、桂、附在所必用，否则气不化水，终无补于阴也。〔批〕治外治内，火分动静。至老人、虚人，皆以温养脾胃为主，稍稍治标可也。

〔批〕五脏咳。

肺咳之状，咳而喘息有音肺藏气而主喘，主音，甚则唾血肺络伤则唾血，此本经自病，麻黄汤。

心咳之状，咳则心痛，喉中介介如梗状，甚则咽肿喉痹心脉挟咽，桔梗汤。

肝咳之状，咳则两胁下痛肝脉布胁肋，上注肺，甚则不可以转，转则两胁下满，小柴胡汤仲景云：咳引胁痛，为悬饮，宜十枣汤。丹溪：咳引胁痛，宜疏肝气，用青皮、枳壳、香附子。

脾咳之状，咳则右胁下痛脾主右，阴引肩背，甚则不可以动动则咳剧，升麻汤。

肾咳之状，咳则腰背相引而痛肾脉入肺贯脊，腰为肾府，甚则咳涎脾为涎，肾为唾，涎唾相近。以上五脏之移邪，麻黄附子细辛汤上方俱见伤寒，治法本东垣。马元台云：虽未必尽中，然亦可得其概，而备采择。

〔批〕六腑咳。

脾咳不已，则胃受之。胃咳之状，咳而呕胃寒则呕，呕则长虫出，乌梅丸。

肝咳不已，则胆受之。胆咳之状，咳呕胆汁，黄芩加半夏生姜汤。

肺咳不已，则大肠受之。大肠咳状，咳而遗屎大肠为传导之官，寒入则遗矢，赤石脂禹余粮汤、桃花汤。不止，用猪苓分水散即猪苓汤为散。

心咳不已，则小肠受之。小肠咳状，咳而失气气下奔而出屁，芍药甘草汤。

肾咳不已，则膀胱受之。膀胱咳状，咳而遗尿，茯苓甘草汤。

久咳不已，则三焦受之。三焦咳状，咳而腹满，不欲饮食脉循胃口，异功散。

六君子汤去半夏。

上方俱见伤寒，其用法俱本东垣。

〔批〕聚胃关肺。

此皆聚于胃胃为脏腑之海，关于肺肺主气，又属金，主声，故咳必由于肺，使人多涕唾凡咳嗽必多涕唾而面浮肿，气逆也阳明脉会于面，肺主于气逆，故咳而面亦肿。

〔批〕脉虚，痛。

脉虚，咳则心痛，喉中介介或肿〔批〕如心咳，茯神汤。

补气汤见自汗加茯神、远志、木通。

〔批〕十咳。

《外台》十咳：一风咳，欲语，因咳言不得终。二寒咳，饮冷食寒而咳。三支饮，心下坚满，咳饮四肢痛，脉反迟。四肝咳，咳引胁下痛。五心咳，咳而吐血。六脾咳，咳而涎出不止，下引少腹。七肺咳，咳引颈项，吐涎沫。八肾咳，耳聋，引腰脐。九胆咳，咳引头痛，口苦。十厥阴咳，咳引舌本。

〔批〕肺热。

肺移热于肝而咳嗽脏腑之咳，必传以与肺，如肺之移邪，则为肝咳，当归龙荟丸见火热。

〔批〕肺火。

肺火喘嗽气急肺苦气上逆，泻白散见火热。

咳嗽喘急呕吐，东垣加减泻白散见喘。咳喘，烦热口渴，胸膈不利《宝鉴》，加知母、黄芩、桔梗、青皮、陈皮亦名加减泻白散。

〔批〕湿痰气逆。

痰湿气逆而咳嗽肺受火伤则气逆而为咳。脾有停湿则生痰而作咳。病有五脏六腑之殊，而其要皆归于肺，以肺为五脏华盖，下通膀胱，外达皮毛，为气之主，而出声也，清肺饮。

杏仁解肌散寒，降气润燥。去皮尖，研　贝母清火散结，润肺化痰，去心　茯苓除湿而理脾。各钱　五味子敛肺而宁嗽　橘红行气　甘草和中　桔梗各五分。清肺而利膈，而又能开壅发表也

加姜煎《集解》。

此治嗽之通剂也。〔批〕治嗽通剂。

〔批〕加减法。

春宜清解，加防风、薄荷、紫苏叶、炒黄芩。夏宜清降，加桑白皮、麦冬、黄芩、知母、石膏。秋宜清热利湿，加苍术、桑白皮、防风、栀仁、黄芩。冬宜解表，加麻黄、桂枝、干姜、生姜、半夏、防风。火嗽，加青黛、瓜蒌、海石。食积、痰加香附、

山楂、枳实。湿痰，除贝母加半夏按：风寒湿，皆宜去贝母、五味，加半夏、南星。燥痰，加瓜蒌、知母、天冬。午前嗽属胃火，宜清胃加石膏、黄连。午后嗽属阴虚，宜滋阴降火，加芎、归、芍、地、知、柏、二冬、竹沥、姜汁。黄昏嗽为火浮于肺，不可用凉药，宜五倍、五味、诃子敛而降之。劳嗽见血，多是肺受热邪，宜加归、芍、阿胶、天冬、款冬、知母、紫菀之类。久嗽肺虚，加参、芪，如肺热，肺脉洪大，去人参加沙参可也痰嗽有脾湿、肺燥二者之异，风寒湿热之别。形肥或有汗，或脉缓体重、嗜卧之人，脾湿胜也。形瘦或夏月无汗，或脉涩之人，肺燥胜也。用药所当审慎，详见痰饮二陈汤注中。

〔批〕风痰，风。

风痰咳嗽，鼻塞声重，人参败毒散见大阳后。感风而嗽，恶风自汗风伤卫表虚，腠理疏，或发热阳浮，或鼻流清涕肺受风邪，鼻为肺窍，脉浮伤风，宜桂枝汤加防风、杏仁、前胡、细辛。

〔批〕脉浮。

咳而脉浮，厚朴麻黄汤上症无汗。

厚朴五两　麻黄四两　石膏如鸡子大　杏仁　半夏各半升　干姜　细辛各二两　小麦升　五味子半升

先煮小麦，熟，去滓，纳诸药煎。温服，日三。

〔批〕脉沉。

咳而脉沉伏饮在里，泽漆汤《金匮》。上同。

半夏半升　紫参一作紫菀　泽漆消痰止嗽，三升。以东流水五斗，煮取斗半　白前降气下痰止嗽　生姜各五两　甘草　黄芩　人参　桂枝各三两

泽漆汁煎温服至夜尽。

感寒而嗽，恶寒发热邪热在表，无汗寒能涩血，又表实也，鼻流清涕寒邪，脉紧伤寒，宜二陈汤见痰加紫苏叶、葛根、杏仁、桔梗、枳壳、前胡。

〔批〕感风寒。

感冒风寒，鼻塞声重肺受风寒，宜三拗汤。

即麻黄汤去桂枝麻黄留节，发中有收。杏仁留尖，取其发，连皮，取其涩。甘草生用，补中有发也。

〔批〕春月风寒。

春月风寒所伤，咳嗽多痰，头目昏痛风盛则气壅，气壅则痰升，宜金沸草散《活人》。

前胡　金沸草痰涎内结，二味消痰而降气。布裹煎。各钱　荆芥穗风热上壅，用辛轻以发汗散风。钱半　赤茯苓小肠为丙火，心为丁火。行水用赤者，入血分而泻丙丁也。盖痰必挟火而兼湿，故下气利湿，而症自平矣。六分　半夏燥痰散逆，五分　炙草发散缓中，三分　细辛温经，四分

加姜、枣煎。

《局方》加麻黄、赤芍，无赤苓、细辛，名同《玉机微义》曰：《局方》辛平，《活人》辛温。满闷加枳壳、桔梗。有热加柴芩。头痛加川芎。

〔批〕伤风。

咳嗽，鼻塞声重，头重身热，头目昏痛，局方消风散见头痛。薛新甫曰：肺主皮毛，肺气虚则腠理不密，风邪易入。治当解表，兼实肺气。肺有火则腠理不闭，风邪外乘，治宜解表，兼清肺火，邪退即止。勿数行解散，致重亡津液。

〔批〕夏月嗽。

夏月喘急而嗽，面赤潮热，脉洪大者，黄连解毒汤。

〔批〕热燥。

热燥而咳，栀仁汤。

郁金　枳壳炒　升麻　山栀仁炒

等分，每五钱煎。

〔批〕火嗽有血。

火热乘肺，咳嗽有血，胸膈胀满，五心烦热，麦门冬汤。

麦门冬甘，微苦寒。清心润肺，泻热除烦。火退金清，痰嗽自止　桑白皮甘辛而寒。下气行水，泻肺中火邪。火退气宁，喘满自除。气虚用蜜炙　生地黄泻内火，清燥金。血热妄行，宜凉之。各钱　麻黄肺家专药，去营中寒邪，卫中风热　半夏行水润肾，亦能散血。火炎痰升，非此不除　紫

菀专治血痰，为血劳圣药　桔梗开提气血，载药上浮，入肺泻热。痰壅喘促，宜辛苦以开之　淡竹叶甘寒，能除上焦风邪烦热，咳逆喘促。各七分　五味子敛肺除热，宁嗽定喘。火热咳嗽必用之药　甘草入凉剂则泻邪热。火热甚者，以此缓之。各五分

加姜煎。

上三方，俱吞六味地黄丸壮水之主，以制阳光，而保肺金。

〔批〕虚火。

虚火乘肺者，生脉散见伤暑。

〔批〕伤风。

夏月伤风咳嗽，香薷葛根汤见伤暑。

〔批〕夏嗽发热。

夏月嗽而发热者谓之热痰嗽，柴胡四两，加石膏两，知母五钱。

〔批〕春嗽发热。

春嗽发热者，柴胡桔梗汤。

即小柴胡汤加桔梗。

〔批〕秋月嗽。

秋月咳而身热自汗，口干便赤，脉虚而洪者，白虎汤加黄芩。

〔批〕烦热困倦。

烦热气短，心下痞满，困倦神少，十味香薷饮见伤暑。

病邪既去，宜用补中益气汤加干山药、五味子，以养元气。柴胡、升麻各加二分，以升生气。

〔批〕冬月嗽。

冬月外感风寒，形气病气俱实者，宜华盖散《局方》。

麻黄去根节　橘红　杏仁炒去皮尖　紫苏子炒　桑白皮炙　赤茯苓去皮。各钱　甘草五分　姜五片　枣一枚

煎。

或加减麻黄汤。

麻黄汤加半夏泡、陈皮，入姜煎薛云：若形气、病气俱虚者，宜补其元气，而佐以解表之药。若专解表，则气愈虚，外邪乘虚而

入，其病愈难治矣。

〔批〕咳发寒热。

咳而发寒热谓之寒嗽，小青龙汤加杏仁主之。

感湿而嗽，身体痛重，或汗，或小便不利乘热入水，冒雨露，着湿衣所致，宜白术酒见伤湿。

〔批〕热嗽。

热嗽，咽喉干痛，鼻出热气，其痰嗽而难出，色黄且浓，或带血缕，或出血腥臭，或坚如砺肉，宜局方金沸草散见前。痰黄而坚，不若风寒之嗽，痰清而白去麻黄、半夏，加薄荷、枇杷叶、五味、杏仁、桑白皮、贝母、茯苓、桔梗，入枣一枚，同煎。

〔批〕伏热。

热嗽，诸药不效，竹叶石膏汤见伤寒瘥后病去竹叶，入粳米，少加知母，多服五味子、杏仁、枇杷叶。此必审是伏热在上焦心肺间而嗽者可用。

〔批〕面赤，胸胁热。

咳嗽面赤，胸腹胁常热，唯足乍有凉时，脉洪者热痰在胸胁也，宜小陷胸汤见太阴、礞石丸见痰饮之类。

清肺降痰，甚而不已者，宜吐下其热痰也。

〔批〕面白胁急。

咳嗽面白悲嚏，或胁急胀痛，或脉沉弦细迟者寒饮在胸腹也，宜辛甘热药去之，半夏温肺汤。

即二陈加旋覆花、人参、细辛、桂心、桔梗、白芍宜加炮干姜。

〔批〕冷热嗽。

冷热嗽因增减衣裳，寒热俱感。遇乍寒亦嗽，乍热亦嗽，饮热亦嗽，饮冷亦嗽，宜活人金沸草散见前、消风散见头痛各一贴并煎服，或应梦人参散《局方》。

甘草炙，六两　人参　苦桔梗　青皮　白芷　干葛　白术各三两　干姜炮，五钱半

每三钱，姜三片、枣二枚煎。

又观音应梦散《夷坚志》①。

人参一寸。定喘　胡桃二枚，不去皮。能敛肺　姜五片　枣二枚

临卧煎服。

〔批〕时行咳。

时行咳嗽，鼻塞气急，发热恶寒，头痛状如伤冷热，连咳不已初得病即伏枕一二日，即轻俗呼为蛤蟆瘟，用参苏饮见阳明后加细辛五分，或十神汤见太阳后。

〔批〕外感内伤。

外感风寒，内伤生冷，痰饮停积，宜杏子汤见嗽血。

〔批〕脉数有热。

身热有汗，恶风，脉浮数，有热，服杏子汤不得者，宜橘苏散《济生》。

橘红　紫苏叶　杏仁去皮　白术　五味子　桑白皮炙　贝母去心　瓜蒌仁去油。各两　甘草炙，五钱

每四钱，姜五片煎。

外感内伤，发热头痛外感，呕泻咳嗽，痰塞中焦内伤，参苏饮。

外有发热，头痛恶寒，内有咳嗽，吐痰气涌，芎苏散见伤风。此或肺有实热，故前方去人参，加川芎，通阴阳血气。

〔批〕内伤。

内伤气嗽七情饥饱，伤动脏腑正气，致邪上逆，结成痰涎，或如败絮，或如梅核，咯不出，咽不下，肺道不理宜顺气为先，七气汤见气加杏仁、五味子、桑白皮、人参、阿胶、麦冬、枇杷叶各钱。

〔批〕气嗽。

气嗽，杏仁煎《外台》。

杏仁升，去皮尖　糖疑是饴糖，一合　酥一合　生姜汁一合　蜜五

---

① 夷坚志：宋代志怪小说集。作者洪迈（1123—1202），字景卢，别号野处。鄱阳（今江西鄱阳县）人。绍兴十五年（1145）进士，官至端明殿学士。

合　贝母八合，去心，另研　苏子一升，水研，绞汁七合

先捣杏仁如泥，合煎如饴糖。取枣大，但嗽发，即细细含咽。

〔批〕食积。

食积痰嗽，发热，二陈汤加瓜蒌、莱菔子、山楂、枳实、神曲。

〔批〕痰食俱出。

饮食失节，咳吐痰食俱出肝道清，肺道浊。肝气不利，肺有客邪，清浊相干，二陈加木香、杏仁、细辛、枳壳。

〔批〕邪热伤肺。

饮食过度，或食煎煿，邪热伤肺，咳嗽咽痒，痰多唾血，喘急胁痛，不得卧，紫菀茸汤《济生》。

紫菀茸洗　款冬花　百合蒸焙　杏仁去皮尖　阿胶炒珠　贝母去心　经霜桑叶　蒲黄炒　瓜蒌霜　犀角镑　甘草炙　人参各五钱

每四钱姜煎。

〔批〕饮冷。

饮冷热酒，或饮冷水，伤肺致嗽酒性热，冷热凝于胃中，而生湿痰，宜青黛解中、下焦蕴热、瓜蒌仁清上焦之火，去油等分为末，姜汁炼蜜和丸，樱桃大，常常噙化以散肺毒。

〔批〕饮酒伤。

饮酒伤肺痰嗽，瓜蒌杏仁青黛黄连丸丹溪。

四味等分，姜汁糊丸，煎竹沥入韭汁吞下。

《准绳》曰：此恐大寒闭遏阳气，不若先以辛散之，后以酸收之，甚者吐之，继以五苓甘露胜湿除痰之剂调之。

〔批〕五更嗽。

五更咳嗽胃有食积，至此时火气流入肺中，顺气消食化痰丸见饮食。

咳嗽痰血，见前诸血。

〔批〕失声。

咳嗽失声肺伤金破，润肺散《统旨》。

诃子肉　五倍子二味消痰敛肺，痰消肺敛则音开　五味子敛肺滋肾

甘草补土生金，火退金旺则声开

等分，蜜丸噙化戴复庵云：有热嗽失声咽疼，多进冷剂而声愈不出者，宜以生姜汁调消风散，少少进之。或只一味姜汁，亦得冷热嗽后，失声者尤宜。嗽而失声者，非独热嗽有之，宜审其症用药。

〔批〕寒嗽失声。

寒嗽气促，胸中满闷，语声不出，通声煎。

杏仁升，去皮尖，炒，研泥　木通　人参　五味子　桂心去皮　细辛　款冬花　石菖蒲　竹茹　酥各三两　白蜜　生姜汁各升　枣肉二升

为粗末，水五升，微火煎五七沸，去滓，纳酥蜜、姜汁、枣肉，再煎令稠。每一匙酒化下或含咽。

〔批〕热嗽失音。

热嗽失音，杏仁煎。

杏仁去皮尖，三两研　生姜汁　白蜜　饴糖各两半　桑白皮　贝母去心　木通各两二钱半　紫菀去土　五味子　款冬花　知母各两

煎去滓，入前杏仁等四味，再熬成膏，每一匙含化。

或清音丸《统旨》。

桔梗　诃子各两　甘草五钱　硼砂　青黛各三钱　冰片三分

蜜丸含化。

上方俱宜佐以橄榄丸《得效》。

百药煎五倍子、桔梗盦成　乌梅酸敛　甘草泻火　石膏清热。等分

蜜丸含化，仍浓煎独味枇杷散，热服。

〔批〕声哑，外感内伤，痰壅。

咳嗽声哑，外感寒包热者，宜细辛、半夏、生姜，辛以散之。内伤火克金者为坏病，宜壮水清金。亦有痰壅于肺者金空则鸣，必清肺中邪滞，用清咽宁嗽汤《统旨》。

黄芩　山栀炒　桑白皮　甘草　前胡　知母　贝母各钱　桔梗二钱

煎。

〔批〕作水鸡声。

咳而上气，喉中作水鸡声，射干麻黄汤主之《金匮》。

麻黄四两　细辛以祛寒邪　紫菀　款冬花各两　半夏半升　生姜四两，以理痰嗽　射干行手足太阴之积痰，两　五味子敛肺家之耗气，半升　枣七枚

水一斗二升，先煮麻黄，纳诸药煎，分温三服。

〔批〕水声及身浮肿。

上气有水声及身浮肿，鲤鱼汤《外台》。

贝母去心　杏仁熬　桂枝各三两　橘皮　人参　甘草炙　茯苓　厚朴炒　麻黄去节　胡麻　白前各二两　生姜六两　半夏五两　鲤鱼五斤

水二斗，煮鱼，得一斗二升。去鱼，纳药煎，分四服。

〔批〕喘嗽痰血。

喘嗽不已，或痰中带血，百花膏见喘。

〔批〕喉中作声。

咳嗽，喉中作声，一味白前，妙辛甘微寒，长于降气，下痰止嗽。肺气壅实，胸逆满者宜之。若气虚者禁用，宜独参汤。

〔批〕干咳嗽。

干咳嗽　脾中有湿则生痰，病不由于脾，故无痰。肺中有火则咳，病本于肺，火盛金烁，故干咳，琼玉膏申先生。

干地黄滋阴生水，水能制火。四斤　白蜜甘凉性润，润能去燥。二斤　人参益肺气而泻火，气为水母，土为金母。六两　茯苓清肺热而生津，兼能补土。十二两

先将地黄熬汁，去滓，入蜜炼稠，再将参、苓为末，和入磁罐，封。水煮半日，白汤化服。

臞仙①加琥珀降肺宁心、沉香升降诸气各五钱，自云奇妙。

干咳无痰，火菀在肺，甘桔汤见后肺痈。〔批〕火菀。有热，逍遥散见骨蒸。丹溪曰：干咳嗽极难治，乃痰菀。其火邪在中，用苦桔梗以开之。有热者，用逍遥散以开之。下用补阴降火之剂，不已即

① 臞仙：朱权。明太祖朱元璋之第十七子，晚号臞仙。

成劳。此不得志者有之，宜用四物汤加竹沥、炒黄柏之类。

〔批〕干咳久嗽。

干咳久嗽洁古云：宜以辛甘润其肺，蜜煎生姜汤《千金》。

白蜜滑能润肺，斤　生姜辛能散寒。二斤，取汁

先秤铜铫，知斤两讫，纳蜜、姜汁，微火熬，今姜汁尽，只有蜜一斤在即止。每含如枣大，一丸日三服。

宋洪迈有痰疾，晚对。上谕以胡桃三枚、姜三片，卧时嚼服。即饮汤，复嚼姜桃如前数，静卧必愈，遂如旨服，旦而痰消嗽止，亦同此意。〔批〕痰嗽治案。朱丹溪曰：阴分嗽者，多属阴虚，治用知母。止嗽勿用生姜，以其辛散故也。〔批〕阴分嗽。

〔批〕补肺。

干咳无痰，补肺法《本事方》：

生地黄二斤，洗净　杏仁二两　生姜取汁　白蜜各四两

捣如泥，入瓦盆中，置饭上蒸五七度，每五更，挑三勺咽下。

〔批〕肺燥。

肺燥咳嗽或咽干有痰而难出，海松子润肺除风、胡桃温肺养血各二两，炼蜜和服。

〔批〕肺虚有火。

肺虚有火，嗽无津液而气哽者火盛则津枯，津枯则气哽，宜补肺阿胶散钱乙。

马兜铃象肺，故入肺清热而降火。焙　牛蒡子利膈滑痰，润肺解热，故治火嗽。炒香。各两　杏仁润燥散风，降气止咳。去皮尖，研七钱　阿胶清肺滋肾，益血补阴。气顺则不哽，液补则津生，火退而嗽宁矣。蛤粉炒珠，两半　甘草炙　糯米各两，土为金母，故加之以补脾胃

李时珍曰：方用马兜铃，非取其补肺，取其清热降气而肺自安也。其中阿胶、糯米乃补肺之正药。汪讱庵曰：清热降气，泻之即所以补之也。若专一于补，适足以助火而益嗽耳。

〔批〕肺虚。

肺虚咳嗽肺虚不能生肾水制火，虚火上炎而咳嗽，宜补肺汤。

熟地黄肾为肺子，子虚必盗母气以自养，故用肾药先滋其水，且熟地亦

化痰之妙品也。丹溪曰：补水以制相火，其痰自除。二钱　人参　黄芪蜜炙。脾为肺母，气为水母，虚则补其母。各钱　五味子酸温能敛肺气，盖咳则气伤也。炙，钱　桑白皮甘寒能泻肺火，盖咳由火盛也。蜜炙，二钱　紫菀辛能润肺，温能补虚。一钱，合而名之曰补肺，盖金旺水生，咳嗽自止矣

入蜜少许和服此治肺虚咳嗽，若实火嗽者禁用。刘宗厚曰：因劳而嗽，则非嗽为本，此与肾气丸为少阴例药。

〔批〕挟火。

肺虚挟火，咳嗽发热，不能服补气之剂者此为肺劳有热，阴虚已甚，再服补阳之药，则火益亢而阴愈亏。故有虽病虚劳，不能服温补之药者，宜二母散。

知母滋肾清燥金，炒　贝母化痰泻肺火，制

等分为末服火旺铄金。肺虚劳热，能受温补者易治，不能受者难治。故又设此法以滋阴，用二母润燥之药，取其苦能泻热，寒能胜热也。

古方：二母各两，巴霜十粒，姜三片，临卧，白汤嚼服，治痰嗽喘急，必利下寒痰。

〔批〕少气自汗。

肺虚少气，咳嗽自汗，五味子汤。生脉散加陈皮、炙甘草，蒸饼为丸，名补气丸。

〔批〕肾移热。

肾虚移热于肺，而咳嗽发热按之至骨，其热烙手，骨困不任为肾热，宜六味地黄丸。

〔批〕烦冤。

咳嗽烦冤者是肾气之逆也，八味丸见虚劳及安肾丸主之《直指》。

肉桂益阳消阴。去粗皮，勿见火　乌头峻补元阳。炮去皮脐，各斤　桃仁降气缓肝，麸炒　白蒺藜补肾泻肺。炒，去刺　巴戟强阴益精，去心　山药健脾涩精　茯苓益脾助阳，去皮　肉苁蓉峻补精血。酒浸，去甲　石斛除虚热，涩元气，益精强阴。去根　萆薢补虚益精　白术补脾温中，漂

炒　补骨脂暖丹田，壮元阳。各三斤

蜜丸。

《仁斋直指》曰：肺出气也，肾纳气也，肺为气主，肾为气本。凡咳嗽暴重，自觉气从脐下逆上者，此肾虚不能收归元气，当用六味地黄丸及安肾丸。毋徒从事于肺，此虚则补其子之义也。赵氏曰：五行唯肺肾二脏，母病而子受邪何则？肺主气，肺有热气，得热而上蒸，不能下行于肾，而肾受伤矣。肾伤则肺益病，盖母藏子宫，子隐母胎，凡入肺金之气，夜卧则归藏于肾水之中。因肺受心火之邪，欲不避水中，而肾水干枯，火无可容之地，因是复上而为病矣。

〔批〕肺肾虚寒。

肺肾虚寒喘嗽肺虚气乏而多痰，则喘嗽，及腰脚酸痛，唐郑相国方见腰痛。

〔批〕暴嗽。

暴嗽诸药不效，可进大菟丝子丸《局方》。

菟丝子净洗，酒蒸　泽泻　石龙芮即胡椒叶，能补阳气之不足　鹿茸去毛，酥炙　肉桂去皮　附子炮，去皮脐。各两　石斛去根　熟地黄　白茯苓　牛膝酒浸一宿，焙干　续断　山茱肉　肉苁蓉去甲，酒蒸　防风　杜仲炒断丝　沉香　补骨脂去毛，酒炒　荜澄茄　巴戟去心　茴香　五味子　桑螵蛸酒浸炒　川芎　覆盆子去枝叶萼。各五钱

酒煮，面糊丸上方于益阴之中，峻补元阳。引肾气归元之药中，用防风卒伍之职，随所引而无不到。川芎为气血之使，然药味太多，用者以意消息可也。暴嗽而用此，有本有标，不可疑其遂补之非，反易愈者，以觉之早故也。

久嗽经年累月不已，服药不瘥余无他症，却与劳嗽不同，青金丸见咯血。然宜保肺，一味百部膏甘苦泄热，微温润肺，止久嗽。去心、皮，酒浸熬膏。李时珍曰：百部亦天冬之类。天冬寒，热嗽宜之。百部温，寒嗽宜之。

〔批〕风寒久嗽。

久嗽因风寒者，宜用熏法非此不除，天南星、款冬花、鹅管石、佛耳草一方无佛耳，有郁金，或加雄黄等分为末，鸡子清少许

和蜜拌，使润，用有嘴瓦罐盖住，面糊封之，勿令泄气。下著炭火，烟出吸咽之，却吃好茶二三口压之。

〔批〕上气。

久嗽上气，苏子煎。

苏子　生姜汁　生地汁　白蜜　杏仁各升

捣苏子，以二汁浇之，绢绞取汁更捣，浇绞，味尽去渣，熬杏仁，微黄黑。又浇汁绞，味尽去渣，纳蜜煎如饴，时服。

〔批〕胸膈不利。

久嗽胸膈不利，多上焦发热，枳壳汤洁古。

枳壳麸炒，三两六钱　桔梗三两三钱　黄芩两六钱

为末，每二两半煎，分作三服，三日服尽。又用半夏片，每三钱半，姜五片煎，日三服。三日后，再服前汤尽其痰为度。

〔批〕嗽不止。

嗽不止，白蚬壳研粉，米饮调下。

〔批〕痰喘浮肿。

久嗽痰喘，肺气浮肿，款气丸洁古。

青皮　陈皮　槟榔　木香行气　杏仁消痰　茯苓利湿　郁李仁降气行水　当归濡血　广茂行气中之血　兜铃泄肺中之热　人参补气　防己泄血分湿热，止喘嗽。各四钱　牵牛泄气分湿热，消痰喘。头末，二两半

姜汁面糊丸此治实积，久嗽虚者禁用。

〔批〕面肿。

痰嗽不止，面肿不寐，蚌壳白者，煅粉，少加青黛，淡韭水，入麻油数滴，调服。

〔批〕多年喘嗽。

多年喘嗽不止，马兜铃丸洁古。

马兜铃去土　半夏洗七次，二味焙为末　杏仁去皮尖，麸炒，研。各两　巴豆二十一粒，去皮油，研

皂角膏为丸，梧子大，雄黄为衣。每十丸临卧乌梅汤下，以利为度。

〔批〕久嗽宜收。

久嗽脾胃如常，饮食不妨，参粟汤《局方》。

人参　款冬花　罂粟壳去蒂，盖醋炙，敛肺。久嗽者所必收也。等分

每四钱加阿胶一钱、乌梅一粒煎，临卧温服。

〔批〕补虚。

久嗽补虚方。

牛骨一副，取髓　白蜜八两　杏仁去皮尖，研泥　山药研　胡桃去皮，研。各四两

将髓及白蜜砂锅内熬沸，滤去渣，盛磁瓶内。将山药、杏仁、胡桃三味入瓶搅匀，密封瓶口，重汤煮一日夜，每早白汤化服一匙。

〔批〕劳嗽。

久嗽成劳，或因劳乃嗽者其症寒热往来，或独热无寒，咽干嗌痛，精神疲极。所嗽之痰，或脓或淡，有时或血，腥臭异常，语声不出，薏苡仁五钱，桑白皮、麦门冬各三钱，白石英润燥止咳二钱，人参、五味、款冬花、紫菀、杏仁、贝母、阿胶、百合、桔梗、秦艽、枇杷叶各钱，姜、枣、粳米煎，调钟乳粉大补虚劳服《衍义》云：有妇人患肺热，久嗽身如炙，肌瘦，将成肺劳，以枇杷叶、木通、款冬花、紫菀、杏仁、桑白皮各等分，大黄减半，各如常制，讫为末，蜜丸如樱桃大。食后夜卧，各含化一丸，未终剂而愈。

〔批〕虚症秘方。

劳嗽虚症及鼻流清涕，耳作蝉鸣，眼见黑花，鳖甲丸《本事》。

五味子二两　鳖甲炙　地骨皮各三两

蜜丸温酒下，妇人醋汤下。此秘方，服效者众。余详虚劳门。

〔批〕呛喉咳。

吃醋呛喉，咳嗽不止，用甘草二两去赤皮，作二寸，当中劈开，以猪胆汁五枚浸三日，炙干，蜜丸，临卧茶清下。

咸物所伤，哮嗽不止，白面、沙糖各三钱，糖饼灰汁和捻作饼焙熟。用轻粉四钱另炒，略热，将饼切作四亚，掺轻粉在内令吃尽，吐出病根即愈。

〔批〕肺胀。

肺胀 咳而上气，其人喘，目如脱状，脉浮大者，越婢见水肿加半夏半升汤主之。

胀咳上气，烦躁如喘，脉浮者，心下有水，小青龙加石膏主之。

丹溪用诃子为主，佐以海石、香附童便浸三日、瓜蒌仁、青黛、半夏、杏仁为末姜汁蜜调，含之。〔批〕仲景治风寒水饮，故主辛散；丹溪治痰热气耗，故主收敛。

〔批〕壅不得眠。

肺胀而嗽，或左或右，不得卧此痰夹瘀血、凝气而病，宜养血，流动其气，兼之降火疏肝，而清其痰，四物汤加桃仁、诃子、青皮、竹沥、韭汁之属敛肺疏肝，去瘀除痰。壅遏不得眠者，难治。

〔批〕肺痿。

肺痿 仲景云：热在上焦者，因咳为肺痿。或从汗出，或从呕吐，或从消渴，小便利数，或从便难，又被快药下利，重亡津液，故得之。

寸口脉数，其人咳，口中反有浊唾涎沫，脉数虚者，为肺痿之病。此劳伤气血，腠理虚而风邪乘之，内盛于肺则汗出恶风，咳嗽短气，鼻塞项强，胸胁胀满，久久不瘥，已成肺痿也。肺痿，有火热伤肺而得者，有肺气虚弱而得者。楼云：咳久肺伤，声嘶声哑，咯血，此属阴虚火热甚也。亦有属寒及虚劳，与阴虚火热不同，宜分别治之。《外台秘要》曰：五脏之尊，心虽为主，而肺为华盖，下覆四脏，合天之德，通达风气，性爱温恶寒。心火更炎上，蒸其肺，金被火伤，则叶痿。倚着于肝，肝发痒则嗽，由木能扣金与鸣也。心肝虚弱，不能传阳于下焦，遂至正阳俱跻，变成嗽矣。先养肺，抑心肝虚热，和其肾，则愈矣。

〔批〕痈痿异治。

治肺痿宜养血、补气、保肺、消火。治肺痈宜泄热豁痰，开提升散。痈为邪实，痿为正虚，不可误治。

〔批〕肺痿成痈。

气嗽经久，将成肺痿，乍寒乍热，唾涕稠黏，喘息气上，唇口焦干，亦有唾血者，渐觉瘦悴，小便赤少，色败毛耸，此亦成蒸。及久嗽成肺痈，唾悉成脓，出无多少，桑白皮等汁十味煎许仁则①。

桑白皮泻肺行水，一升　地骨皮退热，除蒸。三升。二味合煮，取汁三升　生麦冬汁补肺生津，二升　竹沥清痰养血，能除阴虚之有大热者。三升　生姜汁祛寒而温胃　枣膏补土以生金。各升　生地黄汁二升　生葛根汁二味甘寒而除大热，三升　白蜜斤　牛酥三合。二味甘润以止久嗽

以麦冬、生地、葛根、竹沥、姜汁和煎减半，再纳桑皮、地骨汁和煎三分减一，再入酥、蜜、枣膏搅勿停手，煎如饴糖。夜卧时取一胡桃大含之，稍加至鸡子大，或为丸。昼日服亦得。

肺痿肺气虚者，浊唾多胃中津液之上供者悉从燥热化为涎沫，心中温温液液者肺气能转输涎沫，以渐而下，气虚则不能转输下济，宜炙甘草汤见伤寒后。原本用麻仁甘润以缓脾胃，姜桂辛温以散余邪，加清酒以助药力。《圣济经》云：津液散为枯，五脏痿弱，营卫涸流，温剂所以润之。肺痿有寒热之异，此用炙甘草汤，补虚劳也，亦与补阴虚火热不同。喻嘉言曰：《外台》所取，在于益肺气之虚，润肺经之燥。至于桂枝辛热，似有不宜。不知能通营卫，致津液，则肺气得转输涎沫，以渐而下，尤属要药。

〔批〕不咳不渴。

肺痿吐涎沫而不咳，其人不渴，必遗尿，小便数。所以然者，以上虚不能制下故也。此为肺中冷，必眩，多涎唾，甘草干姜汤以温之见太阳。〔批〕浊唾多。若服汤口渴者，属消渴。咳吐涎沫不止，咽燥而渴，生姜甘草汤主之《金匮》。〔批〕咽燥而渴。

生姜五两　人参二两　甘草炙，四两　大枣十五枚

水七升，煮取三升，分温三服。

〔批〕吐涎沫。

肺痿吐涎沫，桂枝去白芍加皂荚汤《千金》。

---

① 许仁则：唐代医家，其生平欠详。尝著有《子母秘录》10卷，未见传世。同代之《外台秘要》及后来之《证类本草》，均引有其佚文。

即桂、甘、姜、枣加皂荚去皮弦，炙焦。以除风湿，去垢腻。

〔批〕吐脓血。

久嗽吐脓血及肺痿症如前久嗽成劳注中者，蛤蚧汤。

蛤蚧补肺润肾，定喘止嗽，气虚血竭者最宜。一对，河水浸五宿，逐日换水，洗去腥气，酥炙黄色　贝母制　知母炒。各二两　鹿角胶角霜，炒珠　枇杷叶去毛，蜜炙　葛根各两　桑白皮蜜炙　人参　甘草炙。各三两　杏仁去皮尖，炒研，五两

每三钱煎。

〔批〕伤寒后症。

伤寒后喘嗽，肺痿吐脓血，渐将羸瘦，紫菀散见瘥后病。喘嗽胸膈不利，用木香槟榔丸见饮食。

肺痿咳唾咽燥，欲饮水者，自愈。张口者，短气也。咳而口中有津液，舌苔滑者，此为浮寒，非肺痿也。〔批〕自愈症，非肺痿症。

〔批〕久嗽咯血。

久嗽咯血成肺痿，及吐白涎，胸膈满闷不食脾虚有热，白扁豆散。

白扁豆调脾暖胃，降浊升清　人参　白术补气温中　半夏和脾健胃　枇杷叶清肺和胃，降火消痰　生姜解菀调中，开痰下气。各二钱半　白茅根补中益气，除热消瘀，七钱半

煎，调槟榔末钱破滞气，和匀分四服。

〔批〕咯血红痰。

多年咳嗽，肺痿咯血，红痰，独圣散。

白及苦平收涩。得秋金之令，能补肺止血，故治肺损红痰，又能蚀败疽、死肌，为去腐生新之圣药

为末，每服二钱，临卧糯米汤下人之五脏，唯肺叶坏烂者可以复生。台州狱吏，悯一重囚，囚感之云：吾七犯死罪，遭刑拷，肺皆损坏，得一方，用白及末，米饮日服，其效如神。后囚凌迟，剖其胸，见肺间窍穴甚多，皆白及填补，色犹不变也。

〔批〕痰血发热。

肺痿痰嗽，痰中有血丝，盗汗发热，热过即冷，食减体瘦，

劫劳汤。

人参　黄芪炙　当归　熟地黄　白茯苓　五味子炙，杵　阿胶炒珠　半夏制　甘草炙。各五分　白芍生用，钱半

姜、枣煎，日三服此救本也，非劫劳也。能受此者，庶可望生。有女，年及笄①，病此甚危，百药无效，偶遇名医，得此方，服三十余剂，遂愈不发。

〔批〕肺痿吐血。

肺痿吐血，甘桔加阿胶紫菀汤。

甘桔汤加二味阿胶炒珠。见甘桔汤后，王好古加法。

〔批〕气极变痈。

肺伤气极，劳热久嗽，吐痰吐血，及肺痿变痈气极，六极之一也。肺主气，元气虚则阴火盛。壮火食气，故成气极。火炎肺系，故久嗽不已，甚则逼血上行也。劳而久嗽，肺虚可知，即有热症，皆虚火也，宜紫菀汤海藏。

紫菀洗净，蜜炙　阿胶蛤粉炒珠。二药润肺补虚，消痰止嗽保肺，为君　知母　贝母二药辛寒润燥，消痰泻肺清火，为臣。各钱　人参　茯苓扶土所以生金，为佐　桔梗　甘草载药上行脾肺，为使。各五分　五味子滋肾家不足之水，敛肺家耗散之金，久嗽者所必收也。炙，杵十二粒

食后服。一方加莲肉。

〔批〕心火克肺。

心火克肺，传为痈痿，咳嗽喘呕，痰壅胸满，咽嗌不利若因肝木太过而致，当补脾肺；若因肾水不足为患，当补肺肾；若因心火旺而自病，当利小便，人参平肺散见喘。

〔批〕骨蒸劳嗽。

肺痿骨蒸劳嗽，声嗄②不出，秦艽扶羸汤见虚劳。

〔批〕嗽吐脓血。

---

① 及笄（jī 机）：笄，古代的一种簪子，用来插住挽起的头发，或插住帽子。及笄，特指女子十五岁可以盘发插笄的年龄，即成年。

② 嗄（shà 厦）：嗓音嘶哑。

久嗽上气，心胸烦热，吐脓血方。

苏子　鹿角胶炒珠　杏仁炒。各三两，三味捣烂　姜汁合　生地汁合　白蜜一盏和药，慢火熬成膏。每半勺粥饮调，日数服

〔批〕唾脓面疮。

久嗽肺气上喘，咯唾脓血，满面生疮肺积虚热，久则成疮，偏身黄肿，胸膈噎痛，宜蛤蚧散见前。一方无鹿胶、枇杷叶、葛根，有茯苓，为细末磁器盛。每日如茶点服，神效。

〔批〕肺痈。

肺痈　咳唾脓血，右寸数实者，为肺痈。若口中咳，胸中隐痛，脉反滑数，此肺痈也。寸脉微而数，微为风，数为热，微则汗出，数则恶寒。风中于卫，呼气不入，热逼于营，吸气不出。风伤皮毛，热伤血脉。风舍于卫，其人则咳，口干喘满，咽燥不渴，多吐浊沫，时时振寒。热之所过，血反凝滞，当积痈脓，吐如米粥，始萌可救，脓成则死。〔批〕脓成则死。

薛立斋曰：肺者，五脏六腑之华盖也。劳伤气血，腠理不密，外邪所乘，内盛于肺。或咳唾痰涎，或醇酒炙煿，辛辣厚味，熏蒸于肺，或肾水亏损，虚火上炎，汗下过度，重亡津液之所致也。其候恶风咳嗽，胸膈胀满，呼吸不利，咽喉作渴，甚则四肢微肿，吐痰腥秽。若脉微紧而数，未成脓也，紧甚而数，已有脓矣。凡咳唾脓血不止者，不可治。呕脓而自止者，自愈。其脉短而涩者，自痊。面色当白而反赤，此火克金，皆不可治。《轨范》云：脓血已聚，必得清火消毒、提脓保肺等药，方能挽回。故《金匮》云：脓成则死也。

〔批〕成痈。

久嗽成肺痈，十味丸《外台》。

麻黄去节　白前各二两　桑白皮六两　射干四两　地骨皮五两　白薇三两　百部五两　地黄六两　橘皮三两

蜜丸桐子大。桑皮汤下十丸稍加至十五丸。

〔批〕将成痈。

肺受风寒，咳嗽喘急，将成肺痈者，小青龙汤见太阳。

肺痈咳嗽，胸胀，喘不得卧者，葶苈大枣泻肺汤见喘。上症并一身面目浮肿，鼻塞清涕出，不知香臭，用上方，三日一剂，可至三四剂。须先与小青龙汤一剂，乃与之。肺痈症治要略，先与小青龙汤，乃行气取脓之药，将以解表之风寒邪气，此治肿疡之例也。〔批〕治肿疡例。

〔批〕胸满咽干。

肺痈，咳而胸满振寒，脉数，咽干不渴，时出浊唾腥臭，久久吐脓如米粥者，甘桔汤海藏云：仲景少阴咽痛药也，孙真人用治肺痈吐脓血。

甘草甘平，解毒泻火。二两　桔梗苦辛。清肺利膈，又能开提气血，表散寒邪，排脓血而补内漏，故治肺痈咳嗽，咽痛喉痹。取其苦辛散寒，甘平除热也。两或等分

煎，分温再服《千金》亦名桔梗汤，服后必吐脓血。

王好古加法：

咳逆气，加陈皮。涎沫，加知母、贝母。咳，发渴，加五味子。吐脓血，加紫菀。肺痿，加阿胶。胸膈不利，加枳壳。痞满，加枳实。少气，加人参、麦门冬。面目肿，加茯苓。呕，加生姜、半夏。肤痛，加黄芪。不得眠，加栀子。咽痛，加牛蒡子、竹茹或大黄。目赤，加栀子、大黄或黄连。声不出，加半夏、桂枝。失音，加诃子。疫毒头肿，加牛蒡子、大黄、芒硝。发斑，加荆芥、防风。酒毒，加葛根、陈皮。

汪云：观海藏之所加，而用药之尤较，亦可识矣。喻嘉言曰：此上提之法，乘其新起，提其败血，或从唾出，或从便出，足以杀其毒。此因胸满振寒不渴，病尚在表，用此开提肺气。若势已入里，又当引之从胃入肠，此法不中用矣。

〔批〕微热烦满。

肺痈及咳，有微热，烦满，心胸甲错，苇茎汤《千金》。

苇茎洲持芦荻之粗种、茎叶。甘寒治肺痈烦热。切三升　薏苡仁半升　冬瓜仁半升　桃仁五十枚，去皮

先煮苇茎，后入三仁煎当吐如粥。

〔批〕如肺痈状。

吐脓血，如肺痈状，口臭他方不应者，消风散见头痛入男子发灰。和米饮下，分五服，可除根。

〔批〕心胸甲错。

心胸甲错，为肺痈，黄昏汤主之韦宙《独行方》。

夜合皮即合欢皮，一名槿树，属土。补阴之功甚捷，消痈肿，长肌肉。掌大一片

煎，分再服。

〔批〕治溃疡例。

肺痈症治要略，以韦宙方终之者，将以补里之阴，此治溃疡之例也。

以上六方皆丹溪所集。

〔批〕如甘桔症。

肺痈如桔梗汤《千金》症，桔梗白散即仲景三物白散，见太阴。在膈上者，则吐脓血。膈下者，泻出。若下多不止，饮冷水一碗即定此方并《要略》方，丹溪不删，采用之者，必有深意存焉。

〔批〕烦渴，脉洪大。

肺痈发热烦渴，脉洪大者，宜如金解毒汤、甘桔汤桔梗一钱，甘草钱半，合黄连解毒每味七分，煎作十余次，呷之，勿急服薛新甫曰：此方乃降火解毒之剂，上症与脉合者，用之俱效。

〔批〕喘咳，脉浮数。

肺痈喘咳唾痰沫，肺脉浮数，泻甘汤泻白散合甘桔汤加贝母去心、紫菀、当归酒拌各钱，瓜蒌仁钱半，姜三片煎薛云：此方乃泻肺邪，消毒之剂也。脉症合者，用之有效。或有前症，用解毒汤解之，而后用此剂。

〔批〕肺痈脉数。

肺痈，心胸气塞，咳嗽脓血，心神烦闷，胸膈隐痛，两足肿满，咽干多渴，时出浊唾腥臭，脉数者，宜桔梗汤《济生》。

桔梗　贝母去心　当归酒蒸　瓜蒌仁去油　枳壳炒　薏苡仁微炒　桑白皮炙　防己一作防风　甘草节各两　百合蒸　杏仁蒸。各五钱　黄芪两半

每四钱，姜三片煎。

一方加甜葶苈、五味、知母、地骨皮，或加金银花、白及。

咳，加百药煎。热，加黄芩。大便不利，加大黄煨少许。小便赤涩，加木通、车前子。烦躁，加白茅根。咳而疼甚，加人参、白芷。

〔批〕唾浊不眠。

肺痈咳逆上气，时时唾浊，但坐不眠，皂荚丸《金匮》。

皂荚刮去皮弦，酥炙为末

蜜丸梧子大，枣膏和汤，服三丸喻嘉言曰：火热之毒，黏结于肺。表里温清，曾不少应，坚不可攻，令服此丸，聿成洗荡之功。

〔批〕吐脓后。

肺痈吐脓后，宜济生排脓汤补肺。

生绵黄芪二两

为末，每二钱煎。

一方加人参、五味子、白芷等分，为细末。每三钱，食后蜜汤调下。

〔批〕短气作渴。

肺痈，喘咳短气，发热作渴，或小便短少者肾水不足，虚火上炎，宜佐以参芪补肺汤。

人参　黄芪　白术　茯苓　陈皮　当归各钱　甘草五分　麦门冬七分　五味子五分　山茱肉二钱　山药二钱　熟地黄钱半　牡丹皮八分。此合芪、药、六君、异功散、生脉散、六味而为一方也。

姜、枣煎若肾虚水泛，咳唾痰壅，宜六味地黄丸。虚火上炎，口干咽燥，宜加减八味丸。

〔批〕体倦食少。

久嗽吐脓血，体倦食少脾气亏损，宜佐以参术补脾汤。

补中益气除柴胡，加麦门冬、五味子、茯苓、桔梗此合补中益气、生脉散方也。必服此药，补土以生金，否则不治，姜、枣煎。

〔批〕单方。

单方：专用薏苡仁为末，糯米饮调下，或入粥煮吃，或煮猪肺，蘸末服俱可。一方用水煮服，当下脓血便愈。

卷十三

虚 劳

五劳　六极　七伤　五蒸　二十三蒸　瘵劳　传尸劳

总论　虚劳者，谓虚损、劳伤、蒸瘵也。《活法机要》云：虚损之疾，寒热因虚而感也。感寒则损阳，阳虚则阴盛。故损则自上而下，一损肺，二损心，三损胃。治宜以辛甘淡。过于胃，则不可治也。感热则损阴，阴虚则阳盛，故损则自下而上，一损肾，二损肝，三损脾。治宜以苦酸咸。过于脾，则不可治也。故心肺损则色弊，肝肾损则形痿，脾胃损则谷不化也。《准绳》曰：《内经》有气虚、尺虚、脉虚，是谓重虚。又云：脉细，皮寒，气少，泄利前后，饮食不入，是谓五虚，五虚死。〔批〕重虚、五虚。此但言虚，而无劳瘵之名。至仲景《金匮要略》明立虚劳门，于是巢元方撰《病源》，遂有五劳、六极、七伤，五蒸、二十三蒸之名。蒸者，其状发热是也。李士材曰：巢氏既分劳伤蒸极，《本事方》[1] 更分传尸、鬼疰至于九十九种，其磬空附会，重见复出，使学者惑于多岐。盖以《内经》为式第，于脾胃分主气血，约而该，确而可守也。夫人之虚，不属于气，即属于血。五脏六腑，莫能外焉。而独举脾肾者，水为万物之元，土为万物之母，二脏安和，百病不生。夫脾具坤德，脾安则土为金母，金实水源，且土不凌水，水安其位，故脾安则肾愈安也。肾兼水火，肾安则水不挟肝木上泛而凌土湿，火能益土，运行而化精微，故肾安则脾愈安也。孙思邈云：补脾不如补肾。许学士云：补肾不如补脾。两先生深知二脏为生人之根本，又知二脏有相赞之功能。故其说似背，其旨则同也。〔批〕脾肾二脏，生人根本。愚按：劳伤、蒸极诸方，虚

① 本事方：原作"本是方"，据《证治准绳·杂病·传尸劳》改。

实寒热审辨精详，故《准绳》录之。至于虚损，亦归于以脾肾二脏为要。今故将劳伤诸方亦录于前，以备采择。至传尸，则录紫庭说，余繁不载。

脉 平人脉大为劳，脉极虚亦为劳。

寸口脉浮而迟，浮则为虚，迟则为劳。

左手脉细，右手浮大劲急，为正虚邪盛，必死。

久病，脉沉细而数者死。

中空外急，此名革脉，妇人半产漏下，男子亡血失精。

脉结者三年，代者三月，必死。

不能受补者死。

喉中生疮，咳嗽声哑者死。

一边不能睡者死。

劳症久泻者死。

大肉去者死。

虚极之病，火炎面红，发喘痰多，身热如火，跗肿溏泄者死。

五劳 虚极羸瘦，腹满不能饮食，食伤、忧伤、饮伤、饥伤、房室伤、劳倦伤，经络荣卫气伤，内有干血，肌肤甲错，两目暗黑，缓中补虚，大黄䗪虫丸《金匮》主之，〔批〕劳伤虚极，内有干血。《准绳》曰：虚劳发热，未有不由瘀血者，而瘀血未有不由内伤者。人之饮食起居，一失其节，皆能成伤，此可以睹矣。故以润剂治干，以蠕动啖血之物行死血，死血既去，病根已除，而后可从事乎滋补。仲景为万世医方之祖有以哉。愚按：方内药俱险峻，比抵挡汤尤甚。世不敢用，故不录。特录其说，以示治虚劳者，知有瘀血之患耳。审是瘀症，可于畜血症中，地黄、生漆、代抵挡三方，酌而用之可也。〔批〕《病源》五劳，一志，二思，三心，四忧，五瘦也。或陈大夫传仲景百劳丸。

当归炒 乳香 没药各钱 人参二钱 大黄四钱 虻虫十四个，去翅足 水蛭十四个，炒 桃仁十四枚，去皮尖

蜜丸。五更用百劳水即甘润水，都作一服送下，取恶物尽为度。服白粥十日此乃抵挡丸再减分两，加参、归、乳香、没药，消补

兼施也。

〔批〕肝劳虚寒。

肝劳尽心谋虑而成虚寒，则口苦骨疼，筋挛烦闷，宜续断汤《济生》。

续断酒浸　当归酒洗　川芎　陈皮去白　半夏制　干姜炮。各两　肉桂另研　甘草炙。各五钱

为末，每四钱姜三片煎。

〔批〕实热，后同。

实热则关格不通，两目赤涩，烦闷热壅，羚羊角散同上。

决明子　羚羊角剉屑　柴胡　黄芩　当归　羌活　赤芍　甘草炙。等分

煎同上。

〔批〕心。

心劳曲运神机而成虚寒，则惊悸恍惚，神志不定，宜远志饮子。

人参　黄芪　茯神去木　肉桂　远志甘草水煮，去心　枣仁炒　当归酒洗。各两　甘草五钱

煎同上。或加莲肉去心。

实热则口舌生疮，烦渴，大小便不利，宜黄芩汤。

生地黄　泽泻　栀仁　黄芩　麦门冬去心　木通　黄连　甘草炙。等分

煎同上。

〔批〕脾。

脾劳意外致思而成虚寒，则气胀胸满，善噫不食，腹痛泄泻，宜白术散。

白术　人参　草果仁煨　厚朴制　肉豆蔻面裹，煨熟　陈皮　木香　麦芽炒。各钱　甘草炙，五分

煎同上。

实热则身黄咽痛，舌干胀急，宜小甘露饮。

黄芩　升麻五分　茵陈钱　栀仁八分　桔梗六分　生地黄钱半

石斛二钱　甘草炙，四分

煎同上。

〔批〕肺。

肺劳遇事过忧所成虚寒，则心腹冷痛，胸满背痛吐逆，宜温肺汤。

人参　钟乳粉　半夏　肉桂　橘红　干姜炮。各两　木香　甘草炙。各五钱

煎同上。

实热则喘嗽烦热，面目浮肿，二母汤。

知母　贝母去心　杏仁去皮尖　甜葶苈炒　瓜蒌仁去油　秦艽　桑白皮　黄芩　橘红各钱　甘草炙，五分

煎。

〔批〕肾。

肾劳矜持志节而成虚寒，则遗精白浊，面肿垢黑，腰脊如折，羊肾丸。

熟地黄酒蒸　杜仲炒　菟丝子酒蒸　石斛　黄芪　续断酒浸　肉桂　磁石火煅，醋淬　牛膝酒蒸　沉香　五加皮酒洗　山药炒

为末，羯羊肾两对，葱椒酒煮烂，加蜜杵丸。每五钱，空心盐酒下。

实热则小便黄赤涩痛，耳聋阴疮，宜凉肾汤。

生地黄三钱　赤茯苓　玄参　远志去心。各钱　知母酒炒，八分　黄柏酒炒，六分

煎服。

〔批〕虚热。

五劳虚热，参乳丸大补气血。

人参　人乳本血液化成，用之以交补气血，实平淡之神奇也

等分蜜丸。

顿乳取粉法：取无病年少妇人乳，用银锡瓢，倾乳少许，浮滚水上，再投冷水上，晒干，刮取，有益无损。一妇乳尤佳。

〔批〕心伤脉极。

心伤忧愁思虑所伤脉极①心主脉，虚则咳而心痛，咽肿，喉中介介如梗，宜茯神汤。

茯神　远志去心　人参　通草　麦门冬去心　黄芪炙　桔梗　甘草炙。等分

煎。或加枣仁、朱砂、龙齿。

实则血焦发落，唇口赤，麦门冬汤。

人参　麦门冬去心　生地黄　远志去心　黄芩　茯神　石膏煅。各两　甘草炙，五钱

煎。

〔批〕脾伤肉极。

脾伤大饱所伤肉极脾主肌肉，虚则肢倦节痛，肩背皆强，痰饮不食，半夏汤。

六君子加附子炮、木香、肉桂、大腹皮等分，煎。或加白豆蔻、厚朴、益智仁。

实则肌肉痹，腠理开，汗大泄，四肢缓弱急痛，薏苡仁散。

薏苡仁微炒，研　石膏　川芎　防风　防己　羚羊角屑　甘草炙　杏仁去皮　赤芍等分

煎。

〔批〕肺伤气极。

肺伤形寒饮冷所伤气极肺主气，虚则皮毛焦，津液涸，力乏，喘急短气，宜紫菀汤。

紫菀茸蜜洗　干姜炮　黄芪炙　五味子　钟乳粉或曰石英　杏仁去皮，麸炒　甘草炙。等分

煎。

实则喘呕烦热，胸膈胀满，口燥咽干，宜前胡汤。

桑根白皮　前胡　半夏泡　杏仁去皮　紫苏子炒　枳实炒　陈皮　甘草炙。等分

---

① 心伤脉极：自此以下“心伤脉极”“脾伤肉极”“肺伤气极”“肾伤骨极”“肝伤筋极”“外形伤志伤筋极”“精极”为“六极”“七伤”。

煎同前。

〔批〕肾伤骨极。

肾伤强力举重，坐卧湿地所伤骨极肾主骨髓，虚则面肿垢黑，脊枯发落，齿枯气衰，喜唾，宜鹿角丸。

鹿角胶二两　牛膝酒浸，两半

或加五味子、益智仁，蜜丸。

实则面焦耳鸣，牙齿脑髓苦痛，手足酸疼，小便秘，玄参汤。

玄参　枳壳　生地黄　车前子　黄芩　当归酒洗　麦门冬去心　白芍等分　甘草减半

煎。

〔批〕肝伤筋极。

肝伤大怒气逆所伤筋急肝主筋，虚则手足拘挛，腹痛，指甲痛，转筋，木瓜散。

木瓜　当归　虎胫骨酥　五加皮酒洗　桑寄生　枣仁炒　人参　柏子仁去油　黄芪等分　甘草炙，减半

煎。或加枸杞、续断。

实则咳而胁下痛，脚心痛不可忍，手足甲青黑，五加皮散。

五加皮　羚羊角　羌活　防风　赤芍　秦艽　枳实炒　甘草炙。等分

煎。

〔批〕外形伤，志伤，筋极。

外形伤风雨寒暑所伤，志伤大恐惧所伤，筋液耗竭，数数转筋，爪甲皆痛，不能久立，名曰筋极，猪膏酒见燥症。脏腑气虚，视听已卸，精极精生气，气生神，虚则遗精白浊，体瘦形悴，茎弱阴痿，磁石丸。

磁石二两，火煅，醋淬　肉苁蓉酒浸　鹿茸酒蒸　续断酒浸　杜仲姜炒，断丝　熟地黄　巴戟去心　赤石脂煅　柏子仁炒研，去油　山茱肉酒蒸　菟丝子酒蒸　韭子炒。等分

酒糊丸。或加补骨脂、龙骨、人参、附子、钟乳。

实则目昏毛焦，虚热烦闷，石斛汤。

小草远志苗叶　石斛　黄芩　麦冬去心　生地酒洗　白苓　玄参等分　甘草炙，减半

煎。

〔批〕精极。

精极之症，瘦弱少气精生气，气生神，精极无以生气，目视不明气弱不能生神，梦遗泄精精气不固，水不能济火，而精愈耗也，宜龟鹿二仙膏。

龟板胶三斤。龟为介虫之长，得阴气最全，介虫乃阴类也　鹿角胶三斤。鹿角遇夏至阴生即解，禀纯阳之性，且不两月长至一二十斤，骨之速生，无过于此者，故能峻补气血。两者皆用气血以补气血，所谓补之以其类也　人参一斤，大补元气　枸杞二斤，滋阴助阳

俱熬膏和入，每晨酒服三钱此气血阴阳交补之剂。气足则精固不遗，血足则视听明了。久服可以益寿，岂第已疾而已哉。李时珍曰：龟鹿皆灵而寿，龟首常藏向腹，能通任脉，故取其板以补心、补肾、补血，以养阴也。鹿首常返向尾，能通督脉，故取其角以补命、补精、补气，以养阳也。

〔批〕五蒸。

五蒸骨蒸、脉蒸、皮蒸、肉蒸、内蒸

五蒸汤《古今录验》

人参二两　干地黄三两　白茯苓二两　知母二两　黄芩二两　葛根三两　竹叶二把　甘草炙，两　粳米二合　石膏五两

研细，水九升，煮小麦升，至水六升入药，煎至二升半，分三服。

实热，加黄连、黄芩、黄柏、大黄。

虚热，气分用乌梅、秦艽、柴胡，血分用青蒿、鳖甲、蛤蚧、牡丹皮、小麦。〔批〕气分，血分。

〔批〕二十三蒸。

二十三蒸胞、玉房、脑、髓、骨、血、脉、筋、肉、皮、肤、气、肝、心、脾、肺、胃、膀胱、胃、三焦、大、小肠也

肺蒸，鼻干乌梅、紫菀、天冬、麦冬。皮蒸，舌白唾血桑白皮、

石膏。肤蒸，昏昧嗜卧牡丹皮。气蒸，遍身气热，喘促鼻干人参、黄芩、栀子。大肠蒸，鼻右孔干痛芒硝、大黄。心蒸，舌干黄连、生地。脉蒸，唾白浪语，经络溢，脉缓急不调当归、生地。血蒸，发焦地黄、当归、桂心、童便。小肠蒸，下唇焦木通、赤茯苓、生地黄。脾蒸，唇焦白芍、木瓜、苦参。肉蒸，食无味而呕，烦躁不安白芍。胃蒸，舌下痛石膏、粳米、大黄、芒硝、葛根。肝蒸，眼黑前胡、川芎、当归。筋蒸，甲焦川芎、当归。胆蒸，眼白失色柴胡、瓜蒌。三焦蒸，乍寒乍热石膏、竹叶。肾蒸，两耳焦石膏、知母、生地黄、寒水石。脑蒸，头眩闷热羌活、防风、地黄。髓蒸，骨中热当归、地黄、天冬。骨蒸，齿黑，腰痛，足逆冷，疳虫食藏鳖甲、当归、地骨皮、牡丹皮、生地。玉房蒸，肢细趺肿，脏腑俱热石膏、黄柏。胞蒸，小便黄赤生地、泽泻、茯苓、沉香、滑石。膀胱蒸，左耳焦泽泻、茯苓、滑石。

凡此诸蒸，皆因热病后食肉油腻，行房饮酒，犯之而成。失蒸成疳，病即死矣。

〔批〕骨蒸。

骨蒸火炎水竭，真阴销铄，故肌骨之间蒸蒸然热也劳热东垣曰：昼热夜静者，是阳邪旺于阳分也。昼静夜热者，是阳邪下陷入阴中也，名曰热入血室。昼夜俱热，是重阳无阴也，当急泻其阳，峻补其阴。昼病则在气，夜病则在血，清骨散。

地骨皮　胡黄连　知母三者苦寒，能除阴分之热，而平之于内　青蒿　秦艽各钱　银柴胡钱半。三者辛寒，除肝胆之热，而散之于外也　鳖甲阴类。甲属骨，能引诸药入骨而补阴。童便炙，钱　甘草甘平，能和诸药，退虚热。炙，五分

煎。

《珍珠囊》云：地为阴，骨为里，皮为表。地骨皮泻肾火，牡丹皮泻包络火，总治热在外，无汗而骨蒸。知母泻肾胃之火，治热在内，有汗而骨蒸。一云地骨皮退有汗骨蒸。朱二允曰：能退内潮，人所知也。能退外潮，人实不知。病或风寒散而未尽，作潮往来，非柴、葛所能治，用地骨皮走表又走里之药，消其浮游之邪，未有不愈

者。〔批〕地骨皮能退内外潮。时珍曰：枸杞、地骨甘寒平补，使精气充足而邪火自退。世人多用苦寒，以芩、连降上焦，知、柏降下焦，致伤元气，惜哉！予尝以青蒿佐地骨皮退热，果有殊功。中寒者忌之。四物汤加地骨皮、牡丹皮，治妇人骨蒸。《元珠》云：五行六气，水特五之一耳。一水既亏，岂能胜五火哉？虚劳等症蜂起矣。其体虚者，最易感于邪气，当先和解，微利微下之，从其缓而治之，次则调之。医者不知邪气加于身而未除，便行补剂，邪气得补，遂入经络，至死不悟，何啻千万，良可悲哉。夫凉剂能养水清火，热剂能燥水补火，理易明也。劳为热症明矣，遽可补乎？惟无邪、无热、无积之人，脉举按无力而弱者，方可补之。又必察其胃中及右肾二火果亏，而后用之。

〔批〕血热虚劳。

邪热客于经络，痰嗽烦热，头痛目昏，盗汗倦怠，一切血热虚劳，人参散许氏。

人参清肌散见发热，各两加黄芩五钱，每三钱姜、枣煎喻嘉言曰：此邪热浅，在经络，未深入脏腑。虽用柴、葛之轻，全借人参之力，详清肌散注中。

虚热体倦，十味人参散。

清肌散去当归，加陈皮。

〔批〕将成劳。

咳嗽吐血，独五心烦热，将欲成劳者，茯苓补心汤《卫生》云：参苏饮尤解潮热痰嗽喘热最效。

〔批〕渐成骨蒸。

血虚肺燥咳嗽肝火乘肺，潮热肝血虚，寒热如疟邪在少阳，口干便涩火盛铄金，不能生水，肌体瘦弱，渐成骨蒸，及已成者骨里蒸蒸然而热，阴虚也，宜逍遥散《局方》。

当归酒洗　白芍酒炒，肝虚则血病，二味养血而补阴　白术土炒。各钱　甘草炙，五分。木盛则土衰，二者和中而补土　柴胡升阳散热，合芍药以平肝，而使木得条达。木以泻为补，取疏通之义　茯苓各钱。清热利湿，助甘、术以益土。补土生金，亦以平木而令心气安宁，能通心肾故也加姜暖胃祛痰，和中解菀、薄荷搜肝泻肺，理血消风煎疏通和中，诸症自已，所以有逍遥之名。有干咳嗽者，亦用此以开之，下用补阴之剂可愈。

〔批〕血少目暗。

怒气伤肝，血少目暗目为肝窍，目得血而能视。肝伤血少则目昏，八味逍遥散。本方薛氏加丹皮能泻血中伏火、栀子能泻三焦菀火，加之以抑肝气。赵氏以山栀屈曲泻火，改用吴萸炒黄连。

〔批〕劳热。

劳热骨蒸，四肢微瘦，有汗脉长者劳热之症不尽属阴虚，亦有阳邪入里传为骨蒸，令人先寒后热，渐成弱瘦者。有汗，胃实也。脉长，阳明症也，石膏散《外台》。

石膏大寒质重，能入里降火。味辛气轻，能透表解肌。虽寒而甘，能缓脾益气。火劳有实热者，非此不为功。故《外台秘要》《名医录》皆载之

研细，每夕新汲水服方寸匕，热退为度《证治要诀》云：治虚劳独用热药者，犹釜中无水而进火也。过用冷药者，犹釜下无火而添水也。非徒无益，而又害之。

〔批〕肌骨蒸热。

一切肌骨蒸热，往来寒热，汗后不解，宜柴胡饮子见发热，或防风当归饮子。

柴胡饮子加防风、滑石《准绳》云：二方皆用大黄，盖能折炎上之势，而使之下行，莫速乎此也。然惟大便实结者乃可。若溏泄，则虽地黄、天冬之属亦不宜，况大黄乎？喻嘉言曰：于和法中略施攻补，深中肯綮。又曰：虚劳发寒热者，乃卫虚则恶寒，营虚则发热也。缓调荣卫，俾不亢战，寒热自止。若误用小柴胡，俾汗出而卫伤于外，便溏而营伤于内，虚热转加，病益甚矣。兼吞地黄丸。

〔批〕劳瘵痰积。

劳瘵兼痰积，腹胁常热，头面手足，寅卯时分，乍有凉时者正气行时，宜霞天膏见积聚入竹沥，少加姜汁，调玄明粉行之愚意若无膏，以黄明胶、海石、枳实、胆星代之。

〔批〕膈上顽痰。

顽痰在膈上，胶固难治者，必以吐法吐之，或沉香滚痰丸之类下之。

〔批〕积痰污血。

肝有积痰污血，结热劳瘵者其太冲脉必与冲阳脉不相应，宜补阴药，吞当归芦荟丸。

〔批〕肺痿骨蒸。

肺痿骨蒸，或寒或热阴阳不和，成劳咳嗽阴火乘肺，声哑不出火菀在肺，体虚自汗，四肢倦怠心脾虚而卫气不充，秦艽扶羸汤《直指》。

柴胡二钱，解肌热　秦艽退骨蒸。二味散表邪，兼清里热　鳖甲炙　地骨皮二味滋阴血而退骨蒸　人参钱半　炙草钱，补气　当归和血，钱半　紫菀润肺，除痰理嗽　半夏发声音。肺属金，声所从出。有物实之，则声不出。燥湿除痰，则金清而声自开。钱

姜、枣煎。

《元戎》：地骨皮枳壳散，有枳壳等分，桃柳枝头各七个，加青蒿、姜二片煎。又去秦艽、归身，加贝母，为柴胡鳖甲散。大便硬者服之。大便溏者，半气半血，服逍遥散。本方表里交治，气血兼调，为扶羸良剂。《集解》：透肌解热，柴胡、秦艽、干葛为要药，故骨蒸方中多用之。寇宗奭曰：柴胡本经，并无一字治劳，甄权、大明并言补虚劳。今治劳方中鲜有不用者，贻害无穷。李时珍曰：劳有五，若劳在肝、胆、心、心包，有热，或少阳经寒热，则柴胡乃手足厥阴、少阳必用之药。劳在脾胃，有热，或阳气下陷，则柴胡为退热升清必用之药。惟劳在肺肾者，不可用耳。寇氏一概摈斥，殊非通论。汪讱庵曰：杨氏此方用柴胡为君，则肺劳亦有用之者矣。大抵柴胡能退热升清，宣扬气血。昔孙琳治劳疟而曰：热有在皮肤、在脏腑、在骨髓。在骨髓者，非柴胡不除，则柴胡亦有退骨蒸之力矣。况有滋补之药以辅之者乎?《准绳》曰：尝原劳病，有一种真脏虚损，复有邪热者，用柴胡正合宜，服之无不效。有重阴覆其阳，火不得伸，或洒洒恶寒，或志意不乐，或脉弦数，四肢五心烦热者，宜火菀汤、柴胡升麻汤，病去即已，不可过剂耳。又《直指方》云：柴胡之退热，不及

黄芩。李时珍曰：黄芩之退热，乃寒胜热折火之本也。柴胡之退热乃苦以发之，散火之标也。

〔批〕风劳。

风劳骨蒸风，阳邪。在表则表热，在里则里热，附骨则骨热，午后壮热阴虚，咳嗽风火相博肌瘦蒸久血枯，颊赤虚火上炎盗汗阴虚，脉来细为虚数为热，秦艽鳖甲散谦甫。

柴胡两　秦艽五钱。风生热，而热生风，非二者不能驱使外出　鳖甲两，炙。鳖，阴类。用甲者，骨以及骨之义　乌梅酸涩，能引诸药入骨而敛热。一个　青蒿苦寒，能从诸药入肌而解热。五叶　知母滋阴　当归和血。各五钱　地骨皮散表邪，兼清里热，又去汗除蒸之上品。两

汗多，倍黄芪。每五钱煎柴胡、青蒿皆感少阳生发之气。凡苦寒之药多伤脾胃，惟青蒿清芬入脾，独宜于血虚有热之人。

〔批〕客热。

虚劳客热，五心烦热，或日晡发热，黄芪鳖甲散见嗽血。

〔批〕虚损。

虚损　经曰：阴虚生内热。肾水不足，虚火燔炙，此血虚之劳也。又曰：有所劳倦，形气虚少，谷气不盛，上焦不行，下脘不通，而胃气热，热气熏胸中，故内热。劳则伤脾，脾虚不能生肺，则肺薄而浊气不能达于下脘。地气不升，天气不降，清气陷下，浊气逆上，故内热。此气虚之劳也。《难经》曰：治损之法，损其肺者益其气，损其心者调其营血，损其脾者调其饮食、适其寒温，损其肝者缓其中，损其肾者益其精。

〔批〕肺损脾衰。

肺损，皮聚而毛落肺主皮毛，及脾衰脾者，万物之母也；肺者，气之母也。脾胃一虚，肺气先绝，饮食少思脾不健运，体瘦而黄饮食减少，则营卫无所资养，宜益气四君子汤。

人参甘温，大补元气，为君　白术苦温燥脾，补气为臣。土炒　茯苓甘淡，渗湿泻热，为佐。各二钱　甘草甘平，和中益土，为使。钱

姜、枣煎气足脾运，饮食倍进，则余脏受荫而色泽身强矣。

一方加黄芪，去甘草。本方加陈皮理气散逆，名异功散钱氏。

再加半夏燥湿除痰，名六君子汤。本方加黄芪、山药助脾进食，名同。

〔批〕心肺损。

心肺虚损，血脉衰耗心主血脉，皮聚毛落，宜益气和血八物汤。

四君、四物去甘草，加黄芪。

〔批〕心损。

心脉损及胃，损饮食，不为肌肤脾主肌肉，宜益气和血，并调饮食十全大补汤。

八珍加芪、桂。

〔批〕肾损。

肾损骨痿，不能起于床肾主骨髓，宜益精补肾金刚丸见痿。

〔批〕肾肝损及脾损。

肾肝虚损，骨痿筋缓，不能自收持肝主筋，宜益精缓中牛膝丸见痿。肝肾损及脾损，食谷不化，宜益精缓中消谷煨肾丸见痿。东垣曰：肝损宜缓中，谓调血也。当用四物汤，以中有芍药故也。

〔批〕肝肾不足。

阳盛阴虚，肝肾不足，房室虚损，瘦羸无力，面多青黑，而无常色者，并宜六味地黄丸钱仲阳因仲景八味丸减去桂、附以治小儿，以小儿纯阳故也。今通用治大小症。

地黄砂仁酒拌，九蒸九晒，八两。滋阴补肾，生血益精　山茱肉酒蒸，四两。温肝逐风，涩精秘气　牡丹皮泻君相之伏火，凉血退蒸。三两　山药清虚热于肺脾，补脾固肾。四两　茯苓渗脾中湿热而通肾交心，乳蒸　泽泻泻膀胱水邪而聪耳明目。炒。各三两

蜜丸，空心盐汤或酒下。

六经备治，而功专肝肾。寒热不偏，而兼补气血。苟能常服，其功未易殚逮也。或谓肾气丸为补水之剂，以熟地大补精血故也。不知精血足则真阳自生。况山药、山茱皆能涩精固气，气者火也，水中之火，乃为真阳。此剂水火兼补，至平淡至神奇也。或曰肾气丸实补肝药也，肾为肝母，亦虚则补母之义。古云：肝肾之病，同一治也。汪

讱庵曰：此丸熟地温而丹皮凉，山药涩而茯苓渗，山茱收而泽泻泄。补肾而兼补脾，有补而必有泻。相和相济，以成平补之功。乃平淡中之神奇，所以为古今不易之良方也。即有加减，不过一二味，极三四味而止。今人多拣补药，任意加入，有补无泻。且客倍于主，责成不专。而六味之功，反退处于虚位，失制方之本旨矣，此庸医之误也。李士材曰：用此方者有四失，地黄非怀庆则力薄，蒸晒非九饮则不熟。或疑地黄之滞而减之，则君主弱。或恶泽泻之泄而减之，则使力微。顾归咎于药之无功可乎？又曰：伏火即阴火，即相火也，世人专以黄柏治相火，不知丹皮之功更胜。按：丹皮，南方火色，牡而非牝，属阳，故能入肾泻阴火，退无汗之骨蒸。泽泻，《本经》云聪耳明目，为其能泻下焦之湿热也。湿热既除，则清气上行，故能养五脏，起阴气，补虚损，止头眩，有聪耳明目之功。今人多以昏目疑之，盖服之太多，则肾水过利而目昏。若古方配合，多寡适宜，未易增减也。

本方煎服，名六味地黄汤。

钱氏加减法：血虚阴衰，熟地为君。精滑头昏，山茱肉为君。小便或多或少，或赤或白，茯苓为君。小便淋滴，泽泻为君。心虚火盛及有瘀血，丹皮为君。脾胃虚弱，皮肤干涩，山药为君君者，其分用八两也。〔批〕各症君药。

〔批〕真阳不足。

真阴虚损，真阳不足《仙经》曰：两肾一般无二样，中间一点是阳精，**虚羸少气，食少肢倦，尺脉弱者，宜桂附八味丸。**

前方加附子、肉桂各两。

王冰所谓：益火之源，以消阴翳也。李士材曰：肾有两枚，皆属于水。初无水火之别，中间穴名命门，相火所居也。详见《内经》藏象篇“七节之傍，中有小心”，及诊候篇“心包脉”注。汪讱庵曰：男女媾精，皆禀此命火以结胎，人之窍通寿夭，皆根于此。乃先天无形之火，所以主云为而应万事，蒸糟粕而化精微者也。无此真阳之火，则神机灭息，生气消亡矣。惟桂、附能入肾、命门之间而补之，故加入六味中，为补火之剂。有肾虚火不归经，大热烦渴，目赤唇裂，舌上生刺，喉如烟火，足心如烙，脉洪大无伦，按之微弱者，宜十全大补汤吞八味丸。或问燥热如此，复投桂附，不以火济火乎？曰：心包相火附于命门，男以藏精，女以系胞，因嗜欲竭之，火无所附，故厥而上炎。且火从肾出，是水中之火也。火可以水折，水中之火，不可以水折。桂附与火同气，而味辛能开腠理，致津液，通气道。据其窟穴而招之，同气相求，火必下降矣。然则桂附者，固治相火之正药欤！八味用泽泻，寇宗奭谓其接引桂附归肾。李时珍曰：茯苓、泽泻皆取其泻膀胱之邪气也。古人补药必兼泻邪，一合一开，此乃玄妙。后世不知此理，必致偏胜之害矣。

〔批〕虚火上炎。

虚火上炎，形体憔悴，寝汗发热，七味丸。

六味加肉桂两引无根之火降而归元。

〔批〕虚损劳嗽。

虚损劳嗽，加减八味丸。

八味丸去附子，加五味子二两。

或都气丸。

六味加五味子三两益肺之源，以生肾水。

〔批〕劳极。

劳极，八仙长寿丹。

六味加五味二两、麦冬三两，再加紫河车一具。

〔批〕阴虚火动。

阴虚火动，骨痿髓枯，尺脉旺者，宜知柏八味丸。

六味加黄柏、知母各两。

王冰所谓“壮水之主，以制阳光”也。朱丹溪曰：实火可泻，虚火可补。君火者，心火也，人火也，可以水灭，可以直折。黄连之属，可以制之。相火者，天火也，龙雷之火也，阴火也，不可以水湿折之，当从其类而伏之。惟知、柏之属，可以降之。按：知柏八味与桂附八味，寒热相反，而服之者皆能有功，缘人之气禀不同，故补阴补阳，各有攸当。药者，原为补偏救弊而设也。愚按：二方一治相火不足，一治相火有余。《医贯》谓世之补阴者，率用知、柏，反戕脾胃。虽是一说，而李士材曰：矫其偏者，辄以桂附为家常茶饭。不知此，惟火衰者宜之。若血虚燥热者，能无助火为患哉。

〔批〕阴虚咳嗽。

阴虚咳嗽，成劳瘵者，坎离丸即滋阴降火汤，见四物后。蜜丸、丹溪论劳瘵，主乎阴虚。盖自子至巳属阳，自午至亥属阴。阴虚则热在午后子前。寤属阳，寐属阴，阴虚则汗从寐时盗出。升属阳，降属阴，阴虚则气不降，痰涎上逆，吐出不绝。脉浮属阳，沉属阴，阴虚则浮之洪大，沉之空虚，宜用知柏四物加竹沥、龟板补阴降火之剂。又须远嗜欲，薄滋味，静心调养以助之。《准绳》云：丹溪之论，世医遵用，百无一效，何哉？盖阴虚火必上炎，芎、归辛温，非滋阴降火之药，又川芎上窍，尤非虚炎短乏者所宜。地黄沉膈，非胃弱食少痰多者所宜。知柏辛苦大寒，虽曰滋阴，其实燥血。虽曰降火，久而增气，反能助火。至其败胃，所不待言。〔批〕四物知柏，有不相宜。予每用薏苡仁、百合、天冬、麦冬、桑白皮、地骨皮、牡丹皮、酸枣仁、五味子、枇杷叶之类，佐以生地汁、藕汁、人乳、童便等。如咳嗽则多用桑白皮、枇杷叶，有痰增贝母，有血增薏苡、百合、阿胶，热甚增地骨皮，食少增薏苡至七八钱，而麦冬常为之主，以保肺金而滋化源，无不辄效。又云：虚劳之症，百脉空虚，非粘腻之物填之，不能实也。精血枯涸，非濡湿之物滋之，不能润也。宜用参、芪、地黄、二冬、枸杞、五味之属，各熬膏，另用青蒿，以童便熬膏，及生地、薄荷、莲藕、人乳各汁，隔汤炼过，并鹿角胶、霞天膏，合和化服。如有瘀，加醋制大黄末、元明粉、桃仁泥、韭汁之属止血，京墨行痰，竹沥降火，童便之类。〔批〕宜用膏汁。凡虚劳，心下引胁俱疼，盖滞血不消，新血无以养之也，尤宜用膏子加韭汁、桃仁泥。〔批〕心下引胁俱疼，滞血。气虚宜补气丸，即生脉散加橘红、桔梗、炙甘草为丸含咽。故气虚则生脉散，不言白术；血虚则三才丸，不言四物。大略前言薏苡仁之属，治肺虚；后言参、芪、地黄、膏子之类，治肾虚。盖肝心属阳，肺肾属阴，故补肺肾即是补阴，非知柏四物之谓也。士材曰：四物阴药，行秋冬之气，非生物者也，**大补阴丸**见呃逆。

服寒凉药，症虽大减，脉反如数者阳菀也，**宜升宜补，再犯寒**

凉必死。〔批〕脉反数，宜升补。

〔批〕虚弱不食。

虚损病人虚弱，恹恹不能食，和中丸见不能食。五虚，粥浆入胃，注泄止，则虚可治，宜黄芪建中汤、理中汤如瘦弱无力，多困，未知阴阳何脏先损，夏宜地黄丸，春秋都气丸，冬宜八味丸。

〔批〕诸虚用药。

陈藏器诸虚用药凡例：

虚劳，头痛复热，枸杞、玉竹。虚而欲吐，人参。虚而不安，亦加人参。多梦纷纭，龙骨。多热，地黄、牡蛎、甘草、地肤子。〔批〕地肤子除虚热。虚而冷，当归、川芎、干姜。冷甚，黄芪、桂心、吴茱萸、附子、乌头。虚而损，钟乳、天门冬、肉苁蓉、巴戟。大热，黄芩、天冬。多忘，茯神、远志。口干，麦冬、知母。虚而吸吸少气，胡麻、覆盆子、柏子仁。〔批〕覆盆子补肾气。多气兼微咳，五味子、大枣。惊悸不安，龙齿、紫石英、小草。冷，紫石英、小草。客热，沙参、龙齿。不冷不热，前药全用。身强腰中不利，磁石、杜仲。虚劳小便赤，黄芩。客热，地骨皮、黄芪、青蒿。有痰复有气，生姜、半夏、枳实。小便利，桑螵蛸、龙骨、鸡胜皮。小便不利，茯苓、泽泻。溺白，厚桂。髓竭不足，地黄、当归。肺气不足，天冬、麦冬、五味子。心气不足，人参、茯神、石菖蒲。肝气不足，天麻、川芎。脾气不足，白术、白芍、益智仁。肾气不足，熟地黄，牡丹皮、远志。胆气不足，细辛、酸枣仁、地榆。神昏，朱砂，预知子，茯神。〔批〕预知子补劳伤。以上诸药，皆于随症用药方中加之。

肌瘦气弱咳嗽，渐成劳瘵，猪肚丸。

牡蛎煅　白术各四两　苦参三两

为末，以猪肚一具煮极烂，研如膏和丸。每服三钱，米饮下，日二服此药神应，瘦者服之即肥，莫测其理。〔批〕瘦者即肥。

虚劳治法，总当以脾肾二脏为要〔批〕脾肾为要。肺肾亏损，当补阴，兼调理脾胃。脾胃先损，当补中，兼温存肝肾。《准绳》曰：肾乃系元气者也，脾乃养形体者也。经曰：形不足，温之以气。谓真气有少火之温，以生育形体。然此火不可使之热，热则壮，壮则反耗真气也。故曰：少火生气，壮火食气也。候其火之少壮，皆在两肾间。又曰：精不足，补之以味。五味入胃，各从所喜之脏而归之，以生津液，输纳于脾胃，次在其所归之脏。即当补其不足，泻其有余。《纲目》曰：补之以味者，谷肉果菜，百味珍馐，无非补也。今之医者不通其法，惟知大补之道，轻则鹿茸、附、桂，重则乳石、丹砂，使火转盛，而水愈涸。如此死者，医杀之也。丹溪曰：味，阴也。补精以阴，求其本也。然乃谷畜果菜，出于天赋自然之味，非烹饪偏厚之味也。温养也，温存以养气，使气充则形完也。〔批〕补之以味，天赋自然之味。曰补曰温，各有其旨。《局方》悉以热药佐补，名曰温补，岂理也哉！补肾理脾，法当兼行。然有患精血不足，欲以甘寒补肾，其人素减食，又恐不利于脾。欲以辛温快脾，又恐愈耗肾水。两者并衡，而较重脾者，以脾上交于心，下交于肾故也。若肾大亏，而势困笃者，则肾又不容少缓。要知滋肾之中，佐以砂仁、陈皮、沉香、澄茄之类。壮脾之中，参以五味、麦冬、白芍、当归、肉桂之类。此又临时审病，用药之活法也。〔批〕用药活法，**次宜补脾保肺**。〔批〕补脾保肺。赵氏曰：王节斋云，凡酒色过度，伤损肺肾真阴者，不可过服参、芪，服多者死。盖恐阳旺而阴消也。自此说行，而世之治阴虚咳嗽者，视参芪如砒鸩，以知柏为灵丹。使患此症者百无一生，良可悲也。盖病起房劳，真阴亏损，阴虚火上，故咳。当先以补肾之药补其真阴，使水升火降，随以参芪救肺之品，补肾之母，使金水相生，则病易愈矣。世之过用寒凉者，固不知此。间有知用参芪者，不知先壮水以制火，而遽投参芪以补阳，反使阳火旺而金益受伤，此不知先后之着者也。李士材曰：补脾保肺，法亦当兼行。〔批〕脾肺兼治。然脾喜温燥，肺喜清润。保肺则凝脾，补脾则凝肺。惟燥热甚，能食而不泻者，润肺当急，而补脾之药亦不可缺。倘虚弱甚，食少泻多，虽喘嗽不宁，但以补脾为急，而清润之品宜戒矣。脾有生肺之能，肺无扶脾之力。故补脾亦尤要于保肺也。〔批〕补脾尤要。尝见劳症之死，多死于泄泻。泄泻之因，多由于清润。司命者，能不为之兢兢耶？且虚劳症受补者可治，不能受补者难治。故葛可久治劳神良，素著所垂十方，用参者七。丹溪专主滋阴，所述治劳方案用参者亦十之七。不用参者，非新伤必轻浅者耳。盖肺经有热者，肺脉洪大而实，与参诚不相宜。若火乘肺，肺脉按之而虚，金气大伤，非参不保。前哲有言曰：土旺而金生，勿拘拘于保肺；水壮而火熄，毋汲汲于清心。可谓洞达经旨，深窥根本之治者也。

〔批〕补肾。

补肾汇方　《难经》曰：肾有二，左为肾，右为命门。命门者，诸精神之所舍，元气之所系也。男以藏精，女以系胞。藏精者，气海也；系胞者，血海也。所主者二，受病者一也。是故左肾为阴，主地道生育之化。若藏精者，是受五脏六腑之精，输入精房血海而藏之。然精有阴有阳，阴阳平则和而不偏，不平则偏，阴阳俱不足，则左右俱虚。故东垣治两虚者，以八味丸补之。偏于左肾之阴精不足，则以地黄丸、三才封髓丹主之。右肾之阳火不足，则以八味丸、天真丸主之。此用方之凡例也。愚按：命门之说始自《难经》，至诊脉亦属右尺，然俱当以为阳可耳。

〔批〕拯阴。

阴虚火动，皮寒骨热，食少痰多，咳嗽短气，倦怠焦烦《内经》阴虚内热之症，拯阴理痨汤士材。

生地黄钱半，姜汁、酒，砂锅内炒透　当归黑豆汁蒸　麦门冬去心　橘红　牡丹皮各钱　白芍七分，酒炒　五味子三分，蜜炙　人参　薏苡仁三钱，炒研　甘草炙，四分　莲子三粒，去皮心　枣一枚

煎，徐徐呷之。

肺脉重按有力，去人参愚按：若洪大，可用白沙参。有血，加阿胶、童便。热甚，加地骨皮再加青蒿。泄泻，减地黄、当归，加山药、茯苓。倦甚，倍人参。咳者燥痰也，加贝母。嗽者湿痰也，加半夏、瓜蒌霜。不寐，加枣仁，汗多亦用之李士材曰：此余自制之方，如《准绳》所谓，犹溽暑伊菀之时，而商飚飒然倏动，则炎熇如失矣。

〔批〕降心火，益肾水。

降心火，益肾水，滋阴养血，三才凤髓丹见亡血。肺虚咳嗽，

三才汤本方用前三味。

〔批〕劳嗽潮热。

虚损劳伤，咳嗽肺为气所出入之道，内有所伤，五脏之邪，上逆于肺潮热如潮水之有时。昼热夜静者，为阳盛。昼静夜热者，为阴虚，大造丸吴球①。

紫河车名混沌皮，本人气血所生，大补气血为君。一具　败龟板得阴气最全。二两，童便浸三日，炙黄　黄柏禀阴气最厚，滋阴补水为臣。盐酒炒　杜仲润肾补腰，腰者肾之府。炒，两半　牛膝强筋壮骨，酒蒸　地黄养阴退热。制以茯苓、砂仁。各六钱。入少阴而益肾精，二两　天冬去心　麦冬去心　人参各两

夏加五味子两半二冬降火清金，合之人参、五味，能生脉而补肺气。大要以金水为生化之源，合补之以成大造之功，酒糊丸盐汤或冬酒下。

〔批〕六脉细数。

虚劳症，气血衰弱，六脉细数，补天丸丹溪。

黄柏酒炒　龟板酥。各三两，滋肾　杜仲姜汁炒　牛膝酒浸。各二两，皆以补肾而强阴　紫河车一具。用气血以补气血，假后天以济先天，故曰补天　陈皮两，加于补血之中，使兼调其气

冬加干姜五钱寒水用事，以之助阳，夏加五味子两炒，火旺铄金，以之保肺，酒糊为丸。

〔批〕肺劳。

肺劳虚热肺主气，气者，人身之根本也。肺气既虚，火又克之，则成肺劳而发热。有咳嗽、咯血、肺痿诸症也，人参固本丸肺主气，而气根于丹田。故肺肾为子母之脏，必水能制火，而后火不刑金也。

天冬炒　麦冬炒，清肺热　生地　熟地益肾水。各四两　人参二两，大补元气。气者，水之母。且人参之用，无所不宜。以气药辅之则补阳，以血药辅之亦补阴

---

① 吴球：字茭仙，明代括苍（今浙江丽水县）人。早年游心经术，于医学尤得精蕴。著有《诸证辨疑》4卷、《活人心统》4卷等。

蜜丸。

补肺汤、补肺阿胶散俱见咳嗽、百合固金汤见咳血、紫菀汤见肺俱可用。

〔批〕筋骨痿弱。

精血不足，骨蒸劳热阴虚。人之一身，阳常有余，阴常不足，筋骨痿弱肝主筋，血不足则筋痿；肾主骨，精不足则骨痿，足不任地，虎潜丸即补阴丸。

黄柏酒炒　知母同上　熟地黄丸制，三两。三者所以壮肾水而滋阴　当归酒洗，两半　白芍酒炒　牛膝酒蒸，二两。三者所以补肝虚而养血。牛膝又能引诸药下行以壮筋骨，益肝肾，同一治也〔批〕肝肾同治。　龟板得阴气最厚，故以补阴而为君。酥炙，四两　虎胫骨得阴气最强，故以健骨而为佐。用胫骨者，虎虽死，强立不仆，其气力皆在前胫，故用以入足，从其类也。酥炙，两　锁阳益精壮阳，养筋润燥。酒润，两半　陈皮盐水润，二两。上皆血药，故又加以利气　干姜两。冬月加之，以通阳气　羯羊肉甘热属火而大补，亦以味补精，以形补形之义，使气血交通，阴阳相济也。酒煮烂

捣丸，盐汤下名虎潜者，虎，阴类，潜藏也。一名补阴，盖补阴所以称阳也。凡阳胜不必泻阳，只补阴以配之，自无偏胜之患。

〔批〕补脾。

补脾汇方

〔批〕劳伤气耗。

劳伤气耗，倦怠懒言，动作喘乏，表热自汗，心烦身痛《内经》劳倦气耗之症，拯阳理劳汤士材。

黄芪二钱，酒炒　人参二钱　肉桂去皮，七分　当归钱半，酒洗　白术二钱，土炒　甘草五分，酒炒　陈皮钱　五味子四分，打碎　姜三片　枣二枚

煎。

烦热口干，加生地。气浮心乱，加丹参、枣仁。咳嗽，加麦冬。挟湿，加茯苓、苍术。脉沉迟，加熟附子。脉数实，去桂，加生地。胸闷，倍陈皮，加桔梗。痰多，加半夏、茯苓。泄泻，

加升麻、柴胡。渴，加干葛。夏去桂，冬加干姜。

〔批〕亡血失精。

虚劳悸衄，里急腹痛，梦遗失精，四肢酸痛，手足烦热，咽燥口干，小建中汤见少阳。喻嘉言曰：虚劳病至于亡血失精，精血枯槁，难为力矣。宜建其中脏，使饮食增而阴血旺，故但用稼穑作甘之味生其精血，而酸辛酸苦在所不用。舍是无良法也。

〔批〕诸不足。

虚劳诸不足，黄芩建中汤。

即小建中加黄芪两半。

《准绳》曰：血不足而用黄芪，盖其味甘。加以甘草，大能生血。此仲景之妙法，盖稼穑作甘之能补脾胃。胃为气血之海，气血所从生也。经曰：无阳则阴无以生，以甘益胃而生血，旨哉！今人但知参、芪为气药，故特表而出之。汪讱庵曰：补血汤，黄芪五倍于当归，而云补血，即此义。

〔批〕渴热多。

渴而不胜热药者，七珍散见不能食加木香、五味子各七分。热多，人参散四君子合小柴胡汤加当归、赤芍、干姜姜、枣煎。

助脾进食，芪药六君子汤见前四君子汤后。

〔批〕劳瘵。

气血不足，虚损劳瘠，短气嗜卧，欲成劳瘵，十四味建中汤《局方》。

黄芪益卫壮气，蜜炙　肉桂引失守之火而归元　四物补阴所以补血　四君补阳所以益气，阴阳调和，则气血各安其位矣　半夏和胃健脾　麦门冬清心润肺　肉苁蓉补命门相火，滋润五脏　附子协肉桂而补阳

姜、枣煎于十全大补中而有加味，要以强中而卫外也。

或八味建中汤。

上方除茯苓、白术、麦冬、川芎、熟地、苁蓉。

〔批〕虚损潮热。

脏腑虚损，身体瘦弱，潮热自汗，将成劳瘵，乐令建中汤大能退虚热，生气血。

前方除川芎、熟地、白术、附子、苁蓉，加柴胡、细辛、陈皮。

喻嘉言曰：乐令建中汤，柴胡、细辛为君，意在退热。而阴虚之热则不可退。十四味建中汤用桂、附、苁蓉，意在复阳。而阴虚之阳未必可复。又在用方者之善为裁酌耳。又曰：二方治脏气素虚，以之两建其脾肾之阳。盖虚劳之病，多本脾胃，故引伸建中之法，乃后人超出之方也。

〔批〕气血交补。

气血交补，参乳丸见前。按：人乳乃阴血所化之，润燥降火，益血补虚，所谓以人补人也。然能湿脾、滑肠、腻膈，久服亦有不相宜者。惟制为粉旋用则佳、双和汤。

四物汤，白芍为君，用熟地，加黄芪各减半，肉桂、炙草又减半，姜、枣煎。

双补丸《易简》。〔批〕阴阳交补。

鹿角霜三两　黄芪炙　沉香研　熟地黄　菟丝子酒浸，蒸焙　覆盆子去枝蒂　人参　木瓜　白茯苓去皮　五味子炙　薏苡仁炒　肉苁蓉去甲膜，酒洗浸　石斛去根　当归酒炒　泽泻盐水炒。各两　麝钱，另研　朱砂五钱，为衣

蜜丸，空心盐汤下。

〔批〕脾肾虚损。

脾肾不足，房室虚损，形瘦无力，面色青黄此脾肾两伤之症，黑地黄丸。

苍术香油浸炒　熟地黄各斤　五味子八两　干姜春冬一两，秋七钱，夏五钱

枣肉丸，米饮或酒下喻嘉言曰：此方治脾肾两脏之虚，而去脾湿，除肾燥，两擅其长。超超元箸①，视后人之脾肾双补药味庞杂者，

---

① 超超元箸：言辞高超、玄妙而显明。元为“玄”之讳，箸通“著”。《世说新语·言语》“王安丰说延陵、子房，亦超超玄箸”，《晋书·王戎传》“王戎谈子房、季札之间，超然玄著”。

相去不已远耶！

〔批〕脾肾虚寒。

脾肾虚寒，血气弱乏，不思饮食，发热盗汗，遗精白浊，肌体瘦弱，牙齿浮痛等症肾为先天之根本，脾为后天之根本。二本有伤，则见上项诸症，故未老而先衰。二本既固，则老可远少矣，还少丹杨氏。

肉苁蓉酒浸　巴戟天酒浸，能入肾经血分　小茴香炒，各两。能入肾经气分，同补命火、相火之不足。两肾中间有命火，乃先天之真阳。人之日用云为，皆此火也。此火衰微，则无以熏蒸脾胃，饮食减少，而精气日衰矣。故火旺则土强，而脾能健运矣　熟地黄二两　枸杞酒浸，两半。皆补水之药。水足则有以济火，而不亢不害矣　杜仲两，姜汁炒　牛膝酒浸，补腰膝以助肾　山药各两半　茯苓乳拌。渗湿热以助脾，或换茯神　山茱肉酒蒸　五味子生肺液而固精　远志去心。各两　石菖蒲五钱，通心气以交肾　楮实子酒蒸，两。助阳补虚，充肌壮骨

加枣肉补气益血，润肺强脾，蜜丸，盐酒下水火平调、脾肾交补之剂。丹溪去楮实，更名滋阴大补丸此阴阳平补，而曰滋阴者，脾肾皆阴脏也。加川续断，名打老儿丸妇人年过百岁，打其老儿子，不肯服此丸。

七宝美髯丹见周痹。

〔批〕脾肺气虚。

脾肺气虚，营血不足经曰：脾气散精，上归于肺，此地气上升也。肺主治节，通调水道，下输膀胱，此天气下降也。脾肺虚，则上下不交而为痞，营血无所藉以生，短气肺虚食少脾虚，寝汗发热血虚，惊悸健忘心主脉，脉属荣。荣虚血少，心失所养，肌瘦色枯，毛发脱落肺主皮毛，脾主肌肉。血虚火炽，故见诸症，小便赤涩五内枯燥，不能生津，人参养荣汤。

熟地七分　当归钱，酒洗　白芍钱半，养血　人参　黄芪炙　白术　陈皮　甘草炙。各钱　茯苓补气血不足，而补其气，此阳生阴长之义　五味子炒，杵。各七分。合参芪以补肺，甘陈苓术以健脾，归芍以养肝，熟地以滋肾　远志通肾交心，五分　桂心导诸药入营生血，钱

姜、枣煎五脏交养互益，故能统治诸病，而其要则归于养营也。

薛立斋曰：气血两虚，变现诸症，莫能名状。勿论其病，勿论其脉，但用此汤，诸症悉退。喻嘉言曰：方内皆心脾之药而注补肺误也，养荣原不及肺。汪讱庵曰：肺主气，凡补气药皆是补肺。气旺自能生血，即此便是养荣，便是补心补脾，理实一贯。况五脏互相灌溉，传精布化，专赖傅相之功，焉得谓养荣不及于肺也哉？按：生脉散，保气药也，而云生脉，脉即血也。补血汤更明证。〔批〕勿论病脉，立说便偏。

〔批〕心肾虚损。

心肾虚损，斑龙丸能理百病，驻颜益寿。

鹿角胶　鹿角霜　菟丝子　熟地黄皆肾经血分药，大补精髓　柏子仁入心而养心气，又能入肾而润肾燥，使心肾相交。心志旺而魂魄安，精髓充而筋骨壮，去病益寿，不亦宜乎

等分为末，酒化胶为丸鹿一名斑龙，睡时以首向尾，善通督脉，是以多寿。头为六阳之会，茸角钟于鹿首，岂寻常含血之属所可拟哉？成都道士常货斑龙丸，歌曰：尾闾不禁沧海竭，九转灵丹都漫说。惟有斑龙顶上珠，能补玉堂关下穴。

一方加补骨脂。一方用鹿茸，加肉苁蓉、阳起石、附子、黄芪、当归、枣仁、辰砂，亦名斑龙丸此方皆峻补气血之品，阳虚者宜之。若真阴亏损，虚火上乘者，不可轻投，恐反涸其水。〔批〕峻补。

〔批〕冷劳。

冷劳，气血枯竭，肉瘠齿落，肢倦言微吴鹤皋曰：凡人之身有真火焉，寄于右肾，行于三焦，出入于甲胆，听命于天君。所以温百骸，养脏腑，充九窍者，皆此火也，为万物之父。故曰：天非此火，不能生物；人非此火，不能有生。此火一息，犹万物无父。故其肉衰而瘠，血虚而枯，骨衰而齿落，筋衰而肢倦，气虚而言微矣，补火丸。

石硫黄斤　猪大肠二尺

将硫黄为末，实肠中，烂煮三时，取出。去肠，蒸饼为丸。如梧子大，每服十九日，渐加之。忌食诸禽兽血。

硫黄，火之精也，亦号将军，故用之以补火。以其大热有毒，故用猪肠煮烂以解之。有破邪、归正、返滞、还清、消阴回阳、化魄生魂之力。吴鹤皋曰：戴元礼有言，诸凉药皆滞，惟黄连寒而不滞；诸热药皆燥，惟硫黄热而不燥。汪讱庵曰：人有真阳虚衰，附桂所不能补者，非硫黄不能补之。硫黄性虽热，而疏利与燥涩者不同。本草称为救危妙药，道家以之服食，尊之为金液丹，固人所可常服者。且硝与黄，一阴一阳，然皆同类之药。今人唯知用芒硝，而不敢用硝黄，可见今人之不逮古人远矣。愚按：硫黄补火，取其润而不燥，即金液丹只用硫黄一味，余方亦无加附桂者。今世有九转金液丹方，乃杂入附桂参茸等，失其本性矣。

〔批〕久寒固冷。

久寒固冷，劳伤虚损，金液丹范文正公。

硫黄十两

研末，瓷盒盛水，和赤石脂，封口，盐泥固济，晒干。地内埋小罐一个，盛水令满，安盒在内，用泥固济，慢火养七日七夜，加顶火，一斤煅。取出研末，蒸饼丸，米饮下。

〔批〕膏露。

秘传治虚劳各膏、各露说见前坎离丸注。兹将家传节录数种，余凡宜用之药，或合成方，俱可熬膏，在人推而用之。

〔批〕五果。

生津止嗽，一切虚症，五果膏。

龙眼肉半斤　红枣肉半斤　核桃肉去皮，一斤　莲子肉去皮心，斤　榧子肉去衣，斤

共入砂锅内，用河水煮汁，渣再煮，滤出，将汁入砂锅内，文武火熬成膏，下饴糖半斤，去火毒，滚汤调，任服。

〔批〕止嗽。

久嗽痰火，神应止嗽膏。

枇杷叶大者去毛，蜜炙黄，斤　红枣肉斤，如前熬膏

入饴糖四两。

干咳、虚咳，梨乳膏。

梨汁一碗　人乳二碗

熬成膏，入饴糖四两，每日天未明时咽下。

〔批〕止血。

五劳，一切血症，止血膏。

梨汁　藕汁　茅根汁各碗　生地黄　侧柏叶　当归　青蒿俱童便浸一日，煎取汁，各一碗，同前诸汁熬膏

下饴糖四两，每服二大匙或加二冬膏，和匀服。

〔批〕血虚有热。

劳瘵血虚有热，青蒿膏。

青蒿斤　童便二十碗，浸煮汁

熬膏或入猪胆汁十枚再熬。

〔批〕梦遗。

梦遗精滑，金樱膏。

金樱子十五斤，去毛子、外刺，捣碎

熬膏或加鱼胶四两（蛤粉炒）、橘子仁各炒为末，和服。

各露　露者，清虚之气水也。取露法：以所宜用之物浸湿，入甑内，上以锡甑贮水盖之，或入锅内，盖以锡甑，蒸气水，如蒸烧酒法。

〔批〕五谷。

脾胃虚弱，饮食难进，五谷露。

粟米　粳米　大麦要有毛者，舂去皮　糯米白者　芝麻等分　砂仁减半

并水浸煮，滚半熟，捞出入甑内。如前法，蒸取露服。

〔批〕凤凰。

凤凰露

老鸡一只，去毛肠，连骨打碎

入金石斛二两，砂仁二钱，水二分，酒一分，煮干蒸露。

〔批〕白雪。

白雪露止嗽神效，第一奇方。

鲜白马骨一二斤，打碎

如前取露饮一二盏，其嗽即止。

〔批〕传尸。

传尸痨男子自肾传心，心而肺，肺而肝，肝而脾；女子自心传肺，肺而肝，肝而脾，脾而肾。五脏复传六腑则死。或连及亲族，至于灭门　**附水邱先生紫庭治瘵秘方**紫庭云：传尸劳者，由尸气所感，邪气一生，流传五脏，蠹食伤心。虽有诸候，其实不离乎心阳肾阴也。若明阴阳用药，可以返魂夺命，起死回生。今人多用凉药，则损胃气，虽卢扁亦难矣。予之所论，但在开关把胃。盖劳病者，血气不运，遂致干枯，此关脉闭也。故先用开关药通其血脉，既开关则须起胃。五脏皆有胃气，邪气附之，则五脏衰弱。若不把胃，则他药何由而行？然必须明阴阳。且如起胃阳病，不可过暖，阴病不可过凉。此论上合黄帝岐扁，下明脏腑阴阳。非患人有福，亦不遭逢，宝之。〔批〕治法。

〔批〕阳病。

阳病手足心烦疼，口干舌疮，小便黄赤，大便难，及热多，咽喉痛，涎唾黄黏，或兼一二虚症，宜阳病开关散。

柴胡　桔梗炒　秦艽　麦门冬去心。各五钱　白芍　木香　泽泻　当归　桑白皮蜜炙　地骨皮各两　木通五钱　炙甘草钱

每三钱，水一盏、姜三片煎小便多，即病去也。

兼下七宝丸泻骨蒸传尸邪气，阳病可服。

黄连四两，细末　猪肚一个，洗净

入末，缝之。童便五升，文火煮烂干为度。研为丸，朱砂、麝香为衣。

〔批〕阴病。

阴病，大便溏利，小便白浊，及多饮食不化，胃逆口恶，虽有热痰，唾白色，或兼一二虚症，宜阴病开关散。

当归五钱　赤芍药　肉桂　甘草炙　白芷五钱　木香二钱　枳壳炒，三钱　天南星钱，去皮，姜汁浸一宿，焙

每三钱，姜三片、枣三枚煎。数沸，入无灰酒、童便各一杯，再煎温服。

〔批〕起胃。

劳病虚极，亦多令人烦躁，大小便不利宜兼诸脉症审之。阴阳二症，皆宜服起胃散。

黄芪炙，二两　白术炒　山药各两　白芷　人参各五钱

每三钱，加木瓜煎一，或加沉香、茯苓、甘草各五钱。

先服此起胃散一二日后，不问退否，兼服玉龙膏。

青蒿子　柴胡　槟榔各二两　鳖甲炙黄　白术炒　赤茯苓　木香　牡蛎煅　地骨皮各五钱　人参　生地各两　当归三钱　朱砂钱　乌梅肉　枳壳各二钱，共为末

却以杏仁壮者五升、童便浸。春夏七日，秋冬十日。和瓶，日中晒，日数足，以清水淘去皮尖，焙干，加豆豉心二合、苁蓉酒浸蒸两、虎头骨斫开，酒炙黄赤为末，别以童便一升文武火煮杏仁至烂，倾入瓦盆，用柳木槌捣之为膏，入酥两、薄荷自然汁二合和末，捣丸，梧子大，空心汤下。十五丸加至三十丸如觉热，减丸数，热少还添，加减经月，诸症皆退忌苋菜、生冷、雀、鸽等物。

〔批〕便赤肉枯。

涕唾稠黏，小便赤，筋肉干枯，肢体无力，乌龙膏。

乌梅去核　柴胡　紫菀　生地　木香　秦艽　贝母去心，面炒　防风各三钱　杏仁五两，面炒为末　皂角六十片。二十片去黑皮，醋炙为末。二十片烧灰存性。二十片汤浸，去黑皮　猪精肉剁烂如泥

用皂角，入水五升，细揉汁，入童便三升、酒一升，并熬如膏。同前末为丸，梧子大，每二十丸，空心麦冬汤下。

〔批〕去鬼杀虫。

去鬼杀虫，芎归血余散《直指》。

室女顶门生发一小团，皂角汤洗净，醋浸一宿，晒干，纸燃火烧之存性　川芎五钱　当归三钱　木香　桃仁去皮，炒。各二钱　安息香　雄黄各钱　全蝎二枚　江上大鲤鱼生取头，酥炙

为末，分四服。每服，井水一大碗，净室中煎七分，入红硬降真香末五分，烧北斗符入药。月初旬五更向北，仰天咒曰：瘵神瘵神，害我生人，吾奉帝敕，服药保身。急急如律，令咒五遍，面北

服药，毕，南面吸生气入口腹中，烧降香，置床下，午时又如前服药。

北斗符

敕 𠁅

念前北斗咒。用黄纸一方，新笔净水，研透明朱砂书之，书时亦念前咒。

〔批〕鬼疰。

鬼疰传尸痨瘵其症使人寒热，沉沉默默，不知所苦，而无处不恶，獭肝丸《肘后》。

獭肝一具，须从獭身取下，免伪

阴干，为末。水服三钱，日三吴鹤皋曰：獭肝治鬼疰，此何以故？凡物恶人而僻处、昼伏夜出者，皆阴类也，故假之。独用肝者，肝为厥阴，藏魂之处也。汪讱庵曰：物之昼伏夜出者，狐鼠皆然，不独獭也。《本草》云：诸肝皆有叶数，惟獭肝一月一叶，其间又有退叶，独异他兽，此其所以能治鬼疰欤！

又《外台》方。

獭肝一具，破，炙干　鳖甲一枚，炙　野狸头一枚，炙　紫菀四分　汉防己两半　蜀漆洗　麦门冬　甘草炙。各两

为末，炼烊羊肾脂二分，蜜一分和丸，桐子大。每服十丸，加至十五丸，日再合成，分一分悬门额上，一分着头边，一分系臂上。先服头边，次服臂上，次服门上。大验。

验传尸伏尸法　紫庭云：传尸伏尸俱有虫，用乳香薰病人之手，仍仰手掌，以帛覆其上。熏良久，手背上出毛长数寸，白而黄者可治，红者稍难，青黑者即死。若熏久无毛者，非此症。又法：烧安息香合，烟出，病人吸之。嗽不止，乃传尸也，不嗽者非。〔批〕验法，“数寸”一作“寸许”。

〔批〕法制药。

法制诸药俱虚劳至要药，七制天花粉一斤。一次姜汁，二次萝白汁，三次梨汁，四次童便，五次人乳，六次藕汁，七次竹沥。每将

天花粉浸透，晒干，七次，**四制贝母**去心。用茯苓、陈皮、天花粉各四两，共煎汁。竹沥一升，将贝母一斤浸透，又晒又浸，以汁尽为度，其汁要澄清冷定方用，**四制黄柏**一斤。一次好酒，二次青盐水，三次童便，四次人乳。各浸一日夜，炒成老黄色，**四制桔梗**一斤。枇杷叶四两，去毛，蜜炙，五味二两槌碎，各煎汁，各浸一日夜。再用竹沥、人乳各拌透，各晒饭上，蒸熟取出，晒干，**三制桑白皮**一斤。蜜水，白马骨煎水，麦冬煎水，各浸一日夜，饭上蒸，晒干炒。

《直指方》云：瘵虫食人骨髓，人气虚腹馁，最不可入劳瘵之门。吊丧问疾，衣服器用中，皆能乘虚而染。日久莫不化而为虫，治以安息、苏合、阿魏、麝、犀、丹砂、雄黄，更以天灵盖行乎其间，鬼气飞越，不复附人，于是乎瘥。〔批〕治疰药。

汗

自汗　盗汗　头汗　手足汗　附：无汗

总论　经曰：阳气有余，为身热无汗；阴气有余，为多汗身寒。又曰：饮食饱甚，汗出于胃；惊而夺精，汗出于心；持重远行，汗出于肾；疾走恐惧，汗出于肝；摇体劳苦，汗出于脾。又曰：血之与汗，异名同类。故夺血者无汗，夺汗者无血。夺者，迫之使出也。血汗同夺，则重伤其阴，主死。凡眠熟而汗出，醒则倏收者，曰盗汗，亦曰寝汗。不分寤寐，不由发表而自然汗出者，曰自汗。若因劳动汗出，非自汗也。按：心之所藏，在内者为血，在外者为汗，汗者心之液也。而肾主五液，故汗症未有不由心肾俱虚而得之。心阳虚，不能卫外而为固，则外伤而自汗；肾阴虚，不能内营而退藏，则内伤而盗汗。然二者之汗，各有冷热之分。因寒气，乘阳虚而发者，汗必冷；因热气，乘阴虚而发者，汗必热。冷汗之义，即《内经》所谓阴胜则身寒，汗出身上清也；温汗之义，殆以所乘之热，将同伤寒菀热在表里而汗者也。虽然，邪热过度，亢则害，承乃制，反兼胜己之化，而为冷者有之，相火出于肾，挟肾化而为冷者有之，此又不可不察也。有火者，谓有面赤口干，唇燥便赤，音重脉数诸症。〔批〕心肾俱虚，冷热之分。

脉 肺脉软而散，当病灌汗。

肺脉缓甚为多汗。

尺肤涩而尺脉滑，谓之多汗。

汗出如胶之黏，或淋漓如雨，揩拭不逮，或如珠之凝，难治。

〔批〕六经汗症。

伤寒脉紧，麻黄、葱豉发之汗出于卫。伤寒脉缓，白术、桂枝止之汗出于营。往来寒热，眩，柴胡、连翘和之汗出于少阳。体若燔炭，地骨皮、秦艽解之汗出于三焦。厥而抑菀，柴胡、麻黄发之汗出于血。热聚于胃，大黄、芒硝下之汗出于足阳明。阴毒大汗，附子、干姜温之三阴。

〔批〕五脏虚汗。

肺虚固其皮毛，黄芪六一汤、玉屏风散之类。脾虚壮其中气，补中益气汤、四君子汤之类。心虚益其血脉，当归六黄汤之类。肝虚禁其疏泄，白芍、酸枣仁、乌梅之类。肾虚助其封藏，五味子、山茱萸、龙骨、地骨皮、牡蛎、远志、五味子、何首乌之类更有宜温、宜清、宜润、宜燥。在人审脉辨症，用药法难胶定。

〔批〕自汗。

自汗 阴阳虚，必腠理发热，自汗，此因阴阳偏胜而致。凡伤风、伤湿、中暑、风温、柔痉、气虚、血虚、脾虚、胃虚、亡阳、痰饮、惊怖、劳役、房室、痈疡、产蓐，皆能令人自汗。仲景云：肉极则自津脱，腠理开，汗大出。巢氏云：虚劳病，若阳气偏虚，则津液泄为汗。又云：心脏热，则腠理开，汗出。《准绳》曰：五脏六腑，表里之阳，皆心主之，以行其变化。随其阳气所在之处而生津，亦随其火扰所在之处泄而为汗。是汗尽由心出也。然脏腑又必以十二经脉为要，是司其出入行气之隧道。营行脉中，以滋阴血；卫行脉外，以固阳气。若内之脏腑与表之经络离居，则两者出入之机皆废。于是邪在于内，则玄府不密而汗从腑脏出；邪在表则腠理不固，而汗从经脉出。所以自汗之由，不可胜计。至脏腑之阴，拒格卫气，浮散于外。或胃气虚衰，水谷气脱散者，或肺气微弱，不能宣行荣卫而津脱者，病虽重，尚有可治。独三阳之绝，汗出，则不可治矣。

〔批〕气虚表弱。

气虚表弱阳虚畏风自汗，与伤寒自汗不同。彼责之邪实，此责之表虚，故补散各异，自汗恶风凡五脏风皆然，玉屏风散。

黄芪补气，专固肌表，故以为君。炙，两　白术益脾，脾主肌肉，故以为臣。炒，二两　防风两。去风，为风药卒徒，黄芪畏之，故以为使。以其益卫固表，故名曰玉屏风

为末，每服三钱东垣曰：黄芪得防风而功益大，以其相畏而相使也。

〔批〕阴虚发热。

阴虚阳必凑，故发热自汗，当归六黄汤见后盗汗加地骨皮。

〔批〕阳虚发厥。

阳虚阴必乘，故发厥自汗，黄芪建中汤见虚劳，甚者加附子，或芪附汤《济生》。

黄芪蜜炙　附子炮，去皮脐。等分

每四钱姜十片煎，温服。未应更加之。

〔批〕阳虚。

阳虚自汗，牡蛎散。

牡蛎煅，研，钱　浮小麦百粒。陈来章曰：汗为心之液，心有火则汗不止。二味咸凉，去烦热而止汗　黄芪　麻黄根各钱。阳为阴之卫，阳气虚则卫不固。二药甘温，走肌表而固卫

煎。

〔批〕汗后眩悸。

汗后，头眩心悸，筋惕肉瞤太阳宜汗，汗多亡阳故也，或汗出不止，温经益元散节庵。

即十全大补汤去川芎，加陈皮。

发汗过多，身振脉摇，筋惕肉瞤汗为心液，汗即血也。发汗过多，则血液枯涸，筋肉无以荣养，故有是症，及寝汗发热，人参养荣汤见虚劳。

〔批〕阴阳俱虚。

阴阳俱虚，热不甚，寒不甚，春夏用桂枝，秋冬用黄芪脉症无热者，亦用桂枝；脉症有热者，亦用黄芪。

〔批〕暑月自汗。

暑月身凉自汗，口干烦躁，欲卧泥水中，脉浮而动，按之豁然虚散经曰：脉至而从，按之不鼓，诸阳皆然。此为阴盛格阳，得之饮食生冷，坐卧当风，真武汤见少阴。冷饮之，日三服。

〔批〕身温汗冷。

身温如常而汗出冷者，或身体冷而汗亦冷，别无他病，黄芪建中汤见虚劳加浮小麦少许煎，或黄芪六一汤。

黄芪蜜炙，六两　甘草炙，两

每五钱，枣煎。

〔批〕血涸津脱。

自汗多而血涸津脱者经云：尺涩脉滑，谓之多汗。王注谓尺肤涩而尺脉滑也。肤涩者，荣血内涸。又云：腠理发泄，汗出溱溱，是谓津脱。东垣周卫汤虽曰湿胜，内有血药，实润剂也，可以治此，周卫汤东垣。

黄芪炙　麻黄根各钱　生甘草　归尾　黄芩　半夏汤洗七次。各五分　猪苓　羌活各七分　麦门冬去心　生地黄各三分　五味子七粒　苏木　红花各分

煎，稍热服。

〔批〕湿胜。

湿胜自汗，周卫汤东垣曰：西南，坤土也，在人则为脾胃。阳之汗，以天地之雨名之蒸气为云，淋漓骤注者，湿胜也。阴滋其湿为雨露，此阴寒隔火热也。隔者，解也。仲景云：汗多亡阳，阳去则阴胜。表阳虚极甚，为寒中湿胜，则声音如从瓮中出。相家有言，土音如居深瓮里，言其壅也，远也，不出也，其为湿也审矣。又知此二者亦为阴寒。经云气虚则外寒，虽见热中，蒸蒸为汗，终属大寒。知始为热中者，表虚无阳，不任外寒，终传为寒中者，多成痹寒矣。夫色以候天，脉以候地，形者乃候地之阴阳也，故以脉气候之，皆有形可见也。

〔批〕湿热合邪。

湿热合邪，汗出不休此因天寒阴雨，寒湿相杂，又因事劳役，饮食失节，恶寒胸闷，时燥热，头目昏愦，食少，乃胃外阴火炽甚，与雨之湿气挟热，两气相合，兼见风邪。以风药去其湿，以甘药泻其热，羌活胜湿汤主之东垣。

甘草炙，三钱　黄芪七分　生甘草五分　生黄芩　酒黄芩各三分　人参三钱。以上助气益胃，泻胸中热　川芎　藁木　防风各三分　独活二分　升麻　柴胡各五分，以风药胜其湿　蔓荆子　细辛各三分　薄荷一分，以之清利头目

水二盏，煎盏半，后入细辛等三味，再煎，热服。

〔批〕痰症。

痰症，冷汗自出，四七汤见气或理气降痰汤。

枳桔二陈加香附、瓜蒌、桂枝。

〔批〕火气。

火气上蒸，胃中之湿亦能作汗，可用凉膈散见阳明后。自汗亦有属实者，故外感初症多自汗。

〔批〕气不顺。

气不顺而自汗不止须理气，使营卫调和，小建中汤加木香气顺则津液通行，而自汗自止。

身热懈惰，汗出如浴，恶风少气经曰：病名酒风，以泽泻、术各十分，麋衔一名薇衔，俗名吴风草。一名鹿衔草，麋鹿一类也。一说有风不偃，无风独摇，则“吴风”当作“无风”合以三指撮，为后饭后饭者，先服药也。

〔批〕漏风。

饮酒中风，则为漏风其状或多汗，常不可单衣，食则汗出，甚则身汗，喘息恶风，衣濡，口干善渴，不能劳事，白术散《宣明》。

牡蛎煅，三钱　白术两二钱半　防风二两半。此即酒风，凡五脏风皆自汗恶风

为末，每一钱温水调下。

〔批〕虚风。

饮食汗出，日久必中虚风虚邪，令人半身不遂，见偏风痿痹之病先除其汗。剽悍之气，按而取之，安胃散东垣。

黄连　五味子　乌梅肉　甘草生用。各五分，炙用三分　升麻梢二分

水二盏，煎一盏。食远温服，忌酒、面、五辛之物。

〔批〕泄风。

泄风经曰：泄风之状，多汗，汗出泄衣上，口中干。止渍其风，不能劳事，身体尽痛则寒。〔批〕有风故痛，汗多亡阳故寒，补中益气汤加羌活、防风。

〔批〕内伤。

内伤，气虚自汗，补中益气汤加麻黄根、浮小麦升、柴俱用蜜水拌炒。欲其引参、芪至表，故又不可缺。脉洪大，心火上炎者，加五味子、麦门冬、黄连各钱。左关脉浮弦挟风邪也，加桂枝、白芍。阳虚甚者加附子。尺脉虚大者加知、柏、熟地，去升、柴。

〔批〕气虚。

气虚多汗，调中益气汤。

即补中益气汤加白芍药、五味子。详见内伤。

〔批〕阴火。

阴火乘阳，自汗短气，口渴无味，发热昼甚，补中益气加黄柏生地汤见火热。

〔批〕肺虚。

肺虚，少气自汗，五味子汤见咳嗽或补气汤。

生脉散加黄芪为君、甘草、桔梗为佐。

〔批〕下元气虚。

下元气虚，脐腹胀满，心胁刺痛，吐利自汗，手足厥冷，正元散又方。

红豆炒　干姜炮　陈皮去白。各三钱　人参　白术　甘草炙　茯苓各二两　肉桂　川乌炮。各五钱　附子炮　山药姜汁浸炒　川芎　乌药去木　干葛各两　黄芪炙，两半。皆消阴助阳，温脾胃药

每三钱，入姜、枣、盐少许煎。

〔批〕病后多汗。

病后多汗，服正元散。诸重剂不愈，唯八珍宜之。

〔批〕有热无热。

服药汗仍出者，有热，牡蛎散见前。无热，小建中汤加熟附子钱不去皮或正元散，仍以温粉扑之法见麻黄汤后。

大汗不止，宜于诸药中入牡蛎粉二钱半。

〔批〕常自汗。

常自汗出，经年累月者，多用黑锡丹见眩晕。久病及大病新愈者，亦可用此。若不宜热补，须交济其阴阳自愈，当以灵砂丹主之见呕吐。凡此皆为无他病而独汗出者设，非有兼病也。

〔批〕止汗无效。

服药止汗固表无效，愈涩而汗愈不收只可理心血。盖汗乃心之液，心无所养，不能摄血，故溢而为汗，宜大补黄芪汤魏氏。

即十全大补去白芍，加防风、山茱肉、五味子、苁蓉，每五钱，姜、枣煎，再加酸枣仁。

有微热者，更加石斛，兼下灵丹砂见上。

〔批〕心孔汗。

别处无汗，独心孔一片有汗，思虑多则汗亦多病在心，宜养心血，豮①猪心一个破开，带血，入人参、当归二两，缝之煮熟，去药，只吃猪心，仍以艾汤调茯神末服之。

〔批〕劳。

劳嗽自汗，秦艽扶羸汤见虚劳、黄芪鳖甲散见嗽血。

〔批〕扑汗。

扑汗法：止汗红粉。

麻黄根　牡蛎煅。各两　赤石脂　龙骨煅。各五钱

为末。如法扑之。

或以龙骨、牡蛎、糯米等分，研为末扑之。

温粉扑法见麻黄汤后。

① 豮（fén 坟）：同“豶”，阉割过的猪。

〔批〕止汗。

止汗法：川郁金研细末，临卧以唾津调，涂乳上。

〔批〕盗汗。

盗汗 卫气至夜行于阴。火与元气不两立，故火盛则阳衰。卫与阳一也，阳虚则卫虚。所虚之卫行阴，当瞑目之时，则更无气以固其表，故腠理开，津液泄而为汗。迨寤则目张，其行阴之气，复散于表，则汗止矣。经曰：肾病者，寝汗憎风，谓肾伤则阴虚故也。〔批〕有阳虚，有阴虚。仲景《伤寒论》谓阳明病当作里实，而脉浮者，必盗汗。又三阳合病，目合则汗。成无己谓伤寒盗汗非若杂病者之责其阳虚而已，是由邪在半表半里使然也。《准绳》曰：无己释仲景固善矣，抑未为至当。虚劳杂病之人，岂可独责其阳虚，而不有阴虚者乎？盖因《金匮要略》叙杂病云：平人脉虚弱微细，善盗汗。又以《巢氏病源》以虚劳之人盗汗有阳虚所致，因即谓杂病之盗汗悉由阳虚。且以《金匮要略》言之，脉虚弱者乃阳气之虚，脉细弱者乃阴气之虚，何独举阳而遗阴也。然虚劳之病，或得于大病后阴气未复，余热尚留，或得之劳役七情，色欲之火，衰耗阴精，或得之饮食药味，积成内热，皆有以伤损阴血，衰惫形气。阴气既虚，不能配阳，于是阳气内蒸，外为盗汗，灼而不已，阳能久留而不散乎？

〔批〕运气。

运气盗汗皆属寒水经曰：岁水太过，寒气流行，甚则劳汗出，憎风。又云：太阳所至为寝汗。

〔批〕阴虚。

阴虚有火，盗汗发热汗者心之阳，寝者肾之阴。阴虚睡熟，卫外之阳乘虚陷入阴中，表液失其固卫，故濈濈然汗出，觉则阳气复而止矣，当归六黄汤治盗汗之圣药。

当归 生地黄 熟地黄盗汗由于阴虚，三者所以滋阴 黄芩 黄柏 黄连汗由火扰，三者所以泻火。等分。湿无热不作汗，湿得热蒸则汗出 黄芪炙，加倍。汗因腠理不固，倍用所以固表

临卧煎服。

李时珍曰：当归六黄汤加麻黄根，治盗汗甚捷。盖其性能行周身肌表，引诸药至卫分而固腠理也。按：此盗汗与伤寒盗汗不同。伤寒盗汗，邪在半表半里，故以和表为主，古法小柴胡加桂主之。此属阴虚，故以补阴为主。李士材曰：阴虚则元气有降而无升，而复用此苦寒肃杀之剂，得毋犯虚虚之戒乎？惟火实气强者宜之。不然，苦寒损胃，祸弥深耳。

〔批〕宜润宜燥。

宜润剂者宜此。宜燥剂者，正气汤。

黄柏炒，钱　知母炒，钱半　甘草炙，钱

煎，卧时服。

若无内热者，宜防风散。

防风五钱　川芎二钱半　人参钱，二分半

为细末。每二钱，临卧米饮调下。

或白术散。

白术不拘多少，切作块　浮小麦

同煮。术软，取出切片，晒干，去麦不用，为细末。每二三钱，另用浮小麦煎汤调服。

〔批〕肝火。

肝火，当归芦荟丸见发热。盗汗属热，与六黄汤同意。实者凉膈散、三黄丸海藏治一童子，盗汗七年，诸药不效。先以凉膈散泻胸中相火，次以三黄丸泻心火以助阴，则肾水还本脏，玄府闭而汗自已矣。盖肾主五液，化为五湿。肾水上行，乘心之虚，心火上炎而入肺，欺其不胜，皮毛以是开，而湿为汗出也。

〔批〕随症加治。

身热，加地骨皮、柴胡、黄芩、秦艽。肝虚，加酸枣仁。肝实，加龙胆草。右尺实大，加知母、黄柏。烦心，加黄连、生地黄、当归、辰砂、麦门冬。

〔批〕脾虚。

脾虚宜用人参、白术、白芍、山药、白扁豆、浮小麦。或用山药一味，为末，临卧酒调下三钱。

〔批〕虚热。

虚热盗汗，百节酸疼，腰痛体倦，口苦舌涩，心怔短气，建中汤。

黄芪炙　远志灯心煮，去心　当归酒洗　泽泻各二钱　白芍　龙骨煅　人参各钱半　甘草炙，八分

加姜五片煎。

气弱，加炮附子二钱。腰痛筋急，加肉桂去皮钱。

阴虚盗汗，柏子仁丸陈来章曰：心血虚则睡而汗出。〔批〕心血虚。

柏子仁甘，辛平，养心宁神为君。炒研去油，二两　牡蛎煅，两　麦麸五钱，咸凉，清燥收脱。为臣　五味子酸敛涩收　半夏湿能作汗，和胃燥湿。为佐　麻黄根专主肌表，引参、术以固卫气。为使　人参　白术各两

枣肉丸，梧子大，米饮下。五十丸，日三服。

〔批〕止法。

止盗汗：经霜桑叶末，茶调服。豆豉微炒，酒渍服。虚劳盗汗见本门。

〔批〕外治。

外治：用五倍子、何首乌为末，津唾调，填脐中，以帛缚定一味亦可，遂止，如神。

〔批〕头汗。

头汗　赵嗣真曰：头汗出有数种，如发黄，头汗出者，热不得越而上泄也。背强恶寒，头汗出者，寒湿客搏经络也。下血谵语，头汗出者，热入血室也。虚烦懊侬，头汗出，邪客胸中，熏于上也。水结胸，头汗出者，水气内陷，不得外行也。阳微结与寒热往来，头汗出者，邪在半表半里也。发黄鼻衄，小便难，头汗出者，邪风火热，熏灼上炎也。此数者，皆为邪气所干而然。外有三症，又为头汗出之逆。经云：关格不通，不得尿，头无汗者生，有汗者死。又湿家下之，额上汗出，微喘，小便利者死。下利不止者亦死，以阳气上脱故也。《活人》云：头汗者，表实里

虚，玄府不开，五内干枯，胞中空虚，津液寡所致。按：此兼外感内伤者言，非上数症之列也。海藏云：头汗出，剂颈而还，血症也。额上偏多何也？首者六阳之会，故热熏蒸而汗出也。额上偏多，以部分：左颊属肝，右颊属肺，鼻属中州，颐属肾，额属心。三焦之火，涸其肾水，沟渠之余，迫而上入于心之分，故发为头汗。额上偏多者，属心之部，而为血症也。饮酒饮食，头汗出者，亦血症也。〔批〕头汗为血症。盗汗自汗，传而为头汗，或下之，心下痞者，俱用血症例治之。用气药导之，则痞满益甚，而又下之，故变而为中满鼓胀，非其治也，独益中州脾土，以血药治之，其法无以加矣。

〔批〕汗下后症。

伤寒汗下后，胸胁满，微结，小便不利，渴而不呕，但头汗出，往来寒热，心烦者，柴胡桂枝干姜汤见少阳。头汗，寒热而兼满渴者，表里俱有邪也，以小柴胡汤加减。解详本方。

〔批〕身热表虚。

身微热，表虚，头汗出不已，或因发汗以致表虚者，黄芪汤。

黄芪蜜炙，两半　陈皮去白，两

为细末，每服三钱。

〔批〕气虚便秘。

老人气虚，大便秘涩者，用大麻仁一合，烂研，投水取浆一盏，煎。候有乳起，入白蜜一大匙，再煎令沸，调末空心服。

〔批〕手足汗。

手足汗津液自胃腑旁达于外，为手足汗。有胃寒、胃热二症　热者，三黄丸、六黄汤之类。寒者，服补剂皆不效，足汗常多，八物汤。茯苓为君，白附、川乌佐之，其汗即无。

〔批〕无汗。

无汗经曰：夺血者无汗，夺汗者无血。东垣云：真气已亏，胃中火盛，汗出不休，胃中真气已竭。若阴火已衰，无汗反躁，乃阴中之阳、阳中之阳俱衰。四时无汗，其形不久，湿衰燥旺，理之常也。其形不久者，秋气主杀，生气乃竭。生气者，胃之谷气也，乃春少阳生发之气也。

〔批〕盛夏无汗。

盛夏，浴食无汗丹溪云：为表实，兼嗽者，三拗汤见咳嗽。久嗽用半夏、紫苏二味为末，入蚬壳灰、蛤粉之属。又用神曲，以瓜蒌仁去油、桃仁泥各半两，为丸。先服三拗汤三贴，后服此丸。无嗽者，清暑益气汤加香薷、苏叶，去黄柏、泽泻之类，加表药发之。内黄芪用生者。

阴汗别见前阴门。

不得卧

虚烦不眠　卧不安　多卧　怠惰嗜卧　附：梦

总论　经曰：卫气昼日行于阳，夜行于阴。厥气客于脏腑，则卫气独卫其外，行于阳，不得入于阴。常留于阳，留于阳则阳气满，阳气满则阳跻盛。不得入于阴则阴气虚，故目不瞑。卫气留于阴，不得行于阳，留于阴则阴气盛，阴气盛则阴跻满。不得入于阳，则阳气虚，故目闭也。〔批〕卫气不得入于阴。又曰：阳明者，胃脉也。胃者，六腑之海，其气亦下行。阳明逆，不得从其道，故不得卧也。《下经》曰：胃不和则卧不安，此之谓也。〔批〕胃不和则卧不安。《难经》曰：老人卧而不寐，少壮寐而不寤者何也？少壮者，血气盛，肌肉滑，气道通。营卫之行不失其常，故昼日精，夜不寤。老人血气衰，肌肉不滑，荣卫之道涩。故昼日不能精，夜不寐也。〔批〕老人不寐。戴云：不寐有二种，有病后虚弱及年高人，阳衰不寐。有痰在胆经，神不归舍，亦令不寐。〔批〕不寐有二。《准绳》云：大抵惊悸健忘，怔忡失志，心风不寐，皆是痰涎沃心，以致心气不足。若用凉心之剂太过，则心火愈微，痰涎愈盛，惟当以理痰气为第一义。〔批〕痰涎沃心。

〔批〕虚烦不眠。

虚烦不眠　成无己曰：伤寒有虚烦，有心中烦、胸中烦。《活人书》云：虚烦似伤寒，非伤寒也。二说不同。往往有非因伤寒而虚烦者，故两存之。陈无择云：虚烦身不觉热，头目昏疼，口干嗌燥，不渴，清清不寐，皆虚烦也。《保命集》云：起卧不安，睡不稳，谓之虚烦。

〔批〕运气。

运气虚烦：一热，助心实而烦。少阴司天，热淫所胜，少阳之胜，烦心心痛，治以咸寒。二心，从水制而烦。太阳司天，寒气下临，心气上从，心热烦。三金，攻肝虚。四土，攻肾虚。五木，攻脾虚。盖金太过则克木，土太过则克水，木太过则克土，虚则受邪，皆病体重烦冤。

〔批〕汗吐下后。

伤寒汗吐下后正气既不足而邪气乘虚，虚烦结于胸中，按之心下濡者，为虚烦不眠，栀子豉汤大便软者为吐症，大便秘者为下症。若大便微溏者，不可服。以里虚寒在下，虽烦非蕴热也。

若有宿食而烦者，栀子大黄汤主之。

即栀子豉汤加枳实、大黄东垣云：仲景栀豉汤治烦躁，乃神药也。方见阳明。

〔批〕汗下后。

汗下后，表里虚烦，不可攻者，宜人参竹叶汤《三因》。

淡竹叶一握　人参　甘草炙。各二两　半夏制，二两半　石膏　麦门冬去心。各五两

每四钱，姜五片、粳米一撮煎。

《济生方》除石膏，加茯苓、小麦。

《活人》云：但独热者虚烦也。诸虚烦热与伤寒相似，但不恶寒，身不疼痛，故知非伤寒也，不可发汗。头不痛，脉不紧数，故知非里实也，不可下。病此，内外皆不可攻，攻之必遂烦渴，当与此汤。若呕者，与陈皮汤，方见烦躁。

〔批〕胆虚痰热。

胆虚痰热，虚烦不眠，惊悸，口苦呕涎，温胆汤胆以温为候，虚则寒，故不眠。惊悸亦由于胆虚，虚火上溢，故口苦呕吐，多属半表半里，少阳胆经之邪。胆虚气菀，致脾生痰涎而烦呕，伤寒病后多有此症。

陈皮去白　半夏姜制　生姜三者之辛温，以之导痰止呕，即以之温胆　枳实破滞，麸炒　茯苓渗湿或用茯神　甘草和中　竹茹开胃土之菀，清肺金之燥。凉肺金，即所以平甲木也。如是则不寒不燥，而胆常温矣。经又曰：胃不和则卧不安。又曰：阳气满不得入于阴，阴气虚故目不得瞑。半夏能和胃而通阴阳，故《内经》用治不眠。二陈非特温胆，亦以和胃也

或加枣煎。

《局方》无茯苓。如心虚，加人参、枣仁。心内烦热，加黄连、麦冬。〔批〕心虚心热。口燥舌干，去半夏行水耗津，加麦冬、五味、花粉。表热未清，加柴胡。〔批〕表热。内虚，大便自利，去枳实加白术。如内实心烦，加黑栀子。〔批〕内虚内实。

温胆汤，即二陈加枳实、竹茹。《三因》云：心虚胆怯，气菀生涎，涎与气抟，变生诸症。触事易惊，或梦寐不祥，或短气悸乏，或自汗，并温胆汤主之。呕则以人参代竹茹。海藏曰：胆虚不眠，寒也，枣仁炒为末，竹叶汤调服。胆实多睡，热也，枣仁生为末，姜茶汁调服。《集解》云：按《本草》，枣仁生用，治胆热好眠。窃谓胆热必有口苦心烦之症，何以反能好眠乎？温胆用二陈加竹茹、枳实二味，皆凉药，乃以凉肺经之热，非以温胆经之寒也。其以温胆名汤者，以胆欲不寒不燥，常温为候耳。“胆热好眠”四字，不能无疑也。

〔批〕病后有饮无饮。

病后虚烦不得眠，有饮者，温胆汤见上。无饮者，远志汤。

远志甘草、黑豆同煮，去心　黄芪钱半　当归酒洗　麦门冬去心　酸枣仁炒研　石斛钱半　人参　茯神各七分　甘草五分

烦甚者，加竹叶、知母煎。

〔批〕小便短赤。

小便短赤者，益元散见伤暑加牛黄。

〔批〕虚劳。

虚劳虚烦不得眠，酸枣仁汤。

枣仁　甘草　知母　茯苓　川芎各二两。深师加生姜二两，此补肝之剂

经曰：卧则血归于肝。凡心虚则烦心，肝肾脾虚亦烦心，是

知烦多生于虚也。

〔批〕治烦九法。

治热烦九法：烦而下利，知热在上也，故用栀豉汤吐之。烦热怔忡，知热在心肺也，故用竹叶石膏、竹叶汤、陈皮汤、淡竹茹汤，朱砂安神丸，镇堕其热，使下行也。汗出不解，知表里有邪，故用麦门冬汤止逆下气。热不在表，故用妙香丸下之。不得眠，故用温胆以治烦，远志以补虚。〔批〕诸方见烦躁及本门。

〔批〕烦热怔忡。

烦热怔忡，心神颠倒，兀兀欲吐，胸中气乱而热，有似懊憹之状皆膈上血中伏热，蒸蒸不安。宜用权法，以镇阴火之浮行，以养上焦之元气，朱砂安神丸东垣。

朱砂纳浮游之火，而安神明。水飞，钱　黄连去心烦，除湿热。酒炒，钱半　生地黄　当归头为生长阴血之圣药。各钱　甘草甘温补之，炙五分

蒸饼为丸，如黄米大。每服十丸，津咽下。

〔批〕烦闷。

烦闷不食，脉沉细而弱、数，口渴，手心热知热不在表，宜《局方》妙香散见痫。丹溪治一女子，年廿余岁，素强健。六月间，发烦闷，脉症如上。呕而人瘦，渐成伏脉，时妄语，乃急制此丸，以井水下一丸，半日许，大便药已出，病无退减，遂以麝香水浸药，以针穿三窍，次日以凉水送下。半日许，大便下，稠痰数升，旬日而愈。《金匮》云：昔肥而今瘦者，痰也。

〔批〕虚劳烦热。

虚劳悸衄，四肢酸痛，手足烦热，咽燥口干，小建中汤见少阳。

〔批〕水衰。

上热下冷，水衰心烦阳极似阴，黄柏滋肾丸见小便。去桂加黄连。

〔批〕心烦躁。

心中烦躁，不生津液，黄芪汤见烦燥。

〔批〕大法。

大法：津液去多，五内枯燥而烦者，八珍汤加竹叶、酸枣仁、麦门冬。荣血不足，阳胜阴微而烦者，人参、生地黄、麦门冬、地骨皮、白芍药、竹茹之属，或人参养荣汤下朱砂安神丸。肾水下竭，心火上炎而烦者，竹叶石膏汤下滋肾丸。烦而小便不利者，五苓散。

〔批〕心蕴热。

心中蕴热而烦，清心莲子饮见赤白浊。

〔批〕泄渴。

虚烦或泄或渴，三白汤。

四君子去人参加白芍为调理内伤、外感之奇方。

〔批〕产痘痢后。

产痘滞下后虚烦血液耗散，心神不守，危矣，宜猛进独参汤。

〔批〕痰盛。

痰盛不眠，《内经》半夏汤。

半夏五合，除痰而利小便　糯米一升，益阴而利大肠

千里长流水，扬万遍，取其清者五升煮服。每饮一杯，日三。稍益，以知为度。新发者，覆杯则卧，汗出即已。久者三饮而已。使上下通，则阴阳和矣。经又曰：诸水病者，故不得卧，卧则惊，惊则咳甚。《准绳》云：《内经》半夏汤，乃去饮之剂，无饮者勿服。

〔批〕水停。

水停不得卧，轻者六君子汤加苍术、远志、菖蒲，重者控涎丹见痹。经曰：卧则喘者，水气之客也。夫水者，循津液而流。肾者水脏，主津液，主卧与喘也。

〔批〕胆虚。

胆虚不得眠，四肢无力，鳖甲丸。

鳖甲炙　羌活　牛膝酒蒸　黄芪炙　人参　酸枣仁炒　五味子炙。等分

蜜丸，梧子大，每三钱，温酒下。

〔批〕少阴心烦。

少阴病得之二三日，心烦不得卧，黄连阿胶汤见少阴。此治肾

气冲心，故清心火以纳肾气。

〔批〕骨蒸。

骨蒸，烦心不得眠，枣仁粥《圣惠》。

酸枣仁两，水研，绞取汁，下米二合，煮粥，候熟

下地黄汁一合，再煮。

〔批〕振悸。

振悸不得眠，四君子汤加枣仁炒、生姜。

〔批〕病后。

病后虚弱，六君子加枣仁、黄芪炒，炙。

〔批〕思虑过度，食少虚烦。

思虑过度，食少不眠，归脾汤见吐血。虚烦不眠，归脾汤去白术、木香、龙眼肉，加茯苓、陈皮，入莲肉、姜、枣煎，亦名酸枣仁汤。

〔批〕大恐愈后。

因大恐而病，愈后目张不眠钱乙曰：目系内连肝胆，恐则气结，胆横不下，郁李仁润能散结，为末，酒调下随经入胆，结去胆平而目瞑矣。

〔批〕肝胆菀热。

肝胆菀热，不能安卧，泻青丸见火热。

〔批〕阳盛痰涎。

阳盛火热，错语不眠，黄连解毒汤见阳明后。痰涎沃心，心气不足不寐者当理痰气，导痰汤见痰饮加石菖蒲五分。

〔批〕卧多惊魇。

卧而多惊悸，多魇者，羌活胜湿汤详见惊悸。

〔批〕喘。

喘不得卧，以喘法治之。

〔批〕厥。

厥不得卧，以脚气法治之俱详本门。

〔批〕不可攻。

疗虚烦不可攻方《外台》。

青竹茹二升

以水四升，煮取三升，分温五服。

〔批〕多卧。

多卧 经曰：卫气昼行于阳，夜行于阴，故阳气尽则卧，阴气尽则寤。故肠胃大则卫气留久，皮肤涩，分肉不解则行迟，留于阴也久。其气不精则欲瞑，故多卧矣。其卒然多卧者，邪气留于上焦，上焦闭而不通。已食若饮汤，卫气留久于阴而不行，故卒然多卧焉。李梴曰：伤寒之邪入阴则多眠，昏昏闭目者，阴主合也。默默不欲言者，阴主静也。太阳症已解而多眠者，不必药也。阳明症，热伏于里而多眠者，宜小柴胡汤。少阴之症，脉微细，但欲寐，盖寤则行阳，寐则行阴，必从少阴始。经曰：卫气常从足少阴之分行于五脏六腑，故少阴病但欲寐，宜茯苓四逆汤，以益阴回阳。或热病得汗后，脉沉细，身冷喜卧，昏沉不省，亦急与四逆汤，令四肢温。不尔，有熟睡而死者。汗下后，酣卧则吉。

〔批〕风湿狐惑。

风湿多眠，狐惑多眠并见本门，镇心省睡益智方《千金翼》。

远志五十两，去心　益智子　石菖蒲各八两

为末，醇酒服方寸匕，百日有效。秘不令人知。

〔批〕嗜卧。

怠惰嗜卧东垣云：脉缓怠惰嗜卧，四肢不收，或大便泄泻，此湿胜。又云：有湿，胃虚不能食，或沉困，或泄泻，宜平胃散见饮食倍苍术。自汗加白术。

〔批〕身重。

身体重，嗜卧经曰：肝虚、肾虚、脾虚，皆令人体重烦冤。注云：肝虚则脾寡于畏，肾虚则脾胜之。又云：足太阴病，身体皆重，亦宜平胃散身重者，湿也加白术。

〔批〕食入困倦。

食入则困倦，神昏欲睡脾虚弱也，六君子汤加神曲、麦芽、山楂之属。

〔批〕肢惰。

四肢懒惰，人参补气汤。

黄芪钱半　人参　防风　升麻　黄柏　知母各七分　白芍　生地黄各五分　熟地黄六分　生甘草分　炙甘草三分　五味子廿粒　肉桂二分

煎，热服。

〔批〕脾胃虚。

脾胃虚乏，怠惰嗜卧阳气不升，升阳益胃汤见病热恶寒。

〔批〕脾胃受湿。

脾胃受湿，沉困无力，怠惰嗜卧丹溪云：宜半夏、白术。肥人是气虚，宜人参、二术、半夏、甘草。是湿，苍术、茯苓、滑石。黑瘦人是热，黄芩、白术。饮食太过，转运不调，枳实、白术。《准绳》曰：人之虚实寒热，当审脉症定之，岂可以肥瘦为准，学者毋以辞害义也。

〔批〕梦。

梦　经曰：厥气客于心，则梦见邱山烟火。客于肺，则梦飞扬，见金铁之奇物。客于肝，则梦山林树木。客于脾，则梦邱陵大泽，坏屋风雨。客于肾，则梦临涧，没居水中。客于膀胱，则梦游行。客于胃，则梦饮食。客于大肠，则梦田野。客于小肠，则梦聚邑街冲。客于胆，则梦斗讼自刳。客于阴器，则梦接内。客于项，则梦斩首。客于脾，则梦行走而不能前，及居深地穷苑中。客于股肱，则梦体节拜起。客于胞脬，则梦溲便。

〔批〕心风。

心风为病男梦见女，女梦见男，宜别离散去邪使不复见。

白术两　天雄　附子　肉桂去皮　干姜　茜根各三钱　茵芋叶　桑寄生各五钱　细辛　菖蒲各二钱

为末，每二钱汤下。

热者，宜去雄、附、姜、桂，加知、柏、归、地各五钱。

惊 悸

恐 喜笑 怒 太息 悲 欠嚏 喑

总论 经曰：肝病发惊骇。惊者，因外有所触而卒动。〔批〕惊因外触。张子和云：惊者为不自知，闻响即惊也。《准绳》曰：惊因触于外，内动其心。故《内经》谓惊则心无所依，神无所归，虑无所定，故气乱矣。又谓常贵后贱，尝富后贫，悲忧内结，至于脱营失精，病深无气，则洒然而惊，此皆从外事而动内之心神也。若夫在身之阴阳盛衰而致者，惊是火热烁动其心。经曰诸病惊骇，皆属于火是也。〔批〕火动。盖心动则神乱，神用无方，故惊之变态，亦不一状。随其所之，与五神相应而动。肝藏魂，魂不安则为惊骇，为惊妄。肺藏魄，魄不安则惊躁。脾藏意，意不专则惊惑。肾藏志，志歉则惊恐，心惕惕然。〔批〕五神相应。胃虽无神，然为五脏之海，诸热归之，则发惊狂。若闻木音，亦惕然而惊，此皆人气之阴阳所动而内生者也。治惊必先安其神，然后散乱之气可敛。外事惊者，虽子和谓惊者平之，平常也，使病者时闻习熟，自然不惊，固是良法。内气动其神者则不可用。唯当以药平其阴阳之盛衰，而后神可安也。东垣云：六脉俱大，按之空虚，必面赤善惊。上热，乃手少阴心之脉也。此气盛多而亡血，以丹、砂之类甘寒镇堕之剂泻火与气，以坠气浮；以甘辛温微苦，峻补其血；二地、升柴、白芍、丹皮、川芎、黄芪之类补之，以防血溢上竭，斯善矣。〔批〕用药大概。

〔批〕运气。

运气惊悸，一肝木不及，金来乘之；二火邪助心；三寒邪伤心，岁水太过，寒气流行，民病烦心躁悸。

脉 寸口脉动而弱。动即为惊，弱即为悸。

趺阳脉微而悸，浮为胃气虚微，则不能食，如恐怖之状，忧迫所作也。寸口紧，趺阳浮滑，气虚故悸。

〔批〕惊骇。

五饮停蓄，闭于中脘，最使人惊骇，属饮家，《三因》五饮汤、丸见痰饮。

〔批〕心胆虚怯。

心胆虚怯，触事易惊，或梦寐不祥，遂致心惊胆摄，气菀生痰。涎与气抟，变生诸症。或短气悸乏，或自汗，并温胆汤主之见不眠。

呕则以人参代竹茹，加酸枣仁、莲肉各钱，以金银煎，下十四友丸。

柏子仁另研，去油　远志甘草黑豆汤浸去心，酒蒸　枣仁炒香　紫石英入心肝血分，重以去怯。五棱明亮者，火煅、醋淬七次，研末　白茯苓去皮　白茯神去木　熟地黄　当归酒洗　人参　黄芪蜜炙　阿胶蛤粉炒珠　肉桂去皮。各两　龙齿二两　辰砂别研，二钱半

蜜丸，枣汤下。

诸清养药，如石菖蒲、天门冬、麦门冬、山药、五味子。清热，则生地、黄连、琥珀、犀角、前子之类。甘寒镇坠，如朱砂、龙骨、虎睛之类。去痰，牛黄、海石之类。俱可随症选加。

〔批〕虚而有痰。

虚而有痰，十味温胆汤。

温胆汤去竹茹，加人参、五味子、熟地黄、枣仁、姜、枣煎。

或养心汤心主血而藏神。经曰：静则神藏，躁则消亡。心血虚则易动，故惊悸不宁也。

黄芪蜜炙，两　人参二钱半，以补心气　川芎　当归酒洗，以养心血　茯苓　茯神各两　远志去心，炒　柏子仁去油　酸枣仁炒。各二钱，以泻心热而宁心神　半夏曲两，去扰心之痰涎　甘草炙，钱。补土以培心子　五味子收敛气之散越　肉桂各二钱半。引药以入心经。润以滋之，温以补之，酸以敛之，香以舒之，则心得其养矣

每五钱，姜、枣煎。

〔批〕热菀有痰。

热菀有痰因惊气不行，菀而生涎，涎结成饮，怔悸陨获，遇惊则发，寒水石散《三因》。

寒水石煅　滑石水飞。各两　生甘草二钱半

为末。每二钱，热则新汲水下，寒则姜枣汤下中寒者不可服。

〔批〕气菀有痰。

气菀有痰，加味七气汤亦名四七汤，见诸气。加茯神钱，远志（去心）、石菖蒲、甘草各五分，姜、枣煎。丹溪云：病自惊而得者，则神出于舍。舍空得液，则成痰矣。血气入舍，则痰拒其神，不得归焉。

〔批〕心虚有痰。

心虚有痰，琥珀寿星丸见癫，或控涎丹见痹加辰砂、远志、石菖蒲。

〔批〕因惊心乱。

惊悸，因有所惊而成者，其脉大动动脉之状如豆，厥厥动摇，无头尾者是也，及心乱烦热，心神颠倒，兀兀欲吐，胸中气乱而热，有似懊侬之状，朱砂安神丸见不眠、安魂定惊定志丸子和。

远志二两　人参　茯苓　茯神　柏仁　枣仁各两，酒丸

〔批〕风惊。

风惊，铁粉散。

铁粉研　光明砂水飞　铅霜研　天竺黄研。各两

每五分，竹沥下。

〔批〕惊风。

惊风恍惚，寝寐不安，铁精丸。

铁精另研　龙齿研　犀角屑　麦门冬去心　人参　茯神去木　防风各两　石菖蒲　远志去心。各七钱半　生干地两半

蜜和捣丸，粥饮下。

惊气入心络，不能语者，密陀僧研极细末，茶调一钱服猝遇大惊，惊则气上，故以重剂坠之。

〔批〕卧多惊魇。

卧多惊魇，真珠母丸《本事》。

珠母研细，七钱半　当归　熟地黄各两半　人参　枣仁　柏子仁　犀角屑　茯苓各两　沉香　龙齿各五钱

蜜丸，辰砂为衣。

珠母入肝，龙齿与肝同类也。龙齿、虎睛，今人例以为镇心药，殊不知龙齿安魂，龙睛定魄，各从其类也。东方苍龙木，属肝而藏魂；西方白虎金，属肺而藏魄。龙能变化，故魂游而不定；虎能专静，故魄止而有守。治魄不宁者，宜虎睛；治魂飞扬者，宜龙齿。万物有成理而不失，在夫人达之而已。〔批〕龙齿虎睛，各从其类。

〔批〕肝虚风袭。

肝气因虚，风邪袭之，卧则魂飞扬，惊悸多魇肝藏魂者也，游魂为变。平人肝不受邪，卧则魂归于肝，神静而得寐。今肝有邪，魂不得归，是以卧则飞扬，若离体也。肝主怒，故小怒则剧，独活汤《本事》。

人参　白茯苓　独活　羌活　前胡　细辛　半夏　五味子　沙参　酸枣仁炒　甘草炙。各两

每四钱，姜三片、乌梅半粒煎，送真珠母丸。

〔批〕卧多惊魇。

卧而多惊悸，多魇溲者，羌活胜湿汤见伤湿。邪在少阳、厥阴，加柴胡五分。如淋，加泽泻五分，此下焦风寒二经合病也经曰：肝肾之病，同一治也，为俱在下焦，非风药行经不可也。

〔批〕病从惊骇。

《金匮》云：病有奔豚，有吐脓，有惊怖，有火邪，此四病，皆从惊发得之经曰：阳气者，开阖不得，寒气从之，乃生大偻，陷脉为瘘。留连肉腠，俞气化薄，传为善畏，及为惊骇者，是瘘疮所为之惊骇也。盖俞则瘘疮之俞窍，其痛气留连肉腠之间，恐人触着而痛，故惕惕然，传为惊畏之疾。

悸　悸与惊有别。或耳闻大声，目见异物，遇险临危，触事心怖，使人有惕惕之状，是则为惊。心虚而停水，则胸中渗漉，虚气流动，心不自安，使人有怏怏之状，或筑筑然动，是则为悸。〔批〕悸与惊别。《准绳》曰：《伤寒论》释“悸”字云，惊，心忪也。怔怔忪忪，不能自安也。则悸即怔忡。今人分为两条，误矣。心悸之由，不越二种。一者虚也，二者饮也。气虚者，由阳气内虚，心下空虚，火气内动也，血虚亦然。其停饮者，由水停心下，

心火恶水，水既内停，心不自安，故悸也。有汗吐下后，正气内虚而悸者，有邪气交击而悸者，有荣卫涸流，脉结代者，则又甚焉。必生津益血，以实其虚。此从《伤寒》而论者。若杂病，则经云：心痹者，脉不通，烦则心下鼓。心包络是动病，心中澹澹大动。〔批〕伤寒悸，杂病悸。《原病式》云：因水衰火旺，其心胸躁动，谓之怔忡。盖心为君火，包络为相火。火为阳主动，君火之下，阴精承之；相火之下，水气承之。若乏所乘，则君火过而不正，变为烦热，相火妄动，岂不成心悸之症哉？如是者，当补其不足之心血，以安其神气，不已则求其属以衰之，壮水之主以制阳光也。〔批〕水衰火旺。又五脏之气妄动者，皆火也。〔批〕五脏之气，妄动皆火。各脏有疾，皆能与包络之火，合动而作悸。如是者，当自各脏补泻其火起之由，而后从包络调之平之。若心气不足，肾水凌之，逆上而停心者，必折其逆气，泻其水，补其阳。若左肾水不足，右肾火逆，与包络合动者，必峻补左肾之阴以制之。若痰饮凝其经络，不得舒通，菀火与痰相击于心下以为悸者，必导去其痰，经脉行则病自已。

怔忡　即悸也。丹溪云：大概属血虚与痰，有虑便动者属虚，时作时止者属痰，因火动也。瘦人多是血虚，肥人多是痰饮。〔批〕怔忡大概血虚与痰。

真觉心跳者，是血少，宜四物加枣仁、柏仁，安神之类，辰砂远志丸安心神而化风痰。

石菖蒲去毛　远志去心，炒　人参　茯神去木　辰砂各五钱　川芎　山药　铁粉　麦门冬去心　半夏用曲　细辛　天麻　南星炒黄　生白附各两

为末。生姜五两，取汁，水煮糊丸，朱砂为衣，每一钱，临卧姜汤下。

〔批〕痰甚。

痰甚者，控涎丹见痹。

〔批〕水停心悸。

心下悸《金匮》云：食少饮多，水停心下。甚者则悸，微者短

气，半夏麻黄汤《金匮》。

二味等分蜜丸，小豆大，每三丸，日三服。

亦可用温胆汤见不眠，或导痰汤见痰加炒酸枣仁，下寿星丸见癫及茯苓饮子《济生》。

赤茯苓去皮　半夏汤泡　茯神去木　麦门冬去心　橘皮去白。各钱半　槟榔　沉香另研　甘草炙。各钱

姜三片煎。

又茯苓甘草汤见太阳，又或用姜术汤。

白姜生用　白术　白茯苓　半夏曲各钱　辣桂　甘草各五分

姜三片，枣二枚煎。

及五苓散见太阳之类。火盛加黄连。

〔批〕脉结代。

脉结代而悸脉动而中止，能自还者，曰结。不能自还，曰代。血气衰虚，不能相续也，炙甘草汤即复脉汤，见伤寒后。

〔批〕水衰火旺。

水衰火旺，心胸躁动，天王补心丹主之。

〔批〕思虑过度。

思虑过度，归脾汤主之。

〔批〕心血不足。

久思所爱，触事不意，虚耗真血，心血不足，遂成怔忡，人参养荣汤见虚劳。

〔批〕阴火上冲。

阴火上冲，甚者火炎于上，或头晕眼花，或齿落发脱，或见异物，或腹中作声皆阴火为患也，宜滋阴抑火汤。

四物，用生熟地、黄连、知母各钱，肉桂、甘草减半，煎，入童便对服。

〔批〕心跳不定。

若身如飞扬，心跳不定，加紫石英、人参各钱。

〔批〕心不宁。

心不宁者，加养心之剂。日久服降火药，不愈加附子少许。

从治或加参、芪。

〔批〕失志。

因失志者由所求不遂或过悮①自咎，懊侬嗟叹不已，独语书空，若有所失，宜温胆汤去竹茹，加人参、柏子仁各钱，下定志丸《局方》。

石菖蒲炒　远志甘草、黑豆煮，去心。各二两　茯神　人参各三两

蜜丸，朱砂为衣。仍佐以辰砂妙香散见遗精，酒调服。

〔批〕痞塞。

痞塞，不饮食，心中常有所歉，爱处暗室，或倚门后，见人则惊避，似失志状此为卑惵②之病，以血不足故耳，宜人参养荣汤见虚劳。

〔批〕脾胃不足。

脾胃不足者，六君子汤加砂仁、薏苡仁、五味子、麦芽、神曲。寒加白豆蔻、丁香、藿香。热加枇杷叶、桑白皮。气滞加槟榔、木香、青皮。上药全用，名谷神嘉禾散，再加黄芪、当归。感风寒暑湿，闭塞诸经而怔忡者，各见本门。

恐　恐与惊亦别。子和云：惊者为不自知。恐者自知，如人将捕之状；及不能独自坐卧，必须人为伴；或夜必用灯照，无灯烛亦恐惧者是也。〔批〕恐惊亦别。《准绳》曰：恐因惑于外事，内歉其志，志歉则精却。故《内经》谓恐则精却，却则上焦闭，闭则无气还，无气还则下焦胀，故气不行矣。又云：在脏为肾，在志为恐。志本一定而不移，故恐亦无他状。《内经》于恐病之邪者，有精气并于肾则恐，有肝血不足则恐，有胃气热、肾气微弱则恐，肾是动病者恐。心怵惕思虑则伤神，神伤则恐惧自失。胆病者，善太息，口苦，呕宿汁，心下澹澹，恐人将捕之。戴人云：胆者，敢也。惊怕则胆伤矣。盖肝胆实则怒而勇敢，肝胆虚则善恐而不敢也。故治恐，必先定其志，然后走失之精可固，精固则

① 悮：同“误”。

② 惵（dié 蝶）：恐惧，害怕。

阴气用矣。李士材曰：经文论恐有肾、肝、心、胃四脏之分，〔批〕恐分四脏。而肝胆于肾，乙癸同源者也；胃之于肾，侮所不胜者也；心之于肾，畏其所胜者也。故恐之一症，属肾之本志而旁及于他脏，治法则有异焉。治肾伤者，宜味厚，枸杞、远志、地黄、山茱肉、茯苓、牛膝、杜仲之属；治肝胆者，宜养阴，枣仁、山茱肉、丹皮、白芍、甘草、龙齿之属；治阳明者，壮其气，四君子倍用茯苓；治心君者，镇其神，朱砂、琥珀、金银箔、犀角、龙齿之属。〔批〕治法有异。

形气俱实，因大恐，心不自安，如人将捕之状，夜卧不安，口干不欲食，食不知味，宜参归补阴汤。

人参　白术　当归为君　陈皮为佐　黄柏盐酒炒　元参炙。各少许

煎服，自愈丹溪曰：经云恐伤肾。此用盐炒黄柏、炙元参，引参、术、归、陈等药入补肾足少阴之络也。〔批〕恐伤肾。

〔批〕肝胆虚。

肝胆虚，不能独卧，头目不利，人参散《本事》。

人参　枳壳　五味子　桂心　甘菊花　茯神　山茱肉　枸杞各七钱半　柏子仁去油　熟地各两

为末，酒下二钱。

〔批〕胆虚冷。

胆虚冷，目眩头疼，心恐不能独处，胸中满闷，茯神散。

茯神两　熟地黄　远志　防风　细辛　白术　前胡　人参　桂心　甘菊花各七钱半　枳壳五钱

每三钱，姜三片煎。

〔批〕目暗喉痛。

目暗喉痛，数唾恐惧，补胆防风散。

防风　人参七分　细辛　川芎　甘草　茯苓　独活　前胡八分

每四钱，枣二枚煎。

上二方用辛散之药。盖肝胆以散为补。经所谓以辛散之，辛补之也。

〔批〕去血过多。

去血过多，尫羸，卧则梦魇魂藏于肝，肝藏血。去血过多，则魂失所养，多恐肝虚胆怯，酒溶鹿角胶空腹饮之。鹿角胶峻补精血，血旺则神自安也。

〔批〕喜笑。

喜笑 经曰：在脏为心，在声为笑，在志为喜。又云：精气并于心则喜。又云：心藏神，神有余则笑不休。所谓神者，心火是也。火得风而焰，故笑之象也。五行之中，惟火有笑。河间云：笑者，蕃茂鲜淑，舒荣彰显，火之化也。喜极而笑，犹燔烁太甚而鸣，笑之象也。故病笑者，心火之盛也。

〔批〕笑不休。

喜笑不休，沧盐成块者二两用火烧，令通赤，放冷研细，以河水一大碗煎三五沸，放温，分三次啜之，探吐出痰。次用黄连解毒汤加半夏、竹叶、竹沥、姜汁服。

〔批〕怒。

怒 怒属肝胆。经曰：在脏为肝，在志为怒。又云：肝藏血，血有余则怒。又曰：阴出之阳则怒。又曰：血并于上，气并于下，心烦宽善怒。

治怒，香附六一散丹溪。

香附末六两　甘草末两

和匀，白汤调服，五钱。

〔批〕运气。

运气，怒属木太过。

怒生厥逆经云：阳气者，大怒则形气绝，而血菀于上，使人薄厥。又云：暴怒伤阳。又云：怒则气逆，甚则呕血及餐泄，大法以悲胜之，或用药益肺金以平肝木，或泻青丸见火热。

〔批〕善太息。

善太息 经曰：思忧则心系急，心系急则气道约，约则不利，故太息以出之。又云：胆病者，口苦，呕宿汁，善太息。思忧气菀者，宜开菀导气。

〔批〕胆热。

胆腑实热，精神恍惚，寒湿泄泻，或寝汗憎风，善太息，半夏汤。

半夏钱半　黄芩　远志各钱　生地黄二钱　秫米一合　酸枣仁炒，三钱　宿姜钱半

长流水煎。

〔批〕悲。

悲　经云：在脏为肺，在志为悲。又云：精气并于肺则悲。余经文详病机篇。

运气善太息，皆属燥邪伤胆。悲，皆属寒水攻心。治以诸热。

〔批〕脏燥。

脏燥悲伤欲哭，状如神灵所作，数欠伸，甘草大枣汤主之《金匮》。

甘草三两　小麦一升　大枣十枚

水煮，温分三服用药专补脾胃。愚按：经云麦属火，心之谷也。火克金，亦以喜胜悲之义。

〔批〕欠嚏。

欠嚏　经曰：人之欠者，何气使然？卫气昼行于阳，夜行于阴。阴者主夜，夜者主卧；阳者主上，阴者主下。故阴气积于下，阳气未得尽上。阳引而上，阴引而下，阴阳相引故数欠。阳气尽，阴气盛，则目瞑。阴气尽，阳气盛，则寤矣。又曰：嚏者，何气使然？阳气和利，满于心，出于鼻，故嚏出。肾主欠嚏。经云：肾为欠，为嚏是也。又曰：一阴一阳发病，主惊骇，皆病善欠，善噫。王注云：气菀于胃，故欠生焉。又云：风淫所胜，病善伸数欠，治以辛。又运气有三，一曰寒，二曰火，三曰湿菀。仲景云：中寒家善欠。

嚏者，阳气和利，故为嚏。补足太阳。刘河间云：嚏，鼻中因痒而气喷作于声也。鼻为肺窍，痒为火化。心火邪热干于阳明，发于鼻而痒，则嚏也。或故以物扰之痒而嚏者，扰痒属火故也。或视日而嚏者，由目为五脏神华，太阳真火晃耀于目，心神躁乱，

而热发于上，则鼻中痒而嚏也。仲景云：其人清涕出，发热色和者，善嚏。

〔批〕喑。

喑 经云：邪搏阴则为喑。又云：邪入于阴，搏则为喑。然有二症，一曰舌喑，乃中风舌不转运是也；一曰喉喑，乃劳嗽失音之类是也。盖舌喑，但舌本不能转运言语，而喉咽声音则如故也。喉喑则喉中声嘶，不能出音，而舌本则能转运言语也。

〔批〕运气。

运气喑，一热，助心实。少阳之复，暴喑，治以苦寒。二寒，攻心虚。岁火不及，寒乃大行，民病暴喑，治以咸温。

〔批〕舌喑。

舌喑 经云：心脉涩，是为喑。又云：心脉搏坚而长，当病舌卷不能言。楼全善云：人舌短言语不辨，乃痰涎闭塞舌本之脉而然。盖足少阴脉挟舌本，足太阴脉连舌本，手少阴别系舌本。故此三脉虚，则痰涎乘虚闭塞其脉道，而舌不能转运。若此三脉亡血，则舌无血荣养而喑。

〔批〕喉喑。

喉喑 经云：会厌者，声音之户也。人卒然无音者，寒气客于厌，则厌不能发，发不能下。至其开合不致，故无音。余经文详病机篇。

〔批〕伤寒后喑。

伤寒后，失音不语，二沥汤见瘥后病。身热，服伤寒药后，变神昏而喑乃体虚有痰也，补中益气汤去升麻，重用人参，入竹沥、姜汁饮之多服取效。亡血者，加补血药。

〔批〕失血。

失血后，不食，舌不能语，但渴饮水，脉略数，四物汤各两，加人参、白术各二两，陈皮两半，甘草炙二钱。每五钱煎，入竹沥、姜汁、童便饮之，多服取效。

〔批〕三经中风。

肾、脾、心三经，风热中之，则其脉弛纵，故舌亦弛纵而喑。

风寒客之，则其脉急缩，故舌强舌卷而喑。治在中风半身不收，口噤不语条求之。

〔批〕劳倦伤后。

劳倦发疟后，变发热，舌短，言语不辨，痰吼有声，脉洪数似滑，独参汤参卢亦可加竹沥一杯探吐之，舌本即正。余症未退，继进人参黄芪汤见暑。多服取效。

〔批〕失音。

失音，不能言语出音方。

诃子煨，去核　木通各两　甘草五钱

煎。入生姜、地黄汁各合，再煎数沸，温分六服。

诃子汤河间。

诃子四个，半生半煨　桔梗一两，半生半炙　甘草二寸，半生半炙

每二钱，童便、水各半煎诃子折逆气，破结气，木通利机窍，桔梗利肺气，童便降火润肺。故诸方通用之。

一方：

桔梗三两　甘草二两　诃子四个。制俱同上

每一钱，入砂糖一小块，煎。细呷，一日服尽。

结痰，发声散海藏。

瓜蒌皮剉　白僵蚕去头　甘草等分。各炒黄

为细末每三钱温酒或姜汗调下。

〔批〕阴虚。

阴虚，误服参芪升浮之药，致气壅于上焦而喑，丹溪法：

香附童便浸透为末，调服疏通上焦，以治喑。继用知柏、四物之类填补下焦。

〔批〕遗精。

遗精，用蛤粉、青黛为君。

〔批〕嗽。

咳嗽声嘶此血虚受热也，青黛、蛤粉蜜调服。

〔批〕气滞有痰。

气滞有痰《肘后》，陈皮五两，煎，顿服。

〔批〕风冷。

风冷失音《千金》云：风寒之气客于中，滞而不发，故喑不能言。宜服发表之药，不必治喑，紫苏梗、荆芥根两，研汁入酒，温服无时。

又方：蘘荷根蘘荷，一云即芭蕉，一云似芭蕉而色黄，绞汁和酒服。

〔批〕寒。

寒而失音，杏仁三分去皮尖，炒，研如泥，桂分，和取杏核大，绵裹含，细细咽之，日五夜三。

又方：以桂末着舌下，咽津妙。

〔批〕热。

热而失音，槐花瓦上炒，令香熟出火毒，三更后仰卧随服。

〔批〕寒痰。

冬月寒痰结，咽喉不利，语声不出经云：寒气客于会厌，卒然而哑是也，玉粉丸主之《宝鉴》。

半夏泡，五钱　草乌钱，炒　桂一字

生姜汁浸，蒸饼为丸。芡实大，每一丸夜含化。

〔批〕邪气积血。

肺间邪气，胸中积血，作痛失音，及久嗽失音，蛤蚧丸丹溪。

蛤蚧一对，去嘴、足。温水浸，去膜及血脉，好米醋炙黄　诃子煨，去核　阿胶炒珠　生地黄　麦门冬去心　细辛去苗　甘草炙。各五分

蜜丸枣大，食后含化一丸。

〔批〕暴嗽失音。

暴嗽失音，语不出，《千金》方。

五味子　紫菀各三两　通草　贝母各四两　桑白皮三两

先煮取汁，入杏仁研泥、生姜汁、砂糖、白蜜各升，和匀，微火煎，取四升。初服四合，日再夜一，后稍加。

又润燥通声膏。

五味子　款冬花　通草各三两　人参　细辛　桂心　青竹皮　石菖蒲各二两　杏仁泥一升　白蜜二升　枣膏　姜汁各升　酥五升

微火，煎去渣。纳姜汁、枣膏、酥蜜煎。令稠酒和丸，如枣大，每服二丸。

健 忘

读书善忘

总论 经曰：上气不足，下气有余，肠胃实而心气虚。〔批〕心气虚。虚则营卫留于下，久之不以时上，故善忘。又曰：肾气恐而不止则伤志①，志伤则喜忘其前言。又血并于下，气并于上，乱而喜忘。盖血并于下，则无以养其心。气并于上，则无以充其肾。水下火上，坎离不交，乱其揆度，故善忘。河间谓：水清明而火昏浊，故上善若水，下愚若火，此禀质使然也。〔批〕上善若水，下愚若火。设禀质清浊混者，不耐于事物之扰，扰则失其灵而健忘。盖气与血，人之神也。静则神藏，躁则消亡。静乃水之体，躁乃火之用。人多役扰纷纭，其气血之阴者将竭，故失其清明之体。夫药固有安心养血之功，不若宁神静虑为胜也。若痰之健忘者，乃一时之病。然病忘之邪，非独痰也。凡心有所寄，与火热伤乱其心者，皆得健忘。当从所由而治。

〔批〕过虑。

思虑过度，心血不足，怔忡健忘心也者，君主之官，神明出焉。思虑过度，耗其心血，则神明伤而成心劳，故怔忡健忘，心口多汗汗者心之液，心烦热故多汗，大便或秘心血不足或溏心火不能生脾土，口舌生疮等症舌者，心之苗。虚火上炎，故生疮，天王补心丹终南定律师②课诵心劳，梦天王授以此丹，故名。

生地黄四两，酒洗 元参炒。二者北方之药。补水所以火，取既济之义 丹参炒，五钱 当归两，所以生心血 人参 茯苓一用茯神。各五钱，所以益心气 麦冬炒，两 五味子炒，两。合人参为生脉散。盖心主

① 肾气恐而不止则伤志：据《灵枢·本神》“肾盛怒而不止则伤志”，文中“恐”当作“怒”。

② 定律师：据《医方集解·补养之剂》，应作“宣律师”。

脉，肺为心之华盖，而朝百脉。补肺生脉，脉即血也。所以使天气下降也 天冬炒，两。苦入心而寒泻火。与麦冬同为滋水润燥之剂 远志炒，五钱 酸枣仁炒 柏子仁炒，研去油。所以敛心神。而枣仁、五味酸以收之。又以敛心气之耗散也 桔梗五钱。补肺利膈，取其载药上浮而归于心，故以为使

蜜丸弹子大，朱砂色亦入心，寒泻热而重宁神为衣，临卧灯心汤下一丸，或噙化。

一方有石菖蒲四钱取其辛香，开心除痰，无五味子。一方有甘草。

〔批〕思伤心脾。

思虑过度，劳伤心神，怔忡健忘，食少脾不健运不眠血不归脾，归脾汤见吐血。有痰，加竹沥。精神短少者，人参养荣汤见虚劳、定志丸见悸、宁志膏见狂。

〔批〕痰迷心窍。

痰迷心窍者，导痰汤见痰下寿星丸见痫，或加味茯苓汤。

二陈加智仁、香附、人参。

心火不降，肾水不升，神志不定，事多健忘，宜朱雀丸《百一》。

沉香五钱 茯神二两

蜜丸，人参汤下。上虚下盛，于补心药中加升举之剂。

〔批〕读书善忘。

读书善忘，孔圣枕中丹《千金》。

败龟板酥炙。龟者，介虫之长，阴物之至灵者也 龙骨研末，入鸡腹煮一宿。龙者，鳞虫之长，阳物之至灵者也。借二物之阴阳，以补吾身之阴阳。假二物之灵气，以助吾心之灵气也 远志去心，炒。苦泄热而辛散菀。能通肾气，上达于心，强志益智。益人之精与志，皆藏于肾。肾精不足则志气衰，不能上通于心，故迷惑善忘也 九节石菖蒲辛散肝而香舒脾，能开心孔而利九窍，去湿除痰。又龟能补肾，龙能镇肝。使痰火散而肾肝宁，则聪明开而记忆强矣

等分为末，每酒调一钱，日三服。

又治多忘方《千金》。

石菖蒲一分　茯苓　茯神　人参各五分　远志七分

为末，酒服方寸匕，日三夜一。五日，效神良。

读书丸，

石菖蒲　菟丝子酒煮　远志各两　地骨皮二两　生地黄　五味子炙　川芎各两

薄糊丸，临卧白汤下。

二丹丸。

天门冬去心　熟地黄　丹参各两半　白茯苓　麦门冬去心　甘草各两　远志去心　人参各五钱

蜜丸，朱砂为衣。

〔批〕心志不宁。

心志不宁，语言健忘，大益智散。

熟地黄　人参　白茯苓　肉苁蓉酒浸。各二两　菟丝子　远志去心。各七钱半　蛇床子二钱半

为末，每一钱，食后米饮调下。

《圣惠》方。

石菖蒲　远志去心。等分

为细末，戊子日服方寸匕，开心不忘。

〔批〕心孔昏塞。

《肘后》方：治人心孔昏塞，多忘喜误。丁酉日密自市买远志，着巾角中，为末服之，勿令人知。

《本草》：商陆花主人心昏塞，多忘喜误取花，阴干百日。为末，日暮水服方寸匕，卧思念所欲事，即于眠中醒悟也。

卷十四

疟

五脏疟　温疟　瘅疟　风疟　寒疟　暑疟　湿疟　牝疟

食疟　痰疟　劳疟　瘴疟　疫疟　鬼疟　痎疟

总论　《内经》论病，惟疟最详，已载前病机篇。其语温疟在脏者以风寒中于肾，语瘅疟以肺素有热。《准绳》曰：冬寒得以中肾，则余四脏令气之邪宁无入客于所属之脏者乎？肺热为疟，则四脏之气蕴为热者，又宁不似肺之为疟？此殆举一隅，可以三隅反也。故陈无择谓内伤七情，饥饱房劳，皆得蕴而蕴积痰涎，其病气与卫气并则作疟。〔批〕七情内伤，皆得作疟。夫如是，内外所伤之邪皆因其客在营气之舍，故疟有止发之期。邪与日行之卫气相集则病作，离则病休。疟作禁勿治，恐伤胃气，过然后治之，或当其未发之先，迎而夺之。经曰：夏伤于热，秋必痎疟。不发于夏而发于秋者，以湿热在西方之分，得其权故也。在气则发早，在血则发晏，浅则日作，深则间日。李梴曰：凡疟须分阴阳。气虚属阳，血虚属阴。春夏属阳，秋冬属阴。自子至巳属阳，自午至亥属阴。邪浅在腑为阳，与卫气并行，故日发；邪深在脏为阴，横连膜原，不能与卫气并行，故间发。卫虚则先寒，营虚则先热。〔批〕气血阴阳。丹溪曰：三日一发，受病一年；间日一发，受病半年；连日发者，受病一月。二日发间一日者，气血俱病。三日一发，阴经受病也，最重。〔批〕日数之别。《轨范》云：三日疟则一方不能取效，宜病日用煎剂驱邪，余两日用温补以扶元气，又加避风静养，则庶几矣。

脉　仲景云：疟脉自弦，弦数者多热，弦迟者多寒，弦小紧者可下之，弦迟者可温之，弦紧者可发汗，浮大者可吐之。

弦短者伤食，弦滑者多痰，迟缓者病自愈，代散则死。

久疟复作，虚浮不食者难治。

病久腰脊强急、瘛疭者，不可治。

寒热脱形而脉坚搏，是为逆，死不治。

〔批〕刺疟。

刺疟法　诸疟脉不见，刺十指间出血，血去必已，视身之赤如小豆者尽取之。此法简易，不必习针法，人皆能之，亦治疟之要诀也。

〔批〕形如疟。

伤寒太阳症形如疟　如疟，非真疟也，治见伤寒。徐东皋曰：疟疾多由邪气所伤，故仲景、河间悉用发表之剂，但以寒热多少分经络而治。《准绳》云：丹溪谓疟邪得于四气之初，弱者即病，胃气强者伏而不得动，至于再感，胃气重伤，其病乃作。此谓外邪必用汗解，虚者先以参、术实胃，加药取汗，唯足厥阴最难得汗，其汗至足方佳。大率取汗，非用麻黄辈，但开菀通经，其邪热即散为汗矣。〔批〕外邪必用汗解。又云：疟发于子半之后、午之前，是阳分受病，其病易愈；发于午之后、寅之前，阴分受病，其病难愈。必分受病阴阳，气血药以佐之，观形察色以别之。盖尝从是法而治，形壮色泽者，病在气分，则通经开菀以取汗；色稍夭者，则补虚以取汗；挟痰者，先实其胃，一二日方服劫剂；形弱色枯者，则不用取汗，亦不可劫，但补养以通经调之；其形壮而色紫黑者，病在血分，则开其阻滞；色枯者，补血调气。夫如是者，尤为寻常之用。至于取汗不得汗，理血而汗不足，若非更求药之切中病情，直达邪所着处，何能愈之乎？

邪在阴，取汗难，必由阴而阳，由晏而早乃得。

〔批〕五脏疟。

五脏疟　易老云：夏伤于暑，湿热闭藏而不能发泄于外，邪气内行，至秋而发为疟也。初不知何经受病，随其受而取之。有中三阳者，有中三阴者，经中邪气，其症各殊，同伤寒论之也。五脏皆有疟，其治各异。陈无择曰：以蓄怒伤肝，气菀所致，曰肝疟；以喜伤心，心气耗散所致，曰心疟；以思伤脾，气菀痰结所致，曰脾疟；以忧伤肺，炅痰所致，曰肺疟；以失志伤肾，曰肾疟。此五种疟疾，感气不和，菀结痰饮所致。

〔批〕肺疟。

肺疟令人心寒肺为心盖，脉入心中，邪反乘其盛也，寒甚，热肺主皮毛，主表，亦能作寒作热，热间善惊肝主惊，为金克木，如有所见者心气不足，肺邪有余，桂枝加芍药汤《保命》。

桂枝三钱　黄芪　知母　石膏　白芍各五钱

为粗末，每五七钱，煎。

〔批〕心。

心疟令人烦心，欲得清水，反寒多，不甚热按《太素》云：欲得清水，反寒多，寒不甚热甚也，黄芩汤《保命》。

小柴胡汤去姜、枣，加桂枝、石膏、知母，为粗末，如前煎。

〔批〕肝。

肝疟令人色苍苍然，太息木气不舒，其状若死者生气不荣，四逆汤、通脉汤见少阴。

〔批〕脾。

脾疟令人寒脾虚恶寒，腹中痛，热则肠中鸣火气冲击，鸣已汗出热蒸为汗，小建中汤见少阳、芍药甘草汤见腹痛。虚者，四君子、补中益气之类。

〔批〕肾。

肾疟令人洒洒然恶寒意，腰脊痛膀胱脉过，与肾相表里，腰为肾之府，宛转①大便难肾主二便，目眴眴然水亏，手足寒阳虚，桂枝加当归白芍汤即桂枝汤加当归、白芍。

〔批〕胃。

胃疟令人且病也且作将解，善饥胃热，不能食脾虚，食而支满，腹大，治同食疟。

---

① 宛转：丹波元简《素问识·刺疟篇》："宛，屈也。转，运也。此状大便难也。"

〔批〕太阳①。

足太阳之疟，令人腰痛头重，寒从背起经脉所过，先寒后热，熇熇暍暍然热貌，热止汗出，难已，小柴胡加桂枝汤。

即小柴胡汤加桂枝如黄芩之数。

〔批〕少阳。

足少阳之疟，令人身体解㑊，寒不甚，热不甚即解㑊也，恶见人胆木盛则克胃土，胃热甚则恶人，见人心惕惕然胆虚，热多汗出甚，小柴胡汤见少阳。

〔批〕阳明。

足阳明之疟，令人先寒，洒淅寒甚阳虚生外寒，久乃热，热去汗出，喜见日月光，火气乃快然阳明多气多血，热甚则恶人与火，今反喜之者，胃虚故也，桂枝二白虎一汤。

桂枝汤二分，白虎汤一分，合煎服。

黄芩芍药加桂枝汤。

即黄芩芍药汤见痢加桂枝。

〔批〕太阴。

足太阴之疟，令人不乐，好太息脾不运而气不舒，不嗜食，多寒热脾虚恶寒，胃虚恶热，故疟疾又谓之脾寒，汗出，病至则善呕脾脉络胃挟咽，呕已乃衰，小建中汤、异功散。

〔批〕少阴。

足少阴之疟，令人呕吐甚肾脉贯膈入肺，循喉咙，多寒热，热多寒少水衰火旺，欲闭户牖而处，其病难已阳明胃病欲闭户牖而处，今胃病见肾中，为土刑于水，故难已，小柴胡加半夏汤。

〔批〕厥阴。

足厥阴之疟，令人腰痛，少腹满，小便不利如癃状癃，闭也。厥阴脉环阴器，抵小腹，非癃也，数便，意恐惧，气不足肝气有余则怒，不足则恐，腹中悒悒木气不舒，四物柴胡苦楝附子汤。

即四物汤加三味。

---

① 阳：原字漫漶不清，据正文及前后眉批补。

疟正发时，不可服药，经曰：工不能治其已发，为其气逆也。若服寒热药，反助其寒热。

〔批〕暴疟。

三阳受病，皆谓暴疟在太阳经者谓之风疟，治多汗之；在阳明经者谓之热疟，治多下之；在少阳经者谓之风热疟，治多和之。发在夏至后，处暑前，此乃伤之浅者，近而暴也。

〔批〕温疟。

在阴经者，则不分三阴，皆谓之温疟宜以太阴经论之，其在处暑后、冬至前者，此乃伤之重者，远而深也。

〔批〕痎疟。

痎疟者，老疟也，故谓之久疟一说：凡疟皆谓痎疟。

〔批〕初疟。

初发，风寒在表，虽寒热过后，而身体常疼，常畏风，宜草果饮《局方》。

草果煨，取仁　紫苏　良姜炒　川芎　青皮炒　白芷　甘草炙。各等分

每四钱，加姜煎。

或人参养胃汤见阳明后。感寒加桂枝，寒多、脉弱无力加干姜、附子，脉洪有力加芩、连、柴胡。

戴复庵法：不问寒热多少，且用清脾饮、草果饮、二陈加草果，生料平胃散①加草果、前胡，或养胃汤。《准绳》云：戴院使处元末国初大乱之后，草昧之初，故其用药多主温热。医者更当斟酌于天时方土物情之间而得其宜，以为取舍可也。

通治时行三阳经疟疾，三解汤。〔批〕此可治实疟，虚者当辨气血而加补剂。

吴鹤皋曰：疟邪藏于分肉之间，邪正分争，并于表则在表，并于里则在里，未有所并则在表在里。

---

① 生料平胃散：《普济方》卷三百九十“婴孩心腹痛等疾门·疟疾”载一生料平胃散，组成为苍术、陈皮、厚朴、草果、半夏、白芷、乌梅、藿香、前胡、草豆蔻、甘草等，可参。

麻黄辛散表邪，由汗而泄　泽泻咸引里邪，由溺而出　柴胡升阳平热，居表里之间而和解之。等分

疟发处暑前，头痛，项强，脉浮，恶风有汗，桂枝羌活汤《保命》；脉浮，恶寒无汗，麻黄羌活汤《保命》。〔批〕太阳疟。

二方俱用羌活、防风、甘草等分，有汗加桂枝减半，无汗加麻黄减半，呕加半夏曲。

疟分六经，故仿仲景伤寒例，以羌活、防风散太阳之邪，而以桂、麻分主有汗、无汗也。

〔批〕夜疟。

疟发如前症而夜发者，麻黄黄芩汤《保命》。

麻黄两，去节　桃仁卅枚，去皮　黄芩五钱　甘草炙，三钱　桂枝二钱半

为末，每五钱，煎。

桃仁味苦甘辛，肝者血之海，血受邪则肝气燥，经所谓肝苦急、急食甘以缓之。桃仁散瘀缓肝，夜发乃阴经有邪，此汤散血中风寒也丹溪曰：无汗要有汗，散邪为主，带补。有汗要无汗，正气为主，带散。〔批〕散邪正气。

〔批〕要法。

治疟要法　李梴曰：伤寒余热未退，重感六淫之气，变而为疟，治法与杂症不同。

〔批〕太阳邪变。

先寒后热者，柴胡桂枝汤。寒多热少名牝疟，或单寒者名寒疟，太阳邪变也，柴胡桂姜汤俱见少阳。

嘉言曰：小柴胡本阴阳两停之方，从寒热以为进退。此方加姜桂，则进而从阳；其加芩、连，以退而从阴，可以类推。

〔批〕阳明邪变。

热多寒少，或单热名瘅疟，骨节烦疼者名湿疟，阳明邪变也，桂枝白虎汤。

白虎汤加桂枝。

〔批〕少阳邪变。

若寒热相等，或先热者名风疟，少阳邪变也，小柴胡汤。渴者，去半夏，加花粉、知母。

疟无他症，隔日发，先寒后热，寒少热多，桂枝石膏汤《保命》。

桂枝钱　知母　石膏各三钱　黄芩二钱

煎，分三服。

〔批〕二阳合病。

寒热大作不论先后，寒栗战动经曰：热胜则动，发热汗出经曰：汗出不散，知为热也，此太阳阳明合病也阳盛阴虚之症，不治恐久传入阴经，桂枝芍药汤主之。

〔批〕三阳合病。

服前药，寒热转大者，知三阳合病也，桂枝黄芩汤俱见前和之易老云：此以疟之寒热多少定治法也。若多寒而但有寒者，其脉或洪实或滑，当作实热治之。若便用桂枝，误也。如或多热而但有热者，其脉或空虚或微弱，当作虚寒治之。若便用白虎，亦误也。所以欲学者先问其寒热多少，又诊脉以参之，百无一失矣。〔批〕寒热多少，必参之脉。李梴曰：三方以桂枝治太阳，白虎治阳明，柴胡治少阳，意甚明显。挟痰合二陈，食积合平胃，溺涩合五苓，大便闭合大柴胡，无汗加葛根、苍术，有汗加黄芪、白术，夜发加白芍、桃仁，日久加常山、槟榔吐之，治疟之法尽矣。

〔批〕疟初起。

寒热，疟初起，姜茶饮见痢。

〔批〕身热目痛。

疟疾，身热目痛，热多寒少，脉长，睡卧不安，先以大柴胡汤下之，微利为度，或柴胡饮子见火热。喻嘉言曰：于和法中略施攻补，深中肯綮。如下过，微邪未尽者，宜白芷汤《保命》以尽其邪。

白芷两　知母两七钱　石膏四两

为粗末，每五七钱，煎。

〔批〕内邪未已。

服前药，外邪已罢，内邪未已再诠下药，从卯至午发，而呕吐、便闭者，大柴胡汤；从午至酉发，而腹满、便秘者，大承气汤；从酉至寅发，而发黄、喜忘、便黑者，桃仁承气汤俱微利为度，更以小柴胡彻其微邪之气。

喻嘉言曰：疟发必有寒有热，盖外邪伏于半表半里，适在少阳所主之界，出与阳争，阴胜则寒，入与阴争，阳胜则热，即纯热无寒，纯寒无热，要皆自少阳而造其极偏。补偏救弊，亦必还返少阳之界，使阴阳协和而后愈也。谓少阳而兼他经则有之，谓他经而不涉少阳，则不成其为疟矣。脉虽屡迁，而弦之一字实贯彻之也。

汪讱庵曰：疟之不离乎少阳，犹咳嗽之不离于肺也。

《准绳》曰：仲景、易老治疟法晰矣，然用之外因暑邪，病在盛热之时为宜。若深秋凄清之候，与七情痰食俱伤，未可泥也，故另备诸治法。然暑月之疟必脉浮，有表症，始可用麻、桂、羌、防等表药；脉洪数长实，有热症，始可用白虎等药；脉沉实，有里症，始可用大柴胡、承气等药。若弦细芤迟，四肢倦怠，饮食少进，口干，小便赤，虽得之伤暑，当以清暑益气汤、十味香薷饮投之，虽人参白虎非其治也。至于内外俱热，但热，烦渴引饮，自汗出而不衰，虽热退后，脉长实自如，即处暑后进白虎何害？是又不可泥矣。〔批〕治疟外因暑热为宜，秋凉内因用备治法。

〔批〕正疟。

秋时正疟，热多寒少阳虚，口苦咽干肝胆火，小便赤涩热盛，脉来弦数疟邪居于半表半里，属少阳甲胆之分，肝胆属木，故脉弦，清脾饮严用和。

青皮　柴胡疟为肝胆之邪，然多因脾胃受伤而起。脾属湿土，重感于湿，湿生热，热生痰，故见前症。脾既受病，木又克之，故用二者以破滞而伐肝。柴胡疏上焦肝气，青皮疏下焦肝气　半夏姜制　厚朴醋炒。二者以行痰而平胃。厚朴平胃，半夏燥痰，古云：无痰不成疟　茯苓渗湿　黄芩炒。清热　草果仁辛热能散太阴之积寒，清膏粱之痰而截疟，盖先去其害脾者　白术土炒　甘草炙。以二者补而调之

加姜煎。一方加槟榔。大渴加麦冬、知母，疟不止加常山酒炒

二钱劫痰截疟、乌梅二个敛阴清热。此即小柴胡汤加减，从温脾诸方而一变也。虚疟忌用。〔批〕虚疟忌用。

吴鹤皋曰：清脾非清凉之谓，乃攻去其邪，而脾胃为之一清也。刘宗厚因草果辛热而讥焉，是未达严氏之清矣。子和曰：世医以疟为脾寒，甚者归之祟怪，良可笑也。刘宗厚曰：暑盛阳极，伏阴在内，人或纳凉，入溪澡浴，寒客肌肉之间，或饥饱劳役内伤而病作，肌肉属脾，发则恶寒战栗，乃谓之脾寒耳。实由四气邪蒐腠理，夏时毛窍疏通而不为病，至秋气收敛之时，表邪不能发越，故进退寒热，势如凌虐人之状，故以名疟，即四时之伤寒也，十二经皆能为病，古方多兼理内伤取效，由脾胃和，精气通，阴阳和解，诸邪悉散，实非脾病也。世之用发表解肌、温经散寒等法，亦未尝执于燥脾劫剂也。汪讱庵曰：十二经脏皆能为疟，而脾胃受伤者实多，故小柴胡皆脾胃药。其治少阳，独柴胡一味而已，严氏宗之，故以之加减，而立清脾饮，是明从脾胃论治矣。刘氏之论，亦主脾胃内伤，乃不敢翻子和之案，以为非脾病，恐不然也。又，古方用辟邪丹、雄朱丸等方，皆治鬼疟者，盖杂病多有挟鬼疰者，何独于疟而必云无此也？

〔批〕秋暮热疟。

秋暮暑气衰，病热疟东垣云：知其寒也，双解饮子《局方》。

肉豆蔻　草豆蔻各二个，一个煨，一个生用　厚朴二寸，一寸姜汁浸煮，一寸生用　甘草大者二两，一两炙，一两生　生姜二块如枣大，一用湿纸裹煨，一生用

分二服，煎。

《澹寮》① 云：用药多一冷一热，半生半熟，分利阴阳，此方即半生半熟之剂也，治瘴疟、寒疟神效，洞泄者更宜。

〔批〕温疟。

温疟，先热后寒此为伤寒坏病，受冬月之寒，复因暑气而发，与风疟太略相似，热多寒少，小柴胡汤；热少寒多，小柴胡加桂汤；脉平，身无寒，大热，骨节烦疼，呕逆，白虎加桂枝汤，又

---

① 澹寮：即《澹寮集验方》。元代僧人继洪辑，刊行于1283年。

乌梅饮子。

乌梅七个　桃柳心各七茎　葱白七茎　豆豉一合　甘草四分　柴胡四分　知母四分　大黄三分

为粗末，以童便两碗浸一宿，明旦早煎二三沸，频服。未瘥再作服，三服永瘥。

〔批〕瘅疟。

瘅疟肺素有热，阴气孤绝，阳气独发，热而少气，烦冤，手足热而欲呕若但热不寒者，邪气内藏于心肺，外舍于分肉之间，令人消烁脱肉，热邪内蓄，表邪未解，大小柴胡及柴胡饮子见发热之类主之；表虽解而火独盛者，白虎汤及大小承气之类主之；若邪火虽盛，气血已衰，其阴日耗者，宜壮水固元，知柏八味丸。

〔批〕风疟。

风疟，先热后寒自感风而得，风阳邪故也，恶风自汗，烦躁头疼转而为疟，可与解散风邪，川芎、白芷、青皮、苏叶、桂枝之类，或以细辛、槟榔佐之。

〔批〕又风疟。

又，热多寒少，筋脉抽搐者，属肝，亦名风疟，宜小柴胡汤加香附、乌药治风必先顺气，气顺则风自息。

〔批〕寒疟。

寒疟，先寒后热自感寒而得，寒阴气故也，无汗恶寒，挛痛面惨纳凉之风寒，沐浴之水寒，先受于腠中，复因秋风寒肃而发，转而为疟，可与发散寒邪，生料五积散见阳明后加桂，人参养胃汤同上加桂或加良姜、干姜之类，甚则姜附汤、附子理中汤。腰疼足冷者，桂附二陈汤。

《准绳》曰：寒疟，先寒后热；温疟，先热后寒。二者不当治水火，当从中治。中治者，少阳也。渴者燥胜，不渴者湿胜。〔批〕当从中治。

〔批〕暑疟。

暑疟暑胜热多，与瘅疟同，但热不寒，里实不泄，烦渴且呕，肌肉消烁。

〔批〕盛暑。

当盛暑发者，人参白虎汤、香薷饮。

〔批〕秋凉。

秋凉发者，小柴胡汤。

〔批〕心烦。

心烦少睡者属心受邪，宜柴芩汤、香薷饮加茯神暑先入心。

〔批〕呕。

呕者，实脾饮加生姜温服，下消暑丸俱见伤暑。

〔批〕燥甚。

热多燥甚者，少与竹叶石膏汤见太阳后，加常山、柴胡于暑症最便。

〔批〕常有汗。

面垢口渴，虽热过后，无事之时，亦常有汗，宜养胃汤见阳明后、香薷饮各一贴，和匀，作二服。

〔批〕呕痰食。

呕吐，痰食俱出，多服二陈加草果。

〔批〕虚症。

四肢倦怠，饮食不思，口干便赤，脉弦细芤迟者，清暑益气汤、十味香薷饮俱见伤暑。

〔批〕湿疟。

湿疟冒袭雨湿，汗出澡浴得之，寒热相半，身体重痛，肢节烦疼，呕逆胀满，柴平汤少柴胡合平胃散。

〔批〕便涩。

便涩，五苓散见太阳、除湿汤见伤湿加苍术、茯苓，或胃苓汤加羌活、紫苏。

背寒多者，术附汤最良见少阴后。呕吐，不换金正气散见养胃汤内。

〔批〕牝疟。

牝疟，寒多不热，气虚而泄，悽惨振振久受阴湿，当盛暑时，乘凉饮冷，阴盛阳虚，不能制阴，柴胡桂姜汤见前减黄芩加半夏、蜀漆散《金匮》。

蜀漆洗去腥　云母石烧二日夜　龙骨

等分为散，未发前以浆水服半钱匕。

牡蛎汤《外台》。

牡蛎二两，煅　麻黄去节　蜀漆各半两　甘草两

先煮蜀、麻，去沫，内药煮服。若吐，勿更服。

〔批〕治牝疟案。

《准绳》曰：一妇患牝疟，身痛，逾月不瘥，困甚，医欲用姜附温之。予曰：溽暑未衰，明系热邪，安得有寒而温之？经云：阳并于阴则阴实而阳虚，阳明虚则寒栗鼓颔，巨阳虚则腰背头项痛，三阳俱虚则阴气胜，阴气胜则骨寒而痛，寒生于内，故中外皆寒。此所云寒乃阴阳交争互作之寒，非真寒也，岂得用桂、附温之？乃以升、柴、葛根、羌、防等升以补三阳之虚，以桃仁、红花引入阴分而取阳以出还于阳分，以猪苓分利之，使不复下陷，一剂良已。

〔批〕食疟。

食疟一名胃疟，饮食伤脾得之，或疟已成而总不禁口，或正作时吃食。凡食生冷鱼腻，中脘生痰，皆为食疟，若饥而不能食，食则中消，呕逆腹痛，宜青皮、陈皮、半夏、草果、缩砂仁、白豆蔻之类。实者，生料平胃散加草果仁、缩砂仁，及保和丸、枳术丸之类。〔批〕实者。虚者，四兽饮。

即六君子汤加草果仁、乌梅《三因》。和四脏以辅脾，故名。

及消导药。

〔批〕瘴疟。

瘴疟挟风瘴蒸毒之气。岭南地毒苦炎，燥湿不常，人多有此病，血乘上焦，病作，令人迷困，甚则发躁狂妄，或哑，乍寒乍热，乍有乍无，宜凉膈散疏通大肠，小柴胡加大黄、槟榔，及观音丸。

大半夏　乌梅肉　母丁香　川巴豆不去油。每味各十粒

为末，姜汁、面糊丸，麻子大，上下以厚纸盖贴，有油又再易纸。每服五丸，临卧冷水下。此方舟人于海角遇一白衣人授之。

江南瘴疟，鲮鲤汤《千金》。

鲮鲤甲即穿山甲。四十枚，炙　乌贼鱼骨　附子炮去皮。各两　常山三两

酒三升，渍一宿，未发前稍稍啜之，勿绝，吐之，并涂五心，断食，过时久乃食，此用生药探吐法。〔批〕吐法。

〔批〕瘴毒。

瘴疟时毒，太无神术散见大头瘟。

〔批〕痰疟。

痰疟外感内伤，菀聚成痰，头痛肉跳，吐食呕沫，甚则昏迷卒倒，宜柴陈汤小柴胡合二陈加草果，或四兽饮见前。杨仁斋云：有中年人脏腑久虚，大便常滑，忽得疟疾，呕吐异常，以二陈汤加人参、缩砂而倍用白豆蔻，一二日，病人自觉气脉顿平，于是寒热不作。盖白豆蔻能消能磨，流行三焦，荣卫一转，寒热自平。《准绳》曰：呕吐发疟之症，审知胸中有澼而吐，以逆流水煎橘皮汤导而吐之。若吐不出，便可定之，抑之使下，于随症药中，加枇杷叶、芦根之属、稀涎散见中风加藜芦、常山、甘草三味合用必吐，名常山饮。

吐疟痰，《外台》用常山三两切，以浆水二三升浆，酢也，炊粟米，热投冷水中，浸五六日，味酢生白花，色类浆，故名浸，经一宿，煎。发前顿服，微吐差，忌葱茗。〔批〕败浆害人。

〔批〕劳疟。

劳疟遇劳即发，寒热微微由久病表里俱虚，真元未复，十全大补汤、补中益气汤主之气虚则寒，血虚则热，胃虚则恶寒，脾虚则发热，阴火下流则寒热交作，或吐涎、不食、战栗、泄泻、肠痛、手足逆冷，皆脾胃虚弱，但服补中益气，诸病悉除。若投清脾、截疟之类，多致不起。〔批〕虚。若邪尚在少阳而渴者，小柴胡汤去半夏加瓜蒌根、知母主之《谈薮》① 云：张知阁久病疟，热时如火，年余骨立，医用茸、附诸药，热益甚。孙琳投以小柴胡汤，三服脱然。琳曰：此名劳疟，热从髓出，加以刚剂，气血愈亏。热有在皮肤、在

---

① 谈薮：宋代庞元英著。

脏腑，若在骨髓者，非柴胡不可。**实者，乌梅饮子**见前温疟。

〔批〕疫疟。

疫疟一坊长幼相似，染时行之气，变成寒热，须参运气用药，**不换金正气散**见养胃汤、**达原饮最好**见瘟疫。

痎疟老疟也，间三日一发，缠绵不去也。经曰：其间二日或至数日发者，邪气与卫气客于六腑，而有时相失，不能相得故也。详症机篇《疟论》。李士材曰：按经文，则丹溪所谓三日一作者，邪入于三阴，子午卯酉日为少阴，寅申巳亥日为厥阴，辰丑未日为太阴，非矣。三日发者，犹可以此为言。四日作者，又将何以别之？殊属牵强。按此施治，未必无误。丹溪又云：疟得于暑，当以汗解，必先以参、术补剂为君，加柴、葛等发散药，渐而取汗，得汗而虚，又行补养。下体至阴，得汗为难，补药力到，汗出至足方佳。若入阴分，宜用血药引出阳分，古方多用峻剂，恐非所宜，**蜀漆丸**《千金》。此治三日疟为宜，或连年不差，服三七日定差。

蜀漆　知母　白薇　地骨皮　麦门冬去心　**升麻**各五分　**常山**两半　**石膏**二两，煅研　**香豉**一合　**葳蕤　鳖甲　乌梅肉**各两　**甘草**三钱

为末，蜜丸，桐子大，空心服十丸，加至二三十丸。

〔批〕久不愈，疟母。

疟久不愈，腹中结块，名曰疟母，宜济生鳖甲饮。

疟久不愈，多成癖于左胁之下，名曰疟母，乃肝之积也。疟属少阳胆经，胆与肝相表里，久疟病在血分，血亦肝所主也，当以鳖甲为君，随症虚实而施治之。《金匮》曰：疟以月一日发，当十五日愈；设不瘥，当月尽日解也；如其不瘥，此结为癥瘕，名曰疟母，急宜治之。

鳖甲咸平属阴，色青入肝，专能益阴补虚，消热散结，故为久疟之君药。醋炙　**白术**补脾气。土炒　**黄芪**补脾气。久疟必由脾虚，必使气足脾运，方能磨积也　**川芎**补肝而行血中气滞　**白芍药**酒炒。助脾而散肝经邪火，阴阳争故为寒热，二药并和厥阴营气，气血调则阴阳和矣　**槟榔**下气攻积　**草果**暖胃祛寒。面裹煨，取仁　**厚朴**破血散满　**陈皮**理气消痰　**甘**

草和中补土。等分　姜三片　枣一枚　乌梅少许

煎。气滞加青皮、香附醋炒，〔批〕气滞。食积加神曲、麦芽，或砂仁、楂肉、枳实，积甚加三棱、莪术俱用醋煮，〔批〕食积。瘀血加桃仁、红花，〔批〕瘀血。夜发加川芎、当归，〔批〕夜发。寒滞加附子、干姜。〔批〕寒滞。

《金匮》曰：诸久疟及处暑后、冬至前后疟，及非时之间日疟，并当用疟母法治之，以鳖甲为君，上加法即疟母丸也。

〔批〕疟久有根。

疟久有根杨仁斋曰：根者何？曰饮、曰水、曰败血是耳。水即水饮也，血即瘀血也。惟水饮所以作寒热，惟瘀血所以憎寒热，故癖为疟之母。败血为暑热之毒，故暑之脉虚，水饮之脉沉，癖之脉结。挟水饮者，为之逐水消饮。结癖者，胁必痛，为之攻癖。败血暑毒，随症而疏利之。《准绳》曰：病人果有积水瘀血，其实者，可用小胃丹行水，代抵当丸行血。其虚者，不若且以渗利之剂加竹沥、姜汁以治痰，而于随症药中加桃仁、韭汁之属以活血，疾亦当以渐而平，无急旦夕之功也，小胃丹见痰饮、代抵当丸见太阳后。

〔批〕久疟。

疟久诸药不效，茵陈丸见痢。

〔批〕虚疟。

度无外邪及虚人患疟者，人参、生姜各两，煎汤，于发前二时或发日五更连进二服，无不愈者。贫者以白术代之，夜发血亏者则用当归，亦可取效。

李士材曰：近世不明表里虚实，辄用知母、石膏、芩、连、知、柏，若表未解而得此寒凉，则寒邪愈固，或用常山、草果、巴豆、砒、雄者，若正已虚而得此克伐，则元气转虚，故夫缠绵不已者，医之罪也。

〔批〕从四肢始。

疟必从四肢始《集验方》，先其时一日，须用细左索绳紧束其手足十指，过发时乃解之此即《内经》之法。

又，疟病医不能救者，外治截疟法：以绳量病人足，围绕足

跟及五指一匝，截断，取所量绳置项上，反向背上，当绳头处中脊骨上灸三十壮，候看复恶寒，急灸三十壮则定，饥勿与食。男左足，女右足。〔批〕外治法。

〔批〕截法。

截疟法 治疟得法，其病自愈，不须截之，然亦有时不容废者。惟疟初起一二日发，不可遽截，恐邪气未尽，正气反伤，变生他症，发久则可截之。丹溪曰：数发之后，便宜截而除之，久则中气虚弱，致邪气愈深而难治，然当察人之强弱虚实，其人素虚者，慎勿用常山等药。

〔批〕久疟宜截。

疟久不已者，常山饮《局方》截之。

常山烧酒炒，二钱。引吐行水，祛老痰积饮，古云无痰不成疟 槟榔下气破积，能消食行痰 知母滋阴，能治阳明独胜之火 草果辛热，能治太阴独胜之寒。煨，取仁 贝母清火散结，泻热除痰。各钱 乌梅酸敛涩收，生津退热。盖敛阴，故能退热也。二个

合为截疟之剂，姜三片、枣一枚，半酒半水煎，露一宿，清晨面东，空心服。渣用酒浸煎，待将发，先一时服。一方有良姜、甘草，无槟榔，一方加穿山甲、甘草。

赵以德曰：尝究《本草》，知母、草果、常山、甘草、乌梅、槟榔、穿山甲，皆云治疟。集以成方者，为知母性寒，入足阳明治独胜之热，使退就太阴；草果温燥，治太阴独胜之寒，使退就阳明。二经和，则无阴阳交错之变，是为君药；常山主寒热疟，吐胸中痰结，是为臣药；甘草和诸药，乌梅去痰，槟榔除痰癖、破滞气，是为佐药；穿山甲穴山而居，遇水而入，是出入阴阳，贯穿经络，于营分以破暑结之邪，为使也。亦惟脾胃有莞痰伏涎者，用之收效。若无痰，止于暑结营分，独应是太阴血症而热者，当发唇疮而愈，于此方则无功矣。

《准绳》云：常山治疟，是其本性，虽善吐，有蒸制得法而不吐者，疟更易愈。

李士材曰：生用多用则吐，与甘草同用亦必吐。若酒浸炒透，但

用钱许，每见奇功，未见其或吐也。世人泥于老人久病忌服之说，使良药见疑，沉疴难起，抑何愚耶！〔批〕常山酒炒不吐，疟更易愈。

李时珍曰：常山、蜀漆劫痰截疟，须在表散外邪，及提出阳分之后，用之得宜。得甘草则吐，得大黄则利，得乌梅、穿山甲则入肝，得小麦、竹叶则入心，得秫米、麻黄则入肺，得龙骨、附子则入肾，得草果、槟榔则入脾。一物之功，亦在祛逐痰水而已。

〔批〕实疟久发。

实疟久发不止，寸口脉弦滑浮大者脉弦为肝风，滑为痰，浮为在表，大为阳。若脉沉涩微细者，禁用，截疟七宝饮《易简》。不问诸疟，并皆治之。

常山酒炒　槟榔　草果煨　陈皮去白　厚朴　青皮皆温散行痰之品　甘草入胃，佐常山以吐痰。等分

煎服如前法。

《玉机微义》曰：此方乃温脾燥烈之药，盖作脾寒治也。用之亦效者，值病人阴阳相并，脾气菀结，浊液凝痰，闭塞中脘，因得燥热，亦以暂开，所以气通而疾止。若中气虚弱，内有菀火之人，复用燥热，愈劫愈虚，咎将谁执？

〔批〕鬼疟。

鬼疟　古方辟邪①、雄朱丸内俱有信砒，岂宜轻用？唯《太平广记》载一神咒，对病人念之多验，默念亦可。

咒曰：勃疟勃疟，四山之神，使我来缚，大丁使者，五道将军，收尔精气，摄尔神魂，速去速去，免逢此人。

〔批〕禳法。

禳法　神仙碧霞丹，治一切疟。

巴豆去皮油，另研，按东方　肉桂去粗皮，另研，按南方　雄黄去砂石，细研，按中央　白矾另研细，按西方　青黛水飞过，按北方。等分

五月一日修治，用纸裹，以盘盛，按上方位排定，勿令猫、

---

① 辟邪：《圣济总录·卷三十七·瘴气》载有“治岚瘴鬼疟等”的辟邪丸，以绿豆、黑豆、砒霜、朱砂、铅丹制成，可参。

犬、妇人见之，安顿净神前，端午日午时，用五家粽尖和药令匀，丸梧子大。令患人以绵裹一丸，男左女右塞鼻中。未发前一日安之，约发过时方去。

痢

噤口　休息　大孔开　蛊疰　肠蛊　八种毒痢　痢后风

总论　古以赤为热，白为冷，至河间、东垣始非之。刘谓诸痢皆由乎热，而以赤属心，黄属脾，白属肺，青属肝，黑乃热极而反兼肾水之化。其诸泻痢，皆兼乎湿热，湿热盛于肠胃之中，因以成肠胃之燥，故里急后重，小便赤涩。〔批〕热而兼湿。治以辛苦寒药，或微加辛热佐之。辛能开菀，苦能燥湿，寒能胜热，使气宣平而已。行血则脓血自愈，调气则后重自除。李从脾胃病论，则曰上逆于肺为白，下传于阴为赤。丹溪谓因火热下迫，而致里急后重。《宝鉴》谓太阴主泻，传于少阴为痢，由泻亡津液，而火就燥，肾恶燥，居下焦血分也，其受邪，故便脓血。《准绳》曰：予于痢症，直断之种种为邪入胃以成湿热，经脏①受伤，其气伤则病于肺，血伤则传于心。心肺者，气血之主也，气血所行之方既病，安得不归所主之脏乎？〔批〕经经受伤。而大小肠，心肺之合也，胃乃大小肠之总司，又是五脏六腑、十二经络禀气之海，苟有内外之邪，凡伤损于经脏者，或移其邪入胃，胃受邪则湿气不化，拂菀而成湿热矣。或心肺移气血之病，传之于合，大肠独受其病，则气凝注而成白，小肠独受其病，则血凝注而成赤，大小肠通受其病，则赤白相混而下。胃之湿热，淫于大小肠者，亦如之。〔批〕大小肠病成赤白。其色兼黄，若色黑者有二，焦黑极热，黑光若漆者，此瘀血也。

寒热虚实辨　李士材曰：痢症寒热虚实，必以症与色脉辨之。胀满恶食，急痛惧按者，实也；烦渴引饮，喜冷畏热者，热也；脉强实者，实也；脉数滑者，热也。〔批〕实热。外此则靡非虚寒

---

①　脏：原作“经”，据《证治准绳·杂病·大小腑门·滞下》改。

矣。而疑似之际，尤当审察。如口渴为热，然泻痢必亡津液，安得不渴？当以喜冷喜热分之。腹痛为实，然痢出于肠，肠胃必伤，安得不痛？当以痛之缓急、按之惧否、脏之阴阳、腹之胀与不胀、脉之有力无力分之。小便黄赤短少为热，然水从痢出，溲必不长，液以阴亡，溺以色变，当以便之热与不热分之。里急后重为实热，然气陷则仓廪不藏，阴亡则门户不闭，当以病之新久、质之强弱、脉之盛衰分之。〔批〕疑似尤当审察。而至要在脾肾两脏，先泻后痢，脾传肾，为贼邪，难治；先痢后泻，肾传脾，为微邪，易愈。是知在脾者病浅，在肾者病深。〔批〕至要在脾肾。未有久痢而肾不损者，故治痢不知补肾，亦非其治也。

脉 沉小微细者吉，洪大浮数者死。

沉弦者下重。

寸口反浮数，尺中自涩，必圊脓。

脉微弱者为欲自止，虽发热不死。

下纯血者死。

如屋漏水者死。

如尘腐色者死。

如鱼脑、猪肝者，半生半死。

大孔直如竹筒者死。

唇若涂朱者死。

发热不休者死。

脉细，皮寒，气少，泄痢前后，饮食不进，是谓五虚，死。惟用参、附早救之，亦有生者。

〔批〕四时下痢。

四时下痢，白术芍药汤《机要》①。

芍药甘草汤加白术。

《保命集》曰：泻痢不止，或暴下者，皆太阴受病，故不可离芍药。人不受湿则不痢，故须白术。四时下痢，于白芍、白术内，春加

① 机要：指《活法机要》，旧题元·朱震亨著。

防风，夏加黄芩，秋加厚朴，冬加桂、附，更详外症治之。如身困倦加白术，自汗逆冷、气息微，加桂以温之。如里急后重、脓血稠黏，虽在盛冬，于温药内亦加大黄。愚按：必兼加木香、槟榔以调其气。

〔批〕初起统治。

腹痛后重，身热，脓血稠黏，脉洪数，黄芩芍药汤《机要》。

上方除白术，加黄芩。

〔批〕通治。

下利赤白焦黑辨见总论。经曰：肠澼①便血，身热则死，寒则生；肠澼下白沫，脉沉则生，浮则死；肠澼下脓血，脉悬绝则死，滑大则生；身不热，脉不悬绝，滑大者生，涩小者亦死，以脏期之，脓血稠黏，及腹痛后重诸症解俱详后，并芍药汤主之洁古。

白芍酸寒。泻肝火，敛阴气，和营卫，故以为君。两 大黄三钱 归尾五钱。破积而行血 甘草炙，二钱 黄芩 黄连各五钱。燥湿而清热，盖下痢由湿热菀积于肠胃，不得宣通，故大便重急，小便赤涩也。辛以散之，苦以燥之，寒以清之，甘以调之 木香 槟榔各三钱。通滞而行气 肉桂钱半。假其辛热，以为反佐也

此方盖本仲景黄芩汤而加行气调血之药。

每服五钱。利不减，加大黄。

〔批〕瘀血。

瘀血黑光如漆，桃仁承气汤见畜血。

下痢腹痛肺经之气菀在大肠之间，实者拒按者为实，按之痛减者为虚。〔批〕腹痛虚实下之丹溪曰：初得之，亦可用大承气、调胃承气下之，看其气病血病，然后加减用药，不可遽用参、术，然气虚胃虚者可用，虚者以苦发之，然后用治痢药气用气药，血用血药，其或痢后糟粕未尽，或食粥稍多，或饥甚方食，肚中作疼，不可惊恐。当以白术、陈皮等分煎服和之自安。粥多及食肉作痛者，宜夺食。夺食者，减其粥食，绝其肉食也。

下痢腹痛，紫参汤见泄泻。

---

① 肠澼：原作“肠癖”，据《素问·通评虚实论》改。

〔批〕伤冷泻痢。

因伤冷，水泻变作赤白痢，腹痛减食，热燥困倦，宜茯苓汤东垣。

生黄芩三分　茯苓六分　泽泻钱　当归四分　白芍钱半　苍术二分　生姜二钱　肉桂五分　猪苓六分

煎。

〔批〕便利满痛。

下痢后，小便利而腹中满痛不可忍此名阴阳反错，不和之甚也，越桃散主之《宝鉴》。

大栀子　良姜各三钱

为末，分二次，米饮或温酒调服。

治痢止痛如神方

净川连两　枳壳两

槐花二两用水浸片时，漉净，同川连先炒老黄色，次入枳壳，再炒燥，拣去槐花，止将黄连、枳壳各五钱作一贴，水煎，调乳香、没药末各七分，服之。次照前再服一剂，痛即止，痢即稀。有服之如醉者，不必惊恐，乃药力行也。

〔批〕但腹痛。

痢疾，但腹中大痛不分赤白新久，小建中汤神效脉弦急或涩，浮大按之空虚，或举按皆无力者，服之立止。

〔批〕里急后重。

里急后重，有因火热者，火燥物而性急也。有因气滞者，大肠气壅，不得宣通也。有因积滞者，肠胃有物结坠也。有气虚者，中气下陷，不能升也。有血虚者，津枯肠燥，虚坐努责是也。当分症论治，脉洪大而实为里实，宜下。若脉浮大，慎不可下。

或曰：治后重疏通之剂，谦甫水煮木香膏，东垣白术安胃散等方已尽矣，又有用御米壳等固涩之剂亦愈者，何也？曰：后重本因邪压，大肠坠下，故不能升上而重，是以用大黄、槟榔辈泻其所压之邪。今邪已泻，其重仍在者，知大肠虚滑，不能自收，是以用涩剂固其滑、收其气，亦愈也。然大肠为邪坠压之重，其重至圊后稍减，大肠虚滑不收之重，其重至圊后不减，以此辨之，百不失一也。〔批〕邪压虚滑辨。

后重当和气，积与气坠下者，当兼升兼消，升谓升麻之类，消谓木香、槟榔之类。

凡用诸承气等药，挨①积之后，仍后重者，乃阳气不升也，药中当加升麻，升其阳，其重自去也。

〔批〕里急后重。

里急而不得便者火也，重者承气汤，轻者芍药汤见上。

〔批〕邪迫。

邪迫而后重者至圊稍减，未几复甚，芍药汤。

〔批〕虚滑。

虚滑而后重者圊后不减，以得解愈虚也，当缓之升之。

〔批〕大瘕泄。

大瘕泄见泄，里急后重，进退大承气汤详见泄泻。频见污衣者虚也，补中益气汤。

〔批〕虚坐努责。

气和血行，虚坐努责，而不得大便此为亡血，血虚故也，倍用当归身尾，以生地黄、生白芍、生桃仁佐之，陈皮和之血生自安。

凡后重里逼而得大便者，为有物而然，今但虚坐，知其血虚也。

〔批〕积气坠下。

后重，积与气坠下，服升消药不愈者，用秦艽、皂角子、煨大黄、当归、桃仁、枳壳、黄连等剂可作丸服。

〔批〕大肠风盛。

若大肠风盛，其或下坠，在活血之后此为气滞，理宜前药加槟榔，甚者木香槟榔丸见饮食。

滑伯仁曰：肠胃，阳明燥金也。下焦，少阳相火也。后重之用木香、槟榔，行燥金之菀也。癃闭之用知母、黄柏，散相火之

① 挨：此处作推荡解。

炽也。

〔批〕渴。

下脓血，里急后重，日夜无度，或渴者，导气汤。

即芍药汤去肉桂、甘草，加枳壳一钱，此方今人多用。

〔批〕治痢大法。

大法治痢以甘、芍和中止腹痛，热痛加芩、连，寒痛加姜、桂；以木香、槟榔行气除后重，气分加枳壳、滑石宽肠，血分加当归、桃仁和血；以秦艽、皂角祛肠风，黄芩、黄连消热毒；以白术、陈皮调胃，茯苓、泽泻渗湿，枳实、大黄荡积。呕吐加石膏、姜汁，气虚加黄芪、参、术，血虚加芎、归、阿胶、黑姜柏叶。痢已后重不解，去槟榔、枳实，换黄芩，加升麻提之。

〔批〕初起。

痢疾初起，赤白相兼，腹痛后重者忌汗、下、分利、收涩，宜神效东风散《普门医品》。

川连　黄芩　白芍　楂肉各钱二分　枳壳　槟榔　厚朴炒　青皮各八分　当归尾　地榆炒黑　甘草各五分　红花酒洗，三分　木香三分　桃仁三分，去皮尖，炒，打碎

煎。若单白无红者，去当归、地榆、红花、桃仁。初起大便结滞者，去黄连，换煨大黄。

下痢赤白，里急后重，香连丸《直指》。

黄连二十两　吴茱萸十两。同炒，去茱萸。痢为饮食不节，寒暑所伤，湿热蒸菀而成。黄连苦燥湿，寒胜热，直折心脾之火，故以为君。用吴茱萸同炒者，痢乃脾病传于大肠，取其能利大肠壅气，且以杀大寒之性也　木香四两。不见火。里急由于气滞，木香辛行气，温和脾，能通利三焦，泄肺以平肝，使木邪不克脾土，气行而滞亦去也。一寒一热，一阴一阳，有相济之妙。经所谓热因寒用，寒因热用也

醋糊丸，米饮下。一方等分蜜丸，一方加甘草八两、黄连用蜜水拌，蒸晒九次，入木香为丸《原病式》所谓莫若用辛苦寒之药，微加辛热佐之，如钱氏香连丸之类是也。痢疾初起忌用，为黄连厚胃涩肠。〔批〕初起忌用。

黄连二钱，姜五分，为末和匀，温酒下，亦可用。

〔批〕冷热不调。

冷热不调，赤白各半，宜姜墨丸。

干姜炮　京墨辛温止血。煅。等分

醋丸。

赤白痢，姜茶饮东垣。

生姜助阳，热痢留皮，冷痢去皮　细茶助阴。等分

浓煎，服。并能消暑，解酒食毒，屡效。〔批〕助阳助阴。

下痢赤白，后重，脉迟涩，宜感应丸见饮食。其或下坠异常，积中有紫黑色，而又痛甚，此为死血症，法当用桃仁泥、滑石粉行之。或口渴及肛门燥辣是名挟热，加黄芩。或不渴，身不热，喜热手熨温是名挟寒，加干姜炮。

〔批〕腹满胀痛。

下痢赤白，腹满胀痛，上渴引饮，小便赤涩此积滞也，宜泻其热，轻者温而利之，宜导气丸《元珠》。

青木香　莱菔子炒　茴香炒　槟榔　黑牵牛各等分

为末，粥丸。每三十丸，米饮下。

重者舟车丸见胀满。下后勿便补之，其或力倦，自觉气少，恶食此为挟虚症，宜用白术、当归身尾，甚者加人参。又虚至甚者，止用异功散见虚劳加黄芪、当归补之，虚回而痢自止矣。〔批〕虚回痢止。

〔批〕泄利下重。

泄利下重者，《金匮》以水五升，煮薤白三升，去渣，以四逆散见少阴方寸匕内汤中，煮取一升半，分温再服。

〔批〕不能便，或少有脓血。

里急后重，数至圊而不能便，或少有白脓，或少有血者，慎勿利之利之则必至重病，宜升阳除湿防风汤见便血。

〔批〕赤痢。

赤痢血色鲜红，或如蛇虫形，而间有鲜血者，此属热痢，宜藿香正气散见霍乱加黑豆三十粒，五苓散加木香五分、粟米少许，下黄

连丸《济生》。

干姜炮　黄连　砂仁　川芎　阿胶炒珠　白术各两　乳香另研，三钱　枳壳炒，钱半

为末，用盐梅三个取肉，醋少许，同杵丸。白痢干姜汤下，赤痢甘草汤下，赤白痢二汤同下，俱食前服。

〔批〕发热。

赤痢发热者，败毒散加陈米一撮煎，清六丸丹溪。

即六一散一两加红曲炒五钱，酒糊丸。

加减平胃散洁古。

白术　厚朴　陈皮各两　木香　槟榔各三钱　甘草七钱　桃仁　人参　黄连　阿胶　茯苓各五钱

每五钱，姜、枣煎服。腹痛加肉桂、白芍炒，脉洪大加大黄。血痢不止，宜地榆炒黑，多用、薄荷辛能散血，凉能清血。〔批〕痢不止。

〔批〕挟湿。

血痢挟湿者，宜胃风汤见下血、胶艾汤《易简》。见溲血之类。

血色黯而瘀，服凉药而所下愈多愈频者当作冷痢，宜理中汤或四君子汤加肉豆蔻、木香。

〔批〕下纯血。

心经伏热，下纯血色必鲜红，用犀角生磨汁半钟、朱砂研，飞二钱、牛黄三分、人参末三分，和丸如麻子大，长灯芯、龙眼肉煎汤，下六七分，一日服尽。

〔批〕脾经受湿。

脾经受湿，下血痢，宜苍术地榆汤洁古。

苍术燥湿强脾，升阳而开菀。泔浸，炒，三两　地榆清热凉血，酸收能断下。炒黑，两

每两煎为治血痢肠风之平剂，初起者勿用。

〔批〕血痢不止。

血痢久不止，腹中不痛，不里急后重，槐花丸洁古。

即槐花散，《本事》去柏叶加青皮方解并见肠风。

〔批〕脏寒下重。

又方：干姜烧黑，不令成灰，磁碗合，放冷为末，每一钱，米饮调下，治血痢神效仲景云：脏寒下重便血，可以热药治之。

〔批〕血痢。

血痢，梅连饮陈应之。

乌梅　胡黄连　灶心土等分

为末，茶调服。

〔批〕如烂肉汁。

伤寒下痢，如烂肉汁，伏气腹痛，诸热症，豉薤汤见阳明后。

〔批〕白痢。

白痢，下如冻胶，或如鼻涕此属冷痢，先宜多饮除渴汤见中湿加木香钱，吞感应丸见饮食，继进理中汤亦有下如鱿色，或如腊茶色者，亦用前药。

白腊治后重白脓。

〔批〕便白脓。

大便后有白脓，或只便白脓东垣云：因劳倦气虚伤大肠也，以黄芪、人参补之。如里急，频见污衣者血虚，宜加当归。如便白脓少而滑，频见污衣者气脱，加诃子皮，甚则加御米壳如气涩者，只以甘药补气，当安卧不言以养其气。

〔批〕白痢。

温六丸见溏泄　治白痢。

〔批〕冷热不调。

冷热不调，里急后重，脐腹疼痛，口燥烦渴，小便不利湿热入于肠胃，故腹痛口渴而便秘，黄连阿胶丸《局方》。

黄连泄火燥湿，开菀消瘀，以平其热痛。两　阿胶补阴益血，润燥利肠，以和其里急。炒珠，两　茯苓能使肺气下降通于膀胱，清热利水，止渴除烦，为清解之平剂。二两

阿胶为丸，空心米饮下。《延年》除茯苓，加干姜、当归，名驻车丸，治同。

茱连丸丹溪

吴茱萸　黄连等分。以好酒同浸三日，乃各拣取焙干

各为末，醋糊丸。赤痢，甘草汤下黄连丸；白痢，干姜汤下吴萸丸；赤白痢各三十丸，甘草干姜汤下。〔批〕赤白冷热。

茶梅丸。

蜡茶即闽茶上供御用者为细末，乌梅肉和丸。赤痢甘草汤下，白痢乌梅汤下。不效，宜白头翁汤见厥①阴。

赤白痢，海上方：马齿苋捣汁，合鸡子白服。

凡痢手足和暖，则为阳，宜五苓散，粟米饮下，次服感应丸二十粒即愈。若手足厥冷，宜理中之类，治无不效。

〔批〕脓血。

脓血痢《内经》：脓血稠黏，皆属相火。夫太阴主泻，少阴主痢，是先泻亡津液，而火就燥，肾恶燥，居下焦血分，其受邪者，故便脓血。又曰：溲涩而便脓血，知气行而血止也，故曰行血则脓血自愈，调气则后重自除。如先便脓，后见血，非黄连不止，此上部血也；如恶寒、脉沉，或腰痛、脐下痛，非黄芩不解，此中部血也；如恶寒、脉沉，先见血，后便脓，非地榆不除，此下部血也。〔批〕血分三部，治通宜芍药汤见前。

〔批〕溲便脓血。

溲而便脓血者，小肠泄也。脉五至以上，洪大者，宜七宣丸见大便。脉平和者，立秋至春分宜香连丸见上，春分至立秋宜芍药柏皮丸子和。

白芍药　黄柏等分

醋糊丸，温汤下。

四时皆宜加减平胃散见上。如有七宣丸症，亦宜服此药，去其余邪，兼平胃气，或黄芩芍药汤见前、导气汤见前。

〔批〕伤寒便脓血。

伤寒便脓血者，桃花汤见少阴。

伤寒热毒不解，晚即壮热，腹痛便脓血者，地榆散见阳明后。

---

① 厥：原脱，据崇让堂、文奎堂本补。

〔批〕热毒入胃。

热毒入胃，下痢脓血，黄连阿胶汤海藏。

黄连四两　黄柏　阿胶俱炒。各两　山栀五钱

每四钱，煎。血虚加芎、归，腹痛加白芍，血不止加炒黑地榆。

〔批〕噤口。

噤口痢　有因邪留，胃气伏而不宣，脾气涩而不布，故呕逆而食不得入者；有阳气不足，胃中宿食因之未消，则噫而食卒不下者；有肝乘脾胃，发呕，饮食不入，入亦反出者；有水饮所停，气急而呕，谷不得入者；有火气炎炽，内格呕逆，而食不得入者；有胃气虚冷，食入反出者；有脾胃虚弱，不欲食者；有秽积在下，恶气熏蒸，而呕逆、食不得入者。当各从其所因以为治，更以脉症辨之。〔批〕症有七因。

如脾胃不弱，头痛心烦，手足温热，未尝多服凉药者此乃毒气上冲心肺，所以呕而不食，仓廪散。〔批〕头痛心烦。

即人参败毒散，每四钱加陈仓米百粒，姜、枣煎。〔批〕外邪毒气。

若其脉微弱，或心腹膨胀，手足厥冷，初病则不呕，服苦涩寒凉太过，以致闻食先呕者此乃脾胃虚弱，用山药剉如豆大，一半入瓦罐炒熟，一半生用，同为末，饭饮调下。〔批〕脾胃虚弱。

胃口热甚，宜参连汤丹溪。〔批〕胃热。

人参　黄连炒

浓煎汁。终日呷之。如吐，再呷。但一呷下咽便开，痢亦自止。神效。

邪在上膈，火气冲逆者，黄连、木香、桔梗、橘红、茯苓、石菖蒲主之，或用石莲搥去核。市中皆水莲，不可用，不如用莲子之老者为末，每二钱，陈米饮下此疾盖是毒气上冲心肺，借此以通心气，便觉思食。〔批〕邪在上膈。

胃寒呕逆，手足厥冷，脉沉迟者，理中汤。〔批〕胃寒。

阳气不足，宿食未消者，治中汤加木香、砂仁。〔批〕宿食。

肝气色青脉弦者，木香、黄连、吴茱萸、青皮、白芍之类。〔批〕色青脉弦。

水饮停聚，轻者五苓散，甚者加甘遂。〔批〕水饮。

积滞在下，恶气熏蒸，承气汤。〔批〕积滞恶气。

虚者参苓白术散加石菖蒲，粳米饮乘热调下，或用人参、茯苓、石莲子肉，少加石菖蒲与之。〔批〕虚症。

〔批〕噤口毒痢。

噤口毒痢　杨士瀛[①]曰：噤口虽属脾虚，亦热闭胸膈所致，用木香失之温，山药失之涩，唯参苓白术散加石菖蒲，米饮下，胸次一开，自然思食。《宝鉴》云：且如泻痢止脾胃虚，难任饮食，不可一概用克伐之剂。若补养其脾胃，气足自能饮食，宜钱氏异功散。设或喜嗜，饮食太过，有伤脾胃，而心腹痞满，呕逆恶心，则不拘此例，当权用橘皮枳实丸，一服得快，勿再服。但饮食调节无伤，则胃气和平矣。

药入口即吐，左金丸见胁痛加糯米一撮，浓煎，但得三匙下咽，即不复吐。〔批〕药入即吐。

〔批〕积滞。

积滞痢　积分新旧。旧积者湿热在内，停食结痰也；新积者，旧积去后而气血复菀而生者也。旧积当先下之，新积则不宜下，但理卫气以开通腠理，和营血以调顺阴阳，则升降之道行，其积不治而自消矣。然旧积亦有先因营卫虚，不能转输其食积，必当先补后下。或症合承气而气口虚，形虽实而面黄，此必平日食过饱而脾受伤，当用参、术、陈皮、白芍等补之，俟胃气稍完，与承气下之。此丹溪之妙法也。

下痢势恶，频并窘痛，或久不愈，诸药不止须吐下之，以开除湿热痞闷积滞而使气液宣行，宜元青丸逐之。

即小胃丹见痰饮加黄连五钱[②]、轻粉二钱、黑丑头末二两即三

---

① 瀛：原作“赢”，据《仁斋直指方》改。

② 五钱：此前原衍“各“字，据元清丸、小胃丹组成删。

花神佑丸，再加青黛两，水丸小豆大。初服十丸，每加十丸，日三服，以快利为度。非有实积，不宜轻用。

〔批〕气痢。

气痢戴云：痢疾古名滞下，以气滞成积，积成痢，治法当以顺气为先，须宜开胃，故谓无饱死痢症也，凡痢初发，不问赤白、里急后重诸症，宜用藿香正气散见霍乱加木香五分，吞感应丸见饮食。

〔批〕状如蟹渤。

气痢，状如蟹渤，拘急独甚，宜茱连丸见上、牛乳汤《得效》①。

荜茇二钱，剉　牛乳一碗

同煎，减半，空心服。

《医说》载唐太宗苦气痢，百方不差，有卫七者进此方，服之即愈，盖荜茇能温中下气，消食祛痰也。

〔批〕暑痢。

暑痢大凡痢疾，多感暑气，伏暑而得，自汗发热，面垢呕逆，渴欲引饮，腹内攻刺，小便不通，痢血频并，宜香薷饮加黄连钱，佐以五苓散、益元散白汤调。不愈，则用蜜水调。

〔批〕食不进。

感暑成痢，食不进，六和汤见伤暑、藿香正气散各半贴，名木香交加散。

〔批〕秋痢。

秋痢世俗治夏中暑痢疾，用黄连香薷饮加甘草、白芍、生姜神效者，盖夏月之痢多属于暑。洁古治处暑后秋冬间腹痛下痢，用厚朴丸大效者，盖秋之痢多属于寒积。经所谓必先岁气，毋伐天和也，厚朴丸洁古。

厚朴炒　蜀椒去目，微炒　川乌头炮，去皮。各两半　紫菀去苗　吴茱萸汤泡　菖蒲　柴胡　桔梗　茯苓　皂角去皮弦，炙　官桂　干姜炮　人参各二两　黄连二两半　巴豆霜五钱

① 得效：即《世医得效方》。

蜜丸，桐子大。每服三丸，渐加至五七丸，生姜汤下，食后而卧，以利为度。春夏黄连，秋冬厚朴各倍。

〔批〕老人秋痢。

老人深秋患痢，发呃呕逆者，黄柏炒燥研末，陈米饭为丸，每三钱，人参、白术、茯苓三味浓煎汤下，连服三剂即愈，切不可下丁香等热药。

〔批〕秋痢。

秋间冷痢，腹痛，不能食，肉豆蔻去皮，醋面裹，煨熟研末，粥饮下二钱匕。

〔批〕风痢。

风痢恶风，鼻寒，色青，或注下青水，宜苍术防风汤、胃风汤并见飧泄。

《保命集》云：厥阴泄痢不止，脉沉迟，手足厥逆，脓血稠黏，此为难治，宜麻黄汤、小续命汤汗之，谓有表邪缩于内，当发散表邪，则脏腑自安矣。

〔批〕湿痢。

湿痢腹胀身重，下如黑豆汁，或赤黑浑浊，此危症也，宜加味除湿汤丹溪。

苍术　厚朴　半夏各钱二分　藿香　陈皮　赤茯苓各七分　木香　桂心　甘草各五分

姜、枣煎，兼吞戊己丸见湿泄。

丹溪曰：脾胃属湿土，为水谷之海，常兼四脏，故有五色之相杂。当先通利，此迎而夺之之义也。

〔批〕热痢。

热痢腹痛热积肠胃，滑泄垢腻者，名肠垢，即热痢也，黄芩芍药汤最妙见前。

〔批〕挟热下痢。

挟热下痢，身热口渴，小便涩少，大便急痛，凉膈散见阳明后，梅蜜饮。

陈细茶　陈白梅等分

蜜水煎蜜最能治痢。

〔批〕热痢下重。

热痢下重者，白头翁汤主之见厥阴。

〔批〕下纯血。

热痢腹痛，下纯血，乌梅丸丹溪。

黄连两半　乌梅肉　当归　枳壳各两

醋糊丸。

〔批〕寒痢。

寒痢白如鸭溏，肠鸣，痛坠下甚，理中汤加诃子、肉豆蔻。

冷痢，姜茶饮见赤白痢去茶，加木香、肉豆蔻。

〔批〕冷痢肠滑。

冷痢，赤白肠滑，宜赤石脂散《得效》。

肉豆蔻醋面裹煨，去油，两　甘草炙　赤石脂各二钱半　砂仁五钱

为细末，每二钱，米饮调服。

〔批〕虚痢。

虚痢气弱困倦，谷食难化，腹微痛或大痛，并无努责，甚则气血俱脱。血虚，四物汤加人参、白术、地榆、樗白皮。气虚，色白如鼻涕冻胶，理中汤加木香、肉桂、厚朴、赤茯苓。气血俱虚，十全大补、补中益气、归脾等汤，俱吞八味丸。

〔批〕脾虚①。

脾虚泻痢，升阳除湿汤东垣。

即羌活胜湿汤见伤湿去川芎，加苍术、升麻、麦芽炒、神曲炒、猪苓、泽泻，加姜、枣煎。

〔批〕水谷痢。

水谷痢脾胃气虚，不能消化水谷，糟粕不聚，变而为水谷痢，宜补中益气汤、胃风汤与飧泄参看。

〔批〕劳痢。

劳痢因痢久不愈，耗损精血，致肠胃空虚，变生他症，或五心

---

① 脾虚：原脱，据崇让堂、文奎堂本补。

发热如劳之状，宜茱连丸见前。赤多倍莲肉，白多倍山药。

〔批〕痢后调理。

痢后调补，宜异功散或七珍散见不能食。恶甜者，生料平胃散加人参、茯苓各五分。兼消渴，参苓白术散见吐泻。

〔批〕久痢。

久痢在下则缠绵，在上则呕食，此为毒积未化，胃气未平，症当认其寒则温之，热则清之，虚补实泻，毒解积下，食自进矣，泄痢久不安，脓血稠黏，里急后重，日夜无度，宜大黄汤。

大黄两

用好酒两大盏浸半日，煎至盏半，分为二服。痢止停服，未止再服，以利为度。

又服芍药汤以和之所以彻其毒也。

服前药痢已除，宜以白术黄芩汤和之。

白术两　黄芩七钱　甘草三钱

煎，分三服。

〔批〕脓血不止。

久痢脓血不止气虚，人参樗皮散见脏毒。

〔批〕脏寒①。

脏寒久痢，大断下丸。

高良姜二两半　牡蛎煅，两　细辛　干姜炮。各两半　龙骨研　赤石脂　枯矾　肉豆蔻制　诃子肉各两　石榴皮醋浸，炒黄，五钱

为末，醋糊丸，桐子大。每三钱，米饮下。

丹溪治一人，患痢百余日，百法不效，六脉促急，沉弦细弱芤，左手为甚，昼夜十行，视之秽物甚少，虽下清涕，中有紫黑血丝，食全不进。此非痢也，宜作瘀血治之。以桃仁、乳香、没药、滑石，佐以槟榔、木香、神曲，糊为丸，米饮下百余粒，至夜半不动，又下二百粒，至天明下秽物如烂鱼肠二升许，渐与粥食而安。〔批〕瘀血。

《准绳》云：此方当有大黄，无则难下。

---

① 脏寒：原脱，据崇让堂、文奎堂本补。

〔批〕积寒。

肠胃积寒，久痢纯白，或有青黑，日夜无度，诃梨勒丸《局方》。

肉豆蔻制　木香　干姜炮。各廿两　砂仁　诃梨勒皮　川乌头炮，去皮脐　白矾煅。各廿分　龙骨洗　赤石脂各八十两

粟米饭为丸，梧桐子大。每服二十丸至三十丸，粟米饮下《准绳》云：此方分量必有误。

〔批〕收涩。

久痢宜收涩与后滑痢参看，木香散《本事》。

木香剉，用黄连五钱同炒　罂粟壳剉，用生姜五钱同炒　甘草炙。各两

为细末，入麝香少许，每服一钱，陈米饮下此治血痢尤捷。

〔批〕脾胃受湿。

脾胃受湿，里急后重，或下赤白，或便脓血，水煮木香膏《宝鉴》。

御米壳蜜水浸湿，炒黄，六两　乳香两半　肉豆蔻煨　砂仁各①两半　当归　白芍药　木香　丁香　诃子皮　藿香　黄连　青皮去白　厚朴制　甘草炙　陈皮去白。各两　干姜炮　枳实麸炒。各五钱

蜜丸，弹子大。每一丸，水一盏、枣一枚煎，和渣服。

〔批〕休息痢。

休息痢多因兜住太早，积滞不尽除，或因痢后而不善调理，以致时作时止，宜异功散加木香，吞驻车丸见前。再投去积，却用兜剂。虚滑甚者，用椿根白皮东南行者长流水内漂三日，去黄皮，切片，每一两入人参两、木香煨二钱，粳米一撮煎服；鸦胆子，天员肉②包紧吞下，每服七粒，效；虎骨炙焦捣末，调服，日三。〔批〕鸦胆子方详幼科。

〔批〕脐腹撮痛。

---

① 各：原脱，据《卫生宝鉴·卷十六·泄痢门·痢疾》补。

② 天员肉：即龙眼肉。

休息痢，昼夜无度，脐腹撮痛，诸药不效，诃梨勒丸《宝鉴》。

椿根白皮二两　诃肉五钱，去核　母丁香卅粒

醋糊丸，梧子大，每五十丸，陈米饮，入醋少许下，日三。

〔批〕滑痢。

滑痢缠滞，减十之七八，秽积未尽，糟粕未实，当以白芍炒、白术炒、陈皮、茯苓、甘草炙煎汤，下固肠丸见泄泻。固肠丸性燥，恐尚有滞气未尽行者，未可遽用，但当单饮此汤。

〔批〕虚滑不止。

体虚气弱，滑痢不止，当以诃子、肉豆蔻、白矾、半夏等药涩之，甚者加牡蛎，须以陈皮佐之恐大温亦能作疼。又，断下丸《易简》。

白术　茯苓各钱　甘草炙，五分　草果一枚〔批〕草果须连皮　罂粟壳十四枚，去筋膜并萼蒂，剪碎，醋淹焙干，为粗末，同上药作一服

水一碗，姜七片，枣子、乌梅各七枚，煎，分二服。赤痢加乌豆五钱，白痢加干姜炮五钱，呕吐者不可服。

罂粟壳治痢，服之如神，但性紧涩，多令人呕逆，既以醋制，加以乌梅，不致为害。然痢疾多因肠胃素有积滞而成，始得之时，不可遽止，先以感应丸十余粒，白梅汤下，令大便微利，乃以前药服之，无不应手作效。大凡痢疾乃腹心之患，尊年人尤非所宜，若首尾用和平之剂，决难得效，必致危笃，虽欲服此，则已晚矣。其秦艽、地榆、黄柏、木通之类，其性苦寒，却难轻服。今之治痢，多用驻车、黄连阿胶丸之类，其中只有黄连肥肠，其性本冷，若所感积轻，及余痢休息不已者，则服之取效。若痢稍重者，则非此可疗。

〔批〕治滑痢方。

滑痢赤白，五倍子为丸，赤痢甘草汤下，白痢干姜汤下，十丸。

又方：乌梅二个取肉，煎汤服。

又方：酸石榴二个，一个烧灰，一个煎汤，调，分二服。

〔批〕脱肛。

脱肛滑痢，日久虚寒肛门为大肠之使，大肠受热受寒皆能脱肛。大肠者，传导之官。肾者，作强之官。酒色过度则肾虚而泄母气，肺因以虚，大肠气无所主，故脱肛。小儿血气未壮，老人血气已衰，皆易脱肛，真人养脏汤谦甫。

罂粟壳制同上。三两六钱　诃子面裹煨，两二钱。涩以止脱　肉桂八钱　肉豆蔻煨，五钱。以祛其寒　人参　白术炒。各六钱　生甘草两八钱。以补其虚。脱肛由于虚寒也　木香二两四钱。温以调气　当归六钱。润以调血　白芍炒，两六钱。酸以收敛

为末，每服四钱。脏寒甚者加附子。一方无当归。

虚寒脱肛宜大补元气，或加芎、归调血，及升、柴以升提之。又有气热血热而肛反挺出者，宜芩、连、槐、柏，或四物加升、柴、艽、防之类。〔批〕气热血热，肛亦挺出。气血两虚，宜补中益气加芎、芍、阿胶。

脱肛，诃子皮散东垣。

御米壳酸涩微寒，固肾涩肠。去蒂蒂，蜜炒，五分　干姜辛热，逐冷补阳。炮，六分　陈皮辛温，升阳补气。五分①　诃子皮酸涩苦温，收脱住泻。去核，七分

煎，或为末，白汤调服。

东垣治一老仆脱肛日久，近复下痢，里急后重，白多赤少，不任其苦，此非肉食膏粱者也，必多蔬食，或饮食不节，天寒衣薄，寒侵形体。不禁而肠头脱下者，寒也滑也。当以涩止其脱而除其滑，以大热之剂除寒补阳，以补气之药升阳益气，以微酸之味固气上收，乃制此方。此方可固气脱，亦可收形脱。泄泻为气脱，脱肛为形脱。〔批〕寒滑。

〔批〕泄痢脓血脱肛。

泄痢脓血，脱肛，地榆芍药汤《保命》。

苍术泔浸，八两　地榆　卷柏　白芍各三两

每二两煎，温服。戴云：脱肛一症，最难为药，热则肛门闭，

---

① 五分：原脱，据《兰室秘藏·卷下·泻痢门》诃子皮散用量补。

寒则肛门脱。内用磁石研末，每二钱，空心米饮下，外用铁锈①磨汤温洗托上。〔批〕吸上。

〔批〕熏托。

熏托方：石榴皮、陈壁土加白矾少许，浓煎熏洗，再加五倍子炒研敷，托上之。

〔批〕大孔开。

大孔开，滑痢不禁，如空洞不闭者，用葱叶和花椒末捣烂，塞谷道中，并服酸涩固肠之剂收之如御米壳、诃子皮之类是也，神效。

〔批〕大孔痛。

痢久大孔痛亦有寒热，熟艾、黄蜡、诃子烧熏之。因热者，槟榔、木香、黄芩、黄连加干姜煎。因寒者，炒盐熨之，炙枳实熨之丹溪用瓦片敲圆如铜钱状，烧红投童便中，急取起，令干，纸裹安痛处，因时寒，恐外寒乘虚而入也，人参、当归、陈皮作浓汤饮之，食淡味自安。〔批〕因热因寒。

〔批〕酒痢。

酒痢，葛根汤。

葛根　枳壳　半夏　生地黄　杏仁去皮尖　茯苓各二钱四分　黄芩减半　甘草炙，五分

分二贴，入黑豆百粒、姜五片、白梅一个，煎服。

〔批〕疫痢。

疫痢一坊一家，上下传染，长幼相似，当察运气之相胜以治之，姜茶饮见前。使寒热平调，不问赤白冷热，疫痢腹痛通用。

〔批〕时气瘴气。

时气瘴气，赤白痢，痎疟，黄疸，茵陈丸《外台》。

栀子二两　淡豉五合。栀豉汤也　常山合可以涌。三两　杏仁合可以解肌。炒，三两　大黄五两　芒硝二两。承气汤也，可以荡热去实　茵

① 铁锈：原作“铁绣”，据《秘传证治要诀及类方·卷八·大小腑门·痢》改。

陈二两。合之可以利湿退黄，名茵陈汤　巴豆大热，以除脏腑积寒。去心、皮、油，两　鳖甲滋阴以退血分实热。炙，二两

蜜丸，梧桐子大。每服一丸，或吐或利或汗。如不应，更服一丸。不应，则以热汤投之老幼以意加减。

《集解》云：此方备汗吐下三法，故能统治诸病，居常当预合之，以备缓急，虽云劫剂，实佳方也。

愚谓：凡应急丸丹皆宜预合，有志于医者，勿惮也。

〔批〕蛊疰痢。

蛊疰痢久痢不已，毒气蚀于脏腑，下血如鸡肝，杂脓瘀者是，茜根丸《济生》。

茜根　犀角屑　地榆炒黑　升麻　当归　黄连炒　枳壳　白芍等分

醋丸，米饮下。

久痢，下部有虫者，芜荑丸。

芜荑炒　黄连各二两　蚺蛇胆五钱

蜜丸，食前杏仁汤下。

〔批〕肠蛊。

肠蛊，先下赤，后下黄白沫，连年不愈痢下应先白后赤，若先赤后白者，为肠蛊，用牛膝两搥碎，以醇酒一升渍一宿，侵晨及午上，空心服之，再服愈。

〔批〕五色痢。

五色痢脾胃实积，及四气相并。丹溪曰：脾胃为水谷之海，无物不受，常兼四脏，故痢有五色之相杂，当先通利，归连丸丹溪。

当归　黄柏　黄芩　阿胶　熟艾各二两　黄连两

为末，醋煮胶烊下药，煮令可，为丸如豆大。每服七八十丸，日三，米饮下。

久不得愈者，瓜蒌散。

瓜蒌一个。黄色者。以炭火煨，存性，瓦器盖在地上一宿，去火毒

研细，作一服，温酒调下。

〔批〕刮肠痢。

诸痢坏症，久下脓血或如死猪肝色，或五色杂下，频出无禁，俗名刮肠痢此乃脏腑俱虚，脾气欲绝，故肠胃下脱。若投痢药则误矣，六柱饮见寒泻去附子，加益智仁、白芍炒，或可冀其万一。

〔批〕八种毒痢。

八种毒痢脏腑撮痛，脓血赤白，或下瘀血，或成片子，或五色相杂，他药不能治者，秘传斗门散。

黑豆炒，去皮，十二两　干姜炮，四两　罂粟壳蜜炒，八两　地榆炒　甘草炙。各六两　白芍三两

每三钱，煎。

〔批〕痢后风。

痢后风血入脏腑，下未尽，复还经络，不得行故也，黄松节两，乳香二钱炒焦存性，苍术、黄柏各两，紫葳两半，甘草五钱，桃仁去皮留尖两，为末，每服三钱，生姜杵细，水煎二三沸服。

〔批〕脚软。

痢后风因痢后下虚，不善调摄，或多行，或房劳，或感外邪所致，两脚痿软，若痛若痹，遂成风痢，宜独活寄生汤见腰痛吞虎骨四斤丸见脚气，或用大防风汤见鹤膝风，或多以骨碎补、杜牛膝、杉木节、白芷、南星、萆薢煎汤熏洗。

〔批〕脚细。

痢后脚渐细，苍龟丸。

〔批〕鹤膝风。

痢后鹤膝风，二防饮俱见历节风。

黄疸

黄汗　谷疸　酒疸　女劳疸　食劳　疳黄　附：目黄

总论　色如熏黄，一身尽痛，乃湿病也。色如橘子黄，身不痛，乃疸病也。疸分为五，曰黄汗、黄疸、谷疸、酒疸、女劳疸。丹溪云：同是湿热，如盦曲①相似。〔批〕同是湿热。《准绳》曰：

① 盦（ān 安）曲：指制作曲类。盦，覆盖，制作曲类时覆盖使之发酵。

考之《内经》，病有上中下之分：有谓目黄曰黄疸者，与黄疸暴病，及运气发黄，悉上焦湿热病也；有谓食已如饥曰胃疸者，与脾风发瘅、腹中热、出黄者，又脾脉搏坚而长、其色黄者，皆中焦湿热病也；有谓溺黄赤、安卧者黄疸，及肾脉搏坚而长、其色黄者，则下焦湿热也。〔批〕三焦之分。独仲景妙得其旨，推之于伤寒症中，或以邪热入里，与脾湿相交则发黄；或由内热已甚，复被火者，两阳熏灼，其身亦黄；或发汗已，身目俱黄者，为寒湿在里不解而黄也；或食饱则头眩，必小便难，欲作谷疸。疸者单也，单阳无阴也。成无己释诸黄，皆由湿热二者相争。湿家之黄，色暗不明。热盛之黄，如橘子色。〔批〕湿黄，热黄。大抵黄属太阴脾之经也，脾属土色黄，脾经为湿热蒸之，则色见于外。或脉沉、小便不利者，乃血在下焦之黄也。凡此，必须审病用药，庶无诛伐太过，夭枉之失。

脉　脉沉，渴欲饮水，小便不利者，皆发黄。

黄疸病以十八日为期，治之十日以上宜瘥，反剧为难治。

渴者难治。

脉洪大，便利而渴者，死。脉微小，小便利，不渴者生。

发于阴部，其人必呕。

发于阳部，其人必振寒而发热。

凡黄家，候其寸口脉，近掌无脉，口鼻冷者，死。

疸毒入腹，喘满者死。

年壮气实，脉大易愈。

老人气虚，脉微难瘥。

〔批〕诸疸。

诸疸，小便不利治疸大法，宜利小便，除湿热，五苓散见太阳、益元散见伤暑。若小便色白，是无热也，不可除热；小便黄赤者是湿热也，茵陈五苓散。

五苓散加茵陈五钱发汗利水，以泄太阴阳明之湿热，故为治黄主药，车前子钱，木通、柴胡各钱半。因酒加干葛二钱、灯心大团，煎，分二服。

〔批〕寒热呕吐。

寒热呕吐，渴欲饮水，小便不利，全不食，不得卧者，茯苓渗湿汤《宝鉴》。

猪苓　泽泻　白术漂，炒　苍术泔浸　陈皮　黄连各五分　茵陈七分　白茯苓六分　山栀炒　秦艽　防己　葛根各四分

煎，空心服。

治疸须分新久。新病初起，当消导攻渗，如茵陈五苓散、胃苓汤、茯苓渗湿汤之类，无不效者。久病又当变法，脾胃受伤，久则气血虚弱，必用补剂，如参术健脾汤、当归秦艽散，使正气盛则邪气退，庶可收功。若口淡、怔忡、耳鸣、脚软，或微寒热，小便赤白浊，又当作虚寒治，宜养荣汤或四君子汤，吞八味除桂加五味子丸，不可过用凉剂，强通小便，恐肾水枯竭，久而面黑黄色，不可治矣。然有元气素弱，避渗利之害，过服滋补，以致湿热愈增，则又不可拘于久病调补之例也。

〔批〕通治。

诸黄，猪膏发煎仲景。猪膏半斤，乱发如鸡子大三枚，煎，发消药成。令病从小便出，茵陈丸见痢。

〔批〕黄疸。

黄疸食已即饥，遍①身俱黄，卧时身体带青带赤，憎寒壮热，此饮食过度，脏腑热，水谷并积于肠胃，风湿相搏，热气熏蒸而得之。发热烦喘、胸满口燥者，以病发时火劫其汗，两热所得，然黄皆从湿得之，脉浮而腹中和者宜发汗，桂枝加黄芪汤。

桂枝汤加黄芪二两，热服，食粥如法。

麻黄醇酒汤《金匮》。

麻黄三两

好清酒五升，煮取一半，顿服。冬月用酒煮，春月用水煮。

《近效》瓜蒂散《外台》。

瓜蒂　生秫米　丁香各二七枚　赤小豆七枚〔批〕秫米即黄米，

---

① 遍：原作“偏”，据《证治准绳·杂病·杂门·黄疸》改。

肺之谷，能去寒热，利大肠。

为末。取如大豆二枚，各着一枚鼻孔中，痛缩入，须臾鼻中沥清黄水，或从口中出升余则愈。轻者，小豆大则可。不愈，间日复频用，效。

《轨范》云：嗅鼻出黄水，唐以前即有此法，或用束腰葫芦内白膜，研细，加麝少许吹之，亦能出水。

〔批〕腹满欲吐。

脉浮，心中热，腹满欲吐者宜吐之，不宜汗，瓜蒌散见太阴、藜芦散《百一》。

藜芦置灰内炮之，少变色为末，水调五分，小便不利数服。

或陈皮煎汤探吐无汗者实，可吐，吐中有发散之义。

〔批〕脉微弦，腹痛而呕。

脉不浮不沉，微弦，腹痛而呕宜和解，及往来寒热，身尽黄者，小柴胡加栀子、茵陈。

〔批〕热痛胀满。

脉沉，心中懊侬，或热痛腹满，小便不利而赤，自汗出宜下，栀子大黄汤仲景。

山栀十四枚　大黄两　枳实五枚　豆豉蒸窨而成，调中下气。一升

煎，分温三服。

大黄硝石汤《金匮》。

大黄　黄柏　硝石各四两　栀子十五枚

煎。

黄连散。《宝鉴》。

黄连二两　大黄醋炒，二两　黄芩　甘草炙。各两

为细末，白汤调二钱。先用瓜蒂散嗃鼻，后服此，日三服。

〔批〕干黄。

干黄燥也，身热，小便自利，四肢不沉重，渴而引饮，栀子柏皮汤见阳明。

寒湿之症难于得热，热则势外出而不内入矣，故不必发汗、利小便，用此汤以和解之。瘀热在里宜下，亦有用麻黄连翘赤小豆汤发汗

利水者。

〔批〕湿黄。

湿黄脾也，二便不利，四肢沉重，腹满口渴，或似渴不欲饮，但头汗出脉沉实者，为阳黄，茵陈蒿汤见阳明。〔批〕阳黄。

茵陈、栀子能导湿热由小便出，大黄能导湿热由大便出，分泻前后，则腹得利而解矣。

〔批〕有热无热。

大便自利而黄，有实热者，茵陈三物汤茵陈汤大黄易黄连；无实热者，小建中汤。

〔批〕寒湿阴黄。

脉沉细无力，身冷而黄，或自汗泄利，小便清白，为寒湿阴黄身黄色暗，宜茵陈附子干姜汤《宝鉴》主之。

经云：寒淫于内，治以甘热，佐以苦辛。湿淫所胜，平以苦热，以淡渗之，以苦燥之。

附子炮，去皮脐，三钱　干姜炮，二钱。二者辛甘大热，散其中寒，故以为君　茵陈微苦寒。其气轻浮，以佐姜、附去皮肤间寒湿而退其黄。此节庵茵陈将军汤也。钱二分　半夏制，五分　草豆蔻煨，钱。二者辛温白术四分　陈皮三分。二者苦甘温，健脾燥湿，故以为臣　泽泻咸平。淡以渗之　枳实麸炒。各五分。微苦寒。泻其痞满　生姜五片。辛温以散之

煎，凉服。

〔批〕内伤。

大便自利，及内伤中州内感伤寒，劳役形体，饥饱失节者，宜补之，人参养荣汤见虚劳、补中益气汤。

变寒病生黄，大小建中汤见少阴、理中汤海藏云：三阴发黄，三方足矣，不必用茵陈。〔批〕三阴。

〔批〕虚寒。

虚寒症，当作虚劳治之，仲景云：男子黄，小便自利，当与虚劳小建中汤。若欲自利，腹满而喘，不可除热，除之必哕，小半夏汤主之见呕吐。〔批〕自利喘满。

〔批〕失血后。

诸失血后，多令面黄戴云：血为荣，面红润者，血荣之也，血去则面见黄色。譬之竹木，春夏叶绿，遇秋叶黄，润与燥之别也，亦有遍身黄者但不及耳目，宜养荣、十补汤之类。妨食者，四君加黄芪、扁豆。〔批〕妨食。

〔批〕疟后。

病疟后多黄脾受病，故色见于面，宜理脾为先，异功散加黄芪、扁豆。诸病后，黄芪皆宜。

〔批〕黄汗。

黄汗汗出染衣，黄如柏汁是也。《金匮》云：黄汗之病，两胫自冷。假令发热，此属历节。食已汗出，又身常盗汗出者，此劳气也。若汗出已，反发热者，久久其身必甲错。若发热不已者，必生恶疮。若身重，汗出已辄轻者，久必身瞤，胸中痛，腰髋弛痛，如有物在皮中状，剧者不能食，烦燥，前桂枝加黄芪汤主之，发热，汗出而渴以汗出入水中浴，水从汗孔入得之，宜芪桂芍酒汤《金匮》。

黄芪五两　白芍炒　桂枝各三两

苦酒一升、水七升和煮，取三升，温服一升，后当心烦。

〔批〕发热胫冷。

黄汗，发热，两胫自冷，身痛身重，腰上有汗，腰下无汗，小便不利此阳通而阴不通，上下痞隔，宜桂枝加黄芪汤见前主之用黄芪以固阳，桂枝以通阴，阴阳通，营卫和，则正汗出、小便利，而诸症退矣。

〔批〕身肿。

脾胃有热，汗出逢闭汗出浴水，亦是仲景举一隅耳，遏湿与热，盦而成者病多由此，或身体肿，发热不渴，汗出黄色，并宜黄芪汤《济生》。

黄芪蜜炙　赤芍　茵陈各二两　石膏四两　麦冬去心　淡豉各两

每四钱，姜五片煎。一方入竹叶十四片，不用姜。

〔批〕阴黄。

阴黄，汗染衣，涕唾黄，蔓青散。

蔓青子为细末，平旦以井华水服一匙，日再，加至两匙。每夜小便中浸少许帛子，各书记日，色渐白则瘥，不过五升而愈。

〔批〕面黄眦赤。

面黄多汗，目眦赤，四肢沉重，减食，腹中时痛，咳嗽，两手左脉短，右脉弦细兼涩，右关脉虚，补中汤东垣。

升麻　柴胡各二钱　当归二分　五味子二十一粒　苍术五分　泽泻四分　甘草炙，八分　黄芪炙，二钱半　神曲三分　红花少许　大麦芽五分

煎。

〔批〕谷疸。

谷疸趺阳脉紧而数，数则为热，热则消谷，紧则为寒，食即为满，尺脉浮为伤肾，趺阳脉紧为伤脾，风寒相搏，食谷则眩，谷气不消，胃中苦浊，浊气下流，小便不通，阴被其寒，热流膀胱，身体尽黄，名曰谷疸。阳明病脉迟者，食难用饱，饱则发烦，头眩心烦，小便难，此欲作谷疸。虽下之，腹满如故，所以然者，脉迟故也为病，寒热不食，食即头眩，心胸怫菀不安，久久发黄，茵陈汤主之见阳明，续法谷疸丸《济生》。

苦参苦燥湿，寒胜热，治黄疸。三两　龙胆草苦寒，除下焦湿热疸黄。两　牛胆一枚，取汁。治谷疸食黄

汁蜜和丸，空心热水下，或生姜甘草汤下。

〔批〕身目俱黄，痞满烦乱。

身目俱黄，心下痞满，烦乱不安，兀兀欲吐，时下完谷，小便癃闭，宜茯苓茵陈栀子汤《宝鉴》。

栀仁三钱　茵陈钱。苦寒，泻湿热而退黄　黄连　枳壳麸炒。各二分。苦寒，泻痞满　黄芩肺主气，热伤其气，以苦寒泻火补气。生用，六分　苍术去皮炒　白术苦甘温。各三钱　青皮去白，一分。苦辛温，能除胃中湿热，泄其壅滞，养其正气　汉防己二分。苦寒，能去十二经留湿　泽泻咸平。二分　茯苓去皮，五分　猪苓去皮，二分。二苓甘平，同泽泻导膀胱湿热，利小便而去癃闭也

长流水煎，温服。

〔批〕身目黄，皮肉曲尘出。

身目皆黄，皮肉曲尘出，《千金翼[1]方》：茵陈一把，栀子二十四枚，水五升，煮取半，石膏斤煅赤投汤中，沸定取汤，分二服，覆取汗。

〔批〕酒疸。

酒疸身目发黄，腹如水状，不治则心下懊侬而热，不能食，时时欲吐，或足肿满，小便黄，面发赤斑，此因饥中饮酒，大醉当风入水所致。病酒疸者，必小便不利，其候心中热，足下热，是其症也，或无热，腹满欲吐，鼻燥，其脉浮者，吐之。〔批〕无热，腹满。心中热，欲吐者，吐之即愈法见前。〔批〕欲吐。脉沉弦者下之，下之久久为黑疸虽黑微黄，目青面黑，心中如啖蒜齑[2]状，大便黑，皮肤不仁，其脉浮弱，或微而数，白术汤《三因》。〔批〕黑疸。

白术　桂心各钱　枳实炒　豆豉　干葛　杏仁　甘草炙。各五分

煎。

〔批〕身黄曲尘。

身黄曲尘出者，牛胆煎《千金翼[3]》。

大黄八两　芫花升，熬　荛花同〔批〕荛花、芫花，同利水药，不必齐用

酒一升，渍一宿，煮，减半去渣，内牛胆汁一枚，微火煎，丸如豆大，服一丸，约半日不知，更服一丸，膈上吐，膈下利，或不吐利而愈。

〔批〕懊侬或痛。

心中懊侬或热痛，栀子大黄汤见前，续法葛根汤《济生》。

葛根二钱　栀仁　豆豉　枳实炒。各钱　甘草炙，五分

煎。

---

① 翼：原脱，据《千金翼方·卷十八·杂病上·黄疸·小半夏汤》改。

② 齑：原作“韭”，据《金匮要略方论·卷中·黄疸病脉证并治》改。

③ 翼：原作“翊”，据《千金翼方·卷十八·杂病上·黄疸·寒水石散》改。

〔批〕酒毒熏肺，合脾肺治。

戴云：饮酒即睡，酒毒熏肺，脾土生肺金，肺为脾之子，子移病而克于母，故黄。又肺主身之皮肤，肺为酒毒熏蒸，故外发于皮而黄。法宜合肺脾而治，宜藿枇饮戴氏。

藿香叶　枇杷叶去毛　陈皮　桑白皮　干葛　白茯苓　鸡距子等分

煎。

下酒煮黄连丸见伤暑，或葛根或栀子煎汤调五苓散，或生料五苓散加葛根，或葛花解酲汤俱可。

〔批〕心胸坚满。

酒疸发黄，心胸坚满，不进饮食，小便黄赤，其脉弦涩，当归白术汤《三因》。

当归　黄芩　茵陈　甘草炙。各钱　白术二钱　半夏泡　杏仁去皮尖，麸炒　枳实炒　前胡各钱半　茯苓二钱

姜三片煎。

〔批〕腹胀面肿。

酒疸后，变成腹胀，渐至面目俱肿或遍身肿，宜藿香饮。

厚朴去皮，姜汁浸炒　甘草炙　半夏滚汤泡，切作四块，姜汁浸一宿，粟拌炒黄　藿香叶各两　陈皮去白，五钱

每二钱，姜三片、枣一枚煎，热服，日二三服，加木香、麦芽更佳。

〔批〕女劳疸。

女劳疸，额上黑，微汗出，手足心热，薄暮即发，膀胱急，小便自利，或小便不利，发热恶寒，此因劳伤房室之后，入水所致，腹如水状，不治。

〔批〕腹如水状。

女劳因作黑疸诸疸久久，多作黑疸，腹胀如水状，大便黑，或时溏此女劳之病，非水也，腹满难治，硝石散《金匮》。

硝石　矾石枯。等分

为末，以大麦粥汁和服方寸匕，日三。病随大小便去，小便

正黄，大便正黑，是其候也。

小便不利者，滑石散。

前方硝石易滑石，或疑硝、滑字混，然便涩当是滑石。

〔批〕大便不实。

脾气不足，大便不实者，黄芪四君子汤即前四君子加黄芪、扁豆加白芍药炒。

〔批〕肾疸。

肾疸，目黄，浑身金色，小便赤涩，肾疸汤。

升麻根半两① 防风根 独活根 柴胡根 羌活根 葛根 白术各②五分 苍术钱 白茯苓 猪苓 泽泻 甘草根各三分 黄柏二分 人参 神曲各②六分〔批〕药以生苗者为根，入土者为梢。用根者，取其上升也。

煎，分二服。

小菟丝子丸见浊。

〔批〕五疸虚症。

五疸，口淡咽干，倦怠，发热微寒，宜当归秦艽散。

四物汤内用熟地，合二陈汤，加白术、秦艽各钱，半夏、甘草炙减半，入姜煎。《济生》有肉桂、小草，名秦艽饮子。

或八味丸。

〔批〕食劳疳黄，后名黄胖。

食劳疸黄，一名黄胖。黄疸者，暴病也，故仲景以十八日为期。食劳疳黄者，宿病也，至有久不愈者，故另立此条。

黄胖轻者，小温中丸丹溪。

针砂斤，醋炒，为末；入糯米升，炒极黄，为末，醋糊丸，米饮下。轻者服五两，重者不过七两，愈。

重者，大温中丸丹溪晚年定者。

香附斤。去毛，童便浸，春夏一宿，秋冬三宿，焙干 甘草二两 针

---

① 半两：原脱，据《证治准绳·类方·黄疸》“肾疸汤”补。

② 各：原脱，据《证治准绳·类方·黄疸》“肾疸汤”补。

砂斤。炒红醋淬三次　苦参春夏二两，秋冬一两　厚朴姜汁炒黑，五两　白芍五两　陈皮三两　山楂四两　苍术泔浸，五两　青皮六两　白术　茯苓各三两

醋糊丸，桐子大。面黑筋骨露、气实者，米饮下五六十丸。面肥白与气虚弱者，白术汤下三四十丸。忌一切生冷油腻及生硬难化之物。服过七日后，便觉手掌心凉，口唇内有红晕起，调理半月愈。

〔批〕伐肝补脾。

伐肝邪，补脾气，暖中丸。

平胃散加三棱、白术、青皮各五钱，香附斤制，甘草炙用二两，针砂十两制如前，醋糊丸，空心盐汤下。气虚者不宜用。

〔批〕身目黄。

食劳黄，目黄，身黄，皂矾丸《宝鉴》。

皂矾不拘多少，置砂锅内炒通赤，以米醋点之，烧用木炭，枣肉丸，姜汤下。一方用白矾。

又必用方：皂矾五两煅，枣肉二两，蒸粉三两，姜汁丸。〔批〕蒸粉，本草无名。

〔批〕面黄虚肿。

食劳，食气，面黄虚肿，及痃癖气块，胆矾丸《本事》。

胆矾无石者。三钱　黄蜡二两　青州大枣五十枚

以砂锅用好醋三升，先下胆矾及枣子，慢火熬半日，取出枣子，去核，次入蜡，再慢火熬一二时，如膏，入好蜡茶二两，和丸，茶清下，日三。

上食劳黄，前三方以针砂、醋之类伐肝，以木米之类助脾。后三方以矾、醋之类泻肝，以枣肉之甘补脾。草野贫贱之人体实者宜之，若虚人与豢养柔脆者，宜佐以补剂。

救急，三十种黄方，《外台》用鸡子一颗，并壳烧灰研，酢一合，〔批〕酢即醋。又温之，总和顿服。身体眼睛极黄者，不过三颗，鼻中虫出，神效。

又方：取生小麦苗捣，绞汁饮六七合，昼夜三四饮，三四日

便愈。无小麦苗，穬麦苗亦得。〔批〕穬麦，大麦之类。

〔批〕目黄。

目黄经云目黄者曰黄疸，亦有目黄而身不黄者，故另立此条，烦渴引饮经云：风气自阳明入胃，循脉而上至目眦，皆其人肥，风气不得外泄，则为热中而目黄，青龙散《宣明》。

地黄　仙灵脾即淫羊藿　防风各二钱半　荆芥穗两　何首乌去黑皮，米泔浸一宿，竹刀切，二钱半

为细末，每一钱，食后沸汤调服，日三。

〔批〕目黄不除。

目黄不除，以近效瓜蒂散见前嗃鼻取清黄水，效。

消瘅

即消渴。上消　中消　食㑊　下消　强中　口燥咽干　阴厥

总论　渴而多饮为上消，经谓膈消，乃饮水多而小便多也。消谷善饥为中消，经谓消中，不甚渴、小便数而消瘦也。渴而便数有膏为下消，经谓肾消，乃渴而饮水不绝，腿消瘦而小便有脂膏也。〔批〕三消。河间论消渴之病，本湿寒之阴气极衰，燥热之阳气大盛故也。治当补肾水阴寒之虚，而泻心火阳热之实，除肠胃燥热之甚，济身中津液之衰，使道路散而不结，津液生而不枯，气血和而不涩，则病自已矣。〔批〕阴气衰，阳气盛。戴人三消之说，一从火断，谓火能消物，人之心肾为君火，三焦、胆为相火，得其平则烹炼饮食，糟粕去焉，不得其平，则燔灼脏腑而津液耗焉。〔批〕火能烁物。夫心火甚于上为膈膜之消，甚于中为肠胃之消，甚于下为膏液之消，甚于外为肌肉之消，上甚不已则消及于肺，中甚不已则消及于脾，下甚不已则消及于肝肾，外甚不已则消及于筋骨，四脏消尽则心始自焚而死矣。故治消渴，调之而不下，则小润小濡，固不能杀炎上之势；下之而不调，亦旋饮旋消，终不能沃膈膜之干。下之调之，而不减滋味，不戒嗜欲，不节喜怒，虽愈而复作。能从此三者，病亦不足忧矣。

脉　心脉微小为消瘅，滑盛为善渴，滑者阳气盛也。

肺肝脾肾脉微小，皆为消瘅。

心脉软而散者，当消渴自已。

濡散者，气实血虚。

洪大，阳余阴亏。

寸口脉浮而迟，浮为卫气亏，迟为营血竭。

趺阳脉浮而数，浮为风，数消谷。

脉实大，病久可治；悬小坚，病久不可治。

数大者生。

细小浮短者死。

病若开目而渴，心下牢者，脉当得紧实而数，反得沉涩而微者，死。

心移寒于肺为肺消，饮一溲二，不治。

〔批〕消渴寒热。

消渴有热亦有寒 《准绳》曰：运气少阳司天，与少阴之复、少阳之复，皆病渴欲饮，是热助心盛而渴，治以诸寒剂，世之所知也。太阳司天，寒气下临，心火上从，及寒淫所胜，寒水太过，上临太阳，皆病渴欲饮，是寒攻心虚而渴，治以诸热剂，则世之所未审也。

导引治消渴妙法 坎为水气也，井、海也。兑为泽形也，雨、露也。坎以气潜行乎万物之中，为受命之根木，故润万物莫如水。兑以形普施于万物之上，为资生之利泽，故悦万物者，莫说乎泽。明此二水，以悟消膈、消中、消肾三消之义治之，而兼明导引之说，又有水火者焉。三焦为无形之火，内热烁而津液枯，以五行有形之水制之者，兑泽也，权可也。吾身自有上池真水，亦气也，亦无形也，天一之所生也，以无形之水沃无形之火，又常而可久者，是谓之真水火，升降既济，而口不渴。〔批〕导引法，人多晓之，但不习而行之耳。

〔批〕无病而渴。

无病而渴，春泽汤见瘥后病。

〔批〕肺消。

肺消，饮少溲多经曰：心移寒于肺为肺消，饮一溲二者，不治。然不至此甚者，犹有可活。《准绳》曰：三消病源，一皆燥热也。惟心移寒于肺为肺消者，火与寒皆来乘肺，肺外为寒所薄，气不得施，内为火所烁故也，宜黄芪汤《宣明》。

黄芪三两　人参　五味子炙　麦门冬去心　桑白皮各二两　枸杞子　熟地黄各两。肺消者，当以心火乘肺，伤其气血为急，所移之寒，非正当其邪也，宜以此汤先救气血之虚，故不用寒药泻内热也

每五钱，煎，温服无时。

〔批〕膈消。

膈消经云：心移热于肺，传为膈消。《准绳》云：则以肺热为急，宜麦门冬饮子《宣明》。

麦门冬治肺中伏火，止渴为君　天花粉　知母泻热为臣　人参　五味子　生地黄　葛根　甘草生津益气为佐　茯神心火上炎于肺，必心有事焉，不得其正，以致其脏气血虚，故厥阳之火上逆也，用此以安心定志，养其精神

每五钱，加竹叶十四片以凉之，煎，温服无时用此属以安其宅，则火有所归息矣。河间处方，可谓深得仲景之法者也。

〔批〕上消。

上消上焦受病，即膈消也，舌上赤裂，大渴引饮，少食，大便如常，小便清利知燥在上焦，宜流湿润燥，人参白虎汤主之见阳明。〔批〕少食。

能食而渴为实热，人参石膏汤。

即上方除粳米。

或加减地骨皮散钱氏。

知母　柴胡　甘草　半夏　黄芪　石膏　地骨皮　赤茯苓　白芍　黄芩　桔梗等分

为末，每三钱，姜五片煎。〔批〕能食。

不能食而渴为虚热，白术散钱氏。

四君子加木香、藿香各两，干姜二两，仁斋再加五味子、柴胡，每三钱，煎。

门冬饮子易老。

人参　枸杞　白苓　甘草各七钱半　五味　麦冬去心。各五钱

入姜煎。〔批〕不能食。

有汗而渴，以辛润之。无汗而渴，以苦坚之。

〔批〕三阳经渴。

太阳经渴，脉浮无汗，五苓散、滑石之类主之太阳无汗而渴，不宜服白虎汤，汗出、脉洪大者宜之。

阳明经渴，脉长有汗，白虎汤、凉膈散主之阳明汗多而渴，不宜服五苓，小便不利、汗少、脉浮者宜之。

少阳经渴，脉弦而呕者，小柴胡汤加瓜蒌根之类主之方俱见本经。

〔批〕三阴经渴。

太阴经渴，脉细，不欲饮，纵饮，思汤不思水者，四君子、理中汤之类主之。

少阴经渴，脉沉细，自利者，猪苓汤、三黄丸之类主之。

加减三黄丸子和。

黄芩春四两，夏秋六两，冬三两　大黄春三两，夏一两，秋二两，冬四两　黄连春四两，夏七两，秋三两，冬二两

蜜丸。

厥阴经渴，脉微，引饮者，宜少少与之欲饮水者，不可不与，不可过与。小便不利而渴知内有热也，五苓散见太阳、猪苓汤见少阴泄之。小便自利而渴者知内有燥也，甘露饮见齿衄、门冬饮见上润之。〔批〕小便不利，自利。大便自利而渴，先用白术、白芍各炒，为末调服，后随症用药。〔批〕大便自利。大便不利而渴，止渴润燥汤东垣。

升麻钱半　柴胡七分　甘草梢五分　杏桃仁各七粒。研　麻仁研　当归　防风根　荆芥穗　黄柏酒浸　知母　石膏各钱　熟地二钱　小椒　细辛各分　红花少许

煎，热服。〔批〕大便不利。阴头短缩，唇裂，舌上自燥，眼涩，黑处如见浮云，并宜此方。〔批〕阴缩等症。

〔批〕三焦渴。

上焦渴小便自利，白虎汤；中焦渴大小便俱不利，调味承气汤；下焦渴小便赤涩，大便不利，大承气汤；三焦渴，大黄甘草汤即甘草黑豆汤加大黄。见腰痛。

〔批〕通治。

治渴黄连丸

黄连　生地黄各斤

绞地黄汁，浸黄连，曝干，复内汁中，汁尽干，捣为丸，亦为散，酒服方寸匕。

〔批〕饮水不止。

渴疾，饮水不止，神效散《本事》。

白浮石　蛤粉　蝉蜕等分

研末，用鲫鱼胆七个调三钱服，神效。

日饮一石水，桑根汤《千金翼》。

桑根白皮炙黄黑浓煎，任饮，戒食盐。

〔批〕三焦虚热。

三焦虚热，饮水无度，神仙减水法一①名斩龙刽子手。

人参　花粉　知母　黄连　苦参　麦门冬　浮萍　扁豆　黄芪各两　黄丹少许

为细末，每服一钱，新汲水调下。

〔批〕卒病渴。

卒病渴，多饮水，不食，日久心中烦闷，与火府丹见小便黄赤。

许学士治此病，每用火府丹五十丸，日三次，口渴止，又次日食进。此方本治淋，用以治渴效，可知药无定性，贵变通之为用耳。

〔批〕心消。

心消，烦渴引饮既多，小便亦多戴云：往往因嗜欲过度，食啖辛热所致，当抑心火使之下降，自然不渴，宜半夏泻心汤见太阳去

① 一：原脱，据《普济方·卷一七九·消渴门·消渴饮水过度》补。

干姜加瓜蒌、干葛如其数《准绳》曰：半夏非所宜用，以其渴也。吴鹤皋曰：渴而饮水者易之。不饮水者，虽渴尤宜半夏也，吞黄连猪肚丸《三因》。

黄连　粟米　瓜蒌根　茯神各四两　知母　麦门冬去心。各二两

为细末，将大猪肚一个洗净，入药缝口，蒸极烂，取出药，别研，以肚为膏，入蜜和前末杵丸，参汤下。又方加人参、熟地黄、干葛，又方除知母、粟米，入小麦小麦治烦热多渴。

或酒煮黄连丸见伤暑，仍佐独味黄连汤冷服遇渴恣饮，久而自愈。

〔批〕用心过度。

用心过度，致心火炎上而渴者，黄芪六一汤见自汗加莲肉、远志各钱，吞元兔丹①见浊，仍以大麦煎汤间下灵砂丹见呕吐。

〔批〕饮水不止。

渴，欲饮水不止，文蛤散见太阳。按：《伤寒》意欲饮水，反不渴者，文蛤散。《金匮》治渴，欲饮水不止，加文蛤于麻杏石甘汤中，入姜枣煎，名文蛤汤。《经验方》用大牡蛎于腊月或端午日，黄泥裹，火煅通赤，放冷取出为末，用鲫鱼煎汤下一钱二药性收涩，最能回津，《纲目》以为咸软，非也。〔批〕《经验方》。《三因方》用糯谷旋炒作爆、桑根白皮等分，每一两，煎，渴即饮之水谷之气，上蒸于肺而化为津以溉一身，此金能生水之义。二药固肺药也，而又淡渗，故取之。〔批〕《三因方》。《保命集》用蜜煎生姜汤，大器倾注，时时呷之。〔批〕《保命》方。

经曰：心肺之病，莫厌频而少饮。又云：补上治上宜以缓。又云：辛以润之，开腠理，致津液。肺气下流，故火降而燥衰，有食韭苗而渴愈者，亦辛润之意也。

〔批〕抑心火。

消渴，饮缫丝汤，晚蚕胞煎服丹溪云：能引清气上朝于口。《准

---

① 元兔丹：即玄菟丹，药用菟丝子、五味子、茯苓、莲子肉、山药，因主药为五味子（又名玄芨）、菟丝子而得名。

绳》曰：蚕与马同属午也，心也，作茧成蛹，退藏之际，故能抑心火而止渴。

〔批〕舌裂便数。

消渴，舌上赤裂，饮水无度，小便数，生津甘露饮子东垣曰：经云：热淫所胜，佐以甘苦，以甘泻之。热伤气，气伤则无润，折热补气，非甘寒之剂不能。

石膏甘寒为君。二钱半。一方两二钱　黄柏酒炒，钱半　知母酒洗，二钱　黄连五分　栀仁二钱。一作一钱。四者苦寒，泻热补水为臣，所谓壮水之主以制阳光是也　归身五分　杏仁去皮，钱半　麦冬五分　全蝎枚，焙　连翘钱　白葵花　兰香各五分　甘草生用，钱。诸苦寒，和血润燥为佐　升麻二钱　柴胡二分。苦平，行阳明、少阳二经　荜澄茄钱　藿香二分　白豆蔻钱　木香三分。反佐以取之　桔梗三钱。为舟楫，使浮而不下

为末，蒸饼同晒，杵碎如黄米大，每于掌中舐之，津送下，不令药过病处也。

〔批〕停饮心痛。

饮多停积，或心痛者，化水丹洁古。

川乌脐大者四枚，炮，去皮　甘草炙，两　牡蛎生研，三两　蛤粉用厚者，煅，六两

醋浸，蒸饼为丸，每十五丸，新汲水下，心痛醋汤下《本事》治饮冷水多。

〔批〕末传

消渴末传　东垣曰：消渴末传，能食者必发脑疽、背疮，不能食者必传中满、鼓胀。《圣济总录》皆为必死不治之症，洁古分而治之。能食而渴者，白虎加人参汤主之。〔批〕能食。不能食而渴者，钱氏白术散见前加葛根主之。〔批〕不能食。上中既平，不复传下消矣。

末传痈疽者，火邪胜也，其疮痛甚而不溃，或溃赤水者是也。经曰：有形而不痛者，阳之类也，急攻其阳，无攻其阴，治在下焦。元气得强者生，失强者死。末传中满者，以寒治热，不能更

也。然脏腑有远近，心肺位近，宜小制其服，肾肝位远，宜制大其服，皆适其所至，过与不及，皆诛伐无过之地也。如膈消、中消制之太急，速过病所，久而成中满之疾，正谓上热未除、中寒复生者，非药之罪，失其缓急之宜也。消渴症虽为三条，而分经止渴，中下亦同例，当互参之。〔批〕分经止渴，中下同例。

〔批〕中消。

中消胃也，渴而多饮，善食而瘦，自汗，大便硬，小便频数赤黄热能消谷，知热在中焦也，调胃承气汤、加减三黄丸见前。

胃实火盛而作渴，竹叶石膏汤士材。见阳明后。〔批〕胃实火盛。

渴症，气分渴者喜饮冷水，宜寒凉散剂以清其热。血分渴者喜饮热水，宜甘温酸剂以滋其阴。胃热，善消水谷，可饮甘辛降火之剂，黄连消渴方丹溪。〔批〕善消水谷。

黄连苦寒以泻心火。一斤，为末　生地大寒以生肾水。取汁，一升　天花粉一斤，为末　白藕取汁，一升。降火生津　牛乳一升。补血，润以去燥。经曰：心移热于肺，传为膈消。火盛灼金，不能生水，故令燥渴。火退燥除，津生血旺，则渴自止矣

汁、乳熬成膏，和二末为丸，桐子大，每三五十丸，白汤下，日进十服。或加姜汁、蜜熬膏，噙化或乳汁调末服。黄连、花粉，止渴生津，渴症要药，单用亦可治之。〔批〕黄连、花粉，渴症要药。

消渴中消自古只治燥止渴，亦未尽善也。经曰：二阳结谓之消。二阳者，阳明也。手阳明大肠主津，热则目黄口干，是津不足也。足阳明胃主血，热则消谷善饥，血中伏火，是血不足也。结者津血不足，结而不能润也，此因数食甘美而多肥，故其气上溢，不可服膏粱芳草石药，其气悍烈，能助热燥也。越人云：邪在六腑则阳脉不和，阳脉不和则气留之，气留之则阳脉盛矣，阳脉大盛则阴气不得荣也，故肌肉皮肤消削是也，和血益气汤主之东垣。

生地黄酒浸　黄柏同　升麻各二钱　防己酒浸　知母同　羌活各钱　石膏钱半　黄连酒浸，钱半　杏仁　桃仁各十二枚，俱去皮尖，炒

当归身酒浸，八分　红花三分　麻黄　柴胡各六分　甘草生五分，炙六分

煎，分二服。

〔批〕脾消。

脾消戴云：缘脾经燥热，食物易化，皆为小便，转食转饥。然脾又自有三消：曰消中，曰寒中，曰热中，热中多因外伤燥热，内伤思虑，饮啖肥腻，热积胸中所致，乌金散《三因》。

黄丹炒　京墨烧。各两

为末，每三钱。热渴饮水，便以冷水调服。

〔批〕小便黄，热中。

热中，小便黄赤，顺利散洁古。

即小承气枳、朴制各两，大黄煨四两，微利至不欲食为效。

〔批〕小便白，寒中。

寒中，小便白，钱氏白术散见前加柴胡、枳壳、五味子，或加白豆蔻。

〔批〕消中初得。

消中初得，食已如饥，手足烦热，背膊疼闷，小便白浊，天门冬丸。

天冬去心　土瓜根干者　赤石脂　花粉　熟地　知母焙　苁蓉酒浸一宿，切，焙　鹿茸酒酥　五味　泽泻各两半　牡蛎煅，二两　鸡内金三具，微炙　桑螵蛸十枚，炙　苦参两

蜜丸，梧子大。每服二十丸，食前粟米饮下。

〔批〕尿八九升。

消中，日夜尿八九升者，猪肾荠苨汤《千金》。

猪肾一具　大豆一升　荠苨利肺解毒，最治消渴强中　石膏各三两　人参　茯苓一作茯神　知母　葛根　黄芩　磁石绵裹　甘草　瓜蒌根各二两

水煮猪肾、大豆，去渣下药，煮取三升，分三服，渴止勿服。

〔批〕胃腑实热。

胃腑实热，引饮常渴，茯神汤《千金》。

茯神二两　瓜蒌根五两　麦冬五两　葳蕤四两　知母四两　生地黄六两　小麦二斤　大枣廿枚　淡竹叶切，三升

先煮小麦、竹叶，去渣下药，煮取四升，分四服。

《千金方》：花粉、生姜、麦冬、芦根、茅根各二升，煎，分三服。

〔批〕食㑊①。

食㑊食移易而过，不生肌肤，亦易饥也。经曰：大肠移热于胃，善食而瘦，谓之食㑊，胃移热于胆，亦曰食㑊。东垣云：善食而瘦者，胃伏火邪于气分则能食，脾虚则肌肉削也，即消中也，治法同，胃中结热，心气虚者，参蒲丸。

人参　赤茯苓　石菖蒲　远志肉　地骨皮　牛膝酒浸。各两

蜜丸，米饮下。

〔批〕下消。

下消病在下焦，初发为膏淋谓淋下如膏油之状，至病成，烦躁引饮，面色黧黑，形瘦耳焦，小便浊而有脂液治宜养血以分其清浊而自愈，六味地黄汤主之，或加知柏壮水之主，以制阳光，或八味丸益火之源②，以消阴翳，则便溺有节。

〔批〕饮一溲一。

小便多，饮一溲一，金匮肾气丸见水肿。

子和治肾消，以肾气丸本方内加山药一倍外，桂、附从四时加减，冬一两，春秋五钱，夏二钱半。又法去附子，加五味子两半。

楼全善③云：肾消者，饮一溲二，其溲如膏油，即膈消、消中之传变。〔批〕肾消饮一溲二，半是膏脂。肺消饮一溲二，全是水。王注谓肺脏消烁，气无所持是也。盖肺藏气，肺无病则气能管摄津液，而津液之精微者，收养筋骨血脉，余者为溲。肺病则津液无气管摄，而精微者亦随溲下，故饮一溲二，而溲如膏油也。筋骨血脉无津液以

---

① 食㑊：原脱，据崇让堂、文奎堂本补。

② 源：原作“原”，据《素问·至真要大论》王冰注语改。

③ 楼全善：原作“娄金善”，据《医学纲目》改。

养之，故渐形瘦干焦也。然肺病本于肾虚，肾虚则心寡于畏，妄行凌肺，而移寒与之，然后肺病消，肺消饮一溲二者，死不治。若饮一未至溲二，病尚浅，犹或可治，故肾气丸治饮水一斗、小便亦一斗之症。若小便过于所饮者，亦无及矣。

喻嘉言曰：下消之症，饮一溲一，用①肾气丸以折其水，使不顺趋。夫肾②水下趋则消，肾水不上腾则渴，舍此安从治哉？

七宝美髯丹见周痹。

〔批〕肾消。

肾消肾水衰竭，龙雷之火不安其位，上炎于肺，消渴引饮，饮入于胃，下无火化，直入膀胱，故饮一溲一也。仲景用肾气丸补肾救肺，桂、附辛热，引真火归元，熟地纯阴，壮真水滋肾，后人因名为肾消，服滋补丸药外，宜多煎黄芪汤饮之见前。

〔批〕两腿渐细，腰脚无力。

肾消，两腿渐细，腰脚无力此因中消之后，胃热入肾，消烁肾脂，令肾枯燥，遂致此疾，宜白茯苓丸《局方》。

茯苓降心火而交肾　黄连清脾火而泻心　熟地　元参生肾水而制火　覆盆子各两　蛇床子固精　石斛平胃热而涩肾。各七钱半　人参补气　天花粉生津　萆薢清热利湿。各两　鸡膍胵鸡之脾也，能消水谷，通小肠、膀胱而止便数，善治膈消。三十具，微炒

蜜丸，磁石色黑入肾，补肾益精，故假之为使也汤送下。

喻嘉言曰：友人病渴，后少止，反加燥急，足膝痿弱，予主是丸加犀角。有医曰：肾病以犀、连治心，毋乃倒乎？予曰：肾者，胃之关也。胃热下降于肾，则关门大开，心中阳火得以直降于肾，心火灼肾，燥不能濡，用犀、连对治其下降之阳火，宁为倒乎？再服地黄丸加犀角，而肌泽病起矣。

〔批〕肾虚渴浊。

色欲过度，水火不交，肾水下泄，心火自炎，以致渴浊戴云：

---

① 用：原作“非”，据《医门法律·卷二·中寒门》改。

② 夫肾水：其后原衍一“肾”字，据《医门法律·卷二·中寒门》删。

不宜备用凉心冷剂，宜坚肾水以济心火，宜用黄芪饮即黄芪六一汤。见自汗加茯蓉、五味各五分，吞八味丸及小菟丝子丸、元菟丹并见浊、鹿茸丸见淋、加减安肾丸见嗽或灵砂丹见呕吐。

〔批〕强中。

强中，又谓之内消，多是恣意色欲，或饵金石。肾气既衰，石气犹在，精水无所养，故常发虚阳，不交精出，饮食如汤浇雪，小便无度如膏，唇口干焦。三消之中，最为难治。姑录诸方，聊为备用。

上条所载黄芪饮，以下诸方皆可择用。未效，黄芪饮再加山茱萸四分，猪肾荠苨汤见上。用猪腰一个，余药以两作钱，煎，如法服、黄连猪肚丸见前、天王补心丹见健忘、双补丸见虚劳、白茯苓丸见上。

〔批〕通治。

通治，三消丸。

黄连苦入心，寒泻火。不拘多少，为末　冬瓜甘益脾，寒泄热。切肉研自然汁

合成饼，阴干，再为末，用汁浸和，加至七次，仍用汁为丸，大麦煎汤，入汁送下多吃冬瓜亦妙，此与前黄连丸制法俱妙。

〔批〕烦躁咽干。

消渴，烦属心躁属肾，咽干肾火上炎，面赤阳明菀热，地黄饮子《易简》。

人参　黄芪蜜炙　天冬　麦冬去心　甘草炙　生地　熟地　枇杷叶去毛，蜜炙　石斛　泽泻　枳壳麸炒。等分

每服三钱。

喻嘉言曰：此方生精补血，润燥止渴，佐以泽泻泄膀胱之火，枳壳宽大肠之气，疏导二腑，使小肠清利，则心火下降，大肠流畅，则肺金润泽，宿热既除，其渴自止矣。又曰：人参白虎汤治渴症气分燥热，此汤专治血分燥热，竹叶黄芪汤兼治气血燥热，宜辨症用之。〔批〕气血燥热。

竹叶黄芪汤治气血两虚，胃火盛而作渴。

竹叶　生地各二钱　黄芪　人参　当归　川芎　白芍　麦冬　黄芩炒　半夏　石膏研　甘草各钱

煎。

〔批〕酒食积热。

酒食过度，积为酷热，熏蒸五脏，津液枯燥，小便频多，肌肉消烁，专嗜寒冷勿投凉剂，龙凤丸主之。

鹿茸两，酒炙　菟丝子酒浸　山药各二两

蜜丸，盐酒下。

〔批〕小便甜。

三消，小便甜，在溺桶中涌沸其病为重，更有浮在溺面如猪脂，溅在桶边如桕烛①泪，此精不禁，真元竭矣。

按：消渴小便甜，许学士论之甚详，其理未畅。大抵水之在大地与人身，皆有咸有甘，甘者生气而咸者死气也，坡仙②《乳泉赋》备矣。小便本咸而反甘，是生气泄也。生气泄者，脾阴下陷入肾中也，是土克水也。

〔批〕如风疾状。

三消日久精血既亏，或目无见，手足偏废，如风疾状，此肾消为多，但用治下消补药滋生精血，自愈。

〔批〕病退燥渴。

病退后，而燥渴不解，此有余热在肺经，用参、苓、甘草少许，生姜汁冷服，虚者独参汤。

〔批〕愈后再剧。

渴病愈后再剧，舌白滑微肿，咽喉觉痛，嗌肿，时渴，白沫如胶，饮冷乃止，止渴润燥汤见前去麻仁加生地。

〔批〕预防痈疽。

---

① 桕（jiù 臼）烛：用桕脂做成的蜡烛。

② 坡仙：指苏轼（1036—1101），宋代文学家，字子瞻，一字和仲，号东坡居士。

渴疾愈，须预防发痈疽，黄芪六一汤见自汗下忍冬丸。

金银花茎、根、花、叶皆可用之

洗净酒浸，以糠火煨一宿，取出晒干，入甘草少许，为末，即以所浸酒煮糊为丸，任下凡诸虚不足，胸中烦躁，时常消渴，唇口干燥，或先渴而后发疮，或病痈疽而后渴，并宜黄芪六一汤多服。

〔批〕赤焮疼痛。

已发者，赤焮疼痛，蓝叶散。

蓝叶　升麻　元参　麦门冬去心　犀角屑　赤芍　黄芪　葛根　沉香　甘草生用。各两　大黄二两，微炒

每四钱，煎。

〔批〕强中痈疽。

强中症，后发痈疽，荠苨丸。

即猪肾荠苨汤去石膏、知母、葛根、黄芩、甘草，加元参、石斛、地骨皮、熟地黄、鹿茸、沉香，用猪肾一具，如食法煮烂，入蜜杵丸。

〔批〕水气浮肿。

消渴后，成水气浮肿，葶苈丸。

甜葶苈隔纸炒　瓜蒌仁去油　杏仁去皮尖，麸炒黄　汉防己各两

蜜丸，赤茯苓汤下，日三四服。

〔批〕面目足肿。

面目足膝浮肿，小便不利者，瞿麦汤。

瞿麦穗　泽泻　滑石各五钱　防己七钱半　黄芩　大黄各二钱半　桑螵蛸炒，十四枚

每三钱，煎。

〔批〕遍身肿。

遍身浮肿，心膈不利者，紫苏汤。

紫苏茎叶　桑白皮　赤茯苓各两　郁李仁去皮，炒，二两　羚羊角屑　槟榔各七钱半　独活　桂心去皮　枳壳炒　木香各五钱

每四钱，姜二片煎。

《准绳》云：上方皆克泄之剂，宜慎。用五皮饮送济生肾气丸

以附子为君者。二方并见水肿及东垣中满分消诸方为妥见胀满。

〔批〕有虫。

消渴，有虫耗其津液而成者饮醇食炙，积成胃热，湿热生虫，理固有之，临病宜审，杀虫方《夷坚志》。

用苦楝根新白皮一握洗，切，焙，入麝香少许，煎，空心服。虽困顿不妨，取下虫三四条，类蛔而色红，其渴乃止。

〔批〕无病忽渴。

无病忽然大渴，只宜蜜汤及参苓白术、缩脾饮之类，俱加干葛。

以下寻常渴，非消症。

〔批〕酒渴。

酒渴，干葛汤

葛根二两　枳实炒　栀仁　豆豉各两　炙草五钱

每四钱，煎。

调五苓散。

〔批〕酒多积热。

饮酒多，积为酷热如前酒食过度诸症，乌梅木瓜汤。

木瓜干者　乌梅　草果煨，去皮　麦芽炒　甘草各半两①

每四钱，姜五片煎。

多食果子发渴，止渴药中宜用麝香。

〔批〕口燥咽干。

口燥咽干东垣云：饮食不节，劳倦所伤，以致脾胃虚弱，口中津液不行，故口燥咽干。病人自以为渴，医以五苓治之，反加渴燥，乃重竭津液以致危亡。经云：虚则补其母，当于心与小肠中补之，乃脾胃之根蒂也，以甘温为之主，苦寒为之使，酸为之臣，佐之以辛，心苦缓，急食酸以收之，火旺则肺金受邪，金虚则以辛补之，次以甘温及甘寒之剂，于脾胃中泻心火之亢甚，是治其本也，补中益气汤加五味、葛根，或加黄连、麦门冬，《本事》黄芪汤亦可服见烦躁。

---

① 各半两：原脱，据《世医得效方·卷七·大方脉杂医科·消渴》补。

〔批〕阴厥消渴。

阴厥消渴，气上冲，吐下后，身振摇肉惕，赤茯苓汤见少阴后。

〔批〕瘥后渴。

病瘥后渴，与上无病忽渴治同，或七珍散见不能食加木瓜钱，春泽汤见瘥后病。五苓散合四君子汤，亦名春泽汤尤是要药。

〔批〕血竭渴。

诸失血及产后渴名曰血竭，宜求益血之剂，已于吐血症中论之。

卷十五

水 肿

风水　皮水　正水　里水　五脏水　阳水　阴水

肿胀总论　经曰：阴阳气道不通，四海闭塞，三焦不泻，津液不化，水谷并于肠胃之中，别于回肠，留于下焦，不得渗膀胱，则下焦胀，水溢则为水胀。〔批〕《内经》水胀、肤胀、鼓胀，详病机篇。许学士云：脐腹四肢悉肿者为水，但腹胀、四肢不甚肿为蛊，蛊即胀也，然胀亦有头面尽肿者。大抵先头足肿，后腹大者，水也；先腹大，后四肢肿者，胀也。

肿属脾，胀属肝。〔批〕肿属脾，胀属肝。胀则阳气横行，如单胀而不肿者，为木横克土，难治。肿胀暮急为血虚，朝急为气虚，朝暮俱急为气血两虚。由心腹而散四肢者，吉；由四肢而入心腹者，危。男自下而上，女自上而下，皆难治。唇黑则伤肝，缺盆平则伤心，脐出则伤脾，足心平则伤肾，皆平则伤肺，皆不可治。唇肿齿焦者死，肉硬手掌平及无纹者死，阴囊及茎肿腐者死，腹胀、身热、脉大者多死。〔批〕不治死症。

肿论　经曰：肾何以主水？曰：肾者至阴也，至阴者肾水也，肺者太阴也，少阴者冬脉也，故其本在肾，其末在肺，皆积水也。又曰：肾者，胃之关也，关门不利，故聚水而从其类也。故凡水病，下为胕肿、大腹，上为喘呼、不得卧者，标本俱病。盖肾气化则二阴通，二阴闭则胃填满，故曰：肾者，胃之关也。夫胃之关，不惟因肾气不化而后闭，其胃之病者，而关亦自闭矣。其水不待肾水而生，所饮之水亦自聚矣。盖胃气和，则升降出纳之气行，水谷各从其道而输泄。胃气不和，则津液皆积聚而变水也，故肺为喘呼，肾为水肿也。

喻嘉言曰：胃为水谷之海，五脏六腑之源①。脾不能散胃之水精于肺而病于中，肺不能通胃之水道于膀胱而病于上，肾不能司胃之关时其输泄而病于下，以致积水浸淫，无所底止。〔批〕上中下病。

王好古曰：水者，脾肺肾三经所主，有五脏、六腑、十二经之部分，上头面、中四肢、下腰脚，外皮肤、中肌肉、内筋骨，脉有尺寸之殊，浮沉之别，不可轻泻，当知病在何经何脏，方可用之。

《集解》按：水肿有痰阻、食积、血瘀，致清不升，浊不降而成者，有湿热相生，隧道阻塞而成者，有燥热冲激，秘结不便而成者，症属有余。〔批〕有余之症。有服寒凉、伤饮食、中气虚衰而成者，有大病后正气衰惫而成者，有小便不利，水液妄行，脾莫能制而成者，症属不足。〔批〕不足之症。宜分别治之。

经曰：去菀陈莝，开鬼门，洁净府。故水在表、在上者汗之，在下、在里者分利之。仲景法：诸有水者，腰以下肿当利小便，腰以上肿当发汗乃愈。按：治水有三法，实土者守也，泄水者攻也，兼之发汗为三治。三治备举，广略以取胜也。〔批〕治水三法。

脉　脉得诸沉，当责有水，身体肿重。

少阴症，脉当沉，故脉暴出者死。

水病脉洪大者可治，微细者不可治。

水病腹大如鼓，脉实者生，虚者死。

水病脉多沉伏。

沉而滑，沉而迟，弦而紧，皆水肿。

凡水肿，阴囊软者可治。

腹上以手按之，有窝者可治。

滑泄、肿不消者，死。

〔批〕风水。

---

①　源：原作“原”，据《医门法律·卷六·水肿门·水肿脉论》改。

风水经曰：水始起也，目窠上微肿，如新卧起之状，其颈脉动，时咳，阴股间寒，足胫肿，腹乃大，其水已成矣。以手按其腹，随手而起，如裹水之状，此其候也。又曰：按其手足上，窅①而不起者，风水肤胀也。仲景云：风水，其脉自浮，外症骨节疼痛恶风。又云：太阴脉浮而紧，当骨节疼痛，反不痛，身体反重而酸，其人不渴，汗出即愈，为风水，脉浮，身重，汗出恶风者，防己黄芪汤主之《金匮》。〔批〕身重恶风。

防己大辛苦寒，通行十二经，开窍泻热，为治风肿、水肿之主药　黄芪生用达表，治风注、风痛，温分肉，实腠理。各两　白术健脾燥湿，与黄芪并能止汗，为臣。七钱半　甘草防己性险而健，故用甘平以缓之，又能补土制水，为佐。炙，五钱

每服五钱，加姜、枣辛甘发散，调和荣卫，为使煎。腹痛加炒白芍，喘加麻黄，有寒加细辛，气上冲加桂枝，热肿加黄芩，寒多掣痛加干姜、肉桂，湿加茯苓、苍术洁古用此汤调五苓散，治因湿为肿者，气满坚痛加陈皮、枳壳、苏叶。

风水，恶风病本于风，一身悉肿，脉浮水在皮肤，不渴里无热，续自汗出伤风，无大热者热未尽退，越婢汤主之《金匮》。〔批〕一身悉肿，脉浮不渴。

麻黄风水在肌肤之间，故用辛热以泻肺。六两　石膏甘寒以清胃。八两。盖肺主通调水道，胃主分别水谷也　甘草二两。佐之，使风从毛孔中出　生姜三两　大枣十二枚。以调和荣卫，不使其大发散，耗津液也

恶风甚者，加附子一枚炮，煎，分三服。

胃为十二经之主，脾治水谷为卑脏，若婢，然经曰脾主为胃行其津液，是方名越婢者，以其发越脾气，通行津液，《外台》一名越脾汤，即此义也。又，经曰肝肾脉并浮为风水。肾为阴主静，其脉沉。肝为阳主动，其脉浮。而阴道易乏，阳道易饶，二脏俱有相火，所动不得其正。动于肾者，犹龙火之出于海，故水附龙而起。动于肝者，犹雷火之出于地，疾风暴发，故水如波涌。今水从风，

① 窅：原作“窝”，据《灵枢·论疾诊尺》改。

是以肝肾并浮也。王注以为风薄于下，似若水风之邪，世人莫知肝木内发之风也。

续法：风水，身体浮肿，肢节疼痛，上气喘急，大腹皮散主之《金匮》①。〔批〕身肿喘急。

桑白皮生用　大腹皮　川芎各二两　防己　羌活　青皮去白　大黄炒　槟榔　桂心各两　甘草炙，五钱

每五钱，煎。

风水毒气，遍身肿满，楮白皮散《金匮》②。〔批〕毒气身肿。

楮白皮行水　猪苓去皮　木通各两　紫苏茎叶　桑白皮各半两　陈皮去白，五钱

每五钱，煎。

〔批〕皮水。

皮水其脉亦浮，外症身胕肿，按之没指，不恶风，其腹如鼓，不渴，当发其汗。又云渴而不恶寒者，此是皮水。盖法风水恶寒不渴，皮水不恶寒而渴，假令皮水不渴，亦当发汗也为病，四肢肿，聂聂而动水气在皮肤中，防己茯苓汤主之《金匮》。

防己　黄芪各两　茯苓二两　桂枝两　甘草七钱半，炙

每五钱，煎。

厥而皮水者小便不利，蒲灰散主之《金匮》。

蒲灰两七钱半　滑石五钱〔批〕厥而涩溺，蒲公英为治淋妙药，蒲灰未知是否。

杵为散，服方寸匕，日三服。

续法：皮水，身体面目悉浮肿，木香丸主之《金匮》③。

---

① 金匮：考《金匮要略》无此方，《太平圣惠方·卷五十四·治风水肿诸方》有与此组方、主治相同的大腹皮散，或是其最早记载。

② 金匮：考《金匮要略》无此方，《太平圣惠方·卷五十四·治风水肿诸方》载一方与此组方、主治相同而药量略有差异，然未命名，至《普济方·卷一百九十二·水病门·风水》名其为楮白皮散。

③ 金匮：考《金匮要略》无此方，《太平圣惠方·卷第五十四·治皮水肿诸方》所载木香散与此组方、主治相同，唯药量略有差异。

木香疏肝行气　苦葫芦子苦寒下水。炒　乳香去风通经。各二钱半　槟榔下水泻气。二枚，一炮一生　甘遂下水圣药。炒黄　朱砂泄热祛风。细研。各五分

为细末，以烂饭和作四十九丸。面裹，于铫内水煮熟，和汁吞之，以尽为度。早服至午其水即下，水尽自止。

〔批〕正水。

正水，其胀沉迟，外症自喘。

〔批〕石水。

石水，其脉自沉，外症腹满不喘按：岐伯无石水之对，必有阙文。经曰：阴阳结邪，多阴少阳。又曰：石水少腹肿，其脉当沉。又曰：肝肾并沉为石水。

续法：石水，四肢细瘦，腹独肿大，海蛤丸主之《金匮》①。〔批〕肢瘦腹大。

海蛤治水气利小便。煅粉　防己泄湿热。皆下焦血分药。各七钱　陈皮利水导滞。去白，炒，五钱　赤茯苓利血分湿热。去皮　桑白皮下气行水　葶苈隔纸炒。各两　郁李仁皆下气行水之品。炒，五钱

蜜丸，梧子大。每服二十丸，加至三十丸。米饮下，日二。

石水，腹光紧急如鼓，大小便涩，槟榔散主之《金匮》②。〔批〕腹光紧急，《轨范》云：在少腹之中，水结不散。

槟榔苦温泻气。五钱，另研　商陆沉阴下行　生姜辛温助阳。各两　桑白皮解见上。两半　甘草炙。补土制水。二钱半

除槟榔煎，五更初，分二服，每服调槟榔末二钱半。至平明当利，如未利再服。

〔批〕黄汗。

黄汗其脉沉迟，身热胸满，四肢头面肿，久不愈，必致痈脓。脉

---

① 金匮：考《金匮要略》无此方，《圣济总录·卷第七十九·水肿门·石水》所载海蛤丸与此组方、主治相同，唯药量略有差异。

② 金匮：考《金匮要略》无此方，《奇效良方·卷四十·水肿门·水肿通治方》所载槟榔散与此组方、主治相同，唯药量略有差异。

浮而洪，浮则为风，洪则为气，风气相击，身体洪①肿，汗出乃愈。恶风为风水，不恶风者，小便通利，上焦有寒，其口多涎，此为黄汗。身肿而冷，状如周痹，胸中窒，不能食，反聚痛，暮躁不得眠，治见黄疸门。

〔批〕气水。

气水水之为病，其脉沉小，属少阴。浮者为风，无水。沉者虚胀，为气水，发汗即已，沉者麻黄附子汤《金匮》。

麻黄三两。先煮，去沫　甘草二两　附子枚，炮

煎，分三服发汗为治水要诀，此发肾经之汗也。

浮者宜杏子汤缺方。

〔批〕里水。

里水，一身面目黄肿，其脉沉，小便不利，故病水。假如小便自利，此亡津液，故令渴，越婢加术汤加白术四两，或甘草麻黄汤《金匮》。

麻黄四两　甘草二两

煎同上。重覆取汗，不汗再服。

〔批〕五脏水。

五脏水《金匮》　心水，其身重而少气，不得卧，烦而躁，其人阴肿；肝水，其腹大，不能自转侧，胁下腹中痛，时时津液微生，小便续通；肺水，身肿，小便难，时时鸭溏；脾水，腹大，四肢苦重，津液不生，但苦少气，小便难；肾水，腹大，脐肿腰痛，不得溺，阴下湿，如牛鼻上汗，其足逆冷，面黄瘦，大便反坚。

仲景曰：诸病水者，渴而不利，小便数者，皆不可发汗。《准绳》曰：仲景治水，诸方皆以脉病为本，守圣经之法。

〔批〕在表宜汗。

风水、皮水，在表，宜从汗解者，消风败毒散。

败毒散加荆芥、防风。

---

① 洪：原作“红”，据《金匮要略方论·水气病脉证并治》改。

〔批〕肿满气急。

皮水肿满，上气喘急，或腰以下肿宜利小便，及风湿客于脾经，气血凝滞，以致面目虚浮，四肢肿满，心腹膨胀脾虚不能制水，故传化失常，肾水泛滥，反渍脾土，壅塞经络，散溢皮肤，五皮饮《澹寮》。

五加皮祛风胜湿　地骨皮退热补虚　生姜皮辛散助阳，盖水为阴邪也　大腹皮下气行水　赤苓皮渗湿健脾。于散泻之中，犹寓调补之意。皆用皮者，水溢皮肤，以皮行皮也

一方地骨皮易陈皮，五加易桑白皮。

五皮香苏散用姜、橘、紫苏、腹皮辛以散之，茯苓、防己、木通、桑皮淡以渗之，是开鬼门、洁净府同用也。《准绳》曰：治水当如仲景法，量轻重虚实施治。今世俗之医，因病者急求一时之效，以破气去水为功，不知过一二日病复生，则不可救矣。

〔批〕肾风。

肾风，多汗恶风，面痝然浮肿肾有水则面肿，有风面亦肿，亦名曰风水此肾虚，不可妄治。设不顾，辄攻其水，是重虚其阴也。虚则诸邪可入，而转生病矣。经曰：肾者，牝脏也，至阴，勇而劳甚则肾汗出，汗出逢于风，内不得入于脏腑，外不得越于皮肤，客于元府，行于皮里，传为胕肿，本之于肾，名曰风水。又，经云有病肾风者，面胕痝然，壅害于言，病名曰风水。邪之所凑，其气必虚。详病机篇。吴鹤皋曰：水因风得，故名风水，所以治水必兼风药。《准绳》曰：诸水溢病，未有不因肾虚而得之。然肾气之劳，不止房事而已，如夜行渡水、持重远行、跌仆惊恐、极怒之类，岂无越出肾液于表，亦逢于风者乎？圣人之言，举一可十也。治宜四物加独活、细辛、防风。

〔批〕水溢高原。

水溢高原，肢体皆肿经曰：三焦者，决渎之官，水道出焉。上焦不治，水溢高原；中焦不治，水停中脘；下焦不治，水畜膀胱。又曰：三焦病者，腹气满，小腹尤坚，不得小便，窘急，溢则为水，留则为胀。盖下焦少阳经气当相火之化，相火有其经，无其腑脏，游行

于五者之间，故曰少阳为游部。其经脉上布膻中，络心包，下出委阳，络膀胱，岂非上佐天施，下佐地生，与手厥阴为表里，以行诸经者乎？故肾经受邪，则下焦之火气菀矣，菀则水精不得四布而水聚矣。火菀之久必发，则与冲脉之属火者，同逆而上。冲脉者，十二经之海。其上者出于颃颡①，渗诸阳，灌诸精；其下者并少阴②，下足，渗三阴，灌诸络。由是水从火溢，上积于肺，而为喘呼、不得卧；散于经络，而为胕肿；随五脏之虚者，入而聚之，为五脏之胀：皆相火泛滥其水而生病者也。非相火则水不溢，而止为积水。〔批〕水从火逆。汪讱庵曰：经云诸腹胀大，皆属于热；诸病胕肿，皆属于火。传而为水，其是之谓与，宜麦门冬汤《澹寮》。

麦门冬五十枚，去心，姜汁炒　粳米五十粒

煎服。

吴鹤皋曰：肺非无为也，饮食入胃，游溢清气，上输于脾，脾气散精，上归于肺，通调水道，下输膀胱。肺热则失其下降之令，以致水溢高原，淫于皮肤，而为水肿。医罕明乎此，实脾导水，皆不能愈，故用麦冬清肺，开其下降之源，粳米益脾，培乎生金之母，此治病必求其本也。

〔批〕水溢辨症。

水溢高原，其症肢体皆肿，少腹不急，初起便有喘满，此其候也。

〔批〕肿病不一。

肿病不一，或遍身肿，或四肢肿、面肿、脚肿，皆谓之水气。然有阳水与阴水，并可先用五皮饮见上。或加白术，兼磨沉香、木香，或除湿汤见中湿加木瓜、腹皮各五分，煎。如未效，继以四磨饮见气，仍用赤小豆甘酸下行，利水消肿煮粥食之。

〔批〕阳水。

阳水阳水见阳症，脉必沉数，先肿上体，肩背手膊，手三阴经，

---

① 颃颡：原作"项颡"，文奎堂本同，崇让堂本作"湏双"，据《灵枢·逆顺肥瘦》改。

② 少阴：原作"少阳"，据《灵枢·逆顺肥瘦》改。

遍身水肿，喘呼烦渴，小便赤涩，大便多秘上下表里俱病，为湿热甚而气尚实也，轻者宜四磨饮见气加生枳壳磨，兼进保和丸见饮食。〔批〕轻症。重者宜疏凿饮子《济生》。〔批〕重症。

羌活　秦艽解表祛风，使湿以风胜，邪由汗出，而升之于上　大腹皮　茯苓皮　姜皮辛散淡渗，所以行水于皮肤　商陆　椒目　槟榔　赤小豆去胀攻坚，所以行水于腹里　木通泻心肺之水达于小肠　泽泻泻脾胃之水通于膀胱。二药泻水，实泻火也

等分，煎上下内外，分消其势，亦犹神禹疏江凿河之意。亦有虽烦渴而大便已利者，不可更利，宜用五苓散加木通、大腹皮以利小便。〔批〕大便已利。

〔批〕阴水。

阴水阴水见阴症，脉必沉迟，先肿下体，肚腹胫胕①，足三阴经，肢体浮肿，色悴声短，不烦渴，大便自调，或溏泄，小便虽少而不赤涩脾胃虚寒，土不能制水，故水妄行而浮肿。以无菀热，故口不渴而便不秘，宜实脾饮严氏曰：治阴水发肿，用此先实脾土。

白术土炒　茯苓　甘草炙。脾虚，故补之　黑姜　附子炮　草豆蔻脾寒，故温之　大腹子脾湿，故和之　木香行气平肝　厚朴姜汁炒，散满平胃。脾滞，故导之　木瓜酸温。能于土中泻木，兼能行水，与木香同为平肝之品。土之不足，由于木之有余，使木不能克土而肝和，则土能制水而脾实矣。经曰：湿胜则地泥，泻水正所以实土也

加姜、枣煎。

朱丹溪曰：治水肿宜清心火补脾土，火退则肺气下降，而水道通，脾旺则运化行而清浊分，其清者复回为气、为血、为津、为液，浊者为汗、为溺而分消矣。〔批〕治水肿宜清心火实脾土。又曰：水病当以健脾为主，使脾实而气运，则自能升降，宜参、术为君，视所挟症加减，运动其枢机，则水自行，非五苓等之利水也。

嘉言曰：治水以实脾为先，不但阴水为然。阴水者，少阴肾中之真阳衰微，不能封闭，而泛滥无制耳。方中不用桂而用厚朴、腹子，

---

① 胕：浮肿。

尚有可议耳。按水肿之原，多因中气不足而起。

赵氏曰：疗肿满，先以脾土为主，宜补中益气、六君子汤。或疑水胀喘满而用纯补之剂，不益胀满乎？曰：肺气既虚，不可复行其气；肾水既衰，不可复利其水。

汪讱庵曰：此亦《内经》塞因塞用之意。愚按：究当审症用之，行气利水，亦有时所必用者。

〔批〕小便时赤不赤。

小便多少如常，有时赤，有时不赤，至晚则微赤，无涩滞者，亦属阴也，不可遽补，宜木香顺气汤见气，继进复元丹《三因》。

附子炮，二两　木香煨　茴香炒　川椒炒出汗　厚朴去皮，姜制　独活　白术炒　陈皮去白　吴茱萸泡，炒　桂心各两　泽泻两半　肉豆蔻　槟榔各五钱

糊丸，桐子大，每服三钱，紫苏汤下。

凡水肿脾肾两虚，四肢虚浮，心腹坚胀，小便不利，两目下肿，皆宜用之。

〔批〕气急腹胀。

若大便不溏，气急胀满，宜四磨饮下黑锡丹见眩晕。

以上二症分治。

〔批〕肢肿。

四肢肿谓之肢肿，宜五皮饮见前加姜黄、木瓜，或四磨饮，或大枣汤。

白术二两

每五钱，入大枣三枚拍破同煎。温服，日三。

〔批〕水气肢肿。

水气，四肢浮肿，乌鲤鱼汤《类方》。

白术　陈皮　桑白皮　赤小豆各三钱　乌鲤鱼半尾　葱白五根

煎。先吃鱼，后服药，不可入盐。

血分，四肢浮肿瘀血沉滞，血化为水，皮上赤纹，名血分，调荣饮。

蓬术　川芎　赤茯苓　当归　元胡　槟榔　陈皮　赤芍　桑

白皮炙　大腹皮　甜葶苈　瞿麦各钱　大黄钱半　细辛　官桂各五分

加姜、枣煎再加甘草。血分之症，《金匮》无方，此为至当。

〔批〕结阳症。

又，结阳症经曰：结阳者，肿四肢。盖素尝气疾，湿热加之，气湿相争，故为肿也。邪气渐盛，阳气衰少，致邪伐正，正气渐微，气不宣通，故四肢发肿。诸阳受气于胸中也，今人见手足关节肿痛，全以风治之，误矣，宜犀角汤。

犀角　元参清热制火。各钱　升麻升清胜湿　木通各八分　芒硝同以利水　麦门冬清心。去心。各四分　连翘　柴胡泄热散结。各六分　沉香升降诸气　射干能泄实火。糯米汁漂　甘草泻火和脾。各五分

煎。

〔批〕面独肿。

面独肿，苏子降气汤，兼气急者尤宜，或服后更磨沉香一呷。肾风面痝肿见上。

〔批〕面与脚①肿。

一身唯面与脚肿，早则面甚，晚则脚甚经云：面肿为风，脚肿为水，乃风湿所致。须问其大小腑通秘，别其阴阳症用药，除湿汤见中湿加木瓜、大腹皮、白芷各五分，或同苏子降气各半贴服。

〔批〕面目手足肿。

面目手足浮肿脾湿有余，气不宣通，导滞通经汤《宝鉴》。

陈皮苦温。理肺气，去滞气　桑白皮甘寒。去肺中水气，水肿胪胀，利水道〔批〕腹前曰胪，膨胀也。　木香苦辛温。除肺中滞气　白术苦甘温。除湿和中。各五钱　白茯苓甘淡。能止渴除湿，利小便。两，去皮。

经曰：湿淫所胜，平以苦热，以苦燥之，以淡渗之是也。

为粗末，每五钱，煎，空心温服。

〔批〕感湿。

感湿而肿者，其身虽肿，而自腰下至脚尤重，腿肿满尤甚，气或急或不急，大便或溏或不溏，但宜通利小便为佳，五苓散主

① 脚：原作“肺”，据文义改。

之，间进除湿汤加木瓜、大腹皮、炒莱菔子各五七分。洁古法：防己黄芪汤见前调五苓散。

〔批〕湿热内攻。

湿热内攻，水肿腹胀，小便不利，大便滑泄者，大橘皮汤见胀满。

〔批〕因气。

因气而肿者，其脉沉伏，或腹胀，或喘急，宜分气香苏饮。

桑白皮蜜水炒　陈皮　茯苓　大腹皮　香附炒。各钱　紫苏子钱半　桔梗　枳壳八分　草果煨，取仁，六分　五味子十五枚

姜三片煎，入盐少许，食前服。

愚按：方内当加青皮，若有胁痛更宜。

〔批〕因热。

因热为肿者，八正散见小便。

〔批〕热燥肺。

如热燥于肺为肿者，乃绝水之源也当清肺除燥，水自生矣，栀子豉汤中加黄芩。

〔批〕热在下焦。

如热在下焦，阴肿，使气不得化者当益阴而阳气自化，黄柏内加黄连此本《准绳》。

但曰“黄柏内加黄连”，不知何方，用者以意消息之可也。

〔批〕饮食伤。

饮食所伤而肿，或胸满，或嗳气，宜消导宽中汤。

白术钱半　枳实麸炒　陈皮　厚朴姜制　半夏　茯苓　楂肉　神曲炒　麦芽　莱菔子炒。各钱

加姜煎。

〔批〕不服水土。

不服水土而肿，或呕或泄者，胃苓汤入加味五皮饮。

五皮饮加木瓜、防己。

〔批〕干疮太早。

患疮用干疮药太早，致遍身肿，宜消风败毒散。

〔批〕大便不通。

若大便不通，升麻和气饮《局方》。

干姜五分　干葛两　大黄酒蒸。五钱　枳壳炒。五分　桔梗　苍术炒　升麻各两　白芍七钱半　陈皮　甘草各两半　当归　半夏制　白芷　茯苓各二钱

每四钱，姜、灯心煎。

〔批〕大便自利。

若大便如常或自利当导其气自小便出，宜五皮饮和生料五苓散。

腹若肿只在下，宜除湿汤和五苓散加木瓜如泽泻之数。

〔批〕肿如烂瓜。

头面手足遍身肿，如烂瓜之状手按而塌陷，手起而突满，喘满倚息，不能转侧，饮食不下，小便秘涩溺出如割，虽有，如黑豆汁，导水茯苓汤。

赤茯苓　泽泻　白术　麦门冬去心。各三两　桑白皮　紫苏　槟榔　木瓜各两　大腹皮　陈皮去白　砂仁　木香各七钱半

每五钱，灯心二十五茎煎。连三服，小水渐利。病重者，可用药五两，再加麦冬二两、灯草五钱，水一斗煎至一大碗，去渣，再煎至一大盏，五更空心服，渣再煎服。连进三服，小水自利，一日添如一日。〔批〕重症。

〔批〕遍身肿，小便涩。

遍身肿，小便涩者，麻豆汤《千金翼》。

麻黄二两，熬，研　乌豆一斗，煮浓汁一斗　桑白皮五升

以豆汁煮取六升，日二服，三日令尽。豆少不能取效。

〔批〕气息不通。

水肿，气息不通，命在旦夕者，《千金方》：牛黄二分，椒目三分，昆布同下、海藻洗去咸，炙、牵牛、桂心各八分，葶苈六分，捣如膏，和丸，桐子大，每服十丸日二，稍加，以小便利为度。《外台》加泽漆叶、桑白皮、甘遂、郁李仁。

〔批〕一切急难症。

水肿，一切急难症，小便不通，宜沉香琥珀丸。

琥珀　杏仁去皮留尖　泽泻　紫苏　赤茯苓各五钱　葶苈炒　郁李仁去皮　沉香各两半　陈皮去白　防己各七钱半

蜜丸，梧桐子大，麝香为衣，空心服三钱，加至五钱，人参汤下。

以上皆有余之症。

〔批〕大病后。

大病后，浮肿此系脾虚，宜加味六君子汤。

六君子加黄芪、白芍、木瓜、大腹皮，姜、枣煎。

〔批〕小便不利。

小便不利，间入五苓散。脾肺气虚，不能通调水道，宜补中益气兼六味丸。

小便不利有心火克肺金，不能生肾水，而成水症者，宜人参平肺散见喘兼滋肾丸见小便以滋化源。

〔批〕肾阴亏虚。

肾阴亏虚，火铄肺金，而小便不生者二经既虚，渐成水胀，用补中益气汤、六味丸，使脾肺肾之气交通，则水谷自然生化①，误用行气分利之药，以致小便不利，喘急痰盛，已成蛊症，宜加减金匮肾气丸。

熟地黄四两　白茯苓三两　山药微炒　丹皮酒洗②　山茱肉酒蒸　泽泻酒浸　牛膝酒浸　车前子盐水微炒　肉桂各两　附子炮，五钱。桂、附补命门火，火能生土，土强则能防水。阳能化阴，阴化则便溺通

蜜丸，或作汤服。

土为万物之母，脾虚则土不能制水而洋溢，水为万物之源，肾虚则水不安其位而妄行，以致泛滥于皮肤肢体之间，因而攻之，虚虚之祸不待言矣。桂附八味滋其阴而能行水，补命火因以强脾。加车前利小便而不走气，加牛膝益肝肾，借以下行，故使水道通，肿胀已，又

① 化：原脱，据崇让堂本补。
② 洗：原作“法”，据崇让堂本改。

无损于真元也。

喻嘉言曰：按此方，《济生》以附子为君，此薛新甫重订，以茯苓为君。然肾之关门不开，必以附子回阳，蒸动肾气，其关始开，胃中积水始下，以阳主开故也。〔批〕附子蒸动肾气，其关始开。关开即不用茯苓、牛膝、车前，而水亦下；关闭即茯苓、车前用至无算，抑莫如之何矣。用方者将君附子乎？亦君茯苓乎？愚谓得此足见新甫之陋。

何柏斋曰：造化之机，水火而已，宜平不宜偏，宜交不宜分。〔批〕造化之机，水火而已。火宜在下，水宜在上，则易交也。交则为既济，不交则为未济，极则分离而死矣。消渴症，不交而火偏盛也。水气症，不交而水偏盛也。小火不能化大水，故必先泻其水，后补其火。开鬼门，泻在表在上之水也；洁净腑，泻在里在下之水也。水势既减，然后用暖药以补元气，使水火交，则用药之次第也。盖造化生物，天地水火而已。主之者天也，成之者地也，乾始坤成，至其交合变化之用，则水火二气也。太旱物不生，火偏盛也；太涝物亦不生，水偏盛也。人之脏腑以脾胃为主，然脾胃能化物与否，实由于水火二气，非脾胃之能也。火盛则脾胃燥，水盛则脾胃湿，皆不能化物，乃生诸病水肿之症。盖水盛而火不能化也，导水补火，使二气和平则病去矣。

以上皆不足之症。

按：水症之有余者，邪气有余也；不足者，正气不足也。凡邪之所凑，其气必虚，故以治不足之法治有余犹可，以治有余者治不足，则断不可。《难经》曰：阳气不足，阴气有余，当先补其阳，而后泻其阴；阴气不足，阳气有余，当先补其阴，而后泻其阳。营卫通行，此其要也。

〔批〕统治。

统治水肿之病，当开鬼门发汗、洁净腑利小便也，白茯苓汤主之《金匮》①。

① 金匮：考《金匮要略方论》无此方，《素问病机气宜保命集·肿胀论》载此方，唯郁李仁用二钱。

白茯苓、泽泻《集解》用白术，名茯苓白术汤，治脾虚不能制水各二两，再加郁李仁五钱此《金匮》白茯苓汤，煎，入姜汁时服，从少至多。

服五七日后，觉腹下再肿，治以白术汤《金匮》。

白术、泽泻各五钱《集解》：白术二两，泽泻五两，名泽泻汤，为末，每三钱，煎，或丸亦可，煎茯苓汤下。以黄芪芍药建中汤疑即黄芪建中汤之类调养之，忌房室、猪、鱼、盐、面等物。

〔批〕通治。

水病洪肿，气胀不消食，《外台》方：香薷内釜中，以水淹之，上出数寸，煮浓汁，熬令可丸，桐子大，每服五丸，日三服，小便多止。

又：土狗一名蝼蛄焙干为末，用上半节即消上身之水，下半节消下，左消左，右消右，方士以此为神奇之药也。

冬瓜不限多少，任吃，鲤鱼重一斤以上者，煮熟取汁，和冬瓜、葱白作羹食之。

青头鸭或白鸭，治如食法，细切，和米并姜、盐、葱、椒煮粥食之，宜空心服，时进。

〔批〕十种水气。

十种水气，脚膝肿，上气喘满，小便不利，禹余粮丸但是水气，悉皆治之。许学士及丹溪皆云此治膨胀之圣药。

蛇含石大者三两，新铁铫盛，炭火烧石与铫俱通红，钳石倾入醋中，候冷，研极细，〔批〕蛇含石，《本草》治石淋。禹余粮三两，真针砂三两淘净，炒干，用米醋二升，同余粮煮，醋干为度，后并入炭火中煅红，钳出，倾净砖地上，候冷研细，三物为主，其次量人虚实，入下项治水多是取转，〔批〕转，专，去声，以力转物也。惟此三物既非甘遂、大戟、芫花之比，又有下项药扶持，故虚人、老人亦可用：羌活、木香、茯苓、川芎、牛膝、桂心、干姜、青皮、三棱、蓬术、白豆蔻、附子、大茴香、白蒺藜、当归各半两，酒浸一宿，上为末，入前药拌匀，以汤浸蒸饼，捩去水，和药杵丸，梧子大，食前温酒、白汤任下三十丸至五十丸。最忌盐，不可一毫入口，否则发疾愈甚。日三服，兼以温和调补气血之药助之，真神方也此方兼治有形之积块。

〔批〕十水症。

十水症一青水，先从左右胁肿起，一曰先从面目肿起，其根在肝，大戟为主；二赤水，先从舌根肿起，一曰先从心前肿起，其根在心，葶苈为主；三黄水，先从腰腹肿起，其根在脾，甘遂为主；四白水，先从足肿起，上气而咳，其根在肺，桑白皮为主；五黑水，先从外肾肿起，一曰先从足趺肿起，其根在肾，连翘为主；六元①水，先从面肿起，一曰先从面至足肿，其根在外肾，一曰其根在胆，芫花为主；七风水，先从四肢肿起，一曰腹满大，身尽肿，其根在胃，泽泻为主；八石水，先从肾肿起，一曰先四肢小肿，其腹独大，其根在膀胱，藁本为主；九暴水，先从小腹肿起，小腹满，其根在小肠，巴豆为主；十气水，或盛或衰，其根在大肠，赤小豆为主，宜十水丸。

上十症者，看病根何在，除一味倍多为君，余等分，蜜丸梧子大，以赤茯苓汤下。三九或五九，日二三服。忌食生冷、油腻、鱼、盐、酒、面一百二十日。

〔批〕肾家水。

肾家水肿，煨肾丸。

甘遂三钱

猜猪腰子一个，细批破，少盐椒淹透，掺药末于内，荷叶包，煨熟，温酒嚼服。

〔批〕气兼水。

气兼水，身面俱肿，垂死者，《外台》方：桑白皮、白茯苓、郁李仁各四两，陈皮二两，海藻三两洗，赤小豆升，煎，分三服。

〔批〕丹房奇术。

丹房奇术　肿胀不服药，自去水，用巴豆研，去油四钱、水银粉二钱、生硫黄钱，同研成饼，先用新绵一片，布脐上，次以饼掩之，外用帛缚，如人行三五里许，自然泻下恶水，待下三五次，

---

①　元：“玄”之讳字。

去药，以粥补之。久患者，隔日取水。一饼可救二三十人。

〔批〕水蛊。

一方：治水蛊，商陆根赤者，杵烂，贴脐上，以帛缚定，水自小便出。

〔批〕形气俱实。

水肿，形气俱实者，可用舟车丸及大圣浚川丸俱见胀满。

胀满

五脏六腑胀　鼓胀　水胀　谷胀　气胀　血胀　蛊胀　单腹胀

总论　经曰：厥气在下，营卫留止，寒气逆上，真邪相攻，两气相搏，乃合为胀也。营气循脉，卫气逆为脉胀，卫气并脉循分肉为肤胀。按：经论胀，五脏六腑靡不有之，分见各条。东垣曰：大抵寒胀多而热胀少，治者宜详辨之。《准绳》曰：岂独寒热而已，凡治是病，必会通经旨，然后能识脏腑之部分形症，邪气之所自来。纵是通腹胀满，卒难究竟者，亦必有胀甚之部，与病先起处，即可知属何脏腑之气受邪。若脾胃受邪，便先是胃脘心下痞气起，渐积为通腹胀也。腹属脾也，属脾胃者，则饮食少。属他脏腑者，则饮食如常，此亦可验。〔批〕脏腑部分。又须分其表里浅深，以胀在皮肤经络之间者，饮食亦如常。其在肠胃肓膜之间者，则饮食减少。其气壅塞于五脏则气促急、不食而病危矣。〔批〕表里浅深。更要分虚寒实热，其脏腑之气本盛，被邪填塞不行者为实。其气本不足，因邪所壅者为虚。邪从外入内，而盛于中者，先治其外，而后调其内。阴从下逆上，而盛于中者，先抑之而调其中。阳从上降下，而盛于中者，先举之，亦调其中，使阴阳各归其部。〔批〕虚寒实热。故《内经》治法，去菀陈莝，开鬼门，洁净府，宣布五阳，巨气乃平，此之谓也。每见俗工专守下之则胀已一法，虽得少宽，然真气未免因泻而下脱，而邪气既不降，必复聚成胀，遂致不救，可胜叹哉。李士材曰：大抵阳症必热，热者多实；阴症必寒，寒者多虚。先胀于内，而后肿于外者，为实；先肿于外，而后胀于内者，为虚。小便黄赤，大便秘结，为实；小便清白，大便溏泄，为虚。脉滑数有力为实，弦浮微细为虚。色红气粗为实，色悴声短为虚。凡诸实症，或六淫外客，或饮食内伤。阳邪急速，其至必暴，每成于数日之间。若是虚症，或情志多劳，或酒色过度，日积月累，其来有渐，每成于经月之后也。〔批〕阴阳寒热虚实。

脉　盛而紧，大坚以涩，迟而滑，皆胀也。

关上脉虚则内胀。

胀脉浮大洪实者易治，沉细微弱者难治。

唇偏举者，脾偏倾，则善满善胀。

胀兼身热，或兼如疟状，皆不可治。

腹胀，便血，其脉大时绝，是逆也。

呕，咳，腹胀，且飧①泄，其胀绝，是逆也。

〔批〕五脏。

五脏胀　心胀者，烦心短气，卧不安。

肺胀者，虚满而喘咳。

肝胀者，胁下满，而痛引小腹。

脾胀者，善饥，四肢烦悗闷乱，体重，不能胜衣，卧不安。

肾胀者，腹满引背央央然，腰髀痛。

〔批〕六腑。

六腑胀　胃胀者，腹满，胃脘痛，鼻闻焦臭心为焦，火气也，妨于食，大便难。

大肠胀者，肠鸣而痛濯濯，冬日重感于寒，则飧泄不化。

小肠胀者，少腹䐜胀，引腰而痛。

膀胱胀者，少腹满而气癃。

三焦胀者，气满于皮肤中，轻轻然而不坚。

胆胀者，胁下痛胀，口中苦，善太息。

〔批〕外感。

外感风寒暑湿而胀者，藿香正气散见霍乱。

---

① 飧：原作“餐”，据《灵枢·玉版》改。

有胸腹身面俱肿，六脉不出，用紫苏、桔梗之类，汗出而愈。

〔批〕胸满鼻寒。

胸膈满胀，身面尽浮，鼻塞咳逆，清涕流出，宜小青龙汤见太阳二三服，却进消胀药。

〔批〕汗后。

发汗后，腹胀满凡吐下后胀满者，乃当汗不汗，误与吐下，表邪乘虚入里，邪气盛则实之症也。汗后表已解，而胀满者，知非里实，缘脾胃气虚，阴气内壅而为胀也，法当补虚散滞，宜厚朴生姜半夏甘草人参汤见太阳。

〔批〕发热。

腹满，发热十日，脉浮而数，饮食如故，厚朴七物汤主之《金匮》。

厚朴三钱　枳实钱半　大黄　甘草各钱　桂枝五分　枣二枚　姜五片

煎。呕加半夏钱半，下利去大黄，寒多者加生姜三钱。

仲景云：胀满按之不痛为虚，痛者为实，可下之。腹胀时减，复如故，此为寒，当与温药。

〔批〕脾虚满。

脾虚满者，黄芪汤疑即黄芪建中汤。芍药散湿。

〔批〕实满。

脾实满，不运，平胃散苍术泄湿。

东垣云：腹胀满，气不转者，加厚朴以破滞气。腹中夯闷，此非腹胀满，乃散而不收，可加芍药收之。是知气急而胀，宜厚朴散之；气散而胀，宜芍药收之。

〔批〕肤胀。

肤胀经曰：寒气客于皮肤之间，鼟鼟然不坚，腹大，身尽肿，皮厚，按其腹窅而不起，腹色不变，此其候也。按：肤胀为无形之气，故按之不起，脾胃受湿，腹胀身重，肢酸肤肿，宜对金饮子。

平胃散一两加桑白皮两。

〔批〕虚寒。

脾胃虚寒，心腹胀满，厚朴温中汤。

平胃散去苍术，加木香、草蔻、干姜、茯苓。

〔批〕外邪传里。

外感风寒，自表传里，寒变为热，胃实腹满，日晡潮热，大渴引饮，谵语是太阳阳明合病。

〔批〕大实满。

大实大满者，大承气汤下之。

仲景曰：腹满不减，减不足言，当下之，宜大承气汤。

〔批〕微满实。

阳明微满实者，小承气汤下之。

经曰：胃脉实则胀，胃病者腹胀满，皆实胀也，泄之则胀已，此之谓也。

〔批〕鼓胀、气胀、水胀、热胀。

中满鼓胀诸病有声，鼓之如鼓，为鼓胀、气胀气不通利为气胀，血不通利为血胀。但气分，心下坚大而病发于上；血分，血结胞门而病发于下、水胀气血不通则水亦不通而尿少，尿少则水积而为水胀、热胀湿热相生则为热胀。经曰：诸腹胀大，皆属于热，宜中满分消丸东垣。

厚朴炒，两　枳实麸炒。行气而散满。二药兼能破宿血　黄连炒　黄芩炒。各五钱。二药泄热消痞　姜黄钱　砂仁二药暖胃快脾　干姜益阳燥湿。各二钱　陈皮四钱。理气和中　半夏姜制，五钱。行水消痰　知母炒，四钱。治阳明独胜之火，润肾滋阴　猪苓钱　泽泻三钱。泻脾胃妄行之水，升清降浊　人参　白术炒　甘草炙。各钱　茯苓二钱。少加四君以补脾胃，使气运则胀消

蒸饼为丸，热服分消丸治热胀，分消汤治寒胀，宜详而用之。

按：此方乃合六君、四苓、泻心、二陈、平胃而为一方者，但分两有多寡，则所治有主客之异矣。

〔批〕内伤。

内伤热胀或伤酒湿面及味厚之物，膏粱之人，或食已便卧，使湿热之气不得施化，致令腹胀满，亦是热胀，并宜中满分消丸主之。

东垣曰：经云中满者泻之于内是也，宜以辛热散之，以苦泻之，淡渗利之，使上下分消其湿，此治之正也。朱丹溪曰：脾具坤顺之德，而有乾健之运，故能使心肺之阳降，肝肾之阴升，而成天地相交之泰，是为平人。今也七情内伤，六淫外感，饮食失节，房劳致虚，脾土之阴受伤，转输之官失职，故阳升阴降，而成天地不交之否。清浊相混，隧道壅塞，菀而为热，热留为湿，湿热相生，遂成胀满，经曰鼓胀是也。以其外虽坚满，中空无物，有似于鼓。以其胶固难治，又名曰蛊，若蛊之侵蚀而有蛊之义焉。宜补其脾，又须养肺金以制木，使脾无贼邪之患；滋肾阴以制火，使肺得清化之令；却咸味，断妄想，远音乐，无有不安。若急于取效，喜行利药，而元气伤矣。

〔批〕寒胀寒疝。

中满寒胀，寒疝，二便不通，四肢厥逆，食入反出，腹中寒，心下痞，下虚阴燥，奔豚不收经曰：胃中寒则胀满，脏寒生满病，胃气隔塞不通，腹善满，失衣则腹胀，此皆寒胀也，并宜中满分消汤东垣。

川乌　干姜　生姜　荜澄茄各二钱　吴茱萸　草蔻仁各五分　益智仁三分。诸药除湿开菀，暖胃温肾，以祛其寒　青皮二钱　厚朴五分。以散其满　升麻三分　柴胡梢二钱。以升其清　茯苓三分　泽泻三钱。以降其浊　人参二钱　黄芪五分。以补其中　木香三分。以调其气　当归二钱。以和其血　麻黄二钱。以泄其汗　半夏三分。以燥其痰　黄柏五分　黄连二分。以去湿中之热，又热因寒用也

热服。

〔批〕内伤。

内伤寒胀或多食寒凉，及脾胃久虚之人，胃中寒则胀满，或脏寒生满病，中满分消汤主之。

东垣曰：中满治法，当开鬼门，洁净府。中满者泻之于内，谓脾胃有病，令上下分消其湿，下焦如渎，气血自能分化。如或大满实，二便不利，从权以寒热药下之。

〔批〕上胸喘喝。

腹满，大便不利，上走胸臆，喘息喝喝经曰取足少阴，取者泻也，宜以辛热散之，良姜、肉桂、益智仁、草豆蔻取仁、厚朴、升

麻、甘草、独活等分，或酌用，黄柏少许引用。

又方：桂枝、桔梗、人参、陈皮、青皮少许、良姜、白术、吴茱萸、泽泻。

〔批〕积聚坚硬。

中满腹胀，内有积聚，坚硬如石，其形如盘，令人不能坐卧，大小便涩滞，上喘气促，面色痿黄，通身虚肿，广茂溃坚汤主之东垣。

广茂煨。香烈行气，消积聚　黄连　柴胡　生草　神曲炒　泽泻各三分　陈皮去白　青皮去白　升麻　吴茱萸汤泡。各二分　黄芩去黑心　草豆蔻煨，取仁　厚朴姜制　当归梢　益智仁各五分　红花二分　半夏七分。解俱见上

渴加葛根四分，热服，忌房劳、酒、面、生冷油腻等物。

二服后，中满减半，只积不消，再服半夏厚朴汤东垣。〔批〕积不消。

半夏钱　厚朴姜制，八分　神曲炒，六分　归尾　猪苓　三棱醋炒　升麻各四分　肉桂　苍术　白茯苓　泽泻　黄芩生用　橘皮　草豆蔻　甘草生用　柴胡各五分　木香　青皮各二分　吴茱萸　干生姜　黄连各分　红花　苏木各半分　桃仁七粒，去皮　昆布少许

渴加葛根三分，稍热服。

二服后，前症又减半，却于前方中加减服之。

〔批〕积聚疼胀。

积聚相攻，或疼或胀者，初用七气消聚散。

制香附钱半　青皮　枳壳麸炒　蓬术入肝经血分，破气中之血　三棱入肝经血分，破血中之气，并能通肝经聚血，消积块。俱醋炒　木香　砂仁各钱　厚朴姜制　陈皮各钱二分　甘草炙，四分　姜三片

煎。

〔批〕日久虚弱。

日久元气虚，脾胃弱而胀，参术健脾丸。

六君子汤加厚朴、砂仁，少佐消导药。

〔批〕湿热。

湿热内攻，心腹胀满，小便不利，大便滑泄小水并入大肠及水肿，宜大橘皮汤。

赤茯苓钱　猪苓　泽泻三者泄火行水　白术补脾土　肉桂化气。各五分。此五苓　滑石清热利湿。六钱　甘草泻火调中。钱。此六一散也　槟榔三分。湿热内盛，故加此峻下之药　陈皮钱半　木香三分。行气之品，使气行则水行，以通小便而实大便也

每服五钱，加姜三片煎。

〔批〕下脘不通。

腹胀因下脘不通者，通幽汤见膈、润肠丸并见大便主之。

经曰：饮食不节，起居不时者，阴受之，阴受之则入五脏，入五脏则䐜胀闭塞。又云：下脘不通则胃气热，热气熏胸中，故内热。下脘即幽门，胃之下口也。人身之中，上下有七门，皆下冲上也。幽门上冲吸门，吸门即会厌气喉，上掩饮食者也，冲其吸入之气，不得下归肝肾，为阴火相拒，故咽膈不通，致浊阴之气不得下降，而大便干燥不行；胃之湿与阴火俱在其中，则腹胀作矣。治在幽门，使幽门通利。泄其阴火，润其燥血，生其新血，则幽门通利而大便不闭，吸门亦不受邪，咽膈得开，胀满俱去矣，是浊阴出下窍，浊阴走五脏、归六腑，得下归于地也。经曰中满者泻之于内，此法是也。

〔批〕大便燥结。

胀而大便燥结，脉沉之洪缓，浮之弦者，宜沉香交泰丸。

沉香　橘红　白术各三钱　厚朴姜制，五钱　吴茱萸泡汤　枳实炒　青皮去白　木香　白苓　泽泻　当归各三钱　大黄酒浸，两

蒸饼为丸，桐子大。每服五七十丸，微利为度。

〔批〕水胀。

水胀　脾胃受湿，不能制水，水渍于肠胃，溢于皮肤，漉漉有声，怔忡喘息，宜大半夏汤。

二陈汤加桔梗、槟榔等分，加姜煎。

〔批〕坚大如盘。

心下坚，大如盘，边如旋杯，水饮所作，枳术丸主之。

〔批〕口舌干燥。

腹满，口舌干燥，此肠胃间有水气，防己椒苈丸主之《金匮》。

汉防己　椒目　葶苈　大黄各两

蜜丸，桐子大，食后服十丸，日三稍增，口中自有津液。渴加芒硝五钱。

〔批〕形气俱实。

水胀及水肿，水道壅遏，形气俱实口渴面赤，气粗腹坚，大小便秘是也，舟车丸。

河间仿仲景十枣创制此方，治一切水湿痰饮如神。

黑牵牛四两，炒　大黄二两，酒浸　甘遂面裹煨　大戟制同上　芫花醋炒。以上皆行水之厉剂，能通行十二经之水　青皮醋炒。各两　木香五钱。肿属于脾，胀属于肝，水之不行，由于脾之不运，脾之不运，由于木盛而来侮之，是以不能防水而洋溢也。二药疏肝泻肺而健脾　橘红两。同为导气燥湿之品，使气行则水自行，脾运则肿胀自消也　轻粉钱。无窍不入，能去积痰，故少加之。然非实症不可轻投

水丸椒目大，空心服五丸，日三服。痞闷者多服，〔批〕痞闷①。烦满者宜初服一丸，每加二丸，快利为度。〔批〕烦满②。

戴云：每令病者先服百余粒，以浚川散投之，五更当下。轻者一二度，重者五六度方愈。药虽峻急，为效极神。弱者当依河间渐次进，实者依戴人法。

本方去芫花、大戟、青皮、陈皮，加郁李仁、牵牛取头末、大黄炒各两、木香三钱、芒硝三钱、甘遂五分，名大圣浚川散。

评曰：诸湿为土，火热能生湿土，故夏热则湿，秋凉则燥。尝考戴人治法，假令肝木乘脾土，土不胜木，求救于子，己土生庚金，味辛者为金，大加生姜，使伐肝木。然不开脾土，无由行也，先以舟车丸通其闭塞之路，泻其所不胜，后以姜汁调浚川散大下之，是泻其所胜也。戴人每言，导水丸必用禹功散继之，舟车丸必以浚川散继之。禹功散见疝。

〔批〕大戟法。

---

① 痞闷：原脱，据崇让堂、文奎堂本补。

② 烦满：原脱，崇让堂本作"快利"，此据文奎堂本补。

易老大戟法 大枣一斗，置锅内与大戟同煮，水干，去大戟不用，旋旋吃枣，无时枣尽即效。

〔批〕谷胀。

谷胀 失饥伤饱，痞闷停酸，旦食不能暮食由脾元虚弱，不能克制于水，水气上行，浸渍于土，土湿不能运化水谷，水不宣流，故令人中满。旦，阳气方长，谷气易消，故能食。暮，阴气方进，谷不得化，故不能食，脉沉实滑者，宜鸡矢醴《素问》。

鸡矢白半升。微寒。下气消食，利大小便

以好酒一斗渍七日，食后、临卧温服一盏。一用鸡矢白干者，大黄、桃仁各等分，为末，每二钱，姜汤调服。

一方：羯鸡矢白者一升，炒黄色，细末，百沸汤三升滤汁，每取一大盏，调木香、槟榔末一钱，空心服，以平为期。一用无灰好酒，煎取汁，五更热饮，则腹鸣，行黑水二三次，足有皱皮。又饮，皱至膝上而愈。

〔批〕谷及气胀。

谷胀及气胀，大异功散。

三棱 莪术 青皮 陈皮 藿香 桔梗 半夏曲 枳壳炒 香附炒 益智仁各钱半 甘草炙，五分 姜三片 枣一枚

煎。

〔批〕气胀。

气胀 金蟾散。

大癞虾蟆一个有白眉者，砂仁为末，从口塞入，腹满为度，泥罐封固，晒干，火煅通红，烟尽取出，候冷，去泥，细研为末，作一服，或酒或陈皮汤调下，屁多即效。

〔批〕大怒而胀。

大怒而胀，分心气饮。

紫苏梗钱半 青皮去白 白芍 大腹皮 陈皮去白。各钱 木通 半夏各①八分 肉桂六分 赤茯苓 桑白皮炒。各五分 姜三片 灯

---

① 各：原脱，据《证治准绳·类方·胀满》补。

心十茎

煎。

〔批〕忧思伤脾。

忧思过度，伤脾而胀，大小便不利，脉虚紧涩，紫苏子汤《济生》。

家紫苏子沉水者，炒，捶碎，钱　大腹皮　草果仁　半夏制　厚朴制　木香　陈皮去白　枳实炒　白术　木通各钱　人参五分　甘草炙，三分　姜五片

煎。

〔批〕胁痛胸痞。

胀而两胁刺痛肝火盛也，脉弦而细者，及气不宣通，胸胁痞闷脾胃受伤，中气不运，大便不利清阳不升，浊阴不降，经曰：浊阴在上，则生䐜胀，木香顺气汤见气。

经曰：留者行之，结者散之。以柴胡、升麻之苦平，行少阳、阳明，发散清气，运行阳分，为君。原方二味系一分，此用一钱。以生姜、半夏、草蔻、益智之甘辛大热，消散中寒，为臣。以厚朴、木香、苍术、青皮之辛苦大温通顺滞气；以陈皮、当归、人参之辛甘温调和营卫，滋养中气。浊气不降，以吴茱萸之苦热泄之；气之薄者，为阳中之阴，茯苓、甘草、泽泻咸平气薄，引浊阴之气自上而下，故以为佐。气味相合，散之泄之，上之下之，使清浊之气各安其位也。

〔批〕下焦虚损。

中满腹胀，下焦虚损者经曰：太阴所至为稸①满，诸湿肿满皆属脾土。东垣曰：脾乃阴中之太阴，同湿土之化，天为阳为热，火也，主运化。地为阴为湿，水也，主长养。在人则为脾，脾湿有余，腹满，食不化，无阳则阴不能生化，故云脏寒生满病。因饮食劳倦，损伤脾胃，始受热中，末传寒中，水谷聚而不散，而成胀满，皆水气寒湿为之也。治宜大辛热之剂，木香塌气丸。

木香　青皮　草豆蔻各三钱　萝白子炒　陈皮去白。各五钱　胡

① 稸：原作“畜”，据《素问·六元正纪大论》改。

椒二钱　蝎梢去毒，二钱半

面糊丸，桐子大，每服三十丸，温米饮下，服白粥百日，重者一年。若阴囊红肿冰冷，须用青盐、干姜、白面等分，水和膏涂之，或摊纸上贴之。〔批〕阴囊肿冷。

〔批〕血胀。

血胀　烦躁漱水，迷忘惊狂，痛闷喘恶，虚汗厥逆，小便多，大便血，人参芎归汤。

人参　肉桂去皮　五灵脂炒。各钱半　乌药　蓬术煨　木香　甘草炙　砂仁各五钱　川芎　当归　半夏泡。各七钱半

每服两半，姜、枣、苏叶同煎。

〔批〕瘀蓄死血。

瘀蓄死血而胀，腹皮上见青紫筋，小水反利，脉芤涩妇人多有此病，桃仁承气汤，势重者抵当汤俱见蓄血。如虚人不可下者，当归活血散。

生地黄　赤芍　当归须酒洗。各钱半　桃仁去皮留尖，研泥　红花酒洗　香附童便浸炒。各钱　牡丹皮酒洗　川芎　元胡索　蓬术煨。各八分　三棱煨　青皮各七分

煎，空心服。

〔批〕劳倦伤。

劳倦所伤脾胃不能运化而胀，补中益气汤。

气虚有痰，脾虚鼓胀，六君子汤。

以补剂治胀，初觉不快，多服药力得行，渐有条理矣。

〔批〕蛊症。

脾肾大亏，已成蛊症，加味肾气丸见水肿。

〔批〕饮食伤。

饮食所伤，脾胃虚弱水谷聚而不化，呕噫胀痛此寒湿菀遏而胀，香砂调中汤。

藿香　砂仁各钱二分　苍术米泔浸一宿，炒，二钱　厚朴姜制　陈皮　半夏　茯苓　青皮　枳实麸炒。各钱　甘草三分

大便泻，去枳实、青皮，加神曲、楂肉、肉豆蔻、黄连。

〔批〕大便泻。

〔批〕病后失调。

大病后，饮食失调，脾胃受伤而生胀者，先以化滞调中汤。

六君子汤去甘草，加厚朴姜制、山楂肉、神曲炒、麦芽炒、砂仁。胀盛者，加莱菔子伤面食者尤宜，姜三片煎。

次以参苓白术散补其脾见呕泻。

〔批〕泻未止。

泻利后，并服通利药，以致脾胃大弱，专以补脾为主。若泻未止，间用胃风汤。

〔批〕单腹胀。

单腹胀四肢头面不肿，木香散《类方》。

木香　青皮　白术　姜黄　草豆蔻　阿魏　荜澄茄各两

为末，醋糊丸，绿豆大。每二十丸，生姜汤送下。

〔批〕蛊胀。

蛊胀与鼓胀有别：鼓胀者，中空无物，腹皮绷急，多属于气也。蛊胀者，中实有物，腹形充大，非蛊即血也，腹胀大，按之有块，四肢瘦削，发热不退，脉滑数，唇红腹痛，多嗜肥甘诸凡腹疼者，唇色淡，不嗜饮食，此为蛊也，阿魏积块丸并治癥瘕积聚癖块，一应难消难化者。

三棱　莪术各用醋煨　雄黄　蜈蚣全用，焙燥。各钱二分　自然铜　蛇含石蛇黄难得，今人以蛇口含之土至春吐出者当之。各烧红醋淬七次。各二钱　木香钱半　铁华粉用糯米醋炒。钱　辰砂　沉香各八分　冰片五分　芦荟　阿魏　天竺黄　全蝎洗，全用，焙干。各四钱

为极细末，用雄猪胆汁杵炼为丸，黑狗胆汁尤妙，梧子大。每服七八分，重者一钱，蛊下积消为度，不必尽剂。

消蛊汤。

半夏　莱菔子炒　甘草炙。各八分　砂仁　肉豆蔻　紫苏茎叶　陈皮　青皮　枳壳　三棱　蓬术　槟榔　肉桂　白豆蔻　荜澄茄　木香各五分

姜三片、枣二枚煎。

诸蛊胀，使君子丸、石榴椿树方俱见虫。

〔批〕蜘蛛蛊。

蜘蛛蛊胀劳伤，单腹肿大，而四肢极瘦者，古方虽有八物汤去地黄加黄连、厚朴之法，然脾气虚极，真脏已伤，为不治之症。

腹胀，脉洪大，饮食如常，治见虫门。

〔批〕泄泻胀。

久患泄泻，昼夜不止而胀，宜用益智仁收其气脱浓煎汤服之，立愈。

〔批〕喘满。

胀而喘满，不得卧，虚者人参生脉散之类，实者葶苈大枣汤之类。

〔批〕疟胀。

痎疟为胀满，亦有寒胀、热胀，宜《局方》双解饮子见疟。

余肠覃、石瘕及水分、血分之症，别见妇科。

痞

心下硬满，不痛者为痞。胀有形，痞无形。附：胸痹

总论 经曰：阳明之复，心痛痞满。注：以清甚于内，热菀于外。〔批〕清，冷也。太阳之复，心胃生寒，心痛痞闷。注：以心气内燔。太阴所至，为积饮痞满。注：皆以阴胜阳也。《准绳》曰：由是观之，受病之脏，心与脾也。因而菀塞为痞者，火与湿也。盖心，阳火也，主血；脾，阴土也，主湿。伤其阳，则火怫菀而血凝；伤其阴，则土壅塞而湿聚。阴阳之分，施治不可同也〔批〕心脾受病。东垣曰：伤寒下早为痞，酒积杂病下之太过，亦作痞。盖下多亡阴，亡阴者，谓脾胃水谷之阴亡也，故胸中之气因虚下陷于心之分野则致痞，宜升胃气，以血药兼之。若全用气药导之，则痞益甚，甚而复下之，气愈下降，必变为胀满，皆非其治也。汪讱庵曰：痞由阴伏阳蓄，气血不运而成，处心下，位中央，填塞痞满，皆土病也，与胀满有轻重之分。〔批〕痞皆土病。痞惟内觉满闷，胀则外有胀急之形也。杂病有中气虚，不能运化

而成者，有饮食、痰积及湿热太甚，土乘心下而成者，古方用芩、连、枳实之苦以泄之，朴、夏、生姜之辛以散之，参、术之甘苦温以补之，苓、泻之淡以渗之，惟宜上下分消其气。果有实症，庶可略施疏导。人苦于痞塞，喜用利药，暂时通快，药过滋甚，皆不察夫下多亡阴之意也。

有用寒药治热痞，大黄黄连；有阴阳不和，用寒热药者，大黄黄连加附子之类；有阴胜阳虚，用辛热多而寒药少者，半夏、生姜、甘草泻心汤之类。〔批〕治病用药。

脉 胸满脉滑为有痰，数为热多，涩有死血。

右手脉紧实是痰积。

痞病右关脉多弦，弦而迟者，必心下坚。

脉阳微阴弦，则胸痹而痛。胸痹痛，寸口脉沉而迟，关上小紧而数。

〔批〕将成痞。

伤寒误下将成痞，先用桔梗枳壳汤。

二味炒。各钱　甘草钱

加姜煎。

《活人书》云：审知是痞，先用此汤。东垣曰：非以此专治痞也，盖因错下必成痞症，是邪气将陷，而欲过胸中，故先用截散其邪气，使不至于痞。“先”之一字，早用之义也。若已成痞而用之，则失之晚矣。不惟不能消痞，而反损胸中之正气，则当以仲景方治之。

诸泻心汤仲景。见太阳。

〔批〕少阴面赤。

少阴面赤，下利，心下痞，泻心汤钱氏。

黄连去须，为极细末

每服一字，至半钱一钱止。临卧温水调下。易老单用泻心汤。用钱氏法加减：烦加山栀，躁加豉淡者，呕加半夏，满加枳实、厚朴，腹痛加白芍，脉迟加附子炮，下焦寒加干姜，大便硬加大黄。如用姜、附，先煎令熟，使热不僭，后加黄连。

诸泻心汤皆治伤寒痞①满，满在心胸，不在胃也。若杂病痞满，有寒热虚实之不同。《保命集》云：脾不能行气于四脏，结而不散则为痞。东垣曰：伤寒之痞从血中来，杂病之痞亦从血中来。然伤寒之痞从外之内，故宜苦泄；杂病之痞从内之外，故宜辛散。

伤寒以下之，故心下痞；与泻心汤，痞不解；口渴烦躁，小便不利者，五苓散主之，此有停饮故也。

五苓功擅荡热滋燥，导饮生津，故亦为消痞良方。程郊倩曰：邪在上焦而治在下焦者，使浊阴出下焦，而清阳之在上焦者，自能宣化矣。心邪不从心泄，而从小肠泄，汪云乃脏实而泻其腑也，柯云入心而逐水气，则痞自除矣。

〔批〕头目不清。

痞而头目不清者，上清散胸中不快者，悉利于表。

黄芪二钱　甘草二钱　人参　葛根各钱半　防风根钱　蔓荆子五分

分二剂，临卧温服。以衣覆面首不语，汗出为效。先后一日，俱忌语言。

〔批〕无形气症。

无形气症，以苦泄之。

〔批〕心下虚痞。

心下虚痞脾虚不运，恶食懒倦脾主四肢，虚故懒倦，右关脉弦脾虚而木侮之，宜枳实消痞丸东垣。

枳实苦酸。行气破血，脾无积血，心下不痞。麸炒　黄连苦寒。泻热开痞。并消痞之圣药。姜汁炒。各五钱　厚朴苦降。散湿满而化食厚肠。姜制，四钱　麦芽咸温。助胃气而软坚破结。炒，钱　半夏燥湿痰而和胃。三钱　干生姜去恶血而开五脏六腑，通四肢关节。皆所以散而泻之也。二钱　人参　白术土炒　茯苓各三钱　草炙，二钱。四君甘温补脾，使气足脾运，而痞自化。既以助散泻之力，又以固本，使不伤真气也

蒸饼为丸。

① 痞：原作“病”，据《成方集解·泻火之剂·附子泻心汤》改。

《玉机微义》曰：此半夏泻心汤加减法也，内有枳、术、四君、平胃等药，利湿消痞，补虚之剂也。

久痞壅塞不散，烦热，喘促不宁，黄连消痞丸东垣。

前方除人参，加黄芩、猪苓、泽泻。

〔批〕有形血症。

有形血症，以辛甘散之。

寒伤营血，胸膈高起气毒搏结，枳实理中丸见太阴后。

实痞，大便秘者大要痞满下利者为虚，便秘者为实，厚朴枳实汤。

厚朴制　枳实炒。各二钱　木香钱　大黄六分　黄连　甘草炙。各四分

煎。

〔批〕虚痞。

虚痞，大便利者，平补枳术丸东垣。

白术补脾气。炒，三两　白芍补脾血。炒，两半　陈皮和胃　枳实消痞。炒　黄连清热。姜制。各两　人参补元气　木香调诸气。各五钱

荷叶煎水，打米糊丸。米饮下如此平补气血，廓清痰火，兼通气道，则病邪自消，而脾胃日壮矣。

〔批〕热。

热痞则烦渴溺赤，以苦寒泄之，大消痞丸。

枳实消痞丸加姜黄、黄芩、泽泻、砂仁、陈皮，或加升麻、葛根以发之。便结即利之。

〔批〕寒热结。

寒热痞结肝木过甚，克制脾土，左金丸见胁痛。

〔批〕寒。

寒痞则中清，以辛甘散之，枳实理中丸加丁香，或丁沉透膈汤见反胃。

〔批〕痰积气滞。

痰积气滞成痞，二陈加枳实、砂仁、木香，或木香顺气汤见气入竹沥、姜汁。

戴复庵：以诸痞塞及噎膈乃是痰为气所激而上，气又为痰所隔而

滞，痰与气相搏，不能流通也。

〔批〕痰积气滞。

脉右关弦，弦而迟者，必心下坚此肝木克脾土，菀结痰涎闭于脏腑，气不得舒则痞，木香顺气汤见气。

〔批〕挟死血。

挟死血者，多用牡丹皮、红曲、麦芽炒研、香附童便炒、桔梗、通草、穿山甲、番降香、红花、苏木各钱，酒、童便各半，煎。甚者加大黄，临服入韭汁桃仁泥此方一应大怒之后作痞者，皆可治。〔批〕大怒后。

〔批〕七气。

七气所伤，结滞痞闷，宜七气汤，或导痰汤见痰加木香。

〔批〕菀。

菀者，越鞠丸见菀。

〔批〕伤劳倦。

伤劳倦而痞，补中益气汤。

大病后，元气未复而痞者，亦宜之。

〔批〕脾胃不调。

脾胃弱，而转运不调为痞者，宜四君子汤之类加升降药。

〔批〕湿。

湿而痞者，四肢困重，小便短，宜胃苓汤以渗之。

〔批〕杂病酒积。

酒积杂病，下之太过而作痞满，宜升提胃气，以血药兼之海藏云：治痞独益中州脾土，以血药治之，其法无以加矣。汪云：脾无积血，心下不痞，故须兼血药，黄芪补中汤东垣。

黄芪　人参各二钱　白术　苍术　陈皮　甘草各钱　泽泻　猪苓　茯苓各五分

煎。

下大消痞丸加升麻、柴胡。

天地不交为否，今以苓、泽从九天之上而降，升、柴从九地之下而升，则可以转否而为泰矣。

〔批〕伤饮食。

饮食伤脾痞闷，轻者枳术丸见饮食、大消痞丸见上；甚者微下之，木香槟榔丸、枳实导滞丸俱见饮食；兀兀欲吐，吐之，二陈汤、瓜蒂散见太阳，探吐之。

〔批〕胸痹。

胸痹心下满而不痛为痞，心下满而痛为胸痹之病，喘息咳唾胸中心肺之分，胸背痛诸阳受气于胸中，而转行于背，气痹而不行故痛，短气气痹，寸口脉沉而迟，关上小紧者，瓜蒌薤白白酒汤主之《金匮》。

瓜蒌一枚　薤白三两。薤叶光滑，露亦难伫，故曰薤露。其性滑泄，能通气滞，故胸痹、下重并用之　白酒四升

煎。

喻嘉言曰：胸中阳气如离照当空，旷然无外，设地气一上，则滞塞有加，故知胸痹者，阴气上逆之候。仲景微则用薤白、白酒以益其阳，甚则用附子、干姜以消其阴，世医不知胸痹为何病，习用豆蔻、木香、诃子、三棱、神曲、麦芽等药，坐耗其胸中之阳，亦相悬矣。

〔批〕不得卧。

胸痹，不得卧，心痛彻背，瓜蒌薤白半夏汤主之《金匮》。

前方加半夏以不得卧故也。

〔批〕心痞胸满。

胸痹，心中痞，留气结在胸，胸满，胁下逆抢心，枳实薤白桂枝汤主之《金匮》。

前方除白酒，加枳实、厚朴、桂枝。

人参汤亦主之即理中汤，重者更须补中。

〔批〕气塞短气。

胸中气塞，短气此不言痛，茯苓杏仁甘草汤三味作汤，橘枳生姜汤亦主之《金匮》。

橘皮斤　枳实三两　生姜八两

煎。

胸痹缓急者亦不言痛，薏苡仁附子散。

二味为散，服方寸匕。

〔批〕痞痛彻背。

胸膈痞痛彻背，胁胀，喘急，妨闷，瓜蒌实丸《济生》。

瓜蒌仁润肺涤痰。捣烂　枳实破滞消痞。麸炒　半夏豁痰燥湿　桔梗开膈载药

等分，姜汁糊丸此方可谓善治痞闷喘急矣。然痰因火动者，加黄连尤妙，盖黄连佐枳实，消痞甚速。

一味瓜蒌子熟炒，连皮，或煎或丸，最能荡涤胸中垢腻。

〔批〕支饮胸满。

支饮胸满者不言痹，枳朴大黄汤主之《金匮》。

即小承气汤，分两多寡随宜。

〔批〕外治二法。

罨痞气法：萝白子三合，生姜二两，葱白七叶，橘叶一握，白面半合，共捣匀，炒令温，罨痞处，绢帛缚之。候半日许，胸中烦热即解去，以热手揉之。不拘寒热虚实，并用之。无橘叶，以椒叶代之。

又方：一切痞结，生姜斤捣汁，另贮，只用渣，炒热帛包，熨心胸胁下，其痛豁然而愈。姜冷再拌汁，炒熨之。

积聚

五脏积　息积　附：癥瘕　痃癖　蛊

总论　《灵枢》言：积皆生于风雨寒暑，清湿喜怒。喜怒不节则伤脏，脏伤则病起于阴，阴既虚矣。风雨袭虚，病起于上而生积。清湿袭虚，病起于下而成积矣。《难经》曰：积者，五脏所生；聚者，六腑所成。积，始发有常处，其痛不离其部，上下有所终始，左右有所穷处；聚，始发无根本，上下无所留止，其痛无常处。仲景谓积者脏病也，坚而不移；聚者腑病也，发作有时，推移不定。〔批〕积聚。又有槃[①]气者，即饮食之气渗注停积之名

① 槃：原作“檠”，据《金匮要略·五脏风寒积聚病脉证并治》改。槃，同“谷”，饮食水谷之义。

也，胁下痛，按之则愈，复发是也。〔批〕檠[①]气。巢氏《病源》于积聚之外，复立癥瘕之名，谓由寒温不调，饮食不化，与脏气相搏结所生。其不动者，癥也；虽有癖而可推移者，瘕也。癥者，征也，按之应手；瘕者，假也，假物成形，如血鳖石瘕之类。又有痃癖者，痃，皮厚也，在肌肉之间而可见者也；癖者，僻也，内结于隐僻，外有可见也。癖与痃癖乃胸膈之病，积与聚为肚腹之病，多见于男子。癥与瘕独见于脐下，常得于妇人。〔批〕癥瘕痃癖。治积聚之病，必分初、中、末三法：初者，病邪初起，正气尚强，邪气尚浅，则任受攻；中者，受病渐久，邪气较深，正气较弱，则宜且攻且补；末者，病魔经久，邪气侵凌，正气消残，则任受补而带攻。经曰：大毒治病，十去其五；小毒治病，十去其七。又曰：大积大聚，其可犯也，衰其半而止，过则死。

脉 坚强者生，虚弱者死。

细沉附骨者，积脉也。

沉而有力为积。

沉紧者，有寒积。

浮而牢，积聚也。脉弦，腹中急痛为瘕，细微者为癥。

〔批〕初起。

积聚痞块初起，保和丸见饮食加白术、香附、黄芩、厚朴、枳实、黄连。

〔批〕饮食不消。

饮食不消，或再加人参。

〔批〕实积。

实积，木香槟榔丸同上、枳实导滞丸白鸽粪最能消食，加入佳。

〔批〕一切积聚。

一切积聚痰饮，心胁引痛，硇砂丸《本事》。

硇砂大热，能化肉食，烂五金，《本草》言其能化人心为血，故治噎膈、癥瘕、肉积有殊功。水飞，五钱　干漆散瘀血。炒，两　木香　青皮行滞气。各二钱半　三棱破血行气。醋炒，五钱　肉豆蔻暖胃和中。一个，面煨　白芷散风除湿。五钱　干姜五钱　胡椒二钱半。除沉寒锢冷　大黄

两　巴豆去油，五钱。能斩关夺门。方内多辛热有毒之品，用之以破冷攻坚，惟大黄苦寒，假之以荡热去实，盖积聚既深，攻治不得不峻也

为末，酽醋二升酸以收之煮巴豆五七沸，再下三棱、大黄末，同煮五七沸，入硇砂熬成膏，和诸药，杵丸，绿豆大。每五丸，姜汤下。此治肉积、气积、血积通剂也。

《玉机微义》曰：方中因白芷散水行气，故更言治痰饮。

洁古曰：壮人无积，虚人则有之，皆由脾胃怯弱，气血两虚，四时有感，皆能成积。若遂以磨坚破结之药治之，疾似去而人已衰矣。干漆、硇砂、三棱、大黄、牵牛之类，得药则暂快，药过则依然，气愈消疾愈大，竟何益哉？故善治者，当先补虚，使气血壮，则积自消，如满座皆君子，则小人自无容地矣。不问何脏，先调其中，使能饮食，是其本也。

李士材曰：此为轻浅者言耳。若大积大聚，不搜而逐之，日补无益也。审知是何经受病，何物成积，见之既确，发直入之兵以讨之，何患其不愈哉？

〔批〕五脏积。

五脏积　经曰：积之所生，得寒乃生，厥乃成积也。厥气生足悗，悗生胫寒，胫寒则血气凝涩，血气凝涩则寒气上入于肠胃，入肠胃则䐜胀，䐜胀则肠外之汁沫迫聚不得散，日以成积。卒然多饮食则肠满，起居不节，用力过度则络脉伤，阳络伤则血外溢，血外溢则衄血，阴络伤则血内溢，血内溢则后血，肠胃之络伤，则血溢于肠外，肠外有寒，汁沫与血相抟，则并合凝聚不得散，而积成矣。〔批〕衄为阳经之血，宜凉；后为阴经之血，宜温。又曰：卒然外中于寒，若内伤于忧怒，则气上逆，气上逆则六输不通，温气不行，凝血蕴里而不散，津液涩渗，着而不去，而积皆成矣。此谓清湿袭虚之病也。

〔批〕脾积。

脾积在胃脘，大如盘，或如覆杯，痞塞不通，背痛心疼，饥减饱见，腹满吐泻，久则四肢不收，或发黄疸，饮食不为肌肤，足肿肉消，名痞气，脉浮大而长，宜痞气丸东垣。

黄连泻热燥湿，治痞君药。八钱　厚朴姜制，五钱　砂仁钱半。行气散满　茵陈酒炒，钱半　茯苓另研　泽泻各钱。利水实脾　黄芩二钱。清肺养阴　川椒五分　吴茱萸汤泡，三钱。燥脾逐冷　干姜炮，钱半　肉桂四分　川乌炮，去皮脐，五分。三者补命火以生脾土，而姜、桂又能生新去瘀。痞多血病，黄连、枳实皆血分药　巴豆霜另研。四分。能消有形积滞，为斩关夺门之将，积之以为先驱　人参钱　白术土炒，二钱。加二者以补脾元正气，正旺然后可以驱邪也

上除巴霜、茯苓另研外，余同为极细末，旋旋入茯苓、巴霜，和匀，蜜丸桐子大，初服二丸，日加一丸，渐加至大便微溏，再从二丸加起，周而复始。积减大半，勿服。秋冬厚朴用两，减黄连钱半。

〔批〕肝积。

肝积在左胁下，如覆杯，有头足，久不愈，令人咳逆，或两胁痛，牵引小腹，足寒转筋，久则如疟，名肥气，脉弦而细，宜肥气丸同上。

柴胡二两。平肝胆之邪热　厚朴五钱　川椒炒去汗，四钱　甘草炙，三钱　广莪煨。入肝经血分，消积块　昆布咸能软坚　人参各二钱半　皂角去皮弦子，煨。入肝搜风，消痰破坚。另研　白茯苓另研。各钱半　川乌炮，钱二分　干姜　巴豆霜各五分。另研

上除茯苓、巴豆霜、皂角另研外，如前蜜丸，服法同上。春夏黄连用两。

〔批〕肺积。

肺积在右胁下，大如覆杯，气逆背痛，或少气善忘，目瞑肤寒，皮中时痛，如虱缘针刺，久则咳喘，名息贲，脉浮而毛，宜息贲丸同上。

厚朴姜制，八钱　黄连炒，两三钱　人参二钱　干姜炮　天门冬保肺清金降火，治痰喘嗽　白茯苓　川椒　紫菀消痰止嗽。去苗。各钱半　桂枝　桔梗入肺泻热，开提气血　京三棱炮　陈皮　川乌　白豆蔻肺家本药，除寒消积。各钱　青皮五分　巴豆霜四分

上除二药另研外，如前蜜丸，服法亦同。春冬厚朴用两，黄

连用六钱。

〔批〕心积。

心积起脐上，大如臂，上至心下，久不愈，令人病烦心、腹热、咽干，甚则吐血，名伏梁，脉沉而芤，宜伏梁丸同前。

黄连两半　人参　厚朴制。各五钱　黄芩三钱　肉桂　茯神宁心。去木　丹参入心，生新去瘀。炒。各两　川乌　干姜　赤小豆心之谷也，行水散血　石菖蒲开心孔，利窍消积　巴豆霜各五分

蜜丸，服法俱如前。秋冬厚朴用两，黄连亦只用两，黄芩不用。

伏梁外有二症：其一，少腹盛，上下左右皆有根，裹大脓血，居肠胃之外，不可治；其二，气溢于大肠而着于肓膜之原，故环脐而痛，此风根，不可动之。〔批〕二伏梁俱见病机篇。

〔批〕肾积。

肾积发于少腹，上至心，若豚状，或下或上无时，饥见饱减，小腹急，腰痛，口干目昏，骨冷，久不已，令人喘逆，骨痿少气，名奔豚，脉沉而急，宜奔豚丸同前。

厚朴七钱　黄连炒，五钱　苦楝子酒煮，三钱。苦寒下行　白茯苓另研　泽泻行水　菖蒲利窍。各二钱　元胡索行滞除痛。钱半　附子炮。助阳　全蝎去风　独活去少阴风。各钱　川乌头炮。逐风　丁香奔豚正药。各五分　巴豆霜六分　肉桂二分

除另研外，蜜丸，服法俱同前。秋冬厚朴用两二钱。如积势坚大，服前药不减，于一料中加存性牡蛎粉三钱，疝、带下勿加。如服药觉热，加黄连。气短，加厚朴。闷乱，减桂诸方皆然。

上五积，如积满腹或半腹者，先治其所起。是何脏积，当先服本脏积药，诸疾自愈，是治其本也。〔批〕治其本。

《集解》云：此东垣五积方也，虽有破滞削坚之药，多藉人参之力赞助成功。吴鹤皋谓非东垣之方，故《医方考》中俱不录。

〔批〕热积。

热积，寒取之，千金硝石丸。

硝石六两　大黄八两　人参　甘草各三两

为细末，以三年苦酒三升置器中，以竹片作准，每人一升，刻一痕，先入大黄，不住手搅，使微沸，尽一痕，乃下余药，搅如前，又尽一痕，微火熬便可，丸如桐子大，每服三十丸。须量虚实，下如鸡肝、米泔、赤黑等物，效。忌风冷，稀粥将息。

〔批〕积聚热者。

一切积聚属热者，不拘久近，醋煮三棱丸神效。

三棱四两，醋煮，竹刀切片晒干　川芎二两，醋煮，微软切片　大黄五钱，醋浸，湿纸裹煨，切片

醋糊丸，每服三十丸，无时温水下。

有正当积聚处，内热如火，渐及四肢，一日数发，如此二三日又愈，此不当攻其热。又有原得热病，热留结不散，遂成癥癖，此却当用去热之剂。

〔批〕寒积。

寒积热取之，鸡爪三棱丸《宝鉴》。

鸡爪三棱根曲如鸡爪者　石三棱根黄色白，形如钗股　荆三棱生荆楚地者　木香　青皮　陈皮各去白。各①五钱　硇砂三钱　槟榔　肉豆蔻各两

姜汁糊丸，桐子大。每服二十丸，日二服。忌生冷、硬黏物。

〔批〕胃弱。

胃弱少食，勿与攻下，二贤散见痰常服，块亦自消。有块加姜黄二钱，气滞加香附，虚加沉香。

〔批〕惊气。

惊气成块，妙应丸加法俱见痰饮。

〔批〕胁痛。

胁痛有块，芦荟丸见火加姜黄、桃仁各五钱，或加白鸽粪。

〔批〕饮癖。

饮癖结成块，在胁腹之间，病类积聚，用破块药多不效，此当行其饮，宜导痰汤、五饮汤俱见痰饮。

---

① 各：原脱，据《卫生宝鉴·卷十四·腹中积聚》补。

何以知其为饮？其人先曾病瘥，口吐涎沫清水，或素多痰者是也。

〔批〕酒癖。

多饮成酒癖，积块，腹胀疼痛，身肿肌黄，少食，宜大七气汤。

三棱　莪术通聚消积　青皮去白　陈皮去白。行滞理气　藿香去恶和中　桔梗开提气血　肉桂通血脉，导百药　益智仁开发菀结，宣通滞气　香附积由菀起，能解六菀，通十二经气。炒。各两半　甘草炙，七钱半。补脾和中

每五钱，酒煎。

〔批〕气痛。

气痛游走心腹间，攻刺上下，隐若雷鸣或已成积，或未成积，沉香降气汤见气。

〔批〕息积。

息积，胁下满，气逆，息难，频岁不已乃气息痞滞于胁下，不在脏腑营卫之间，积久成形，气不干胃，故不妨食，化气汤《三因》。

砂仁　桂心　木香各二钱半　甘草炙　茴香炒　丁香皮　陈皮　青皮炒　干姜炮　蓬术炮。各五钱　胡椒　沉香各钱

为细末，每二钱，姜、紫苏汤下。

〔批〕治诸积药。

诸积症治要药　食积，酸心腹满，大黄牵牛之类，甚者硇砂、巴豆。酒积，目黄口干，葛根、枳椇子、麦芽、黄连、白豆蔻之类，甚者甘遂、牵牛。气积，噫气痞塞，木香、槟榔、厚朴、枳壳、橘红之类，甚者枳实、牵牛。涎积，咽如拽锯，朱砂、腻粉之类，甚者瓜蒂、甘遂。痰积，涕唾稠黏，半夏、南星、瓜蒌之类，甚者瓜蒂、藜芦、海石、瓦楞子、白芥子。癖积，两胁刺痛，三棱、广茂之类，甚者甘遂、蝎梢。水积，足胫胀满，郁李仁、商陆、五苓之类，甚者甘遂、芫花。血积，打扑肭①瘀，产后不

---

① 肭（nǜ 衄）：原作“肭”，据文义改。肭，闪扭、折伤。

月，桃仁、红花、干漆、丹皮、苏木之类，甚者虻虫、水蛭、穿山甲、花蕊石。肉积，赘瘤核疬，山楂、腻粉、白丁香及砭刺出血，甚者硇砂、阿魏、滑石。茶积，姜黄、芝麻，甚者吴茱、椒、姜。谷积，麦芽、谷芽、神曲、砂仁，甚者鸡内金。蛋积，白豆蔻、橘红、豆豉、姜汁。菜积，丁香、肉桂、麝香。果积，麝香。面积，莱菔子。鱼鳖积，紫苏、橘皮、木香、姜汁。鳖积，白马尿。狗牛肉积，杏仁、楂肉。虫积，雄黄、锡灰、槟榔、雷丸、芜荑、榧子、使君子。疟积，鳖甲、草果。饮食中毒、虫门可参看。

东垣云：许学士云，大抵治积，或以所恶者攻之，所喜者诱之，则易愈。如上治诸积药，各从其类也。若用群队之药分其势，则难取效。须要认得分明是何积聚，兼见何症，然后增加佐使之药，不而，反有所损。要在临时通变，随所积而行之，节饮食，慎起居，和其中外，可使必已。

以上磨积诸药，必用补气血药相间兼服，积消半即止。

〔批〕贴治。

贴块，三圣膏。

石灰十两，细筛炒红，用好醋熬成膏，入锦纹大黄末两、肉桂末五钱，搅匀，瓦器封贮，纸摊，烘暖贴患处。

又方：五仙膏。

大黄　皂角　生姜　葱连根　大蒜各半斤

共捣烂，水煎取汁，再熬成膏，黑色为度，摊绵帛上，先以针刺患处，后贴膏。

〔批〕握药。

握药，宣积丸①。

巴豆　干姜　白芥子　良姜　硫黄　甘遂　槟榔等分

为末，饭丸，如中指头大。早起先以川椒汤洗手了，麻油涂掌中，握药一丸，移时便泻。欲止泻，即以冷水洗手。是宜两手俱握。

---

① 丸：原脱，据《续本事方》卷十“宣积丸”补。

〔批〕倒仓法。

倒仓法丹溪。

黄牡牛肉肥嫩者二三十斤，切碎，洗净，用长流水、桑柴火煮糜烂，滤去滓，取净汁，再入锅中，文武火熬至琥珀色则成矣。择一净室，明快不通风者，令病人先一夜不食，坐其中，每饮一钟，少时又饮，积至数十钟。病在上者必吐，病在下者必利，病在中者吐而且利。视所出物，可尽病根乃止。连进之，急则逆上而吐多，缓则顺下而利多，视病之上下而为缓急。吐利后必渴，不得与汤，其小便必长，取以饮之，名轮回酒，非惟止渴，兼涤余垢。怠倦觉饥，先与米饮，次稀粥，三日后方与厚粥，软饭菜羹调养。半月余，精神焕发，沉疴悉除矣。须戒色欲半年、一年，戒牛肉数年。

霞天膏

即照前法，每肉十二斤，可熬膏一斤。夏月水浸，可留三日，寒天久留生霉，用重汤煮。〔批〕霉，音梅。磁罐盛之，入煎剂调服。入丸药，每三分加面一分，或同蜜炼。

朱丹溪曰：牛，坤土也，黄土之色也，以顺为德，而法健为功者，牡之用也。肉，胃之药也；液，无形之物也。积聚久而形质成，依附肠胃回薄曲折之处，以为巢臼，岂铢两之丸散所能窥其藩牖乎？肉液充满流行，无处不到，如洪水泛涨，浮莝沉朽皆顺流而下，不可停留。凡属滞碍，一洗而空，泽枯润槁，补虚益损，宁无精神焕发之乐乎？其方传于西域异人，中年后行一二次，亦却病养寿之一助也。

王纶云：牛肉补中，非吐下药，借补为泄，以泄为补，亦奇方也。

愚按：倒仓法，丹溪用之，每建奇功，岂欺人哉？后之人乃惮而不敢用者，亦未审以补为泄之深妙也。

〔批〕癥瘕痃癖

癥瘕痃癖论见总注。　一切五积五脏、六聚六腑、七癥蛟龙、鱼、鳖、獭、狐、蛇，又有米、虫、发等名、八瘕青、黄、燥、血、脂、狐、蛇、鳖，余名同上，随气上下，心腹疞痛，上气窒塞，小腹胀满，大小便不利，俱宜大七气汤见上。随脏加减，兼吞各丸：

脾积，本方煎吞痞气丸；肝积，本方煎熟待冷，用铁器烧红，以药淋之，乘热服，兼吞肥气丸；肺积，本方加桑白皮、半夏、杏仁各五分，煎吞息贲丸；心积，本方加石菖蒲、半夏各五分，吞伏梁丸；肾积，本方倍桂，加茴香炒、楝子肉各五分，吞奔豚丸。

积聚、癥瘕、痃癖、虫积①、痰食，不问阴阳寒热，新制攻积丸。士材。

吴茱萸汤泡五次　干姜　肉桂去皮　川乌炮。各两　黄连酒炒　半夏　橘红　茯苓　元胡索炒　槟榔　厚朴制　枳实炒　石菖蒲　人参　沉香　琥珀另研　桔梗各八钱　巴豆霜另制，五钱

为细末，皂角六两煮汁滴成丸，绿豆大，渐加至钱半，姜汤下。

药品稍峻，用之有度。补中数日，服此攻伐，不问其积去多少，又与补中，待其神旺，则复攻之，屡攻屡补，以平为期，此百发百中者也。〔批〕屡攻屡补法。

〔批〕九气。

九气积聚，状若癥瘕，随气上下，发作心腹绞痛，宜散聚汤《三因》。

吴茱萸泡　厚朴制　枳壳去瓤，麸炒　川芎　附子炮　甘草炙　茯苓各两　陈皮去白　杏仁去皮尖，炒　桂枝各二两　半夏　槟榔　当归各七钱半

每四钱，加姜煎。便不利加大黄。

〔批〕鳖癥。

鳖癥腹内有癥结，如鳖之形状，有食鳖触冷不消生癥者，有食诸杂物，得冷不消，变化而作者，白马尿一升五合，温服瘥。

〔批〕鳖瘕。

鳖瘕《直指》云：嗜酒人血菀于酒为酒鳖，多气入血菀于气为气鳖，虚劳人败血杂痰为血鳖，如虫之行，上侵人咽，下蚀人肛，或附胁背，或隐肠腹，须急治之，生硫黄末，以老酒调，时时服之。

《轨范》云：此味人多畏之，不敢轻服，其实性甚和缓，目睹有

① 积：原作“血”，据《医宗必读·卷七·水肿胀满》改。

人服数斤，全无所苦，惟肌肤色黄而已。

又方：惟用芜荑炒，兼暖胃理气益血之药，乃可杀之。

〔批〕鱼癥。

鱼癥有人胃气虚弱，食生鱼鲙，因为冷气所搏，不能消化，结成鱼癥，揣之有形，状如鱼也，马鞭草捣汁饮之，姜叶汁饮之亦消，又可服药吐之。

初食在心胸间不化，吐复不出，速下除之，久之则成癥病：橘皮两，大黄二两，朴硝二两，煎，顿服，或加苏梗。

〔批〕蛇癥。

蛇癥人有食蛇不消，腹内因有蛇癥，亦有蛇之精液误入饮食内。食之，其状常苦饥，而食则不下喉，食至胸前即吐出，其病在腹，揣摸亦有蛇状，为蛇癥，赤足蜈蚣一条，炙研末，酒调服；面光，发热如火炙者，蒜汁一盏饮之，吐出如蛇即愈；白马尾切细，酒服，初服五分，次服三分，更服二分，不可顿服，服则杀人。

〔批〕虱癥。

虱癥人有多虱，而性好啮之，所啮既多，腑脏虚弱，不能消之，变化生癥，患者见虱必啮之，不能禁止，时从下部出，亦能毙人，喜食血，用极旧木梳煅灰服，或故篦子一枚、故梳子一枚，各破为两分，一分烧灰，一分水煎，调服。

〔批〕米癥。

米癥人有好哑米，转久弥嗜，哑之。若不得米，则胸中清水出，米不消化，遂生癥结。其人常思米，不能饮食，久则毙，腹内有人声，鸡屎一升，白米五合，捣散，煎，顿服；羸瘦至死，葱白两虎口切，乌梅三十枚擘碎水渍一宿，使得极浓，清晨啖葱白，随饮乌梅汁尽，顷之心腹烦欲吐，吐之，疗之三晨，当吐出米癥，差。

〔批〕发癥。

发癥有因饮食内误有头发，随食成癥，胸喉间如有虫上下来去者是也，油一升，以香泽煎之，大镫铹①贮之，〔批〕镫铹，铜器。

---

① 镫铹（sāo láo 搔劳）：一种铜做的器皿。

安病人头边，以口鼻临油上，勿令得饮，及传之鼻口，令有香气，当叫唤取饮，不得与之，必疲极眠睡，其发当从口出饮油，人专守视之，并石灰一裹，见癥出，以灰粉手，捉癥抽出，须臾抽尽，即是发也以所喜诱之法。

〔批〕发瘕。

发瘕，人患腰痛牵心，每至辄气欲绝，此发瘕也。以油投之，即吐出如发梢，引之长三尺，头成蛇能动，挂久滴血，惟一发①。

发瘕饮油夏子益②《奇疾方》，雄黄五钱研，水调服，虫自出。

一人腹烦满，弥二岁，此误食发而然，饵雄黄，少顷吐一蛇无目，烧之有发气③。

又，猪脂二升，酒三升，水煮三沸，温服。

〔批〕血瘕。

血瘕，鳖甲、大黄、琥珀等分，为散，酒服二钱，少时恶血即下。血下尽，即休服。

〔批〕气血瘕。

一切气血瘕甄氏，瓦楞子煅红，醋淬三次，为末，醋膏为丸服。

以上多《外台》方。

〔批〕酒瘕。

酒瘕，人有饮酒多而食谷少，积久渐瘦，遂常思酒，不得则吐，多睡，不能食，是胃中有虫使之然，名为酒瘕也详见虫门。

〔批〕十年痃癖

---

① 发瘕……惟一发：此为南朝刘宋时期医家徐文伯治宋明帝宫人案，参看《南史·徐文伯传》。

② 夏子益："益"字原脱，据《普济方》卷二五五"怪疾"与《本草纲目·石部·雄黄》引文补。夏子益，宋代医家，名德茂（一名德），编撰有《卫生十全方》十二卷，末附《奇疾方》一卷。

③ 一人腹烦满……烧之有发气：此为唐代医家甄立言治尼明律案，参看《旧唐书·甄权传》。

十年痃癖①，《千金翼②》方：桃仁去皮尖、双仁，煮熟、豉干，暴③去皮，熬，捣筛各六升，蜀椒去目、闭口者，生，捣筛三升，干姜捣筛三升，先捣桃仁如膏，合捣千杵，如干，入少蜜，丸如酸枣④大。空心酒服三丸，日三。

外仍用熨法，椒熨方《千金翼》。

取新盆一口受一斗者，钻底上作三十余孔，孔上布椒三合，椒上布盐，盐上安纸两重，上布冷灰一升，冷灰上安热灰一升，热灰上安红炭火，如鸡子大，常令盆热。底安薄毡，其口以板盖上，以手捉，勿令落，仰卧，安于腹上，逐病痛处，自捉移熨之。冷气及癥结皆从下部中作气出，七日一易椒盐，满三七日，消乃止。

备急熨癥方《千金翼》

吴茱萸三升，碎之，酒和煮热，布裹熨癥上，冷更炒熨，癥移走，则逐而熨之，消乃止。

破癥消瘕，红丸子《易简》。

蓬术　三棱　橘皮　青皮　胡椒　干姜　阿魏　矾红⑤

水滴为丸，每服六十丸，姜汤下。又，小儿脾胃之病，用之极有神效。

破癖汤《千金翼》

白术　枳实炒　柴胡各三两

水五升，煮取二升，分三服，日三。

虫

九虫　五脏虫　寸白虫　应声虫　酒虫

总论　虫由湿热蒸而生，观之日中有雨，则禾节生虫，其

---

①　癖：原作“瘕”，据《千金翼方·卷十九·杂病中·癖积》及本段眉批“十年痃癖”改。

②　翼：原脱，据《千金翼方·卷十九·杂病中·癖积》及下文椒熨方后小注“千金翼”补。

③　暴：原作“泡”，据《千金翼方·卷十九·杂病中·癖积》改。

④　酸枣：原作“枣”，据《千金翼方·卷十九·杂病中·癖积》改。

⑤　矾红：即绿矾煅赤者。

理明矣。善乎！张戴人推言之也，曰木火属春夏，土属季夏，水从湿土化，故多虫焉。人患虫积，多由饥饱调燮失宜，或过餐鱼脍白酒，或多食牛羊，或误啖鳖苋，中脘气虚，湿热失运，故生寸白诸虫，或如蚯蚓，或似龟鳖，小儿最多，大人间有。其候心嘈腹痛，呕吐涎沫，面色痿黄，眼眶鼻下青黑，以致饮食少进，肌肉不生，沉沉默默欲眠，微有寒热。如不早治，相生不已。古人云：虫长一尺，则能害人，虫若贯串，杀人最急。治宜追虫取积。

关尹子曰：人之一身，内包蛲蛔，外蒸虮虱。万物有依人身以为生者，是吾身一小天地也。〔批〕人身一小天地。蛲蛔为人所常有之虫，倘寒侵火迫，则不安其位，亦能为病。若饮食不慎，血气虚衰，又能变生诸虫，不可名状，如发癥、鳖瘕、痨瘵、传尸之类，至于杀身灭门。虫之为患，若斯其酷也，是以先贤以法杀之。苟人不能让杀虫，则虫必且杀人矣。

〔批〕虫外候。

虫外候 肘后粗，以下三四寸热者，肠中有虫。

面上白斑，唇红能食，心嘈，颜色不常，脸上有蟹爪路。

腹痛时作时止，肚大青筋。

伤寒吐蛔，乌梅丸见伤寒厥阴。

〔批〕腹痛；生痔。

虫啮腹痛，时作时止虫啮则痛，不啮则止，或耕起往来蛔虫不安于胃，口吐涎沫虫在胃中，及下部有虫，生痔痒痛蛲虫居于胴肠之间，多则为痔，剧则为癞，宜集效丸《三因》。

干姜炒 附子炮。热以温之 诃子皮酸以伏之 槟榔 芜荑炒 鹤虱各七钱半 大黄两半。苦以杀之，盖虫喜温恶酸而畏苦也 木香辛温，以顺其气。五钱

蜜丸，乌梅煎汤下。

〔批〕腹胃干痛。

腹痛胃痛，干痛有时，不呕不泻，淡食而饥则痛，厚味而饱则否，此为虫也，雄槟丸。

雄黄辛毒 槟榔苦降 白矾酸涩。皆杀虫之品，故合用以治之

等分饭丸，每五分，食远服。

〔批〕肠胃虫。

肠胃诸虫为患肠胃气虚，变生诸虫，亦由物必先腐，而后虫生之义，化虫丸。

鹤虱　胡粉炒　苦楝根东引未出土者　槟榔各两　芜荑　使君肉各五钱

面糊丸皆杀虫之品，量人大小虚实用之。

〔批〕心痛满闷。

诸虫心痛，多吐冷气，上攻满闷，《圣惠》方：鳗鲡鱼补虚杀虫去风，并治骨蒸痨瘵淡炙食之；万应丸取虫积神效。

黑牵牛取头末　大黄　槟榔各八两　雷丸醋煮　木香各两　沉香五钱

为末，以大皂角、苦楝根皮各四两煎汁，水丸，五更砂糖水下三四十丸。

下虫丸。

苦楝根皮法更详小儿腹痛门虫痛。为末

面糊丸，弹子大。戒午饭，晡时预食油煎鸡子饼一二个，临卧白汤化下一丸，五更取下异虫为效。

〔批〕九虫

九虫在人腹中，月上旬头向上，中旬横之，下旬头向下，故中下旬用药则不入虫口，所以不验也。凡欲服补药，须去诸虫，不尔不得药力。

〔批〕治虫诸药。

治诸虫药　吴鹤皋曰：古方杀虫，如雷丸、贯众、干漆、蜡矾、百部、铅灰之类，皆其所常用者也。有加附子、干姜者，壮正气也；加苦参、黄连者，虫得苦而伏也；加乌梅、诃子者，虫得酸而软也；加藜芦、瓜蒂者，欲其带虫吐出也；加芫花、黑丑者，欲其带虫泻下也；用雄黄、川椒、蛇床、樟脑、水银、槟榔者，治疮疥之虫也；用胡桐泪、莨菪子、韭子、蟾蜍者，治龋齿之虫也；用川槿皮、海桐皮者，治疯癣之虫也；用青葙子、覆盆叶者，治九窍𧓍蚀之虫也；用败鼓心、桃符板、虎粪骨，死人枕、獭爪、鹳骨者，驱痨瘵之虫也。诸疮痍，白筳草尸虫所畏沐浴最佳，根叶皆可用。

〔批〕腹胀痛。

虫胀腹痛饮食停滞，湿热生虫，致胀满啮痛，及食劳发黄，喜食茶、米、炭、土等物虫之所嗜也，使君子丸。

使君子去壳，二两　南星姜制　槟榔各两。皆能杀虫

和炒如喜食生米，用麦芽斤炒；喜食茶叶，用茶叶炒；喜食炭土，炒用炭土。因其所嗜用药为末，蜜丸，每晨砂糖诱之以甘水下。

小儿失乳而哺早，或食甜过多，腹痛吐清水，腹上有青筋，火煨使君肉与食，以谷煎汤送，甚妙。

〔批〕腹胀、脉洪。

腹胀，脉洪大，饮食如常非水肿、鼓胀之症，乃湿热生虫之故，石榴、椿树各取东行根皮、槟榔各五钱，长流水煎，空心顿服之。少顷，腹作大痛，泻下长虫遂愈。

〔批〕五脏虫。

五脏虫　姚宽《西溪丛话》云：五脏有虫皆上行，惟有肺虫下行，最难治。用獭爪为末，调药于初四、初六日治之，此日肺虫上行。《道藏经》中载，诸虫头皆向下，惟自初一至初五以前，虫头向上，故用药多取效。二说小异，姑两存之愚按：姚说或专指肺虫而言也。

〔批〕肺。

肺劳热生虫，其形如蚕，令人咳逆、咯血，或忧恚、寒热气。五者之隔，皆从劳气所生，名曰膏肓病，针灸不至，药所不到，治之为难，麦门冬饮。

麦门冬去心。十两　干姜炮　蜀椒去目并合口者，微炒出汗。各两　黄芪　百部焙　白术　人参　肉桂去皮。各两二钱半　远志去心　附子炮　细辛去苗　甘草炙。各两半　杏仁去双仁、皮尖，麸炒。五钱①

---

① 五钱：此前原衍“各”字，据《证治准绳·类方·虫》删。

蜜丸如酸枣大，含化咽津。一方有槟榔，无白术。

桑根白皮酒。

桑根白皮取东引者，剉。一升　吴茱萸根皮取东引者，刷去土，净。五两　狼牙去连苗处，刷去土，净。三两

酒七升，煮取二升，分三服，每日一服。

〔批〕脾。

脾劳热，有白虫长一寸，令人胸中咳咳好呕，即呕而不出，前胡汤。

前胡　白术　枳壳去瓤，麸炒　细辛如上　赤茯苓　常山剉　松萝　旋覆花各两半　龙胆草　杏仁如上。各两

每五钱，竹叶十片洗净细切同煎，空心服。吐之即瘥。若腹中热，加芒硝、栀仁、黄芩、苦参，枳壳易枳实。

茱萸根浸酒方。

吴茱萸根东引者一尺，剉　麻子八升　陈皮去白，炒。三两

先捣陈皮、麻子如泥，后拌茱萸根酒一斗，浸一宿，慢火煎，分五服，空心下。合药时，忌说合杀虫药。

〔批〕心。

心劳热伤心，有长虫名曰蛊，长一尺，贯心为病，雷丸丸。

雷丸灰火炮过　橘皮去白，焙　桃仁去双仁、皮尖，麸炒。各二两二钱半　贯众大者，去须，五钱　白芜荑炒　青葙子炒　干漆炒，令烟尽。各两　狼牙制法如前，两半　乱发如鸡子大，烧灰研

蜜和，铁臼内杵丸。一方有僵蚕、吴茱萸根皮。

〔批〕肾。

肾劳热，四肢肿急，有蛲虫如菜中虫，生于肾①间，贯众散。

贯众大者三枚，去须　干漆如上，二两　吴茱萸汤泡七次，焙干，炒，两半　槐白皮剉　白芜荑炒。各两　胡粉炒黄色，研，两　杏仁如前，五钱

为细末，每二钱，空心井花水调下。日晚再服。

① 肾：此指外肾，即阴囊。

〔批〕肝。

肝虫如烂杏，缺方，拟上贯众散亦可用。

〔批〕寸白虫。

寸白虫色白形扁，居肠胃中，时或自下，乏人筋力，耗人精气，红藤根织草履者浸浓水饮之，虫自出。

永除方 治令为水泻出。

榧子 槟榔 芜荑等分

为末。先吃烧牛肉脯，后温酒调末二钱服之。

又方：狗脊、贯众、芜荑、石榴根每五钱，浆水煎，四更初服之，先晚不得吃夜食。

又，榧子四十九枚去皮，月初旬，平旦空心服七枚，七日服尽，虫消成水，永瘥。

又方：黑铅灰、锡灰，每服四钱，先吃猪肉脯，少时用砂糖浓水半盏调，五更服。虫尽下，白粥将息。

〔批〕应声虫。

应声虫人每言语，喉中有声作应，服雷丸愈；板蓝汁一盏，分三次服之，亦可愈。

〔批〕水蛭。

水蛭入腹，势须滋生，常日遇食时，则聚丹田间，吮咂精血，饱则散处四肢。苟惟知杀之，而不能扫尽，故无益也。早旦忍饥，勿啖一物，枵腹以诱之，将午取黄土一块，温酒一升，投土搅其内，此虫喜酒，又久不得土味，乘机毕集，投药多少，随症久暂进之，能空洗令无余也。药用田中干泥一小块，小死鱼三四个去鳞皮，巴豆十粒，同研烂，将猪脂溶化，和丸绿豆大，以田中冷水下十丸，蛭皆泻出，后以四物加黄芪煎服调理。

〔批〕酒虫。

酒虫心痛，宜涌之。

一人嗜酒，每夜必置数升于床隅，一夕忘设，至夜半大渴，求之不得，忿闷呼噪，俄顷吐出肉块如肝而黄，上如蜂窠，犹微动。取酒沃之，唧唧有声，此酒病根也。亟投诸火，后遂不饮①。

狐惑虫见伤寒，余诸有虫者见各门。

疝

寒疝　肾疝　肝气　小肠气　膀胱气　心疝

子和七疝：寒疝、水疝、筋疝、血疝、气疝、狐疝、癞疝

总论　经曰：任脉为病，男子内结七疝，女子带下瘕聚。有七疝之名而无其状，及按诸篇，有谓冲任督生病，上冲心痛，不得前后曰冲疝；三阳为病，发寒热，痿厥，其传为癞疝；足阳明筋病为㿗疝。又曰肝脉滑甚为㿗疝；黄脉之至也，大而虚，有积气在腹，中有厥气，名曰厥疝；脾传之肾，名疝瘕，病少腹②宽热而痛，出白；邪客厥阴之络，则卒疝暴痛；肝所生病为狐疝；厥阴之阴盛，而脉胀不通为㿗癃疝；脾脉微大为疝气，滑盛为㿗癃。又曰：肾脉滑盛为㿗癃③内则裹脓血，外则小便闭。〔批〕《内经》七疝。赵以德曰：此本为睾丸之症立名，然《内经》以疝名者，痛也。〔批〕疝，痛也。有腹中脏腑之痛，一以疝名为心疝、肺疝、五脏风疝之类，而任脉是疝病之本源，各经是疝病之支流。任脉内舍结固不化之阴，上击脏腑，则为腹中之疝；下入厥阴，会于阴器，则为睾丸之疝。若诸经受邪，不与任脉相干，则不名为疝矣。若夫巢氏所叙七疝，曰厥、症、寒、气、盘、胕、狼者。〔批〕巢氏七疝。张戴人非之曰：此俗工所立谬名也。凡疝者，非肝木受邪，则肝木自甚也。由是，于阴疝中亦立七疝之名，曰寒疝、水疝、筋疝、血疝、气疝、狐疝、癞疝。宜以去湿之药下之，诸疝下去之后，可调则调，可补则补。其论如此，盖因力辨阴器是属厥阴部分，与小肠、膀胱、肾了不相干，所以不及任脉，论治亦然。〔批〕子和七疝不及任脉。因病在下，必先下之，更不问

---

① 一人嗜酒……遂不饮：源自《夷坚丁志·卷十六·酒虫》。

② 腹：原作“阴”，据《素问·玉机真脏论》改。

③ 㿗癃：诸本同。据《灵枢·邪气脏腑病形》二字当乙转。

虚弱下之有不旋踵之祸，岂待下后始补而可回其生乎？学者当因其已明益其未至，然后为善。

《集解》：治疝不离寒湿热三者之邪，热则纵，寒则痛，湿则肿。虚亦肿坠，在血分者不移，在气分者多动。睾丸有两，左丸属水，水生肝木，木生心火，三部皆司血，统纳血者，肝也；右丸属火，火生脾土，土生肺金，三部皆司气，统纳气者，肺也。是故诸寒收引则血涩而归肝，下注于左丸者，则痛多肿少；诸气膹郁，则湿聚而归肺，下注于右丸。往往见人偏患于左丸者，则痛多肿少；偏于右丸者，则痛少肿多，此可验也。〔批〕血涩归肝，湿聚归肺。

脉　寸口弦紧为寒疝，弦则卫气不行，故恶寒，紧则不欲食。

弦急搏皆疝，视在何部而知其脏：心脉微滑为心疝，肝脉滑为㿗疝，肾脉滑为㿉癃，大急沉为肾疝，肝脉大急沉为肝疝，心脉搏急为心疝，肝脉沉搏为肝疝，脾脉紧为脾疝。

东垣谓：脉滑者为火不胜水，故为㿗疝。

〔批〕外束之寒。

七疝　古方多治外束之寒仲景曰：病皆由寒邪得之。愚按：《内经》诸疝，有寒有热，然初病之邪，寒湿为多，故古方多用温散。《发明》云，七疝痛不可忍，皆任脉所主阴经也，乃肝肾受病，治法同归于一，丁香楝实丸东垣。

附子炮　当归　茴香炒　川楝子各二钱。末

四味以好酒二碗同煎，酒尽焙干，入丁香、木香各五分，全蝎十三个，元胡索五钱，同为末，酒糊丸，温酒下。

凡疝气带下，皆属于风，全蝎治风之圣药也。川楝、茴香，皆入小肠经。当归、元胡索，活血止痛。疝气带下，皆积寒邪入于小肠之间，故用附子佐之。丁香、木香为引导药也。

〔批〕痛引小腹。

七疝，痛引小腹不可忍，腰屈不能伸，喜热熨稍缓，脉细小而急《难经》云：七疝皆积寒于小肠之间所致也，非大热之剂不能愈，沉香桂附丸《宝鉴》。

沉香　附子炮　川乌炮　干姜　良姜俱炮　茴香炒　吴茱萸泡　官桂各两

醋煮，面糊为丸，米饮下，忌生冷。

〔批〕寒疝疼痛。

寒疝疼痛，导气汤。

阴气积于内，复为寒邪所袭，营卫不调则成疝痛。囊冷、结硬如石，或引睾丸而痛，名曰寒疝。此治疝之通剂，以疝病多因寒湿所致也，女子阴菌亦同此类。〔批〕治疝通剂。

张子和曰：凡遗尿、癃秘、阴痿、胞痹、精滑、白淫，皆男子之疝也。血涸不月，足躄，咽干，癃秘，小腹有块，前后突出，后阴痣核，皆女子之疝也。但女子不名疝，名瘕。

川楝子入肝舒筋，使无挛急之苦，又能导小肠膀胱之热从小水下行，为治疝之主药。取肉，四钱　木香升降诸气，通利三焦，疏肝和脾　茴香能入肾与膀胱，暖丹田而祛冷气。炒。各三钱　吴茱萸入肝肾气分，燥湿而除寒。三者皆辛温之品，用以宣通其气，使小便利，则寒去而湿除。汤泡，钱

长流水煎。

〔批〕腹中痛。

寒疝腹中痛，脉弦而紧弦则卫气不和，即恶寒，紧则不饮食，弦紧相搏，即为寒疝，逆冷，手足不仁，若身疼痛，灸刺诸药不能治，乌头桂枝汤主之仲景。

乌头五个

以蜜二升煎，减半，以桂枝汤五合和之，令得一升。初服二合，不知，再服三合，又不知，复加至五合。其知者如醉状，得吐者为中病。

海藏以附子建中汤加蜜煎治疝，即此法也。

〔批〕绕脐痛。

寒疝绕脐痛，若发则自汗出，手足厥冷，其脉沉弦者，大乌头煎主之仲景。

乌头大者五枚，全熬去皮

水三升，煮取一升，去渣，纳蜜二升，煎令水气尽，取二升。

强人服七合，弱人服五合。若不瘥，明日再服，又不瘥，日更再服。

〔批〕肾疝。

肾疝脐下撮急疼痛，并脐下通身一遭皆急痛，小便频数而清，其五脉急洪，或缓涩沉，按之皆虚，独肾脉按之不急，虚而无力，丁香疝气丸东垣。

当归　茴香各两　元胡索　甘草梢各五钱　麻黄根节　丁香　川乌　肉桂　防己各二钱半　羌活七钱半　全蝎三十个

酒糊丸，空心盐酒下。

〔批〕脐下冷痛。

疝气脐下冷痛，相引腰胯而痛，当归四逆汤《宝鉴》。

当归梢七分　附子炮　肉桂　茴香炒　柴胡各五分　白芍四分　元胡索　川楝子　茯苓各三分　泽泻二分

煎。

〔批〕牵引脐腹。

疝气牵引脐腹疼痛厥阴肝脉络于阴器，上入少腹，肝主筋，故牵引疼痛。小肠经络并于厥阴，寒邪客于小肠，少腹痛引睾丸，结而不下，痛入脐腹，宜天台乌药散东垣。

天台乌药散膀胱冷气，能消肿止痛。五钱　川楝子导小肠邪热因小便下行。十个　木香　青皮行气平肝　良姜炮　茴香炒。散寒暖肾。各五钱　槟榔性如铁石，能下水溃坚。剉，二枚　巴豆斩关夺命，破血瘕寒积。十四枚

先以巴豆打碎，同楝实用麸炒黑，去麸及巴豆，同为细末，每一钱，温酒下，甚者炒生姜、热酒下皆行气祛湿散寒之品也。

又，川苦楝散东垣。

木香　川楝子巴豆十粒，打破同炒黄，去巴豆　茴香盐炒去盐。各两

每二钱，酒下。

《发明》：天台乌药散、川苦楝散、《易简》木香楝子散，皆用巴豆炒药。许学士云：大抵此疾因虚而得之，不可以虚骤补。邪之所凑，其气必虚，留而不去，其病则实，故必先涤去所畜之邪热，然后补之，是以诸方多借巴豆气者，盖为此也。

愚按：且以制川楝之苦寒也。

〔批〕阴肿。

疝气阴肿，小腹有形如卵，上下来去，痛不可忍，或绕脐攻刺，呕吐闷乱，胡芦巴丸《局方》。

胡芦巴炮，斤　茴香盐炒，十二两　吴茱萸泡，炒，二两　巴戟去心，炒　川乌炮。各六两

酒糊丸，桐子大。每二十丸，空心温酒下。

《衍义》云：胡芦巴，《本经》云得茴香、桃仁，治膀胱气甚效。尝合用桃仁麸炒，二味等分，半酒糊丸，半为散，丸以盐酒下，散以热米饮调，相间空心各一二服，效。

〔批〕内菀湿热。

疝亦有内菀之湿热丹溪曰：疝病自《素问》而下，皆以为经络得寒，收引不行而作痛，世有寒而无疝者，必有说以通之可也。因思此病始于湿热在经，菀遏至久，又感外寒，湿热被菀而作痛也。其初致湿热之故，盖大劳则火起于筋，醉饱则火起于胃，房劳则火起于肾，大怒则火起于肝。火菀之久，湿气便盛，浊液凝聚，并入血隧，流于厥阴，肝属木，性急速，火性又暴烈，为寒所束，宜其痛甚而暴也。《准绳》云：此论亦就厥阴受病处，补张子和未至之一端，用枳实剉九小个麸炒，桃仁十四个炒，山栀仁九个炒，山楂四粒炒，吴茱萸七粒炒，生姜如指大，六味同擂碎，取顺流水一钟煎，微沸，带渣服。如湿胜瘷疝者，加荔枝核。如痛甚者，加大茴香盐炒二钱。如痛处可按者，加薄桂少许。为丸方：用山栀二两炒，山楂四两炒，枳实炒、茴香炒各二两，柴胡、牡丹皮、八角茴各两炒，桃仁、吴茱萸各五钱，酒糊丸，盐汤下。

〔批〕阳明湿热。

阳明受湿热，传入大肠，发热恶寒，小腹连毛际间闷痛不可忍，用栀仁炒、桃仁炒、枳实炒、山楂各等分，同研，入生姜汁半合，水一盏荡①起，煎令沸，热服之。一方加吴茱萸。

---

① 荡：冲也。

上诸方，吴茱萸入厥阴气分，温肝逐寒，山栀仁泻三焦火热由膀胱出，枳实行气破癥，桃仁活血通经，山楂肉散瘀磨积，茴香散寒暖胃，柴胡平肝，丹皮泻火。荔枝双结，形类睾丸，能入肝肾，辟寒散滞，故假之以为使也。

〔批〕寒热兼施。

寒热兼施经曰：胃中热，肠中寒，则疾饥，小腹胀满。丹溪云：见有以川乌头、栀子等分，作汤用之，其效亦敏。后以此方，随症与形加减用之，无有不应，须分湿热多少而治之，栀附汤。

山栀　附子或俱生用。等分

酒煎，加盐少许服。

丹溪曰：乌头散外束之寒，栀子治内菀之热。

诸疝痛处，用手按之不痛者，属虚，必用桂枝、山栀炒、乌头细切，等分为细末，姜汁糊为丸，空心白汤下三五钱。

〔批〕牵引小腹。

阴疝诸厥疝即阴疝也，牵引小腹痛足厥阴之脉环阴器，抵少腹，或痛因肾虚，寒水涸竭，泻邪补肝，蒺藜汤《宝鉴》。

蒺藜补肾散肝，以散为补。炒，去尖　附子炮　栀仁炒

等分为末，每三钱，煎服。

〔批〕阴疝。

阴疝受病于肝，见症于肾，大茴、小茴各两盐水炒，入肾发肾邪，猪脬一个连尿，酒煮烂，为丸服。

〔批〕补例。

补例　丹溪云：疝有挟虚而发者，其脉不甚沉紧，而豁大无力者是也。然其痛亦轻，惟觉重坠牵引耳，当以参、术为君，疏导药佐之，盖疏导药即桃仁、山楂、栀仁、枳实、吴茱萸、川楝子、元胡、木香、丁香之类是也。有因服凉药数日，遂病脐腹下大痛，与姜、附等剂，虽稍苏，痛不已，随本方倍芍药，服之愈。〔批〕脐腹大痛。

〔批〕寒疝腹痛。

寒疝腹痛，及胁痛里急者，当归生姜羊肉汤《金匮》。

当归三两　生姜五两　羊肉斤

煮取三升。温服，日三。寒多加生姜十片，痛多而呕者加陈皮二两、白术两，煎。

《衍义》云：仲景治寒疝，用生姜羊肉汤无不应验。有妇人产当寒月，寒气入产门，脐腹以下胀痛，手不欲犯，此寒疝也。医将治之以抵当汤，谓有瘀血。非其治也，可服当归生姜羊肉汤，二服遂愈。

〔批〕小腹疠痛。

寒疝入腹，小腹疠痛，时复泄泻，胸膈痞塞，补肾汤。

沉香五分　人参　茯苓　附子炮　黄芪　白术　木瓜各钱半　羌活　川芎　紫苏　甘草炙。各钱

姜、枣煎。呕吐加半夏钱、生姜十片。

〔批〕肝气。

肝气　肝足厥阴经之病，必小腹引胁而痛。有风气助肝盛而然者，法当泻肝，山栀、川芎、桂芍之属。有燥邪攻肝虚而然者，法当补肝泻金，当归、生姜、羊肉之属。经云：邪客厥阴之络，令人卒疝暴痛，刺足大指爪甲上与肉交者各一痏，男子立已，妇人有顷已，左取右，右取左。

〔批〕小肠膀胱气。

小肠膀胱气　《准绳》曰：昔人以小肠膀胱气为疝者，误也。人之病此者，其发睾丸胀痛连及小腹，则疝气之系于肝经也可知矣。小肠气，俗谓之横弦、竖弦，绕脐走注，少腹攻刺。而膀胱气则在毛际之上、小腹之分作痛，与疝气之有形如瓜，有声如蛙，或上于腹，或下于囊者不同也。但小肠、膀胱因经络并于厥阴之经，所以受病连及于肝，则亦下控睾丸而痛。然只是二经之病，不可以为疝也。

〔批〕小肠气。

小肠气其病小腹引睾丸，必连腰脊而痛。经云：少阴①之脉，心下热，善饥，脐下痛。有热助小肠盛而生者，法当泻小肠。有寒邪攻

① 阴：原作“阳”，据《证治准绳·杂病·大小腑门·疝》改。

小肠虚而然者，法当补小肠、泻寒邪也，小腹控睾引腰脊，上冲心，唾出清水，及为哕噫，甚则入心，善恐善忘《甲乙经》云：邪在小肠也。小肠病者，小腹痛引腰脊，贯肝肺。其经虚不足，则风冷乘间而入，邪气既入，则厥之症上冲肝肺，客冷散于胸，结于脐，控引睾丸上而不下，痛而入腹，甚则冲心胸，盖其经络所属所系也。方用茴香炒、楝实剉，炒、陈皮、吴茱萸泡、马兰花醋炒各两，芫花醋炒五钱，醋糊丸，桐子大，每服十丸至二十丸，温酒下。

又方：益智仁、蓬术各五钱，茴香、山茱肉、牛膝、续断、胡芦巴、川芎、防风、牵牛炒熟、甘草各二钱半，细末，每三钱，煎，连渣服。

〔批〕腰痛。

小肠气及腰痛，喝起丸。

杜仲炒去丝　胡芦巴芝麻炒　破故纸盐水炒　小茴香盐水浸一宿，炒　萆薢各两　胡桃肉①汤浸去皮，研泥

为细末，入胡桃肉，和蜜杵丸，盐酒下。

〔批〕偏坠肿硬。

小肠气偏坠，脐下胀痛闷乱，及外肾肿硬，日渐长，阴间湿痒，抓②之成疮，夺命丹。

吴茱萸斤，去枝梗。酒、盐水、醋、童便各浸四两，一宿，焙干　泽泻二两，酒浸一宿

酒糊丸，姜汤下。

〔批〕膀胱气。

膀胱气其病小腹痛肿，不得小便是也。有湿邪攻膀胱虚而然者，法当补膀胱、泻湿土邪也，未服刚剂热药者，只用茴香、丁香、青皮、槟榔、肉桂、吴茱萸、元胡、山楂、枳实，倍用黄柏，煎

---

① 胡桃肉：其后无用量，诸本同。《瑞竹堂经验方·小肠疝气门》载其用量为一两，《普济方·卷二百四十九·㿉疝门·小肠气》引《瑞竹堂方》“喝起丸”作二两，可参。

② 抓：原作“振”，据《瑞竹堂经验方·小肠疝气门》改。

服，愈。

〔批〕疼不可忍。

膀胱气，疼不可忍，小便不通，脐下虚胀，心闷，面赤黑，脉洪大投热药太过，阴阳痞塞，若再服定毙，五苓散两许，分三服，用连须葱一茎、茴香一撮、盐钱、水盏半煎，令接续三服，下小便如黑汁，腰下宽，愈。

〔批〕外肾肿痛。

外肾肿痛不可忍，念珠丸《本事》。

硇砂飞　乳香研。各三钱　黄蜡两

溶和，分一百八粒，以丝穿，露一宿，蛤粉为衣，旋用乳香汤下。

〔批〕久药不效。

疝气及小肠膀胱偏坠，久药不效者，木香楝子散《易简》。

川楝子三十个。巴豆二十粒同炒，黄去巴豆　萆薢五钱　石菖蒲炒，两　青木香炒，两　荔枝核炒，十二枚

研为极细末，每服二钱，入麝香少许，炒茴香共调，入盐酒，空心下。

〔批〕心疝。

心疝经曰：心脉微滑为心疝，心脉搏滑急为心疝，小腹当有形也，心为牡脏，小肠为之使，故曰小腹当有形也及冲疝气上冲心，二便不利，木香散。

木香　陈皮　良姜　干姜　诃子去核　枳实炒。各钱　草豆蔻　黑牵牛　川芎各钱

煎。

心痛，肢体虚冷，广茂煮散。

蓬术煨　槟榔　肉桂　附子炮　甘草炙。各五分　川芎　白术各七钱半

每二钱，煎。

子和七疝：

〔批〕寒疝。

寒疝其状囊冷，结硬如石，阴茎不举，或连控睾丸而痛，得于坐卧湿地，或冬月涉水，或雨雪风冷时，使内过劳，宜以温剂下之，当归四逆汤《宝鉴》、川苦楝散、木香楝子散《易简》之类俱见前。

〔批〕水疝。

水疝其状肾囊肿痛，或状如水晶，阴汗时出，或囊痒搔出黄水，或小腹按之作水声，大小便不通，湿菀为热而胀秘也。得之醉后使内，湿热乘肾虚而下流，或汗出而遇风寒湿之气聚于囊中，故水多，令人为卒疝，宜以逐水之剂下之，禹攻散子和。

黑牵牛辛烈，能达右肾命门，走精髓，行水泻湿，兼通大肠风秘气秘。四两　茴香辛热温散，能暖丹田，祛小肠冷气。同入下焦，以泄阴邪。炒，两

为末，每一钱，姜汁调下。或加木香两。

或三花神佑丸见痰。

〔批〕筋疝，即瘕疝。

筋疝即瘕疝，其状阴囊肿胀，或溃，或脓，或痛而里急筋缩，或茎中痛，痛极则痒，或挺纵不收，或白物如精，随溲而下，得于房劳及邪术所致，宜以降心火之药下之，乌头栀子汤即栀附汤，或加桃仁、枳实之类。筋疝厥阴之脉络阴器，寒湿干之则成筋疝，左金丸见胁痛。茎中掣痛，挺胀不堪此由用春方邪术而得之，用此方亦取其解毒，甘草黑豆汤。〔批〕茎中掣痛。

甘草二两。和中以解毒　黑豆半升。散热以解毒

苏颂曰：古称黑豆解百药毒，试之不然，又加甘草，其验乃奇。若治筋疝，当用甘草梢，以梢能达茎中而止痛也。

〔批〕血疝，即𤻍㿗疝。

血疝即𤻍㿗疝，其状如黄瓜，在小腹两傍，横骨两端约中，俗云便痈，得于春夏重感大燠，劳于使内，气血流溢，渗入脬囊，留而不去，结成痈肿，脓多血少，宜以和血之剂下之，桃仁、元胡索、茯苓、白术、山楂、枳壳、橘核、荔枝核、甘草等分为末，服。小腑不通，加味通心散。

瞿麦穗　木通去节　栀仁　黄芩　连翘　甘草　枳壳　川楝子去核。等分

每五钱，灯心二茎、车前草五茎同煎服，甚者桃仁承气汤。

〔批〕气疝。

气疝其状上连肾区，下及阴囊，或因号笑忿怒，则气菀乏而胀，号怒罢则气散，宜以散气之剂下之，荡疝丸。

黑丑头末　破故纸炒　茴香炒　川楝子炒。各两　蓬术　木香各四钱　青皮　陈皮各三分

酒糊丸，酒下。

或小儿亦有此疾，得于父年老或年少多病，阴痿精怯，强力入房，因而有子。胎中病，不治。〔批〕小儿胎病。

〔批〕狐疝。

狐疝其状如瓦，卧则入小腹，行立则出小腹入囊中。狐则昼出穴而溺，夜入穴而不溺，此疝出入上下往来，正与狐相类，亦与气疝大同小异，宜以逐气流经之药下之，蜘蛛散仲景。

蜘蛛十四枚，微炒。须用屋西南有网，身小尾大，腹内有苍黄脓者是也。余俱不入药。凡用，去头足，研如膏，投药中。若炒焦，无功　桂五分

为末，每服一钱，蜜丸亦可。

〔批〕㿗疝。

㿗疝其状阴囊肿缒，如升如斗，不痛不痒，得之地气卑湿所生，故江淮之间多有此疾，宜以去湿之药下之，用南星、山楂、苍术各二两，白芷、半夏、枳实、神曲各两，海藻、昆布各五钱，元明粉、吴茱萸各二钱，酒糊丸。

丹溪云：非痛断房室与厚味不可，用药若苍术、神曲、白芷、山楂、川芎、枳实、半夏皆要药，宜随时月寒热，更按君臣佐使加减。大抵㿗疝属湿多，前药除湿，有热加山栀，坚硬加朴硝，秋冬加吴茱萸。

〔批〕四种㿗疝。

四种㿗疝茎囊睾丸肿硬，不痛不痒为㿗疝，亦有引脐腹绞痛者四

种，肠㿗、卵㿗、水㿗、气㿗也，皆寒湿为病。或卵核肿胀，偏有大小，或坚硬如石，甚则囊肿成疮，时出黄水，或痈肿㱮①烂，橘核丸《济生》。

橘核炒，二两　木香五钱。并能入厥阴气分而行气　桃仁麸炒，二两　延胡索炒，五钱。并入厥阴血分而活血　川楝子炒，二两　木通五钱。并能导小肠膀胱之热由小便下行，所以去湿　官桂平肝暖胃，补肾命门之火，所以祛寒　厚朴制　枳实炒。各五钱。并能行结水而破宿血　昆布　海藻　海带各泡。二两。咸润下而软坚，寒行水以泄热，同为散肿消坚之剂

酒糊丸，盐汤或酒下。

〔批〕肾虚阴㿗。

肾虚为邪所袭，留伏作痛，阴㿗偏大，或生疮出黄水，秘传茱萸内消丸。

吴茱萸半酒半醋浸一宿，焙　山茱萸酒蒸去核　马兰花治痈疮，醋浸治疝。焙　黑牵牛炒，取头末　延胡索略炒　川楝子蒸，去皮核　舶上茴香盐水炒　海藻洗去咸，焙　橘皮　青皮去白　肉桂各两　桃仁去皮，炒　白蒺藜炒去刺　木香各五钱

酒煮，稀糊为丸，盐汤或酒下。

〔批〕木肾。

木肾不痛不痒，前㿗疝方加黄柏酒洗、滑石，酒糊丸，盐汤下。又，雄楮叶无实者为雄晒干，酒糊丸；香附为末，每酒一盏煎海藻钱，先捞海藻，细嚼，用酒调末二钱服。

〔批〕左肾肿痛。

左肾核肿痛饮食中湿，坠下成热，橘核五枚、桃仁七枚细研，顺流水煎，下保和丸见饮食。

〔批〕偏肾蛙声。

偏肾大，时作蛙声，或痛，枳实炒两、茴香盐炒、栀仁炒各三钱，研煎，下保和丸，或以臭橘子核炒十枚、桃仁二十枚煎，萝

---

① 㱮：通“溃”，溃烂。《灵枢·邪气脏腑病形》“微涩为内㱮”，《太素·卷十四·五脏脉诊》作“微涩为内溃”。

白研自然汁，调保和丸。

〔批〕木肾肿大。

木肾肿大如斗，核中痛，雄黄研两、白矾研二两、甘草生用五钱，水煎洗，良。又，荆芥穗两、朴硝二两为末，萝白、葱同煎，淋洗。又，大黄末，醋和涂之，干即易。

〔批〕㿗疝痛者。

㿗疝痛者易治，荔枝散。

荔枝核十四枚，烧灰存性　八角茴香炒　沉香　木香　青盐　食盐各钱　川楝肉　小茴香各二钱

为细末，每三钱，热酒调服。

三层茴香丸治一切疝如神，㿗疝尤为要药。〔批〕一切疝。

第一料：

舶上茴香盐五钱同炒焦黄，和盐秤　沙参　川楝子去核　木香各两

米糊丸。每服三钱，空心盐汤下，日三。

才服完，便接服第二料：

照上方加荜茇两、槟榔五钱，糊丸，服如前。

若未愈，服第三料：

照上方加白茯苓四两、黑附子制两，如前丸服。虽年久大如栲栳①，皆可除根。

〔批〕外肾肿痛。

外肾肿痛，宣胞丸。

黑牵牛半生半熟，取头末，两　川木通炒，两　青木香两，斑蝥七枚同炒香，用五钱

酒糊丸，盐汤下。

〔批〕上冲心腹。

外肾肿痛，上冲心腹，不可忍者，地黄膏子丸《局方》。

血竭　沉香　木香　广莪　元胡索　人参　川楝子麸炒　吴茱萸　蛤蚧　当归　川芎　续断　白术　全蝎　茴香炒　柴胡　没药

① 栲栳（kǎolǎo 考老）：用柳条编成的形状像斗的器皿，亦名“笆斗”。

分两随酌

气多加青皮，血多加肉桂，为细末，地黄膏为丸，温酒下。

〔批〕通治诸方。

通治诸疝不问何症皆可用，生料五积散，每两入盐炒吴茱萸、茴香各钱，姜三片，葱白五寸，煎服。未效，大痛攻刺不已，阴缩，手足厥冷，宜香附同盐炒，乘热用绢裹，熨脐下。

初发，或头疼身热，或憎寒壮热，并宜参苏饮加木香。

〔批〕上下俱疼。

有肾气才动，心气未发，上下俱疼者，宜五积散吞茱萸内消丸见前。

〔批〕囊肿便秘。

若阴囊肿胀，大小便不通，三白散。

桑白皮　白术　木通去节　陈皮各五钱　白牵牛二两

为细末，每二钱，姜汤下，未效再进。

〔批〕二便少秘。

若不甚通者，五苓加桂下青木香丸。

黑丑头末三两　破故纸　槟榔　荜澄茄各二两　青木香两

滴水丸。

〔批〕一切疝气。

《本事》治一切疝气，硇砂丸有人货疝气药，日数千文，有一国医多金得之，用之良验。

木香研　沉香研　巴豆肉各两　青皮二两。四味同慢火炒，令紫色为度，去巴豆不用

为末，入铜青五钱研细、硇砂一分研细，研匀，蒸饼和丸，如桐子大，每服七丸至九丸，空心盐汤下，二三服。

《轨范》云：此方既合法，而用铜青更妙。按：铜青治肝胆之病，金克木也。

〔批〕神方。

神方治疝气上冲，如有物筑塞心胸欲死，手足冷者，硫黄火中溶化，即投水中去毒，研细、荔枝核炒黄、陈皮等分，饭丸，桐子

大，每服十四五丸。疼甚不能支持，只与六丸，不可多。

〔批〕食积。

疝因食积作痛，立效散。

山楂钱半，醋炒　青皮钱二分，醋炒　小茴香盐水炒　枳实麸炒　苍术漂，炒　香附　吴茱萸泡　山栀炒黑　川楝肉各钱　姜三片

煎。

〔批〕瘀血。

疝因瘀血作痛，桃仁当归汤。

桃仁去皮尖，二钱　当归尾酒洗　元胡索各钱半　川芎　生地黄　赤芍　吴茱萸　青皮醋炒　牡丹皮各钱　姜三片

煎。

〔批〕危症。

疝病危症　丹溪云：疝痛之症，或小腹作痛，上连胁肋，甚则搐搦反张，咬牙战掉，冷汗交流，须臾不救。

疝病虚甚，上为呕吐，下有遗精者，危。

逆气长嘘，停酸躁闷，甚至呕吐，最为恶候。盖脾不济，肾水上乘，二便闭涩，肾汁胃汁皆自口出，大概不救。

卷十六

痔　漏

牡痔　牝痔　脉痔　肠痔　血痔　酒痔　气痔

总论　经曰：因而饱食，筋脉横解，肠澼为痔。东垣曰：大肠庚金也，本性燥金，肃杀之气，本位主收，司行津液，以从足阳明中州戊土之化，旺则能生化万物，衰亦能殒杀万物。故曰万物生于土，而归于土也。因饱食行房忍泄，前阴之气归于大肠，以致木乘火势，而侮燥金，火就燥，则大便秘而痔漏作矣。〔批〕木乘火势而侮燥金。经又谓：督脉生病癃痔。《准绳》曰：督脉自会阴合篡间，绕篡后，是督脉者与冲任本一脉，初与阳明合筋，会于阴器，故属于肾而为作强者也。或因醉饱入房，精气脱舍，其脉空虚，酒毒之热乘之，流着是脉。或因淫极而强忍精不泄。或以药固其精，停积于脉，流注篡间，从其所过大肠肛门之分以作痔也。推之，足厥阴筋脉环前后二阴，宁不为痔乎？每见患鼠痔，发则色青痛甚，岂非因肝苦急，故本色见耶？〔批〕肝亦为痔。方论有谓五痔溃皆脓血者，独为热甚血腐者言也。至若溃出黄水者，则为湿热矣，宜于东垣方论求之。巢氏《病源》论痔有五，曰牡痔、牝痔、脉痔、肠痔、血痔，又有酒痔、气痔，久不瘥变为瘘也。薛新甫云：初起焮痛便秘或小便不利者，宜清热凉血，润燥疏风。若破而久不愈，多成痔漏，有穿臀穿阴穿肠者，宜养元气，补阴精为主。大便秘涩或作痛者，润燥除湿。肛门下坠或作痛者，泻火除湿。下坠肿痛或作痒者，祛风胜湿。肿痛，小便涩滞者，清肝导湿。若有患痔而兼疝，而兼下疳者，皆属肝肾不足之变症，宜补肝肾以滋化源。

脉　诸痔，脉沉小实者易治，浮洪而软弱者难愈。

〔批〕痔名。

痔之名，曰牛奶、鼠奶、鸡心、鸡冠、莲花、翻花、蜂窠、穿肠、外痔、内痔，为状不一，其因则同。

〔批〕脓血便燥。

痔疮痔漏，有脓血，大便燥急，痛不可忍，秦艽白术丸东垣曰：疾甚者，当以苦寒泻火，以辛温和血，润燥疏风，是其治也。

秦艽　当归尾和血润燥　桃仁润血，研泥。各两　皂角子除风燥。烧存性，五钱　地榆破血止血，二钱　枳实苦寒，补肾而泻胃实。麸炒　泽泻淡渗，使气归于前阴，以补大肠，清其燥，受胃之湿邪也。各五钱。白术苦以补燥气之不足，甘以泻火而益元气，故曰甘寒泻火，仍假枳实之寒也。两。

面糊丸大便秘涩，以大黄推之，其津液益不足，用当归和血，加油润之剂，自然软利矣。服少时，以美膳压之，不犯胃也。服药日，忌生冷硬物，水菜酒湿面及五辛、辣热、干姜之类，犯之则药无验。

〔批〕便秘大痛。

又云：痔疮若破，谓之痔漏。大便秘涩，必作大痛。此由风热乘食饱不通，气逼大肠而作也。受病者，燥气也。为病者，胃热也。胃刑大肠，则化燥火，以乘燥热之实，胜风附热而来，是湿热风燥四气相合。故大肠头成块者，湿也。作大痛者，风也。大便燥结者，主病兼受火热也。当去此四者，须以破气药兼之，治法全矣。秦艽苍术汤湿、热、风、燥，四气合病。

秦艽　桃仁去皮尖，研　皂角仁烧存性，末　苍术漂。各钱半　防风　黄柏酒洗，五分。若大肠头沉重者，更加之　当归梢酒洗　泽泻各钱　梭心槟榔五分，研末　大黄少许。虽大便过涩，亦不宜多用

研粗末煎，去渣，入槟榔、桃仁、皂角仁末，再煎，空心服。如有白脓，加白葵花五朵去萼，青皮连白五分，又用木香三分，同煎一服立愈。若病久者，再服而愈，不可作丸，以剉汤与之，效如神速。

〔批〕便时疼痛。

痔漏，大便时疼痛东垣曰：如无痛者，非痔漏也，秦艽防风汤。

前秦艽白术汤除皂角、枳实、地榆，加防风、升麻、柴胡、陈皮、大黄、黄柏、红花、炙甘草等分，俱照上方酌用。

〔批〕成块下垂。

痔漏成块下垂，不任其痒，秦艽羌活汤。

秦艽　羌活　防风　麻黄　升麻　柴胡　藁本　细辛　黄芪　红花　甘草炙。各酌用

每五钱煎。

〔批〕经年肠澼。

痔漏经年，因而饱食，肠澼为痔，治法当补北方泻中央，宜红花桃仁汤。

生地黄　黄柏钱半　猪苓　泽泻　苍术　归尾　汉防己　防风各钱　麻黄不去根节　红花　桃仁各五分

煎。

〔批〕便燥疼痛。

大便燥结疼痛者，秦艽当归汤。

即秦艽白术汤除地榆，加大黄四钱，红花少许。

〔批〕努出下血。

大便硬，努出大肠头，下血，苦痛不能忍，当归郁李仁汤以上俱东垣方。

郁李仁　皂角仁另研。各钱　枳实七分　秦艽　麻仁各半钱　归尾　生地　苍术各五分　大黄煨　泽泻各三分

煎，入皂角仁末，空心调服。

〔批〕因风燥热。

痔漏，因风热燥归于大肠，丹溪专以凉血为主。人参补气、黄连、生地黄凉血、枳壳宽肠、当归、川芎和血、槐角凉血生血、条芩凉大肠、升麻升提，煎温服。外以涩药，炉甘石、牡蛎粉、龙骨煅、海蛤、蜜陀僧之类研末，童便调敷之。

〔批〕大肠痛。

大肠痛不可忍《脉诀》云：积气生于脾脏傍，大肠疼痛阵难当。渐教消泻三焦火，莫漫多方立纪纲，七圣丸主之《局方》。

肉桂去皮　川芎　大黄酒蒸　槟榔　木香各五钱　羌活　郁李仁各两

蜜丸。

〔批〕牡痔。

牡痔肛边生鼠奶，出在外，时时出脓血，猪蹄灰丸。

猪悬蹄甲治五痔肠痈。烧存性，研，两　水银三大豆许　枣肉二枚。将水银研匀，入蹄灰

和丸芡实大。先以盐汤洗之，纳一丸，夜卧再纳，以瘥为度。

乳香散。

乳香　猪牙皂　穿山甲各二两　箬叶去头梗，剉，四两　蛇蜕一条头尾俱全　黄牛角尖长二寸者，一对。剉

上入沙罐内，盖口盐泥固济，晒干，煅，令碧焰出，去火，放冷取出，研细。每二钱，以胡桃肉一枚，细研，拌药，空心酒调下。

〔批〕牝痔。

牝痔肛边肿，生疮而出血，槟榔散。

槟榔炒　泽泻酒浸　瞿麦　防己　藁本　陈皮去白炒　甜葶苈隔纸炒　郁李仁同陈皮炒　滑石各五钱　芫花醋拌炒黄　干漆炒烟尽，钱二分半

为细末。每二钱，温酒下。

榼藤散。

榼藤子取仁。治五痔下血　龟甲醋炙　黄芪　槐子炒　大黄煨　蛇蜕烧灰。各两　藁本　桂心各五钱　当归炒　蜂房炙。各七钱半　猪后悬蹄甲七枚，炙黄。古方有用前甲者，有用后甲者

为细末。每二钱，空心米饮下。

麝香散治牝痔及一切内痔、外痔疼痛。

新黄大瓜蒌一枚，以刀开下项子，不去穰，拣不蛀皂角子填满，以开下项子，盖合，别用纸筋泥固济，约三指厚，以炭火煅令红，放地炕内一宿，出火毒。入麝香一钱，研令极细，以磁盒盛。每服一钱，米饮调下。

〔批〕一切痔。

血痔每遇大便，清血随出不止，地榆散《良方》。

地榆炒黑

为细末。每二钱，米饮下，日三服。

椿皮丸，

东行椿根白皮切碎

晒干为末，醋糊为丸。每三钱，米饮下。

猪肠丸。

猪大肠一条洗净控干　槐花炒为末，填入肠内，两头缚定，入瓦罐，米醋煮烂

和丸，当归酒下。

〔批〕肠痔。

肠痔肛边肿，内结核，发寒热痛而出血，皂角煎丸。

皂角满尺者，三挺。去弦核，醋炙　白矾枯　刺蝟皮治五痔，炙黄　薏苡仁　白芷各两　桃仁去皮，炒研　甜葶苈炒　川芎　桔梗各五钱　猪后悬蹄甲十枚，烧存性

蜜丸，桑白皮汤下。

鳖甲丸。

鳖甲　刺蝟皮炙黑　穿山甲炙焦　白矾枯　附子　猪牙皂炙焦存性。各五钱

蒸饼丸。每三钱，米饮下。

〔批〕脉痔。

脉痔肠口颗颗发痛，痒而复痛出血，刺蝟皮丸。

蝟皮两，炙　槐花炒　艾叶炒黄　枳壳　地榆　白芍药　川芎　当归　白矾枯　黄芪盐水炒　贯众各五钱　头发三钱，烧存性　猪后悬蹄甲十枚，炙焦　盈尺皂角一挺去弦核，醋炙黄

蜜丸，空心米饮下。

脉痔外无形，所下血一线如箭，或点滴不能已，此由脉窍中来，乌连丸《三因》。

黄连热者，倍之　乌头冷倍之，炮

每三钱，煎。

〔批〕酒痔。

酒痔肛边生疮，亦有血出，每遇饮酒，辄发肿痛，赤小豆散。

赤小豆解酒排脓，清热。炒熟　黄芪　生地黄各两　赤芍　白蔹　桂心各五钱　当归微炒　黄芩各七钱

为末，每二钱，槐子煎汤调下。

干葛汤。

干葛根　枳壳炒　半夏制　生地黄　白茯苓　杏仁各钱半　黄芩　甘草炙。各五分

黑豆百粒、姜五片、白梅一个同煎，空心服。

〔批〕气痔。

气痔大便难而血出，肛亦出，良久不入，动气立见肿痛，气散则愈，橘皮汤。

橘皮　枳壳炒　槐花炒　川芎各钱半　桃仁去皮炒　木香　槟榔　紫苏茎叶　香附　甘草炙。各钱

姜、枣煎。

威灵仙丸。

威灵仙去土　乳香另研　枳壳麸炒

粟米饭和丸。

〔批〕痛甚。

痛甚，秦艽当归汤见上，能消丸。

威灵仙一名能消　卷柏去根　蝟皮烧存性　防风去叉　阿胶炒。各五钱　糯米炒。一合

蜜丸。

龙脑散。

鲫鱼一个。去肚肠，入谷精草填满，烧存性

为末，入龙脑少许，蜜调敷之。

白金散。

海螵蛸去粗皮

为末。每用二三钱，生麻油调，鸡翎扫上。

黑王丹。

刺蝟皮　槐角各三两　猪悬蹄甲四十九枚　牛角䚡剉　乱发皂角水洗　败棕各二两。以上六味，俱装锅内，烧存性　苦楝皮两二钱半　芝麻生　雷丸各两　乳香五钱　麝香钱

酒煮面糊丸，梧子大。每服八粒，先嚼胡桃一枚，温酒下，三五日除根。

〔批〕痛甚。

痛甚，秦艽羌活汤见上，皂角丸。

皂角刺二两，烧烟尽存性　防风　槐花各七钱半　蛇床子　白矾枯　枳壳　白蒺藜炒去刺　羌活各五钱　蜂房炒焦　五倍子各二钱半

醋调绿豆粉，煮糊为丸。苦楝根煎汤下。

外用槐白皮浓煎汁，安盆中，坐熏之，冷即再暖，良久欲大便，当虫出。或用水银、枣膏各二两研匀，挫如枣，薄绵裹纳之，明日虫出。痛者，加粉草二两。或用艾入雄黄末，烧烟熏之。〔批〕外治。

〔批〕下血不止。

下血不止，芎归丸。

川芎　当归　神曲炒　槐花微炒　黄芪　地榆各五钱　荆芥穗一半炒黑　头发烧存性　木贼　阿胶炒珠。各两

蜜丸。

二矾丸。

白矾五两　绿矾三两　黄丹　伏龙肝　蝟皮各二两

捣碎入罐子，纳炭五七斤，烧尽为度，候冷取出研末，面糊为丸，梧子大。每服十丸，空心米饮下。

〔批〕血及脓。

下血及脓不止，臭樗皮散《良方》。

臭樗皮微炒　酸石榴皮　黄连　地榆炒黑　阿胶炒黄。各两　艾叶三钱，微炒

为细末，每二钱粥饮下。

地榆一味为细末，每二钱，米饮日三。

槐角地榆汤。

地榆　槐角　白芍炒　山栀仁炒焦　枳壳炒　黄芩　荆芥穗　生地黄等分

煎服。

外用明血竭为末敷之。

〔批〕血瘀。

血瘀作痛，逐瘀血汤。

川芎　白芷　赤芍　干地黄　枳壳　阿胶　茯苓　五灵脂　蓬术　茯神　木通　甘草生用。各钱　桃仁去皮，炒　大黄各钱半　生姜三片　蜜三匙

同煎服，以利为度。

愚按：方内茯神可易丹参，蓬术易枳实，亦皆血药，质弱者为宜。

〔批〕血虚久痔。

血虚久痔气不摄血则妄行，湿热下注则成痔，洁古用黑地黄丸见虚劳主之此治血虚久痔之圣药也。

熏痔方。

无花果叶煮水熏，少时再洗，或加五倍、皮硝煎，乘热熏洗。

〔批〕翻花痔。

翻花痔，用荆芥、防风、朴硝煎汤洗之，次用木鳖子、五倍子研细调敷。

敷药　鸡内金、蒲黄、血蝎等分为末，湿则干掺，干则油调涂。

又方：茄蒂、何首乌、文蛤即五倍子，酥炙等分，蜜姜汁、鸡子清同搅匀，调敷。

膏药　杏仁去皮五两，蓖麻子去壳七钱，乳香二钱，没药四钱，血蝎六钱，片脑钱，铜绿二钱，沥青三钱，松香二两，穿山甲炒研二钱，人乳一钟，先将蓖麻、杏仁捣如泥，次入松香捣烂，次第入诸药，量入人乳，捣令软硬得所，再捣五六百下，磁器封贮。临时以手拈如钱，摊纸或帛上贴之，拔腐去脓，生新肉。

〔批〕治痔专科。

李防御专科治痔九方 朝贵用之屡效，盖其用药简要，有次第，制造有法，无苦楚而收效甚速。凡痔出外，或翻若莲花，复便血疼痛，不可坐卧，甚者用药，早上一次，午一次，晚又一次，至夜看痔头，出黄水膏如泉，当夜不可再上药，且令黄水出尽，次日看痔消缩一半，若更上药一二日为好。如年老人，应外肾卒痛，可令人以火烘热手，于肾囊根下，近大便处熨之，其痛自止。黄水未尽，可再敷药一日，仍须勤用，晓事人早晚看照，黄水流至尽，是病根已去也。水澄膏系护肉药。〔批〕护肉膏。

郁金　白及二味

等分，细末。

候痔出，侧卧，以盖汤洗，拭净，用新水和蜜，盏内调匀，却入药末，同敷在谷道四向好肉上，留痔头在外，用纸盖药。仍用笔蘸温水涂纸，令常润泽，却用下枯药：

好白矾四两，通明生砒二钱半，朱砂钱，各研如粉细。〔批〕枯痔药。

先用砒末安瓦盏中，次用白矾末盖之，用火煅令烟断。其砒尽从灰去，只是借砒气在白矾中。将枯矾取出，为细末，先看痔头，大小多寡，将矾末掺上，掌中加朱砂少许，以津唾调匀得所，用篦子挑涂痔头上，周遭令遍，日三上。须仔细详看痔头颜色。欲其转焦黑，乃取落之，渐至夜，自有黄水膏出，以多为好，方是恶毒水，切勿他疑，中夜再上药一次，来日依旧上三次，有小疼不妨。如换药，用新瓦器盛新水或温水，在痔边以笔轻手刷洗旧药，却上新药，仍用前护肉膏。老弱人要全无疼痛，只增朱砂末于矾末内，自然力慢，不可住药，只可少遍数，直候痔头焦枯，方可住也。

次用荆芥汤洗。

以荆芥煎汤，入瓦器，时洗之。

润肠丸，〔批〕润肠。

大黄煨　枳壳炒　当归等分

蜜丸。每服二三十丸，白汤下以防肛门急燥，使大便出无涩痛耳。

导赤散。

生地黄　木通　黄芩等分

煎以防小便赤涩。

龙石散。

龙骨煅，出火毒　软石膏煅，出火毒　白芷　黄丹等分

作末，掺疮口。

又，双金散。

黄连　郁金等分

为末。用蜜水调敷，痔头有小痛却敷之。〔批〕止痛。

又，国老汤。

生甘草治痔本药也。

煎水熏洗生肌解石毒，疮极痒亦主之。〔批〕止痒生肌。

痔头收敛，即可服十宣散见后心胃痛门，加味十奇汤内以生气血。

以上共九方。

〔批〕又枯痔法。

又，枯痔法：明矾、赤石脂各五钱，辰砂钱，痛倍用黄丹钱，为末。先用郁金末护肛门如无郁金，用姜黄末代之，调涂四围好肉。如不就，加绿豆粉打合，却将枯药敷上。

如肛门疼急，浓煎甘草汤，放温，拂四围肛门上，就与宽肠药服之：槐花、大黄煨、枳壳炒、木通、连翘、瞿麦、当归等分，半酒半水煎。〔批〕疼急。枯药日上三次，洗去旧药。如要急，至夜半又洗，上一次。至次日，且看痔头淡黑色，两三日如乌梅，四五日内，用竹蓖子轻轻敲打，痔头如石坚，至七八日便住，更不须上枯药，且待自然如萝白根，乃脱去也。洗用甘草、荆芥、槐花煎汤。洗去旧药，方上新药。上宽肠药未医痔时，先一日与之，所以宽大肠，使大便软滑，不与痔相碍，且不泄泻，痔头未脱落者，与润肠丸，须要日日与之。

〔批〕触坏肾根。

凡用枯药，或触坏肾根，或水道赤涩，宜大黄、木通、生地黄各两，滑石、瞿麦各五钱，同为细末，每四钱煎。

〔批〕枯尽未脱。

如枯尽未脱落者，催痔方。

磁石钱　白僵蚕　生川乌各五分

同为细末，冷水调，敷上立脱。

〔批〕收肠。

收肠方　凡用枯药，脱下乳头，随即与此，以收其肠。

人参　当归各两　川芎　甘草　白芷　防风　厚朴　桔梗　桂心　黄芪各五钱

半酒半水煎此方补气又收脓，去血生肉。

〔批〕灸法。

灸法　大蒜十片，头垢捏成饼子，先安饼子，痔头上外安蒜片，以艾灸之。

〔批〕隔矾灸法。

秘传痔漏隔矾灸法

皂矾一斤。用新瓦一片，两头用泥作一坝，先用香油刷瓦上，焙干，却以皂矾置瓦上煅枯，去砂为末　穿山甲钱。入罐，煅存性，为末　木鳖子亦煅过，取末，二钱半　乳香　没药各钱半，另研

和匀，冷水调，量疮大小，作饼子，贴疮上，用艾柱灸三四壮，灸毕，就用熏洗药先熏后洗，日六度。三五日后，如前法，再灸，以瘥为度。

〔批〕熏洗。

熏洗方

皂矾如前制过，约手规二把　知母末两　贝母末两　葱七茎

先用水同葱煎三四沸，倾入瓶内，入前药，坐瓶口上熏之。水温，倾一半洗痔，一半候再灸，复热熏洗，以瘥为度。

肠痈[1]交肠　谷道痒痛

总论　仲景云：肠痈为病，小腹肿而强，按之则痛，小便数似淋，时时汗出，发热而复恶寒，身皮甲错，腹皮急如肿状，甚者腹胀大，转侧有水声，或远脐生疮，脓从疮出，或有出脐中者，或大便出脓血者自愈。巢云：脉洪数者，已有脓；迟紧者，未有脓也。薛云：大便或脐间出脓不治。

脉　《脉经》曰：脉滑而数，滑则为实，数则为热，滑则为荣，数则为卫，卫数下降，荣滑上升，荣卫相干，血为败浊，小腹痞坚，小便或涩，或自汗出，或复恶寒，脓为已成。设脉迟紧则为瘀血，血下则安。

芤脉见于肠部。《脉诀》云：寸芤积血在胸中，关内逢芤肠里痛。

〔批〕肠痈。

肠痈，腹中疞痛，烦毒不安，或胀满不食，小便涩妇人产后多有此病，或月经欲行，或行后作痛，纵非痈，但疑似间，便可服薏苡仁汤。

薏苡仁　瓜蒌仁各三钱　桃仁　牡丹皮各二钱

煎服。

〔批〕小腹肿痞。

小腹肿痞，按之即痛，小便如淋，时发热，自汗恶寒，脉迟紧者脓未成，可下之，当有血。洪数者，脓已成，不可下，牡丹汤。

上方去薏苡，加芒硝、大黄，煎。

按：此乃破血之剂也。丹溪云：此内结热所成也。故《金匮》有用大黄利之，即此方也。若无上症，不宜用。

〔批〕坚硬肿大。

少腹坚硬，肿大如掌而热，按之则痛，其上色或赤或白，小便稠数，汗出憎寒，脉迟紧者，大黄汤。

---

① 肠痈：此前原有“附”字，据全书体例删。

上方再除瓜蒌，加芥子五钱，大黄酒炒，桃仁去皮尖麸炒，每五钱，煎。

〔批〕小腹胀痛。

小腹胀满痛，脉滑数，或里急后重，或下脓，或时下血，宜排脓散。

防风　黄芪盐水拌炒　当归酒炒　金银花　穿山甲蛤粉炒　连翘　白芷　瓜蒌仁杵碎　甘草各钱

煎，食前服。若脓未尽，去山甲、连翘，加川芎，为末，每三钱，食后蜜汤调下。

内托，神仙蜡矾丸神妙，不问老幼皆可服。托里排脓，使毒气不至内攻。〔批〕恶痈必用。

黄蜡甘温。固膜护心。五钱，一用二两　白矾酸涩。解毒定痛。两，研

溶化黄蜡，和矾为丸，如梧子大。每服二十丸渐加至百丸，汤下。

〔批〕缩脚肠痈。

缩脚肠痈，潮热如疟，小腹右边有一块大如鸡卵作痛，右脚不能伸缩。脉芤而洪实此脓未成，五香连翘汤。

大黄　连翘　射干　独活　升麻　桑寄生　沉香　藿香　木香　丁香　甘草各七分　麝香三分

煎用可加减，以利为度。

蜈蚣炙黄为末，酒调间服。

〔批〕腹急如肿。

身皮甲错，腹皮急，如肿状，本无积聚，无热，脉数，薏苡附子散。

薏苡仁钱　附子炮，二分　败酱即苦菜。五分

为末，水三合煎，顿服。

按：此乃辛热之剂也，若积久阴冷所致宜用。丹溪云：前症身无热，脉数，此肠内有痈，积久阴冷所致。故《金匮》有用附子温之，即此方也。

〔批〕冷症。

冷症，腹濡而痛，时时利脓，牡丹散。

牡丹皮　人参　天麻　白茯苓　黄芪　木香　当归　川芎　肉桂　桃仁同上。各七钱半　白芷　薏以仁　甘草炙。各五钱

为细末。每三钱，食前温服。

里急隐痛，大便秘涩，梅仁汤。

梅核仁七七枚，去皮尖　大黄三两　丹皮两七钱半　芒硝两半　冬瓜仁四两　犀角两半

每五钱，煎，以利下脓血三两行为度。

〔批〕下后宜补。

下后，宜服八珍汤。

经曰：肠痈不可惊，惊则肠断而死。患者坐卧转侧，宜徐缓，时饮薄粥，及服此汤，固其元气静养，庶保其生。

〔批〕肠痈痈疽。

肠痈及痈疽，生于脑髭背腋，大孔便毒，神效四圣散一名神效瓜蒌散。

生黄瓜蒌一枚干者，二枚去皮　粉草四钱　没药三钱　乳香钱。各研末　好红酒二碗

慢火煎至一碗，分二服，两日服尽毒已结成，即脓化为水。毒未成，即于小便中出，或大便顺导恶物，妙。疾甚，再合服以退为度。

〔批〕一切痈疽。

一切肠痈、痈疽肿毒初起者，仙方活命饮。

金银花散热解毒，痈疮圣药。三钱　白芷祛风除湿　天花粉涩痰降火，并能排脓消肿。各钱　当归和阴活血。酒洗　陈皮燥湿行气，去白。各钱半　防风泻肺疏肝，七分　贝母利痰散结　甘草节化毒和中　乳香调气，托里护心，使毒气外出，不致攻心。各钱　没药散瘀、消肿、定痛。同乳香另研，候药熟下　穿山甲善走能散。三大片，蛤粉炒珠　皂角刺辛散，剽锐。皆厥阴、阳明正药，能贯穿经络，直达病所，而溃壅破坚。五分

好酒煎用酒者，欲其通行周身，使无邪不散也。此当服于未溃之

先，未成者散。已成者，溃若已溃后，不可服。病在上者，加升麻、桔梗，忌酸物酸性收、铁器凡药皆忌。一方加大黄。

〔批〕交肠。

交肠大小便异位而出。或因醉饱，或因大怒，致肠气乖乱，不循常道，而为病也。法当宣吐以开提其气，使阑门清利，得司秘别之职则愈，宜五苓散见太阳、木香顺气散见气各一钱，加阿胶炒珠，研末一钱，白汤调服，或研黄连阿胶丸为末，加木香少许送下肠痈亦有此症，但肠痛不可忍，宜前门选方下之。

〔批〕酒病交肠。

嗜酒，常痛饮不醉，糟粕出前窍，便溺出后窍，六脉皆沉涩酒多气肆，酒升而不降，阳极虚，酒湿积久生热，煎熬血干，阴亦大虚，阴阳偏虚，皆可接补，四物汤加海金砂、木香、槟榔、木通、桃仁去皮尖，研，煎服愈。此中年后，阴阳俱虚时，暂可活者，以其形实，酒中谷气尚在，三月后必死。

〔批〕谷道痒痛。

谷道痒痛多因湿热生虫，欲成痔漏，宜以雄黄入艾，绵裹烧烟熏之，并纳蜣螂丸肛门痒或出脓血，有虫，傍生孔窍。

蜣螂七枚。五月五日收，去翅足，炙为末　新牛粪五钱　肥羊肉两。炒令香

共杵为膏，丸如莲子大，炙令热，以新绵薄裹，纳谷道半日。吃饭少许，即大便中，出虫三五度，永瘥。

〔批〕谷道䘌。

谷道䘌，赤肿或痒，或痛，用杏仁捣作膏，傅之。或炒令黄，以绵蘸，涂谷道中。

〔批〕下部虫啮。

下部虫啮，《外台》用桃叶一斛，杵蒸之，令极热，内小口瓮中，坐其上，虫立死。

〔批〕肛尽肠穿。

虫蚀下部，肛尽肠穿者，长股虾蟆青背者一枚，鸡骨一分，各烧灰合和，吹下部，令深入，累用效。

〔批〕肛门肿痛。

肛门肿痛，用木鳖子去壳取肉四五枚，研如泥，安新瓦器或木盆，以沸汤冲动，洗了，只用少许涂患处。

二便不通

脉盛、身热、腹胀、瞀闷、前后不通，此谓五实，死。阴症。

总论 《内经》谓之三焦约。约者，不行也。又曰：督脉者，女人入系廷孔，其孔即溺孔之端也。男子循茎下至篡，与女子等。此生病不得前后。〔批〕三焦约，督脉为病。

〔批〕二便秘。

脾胃气滞，不能转输，加以痰饮食积阻碍清道，大小便秘涩，二陈加升、柴、二术能令大便润而小便长。

痰隔中焦，气聚上焦，二陈加木通，初服后吐。

〔批〕湿热痰火。

湿热痰火结滞，脉洪盛，骨节烦疼，二便秘赤，凉膈散、防风通圣散、厚朴大黄汤《金匮》。

厚朴姜制，两　大黄酒蒸，六两　枳实四枚，剉炒

水五升，煎，分温再服。

〔批〕积滞痞满。

胸腹积滞，痞满结痛，二便不通，木香槟榔丸见饮食、颠倒散。

大黄大便不通，倍之　滑石小便不通，倍之　皂角余二味各三钱

为末，空心服。皂角烧灰为末，粥清调下。

倒换散。

大黄小便不通，三钱　杏仁去皮。大便不通，三钱

俱不通，各两。煎，分三服。

〔批〕罨①脐法。

罨脐法 连须葱一二茎，带土生姜一块，淡豆豉二十一粒，

① 罨（yǎn 掩）：敷。

盐二匙，同研烂作饼，烘热罨脐上，以帛扎定，气透自通，再换一饼必通。

又方：冬葵子末三合，青竹叶一把，煎五沸，顿服，或分二服，或入猪油二两，同和合，空心服。

〔批〕阴症。

阴症及杂病阴候，大小便不通，危急者用牡蛎煅粉。陈者、干姜炮各两，为细末。男病用女人唾调，手掌心擦热，紧掩二卵上，得汗出愈。女病用男子唾调，手掌心擦热，紧揜[①]二乳上盖卵与乳乃男女之根蒂，坎离之分属也。然非危急，不宜轻用。甘遂散。

甘遂赤皮者，二两

为末，炼蜜二合和匀。每两分四服，蜜汤下。未知，日二服，渐加之。

又方：甘蔗捣汁服之。

李时珍曰：外甥素多酒色，病二便不通，胀痛呻吟七昼夜。予思此乃湿热之邪在精道，壅隧路，病在二阴之间，故前后阻，病不在大肠膀胱也。用楝实、茴香、穿山甲诸药，倍牵牛，三服而平。〔批〕病不在大肠膀胱。

大便不通

脾约症见阳明

总论 经曰：北方黑色，入通于肾，开窍于二阴。东垣曰：肾主五液，津液盛则大便如常。若饥饱劳役，及食辛热厚味之物，而助火邪，伏于血中，耗散真阴，津液亏少，故大便结燥。又有年老气虚，津液不足而结者。肾恶燥，急食辛以润之是也。仲景云：脉浮而数，能食不大便者，此为实，名曰阳结，期十七日当剧。脉沉而迟，不能食，身体重，大便反硬，为虚，名曰阴结，期十四日当剧。东垣云：阳结者散之，阴结者热之。实秘热秘，阳结也；虚秘冷秘，阴结也。〔批〕阳结阴结。洁古云：脏腑之秘

---

① 揜（yǎn 掩）：掩盖，遮蔽。

不可一概治疗，有虚秘，有实秘，有风秘，有气秘，有冷秘，有热秘。老人津液干燥，妇人生产亡血，及发汗利小便后，气血未复，皆能作秘，不可一并用硝黄利药，巴豆、牵牛尤在所禁。《仁斋》云：热邪入里，则胃有燥粪，三焦伏热则津液中干，此大肠之挟热然也。虚人肠冷而血脉枯，老人脏寒而气道涩，此大肠之挟冷然也。〔批〕挟热挟冷。腹胀痛闷，胸痞欲呕，此宿食留滞也。肠胃受风，涸燥秘涩，此风气燔灼也。〔批〕宿食风灼。若气不下降，而谷道难，噫逆泛满，必有其症矣。大肠与肺为表里，孰知流行肺气为治法之枢纽乎。

〔批〕胃实秘。

胃实而秘者能饮食，小便赤，宜麻仁丸见阳明脾约症，又麻仁丸《宝鉴》。

枳壳去瓤，麸炒　白槟榔半煨　菟丝子酒浸，别研　山药　防风　山茱肉　肉桂去皮　车前子各两半　木香　羌活各两　郁李仁去皮，另研　大黄半蒸半生　麻仁另研。各四两

蜜丸，桐子大。每服十五丸至二十丸，温汤下。

此方于仲景麻仁丸中去枳朴，而用利气除风、润燥生津、温补之品。年高气弱及风冷为病，大便秘塞者，尤宜服之。

七宣丸《局方》。

桃仁去皮尖，六两　柴胡　诃子皮苦能泄气，酸能降火，温能开胃，涩能固肠。方内用之，泻中有收也　枳壳麸炒　木香各五两　甘草炙四两　大黄面裹煨，十五两

蜜丸。

〔批〕胃虚秘。

胃虚而秘者，不能饮食，小便清利，厚朴汤主之洁古。

厚朴制　陈皮　甘草各三两　白术五两　半夏曲　枳实麸炒。各二两

每三五钱，姜三片，枣一枚，煎服。

〔批〕风秘。

风秘由风搏肺脏，传于大肠，故传化难。或其人素有风病，亦多

有秘，宜小续命汤见中风去附子，倍芍药，入竹沥一杯，吞润肠丸东垣。

归尾五钱　桃仁两，去皮研。润燥活血　羌活五钱，搜风散邪　大黄五钱，破结通幽　大麻仁两，去壳。滑肠利窍，血和风疏，肠胃得润，则自然通利矣

蜜丸朱丹溪曰：古方通大便，皆用降气药。盖肺气不降，则传送难，用枳壳、沉香、诃子、杏仁等是也。老人虚人、风病、津液少而秘者，用胡麻、麻仁、阿胶等是也。如妄以峻药逐之，则津液走，气血耗，虽暂通而即秘矣，必变生他症。一方有防风。风湿，加秦艽、皂角子皂角得湿则滑，湿滑，燥结自除。本方加防风、皂角仁烧存性，名活血润燥丸。本方去羌活，加升麻、红花、生熟二地，名润燥丸加升麻者，能升始能降也，并治风结血结俱东垣方。〔批〕风结血结。

〔批〕老人、产后大便不通。

老人风秘及产后大便不通，宜麻仁苏子粥《本事》。

大麻仁阳明正药，滑肠润燥，利便除风　紫苏子兼走太阴，润肺通肠，和血下气，行而不峻，缓而能通。故老人、产妇气血不足者所宜用也

等分，洗净合研，再用水研，取汁煮粥服。

老人风秘，肠腑壅滞，聚于胸中则腹胀、恶心不食，上至于颠则头痛。但服此粥，不药自愈。

〔批〕老人二便燥急。

老人大小便燥结之甚求通不得，登厕用力太过，便仍不通，气被挣脱，下注肛门，有时泻出清水，里急后重不可忍者，胸膈间梗梗作恶，干呕有声，渴而饮食不进欲利之，则气已下脱，命在须臾，再下即绝。欲固之，则溺与燥矢膨满肠腹间，恐反增剧。欲升，使气自举，而秽物不为气所结，自然通利，复呕恶不堪，宜益血润肠丸。

杏仁去皮尖，炒　麻仁各三两　熟地黄六两。三味俱杵为膏　枳壳麸炒　橘红各二两半　阿胶炒　肉苁蓉各两半　苏子　荆芥各两　当归三两

为末，以前膏同捣千余下，加蜜丸，空心白汤下肾阴虚，则大

小便难，宜以地黄、肉苁蓉、车前、茯苓之属补其阴，利水道。少佐辛药，开腠理，致津液，而润其燥，施之于老人尤宜。便秘目是老人常事，俗以为后门固，寿考之征。而一时难堪，辄躁扰而致疾，此方不犯大黄，可以久服，故表而出之。〔批〕肾阴虚。**本方加减法：病人不小便，因大便不通而涩，其邪甚者，急加大黄**酒洗，以利之。**血燥，加桃仁、大黄**酒洗。**风燥急，加麻仁、大黄**酒洗。**风湿，加秦艽、大黄、皂角仁**煨。**脉涩，觉身痒，气滞者，加郁李仁、大黄**酒洗蒸。〔批〕加减法。

李时珍曰：一妇肠结，年几六十。服养血润燥药则泥膈。服硝黄药若罔知之。如此三十余年，其人体肥，膏粱而多菀，日吐酸痰乃宽。此乃三焦气滞，有升无降，津液皆化为痰，不能下润肠腑，非血燥也。润剂留滞，硝黄入血，不能入气，故无效。用牵牛末、皂角膏丸，才服便通。

〔批〕气虚秘。

老人气虚，大便秘塞，黄芪汤见头汗。**秘甚者，不过两服愈**当服即无闭塞之患，其效如神。

〔批〕气秘。

气秘由气不升降，谷气不行，其人多噫，**宜苏子降气汤**见气**加枳壳，吞养正丹。未效，佐以木香槟榔丸**见饮食。养正丹见暑。

有气作痛，便秘，用通剂而愈不通。又有气秘，强通之，虽通复秘。或迫之使通，因而下血者，此当顺气，气顺则便自通。又当求温润之剂，如半硫丸之类。

风气壅甚，痰热结搏，七圣丸见痔漏。

〔批〕气秘风秘。

气秘气滞**风秘**风生燥，**便溺阻隔，遍身虚痒**燥则血涩，津液不行，**脉来浮**为风**数**为热，**及肠风下血，中风瘫痪，搜风顺气丸。**

大黄苦寒，峻猛，能下燥结而去瘀热。加以蒸晒，则性稍和缓，故以为君。九蒸九晒，五两　**大麻仁**滑利。去壳　**郁李仁**甘润，并能入大肠而润燥通幽。去皮　**车前子**利水　**牛膝**下行，又能益肝肾而不走真气。酒蒸。各二两　**独活**　**防风**燥本于风，二味之辛，以润燥而搜风　**槟榔**　**枳壳**

滞由于气。二味之苦，以破滞而顺气。麸炒。各两　山药益气固脾　山茱肉温肝逐风，酒蒸。各二两　菟丝子益阳强阴，酒洗。上药未免攻散，故又用三者以补助之也

蜜丸。

《本方》云：久服百病皆除。喻嘉言曰：药有偏峻，可暂用，以搜风润燥。不可久服。

〔批〕冷秘。

冷秘由冷气积于肠胃，凝阴固结，津液不通，胃气闭塞。其人肠内气攻，喜热恶冷，宜藿香正气散见霍乱加肉桂五分、枳壳五分，吞半硫丸《局方》。

半夏润大便，汤洗七次，焙为末　硫黄暖而通冷。用明净者，研令极细，用柳木槌子杀过。等分

生姜自然汁同熬，入干蒸饼末，搅匀，臼内杵为丸，如梧子大。每服十五丸至二十丸，温酒姜汤下，妇人醋汤下，空心服。

〔批〕热秘。

热秘，面赤身热，肠胃胀闷，时欲得冷，或口舌生疮此由大肠热结，宜四顺清凉饮子见火热吞东垣润肠丸。实者，承气汤。有积滞者，木香槟榔丸。

〔批〕虚秘。

虚秘由出汗、利小便过多，一切病后气血未复，及老人、产妇气血俱虚而秘者，宜苏子降气汤倍加当归，吞威灵仙丸。

黄芪蜜灸　枳壳炒　威灵仙宣疏五脏，性极快利。然疏泄真气，弱者慎用

等分蜜丸，忌茶。一方有防风，无黄芪此治风秘尤宜。

或苁蓉润肠丸《济生》。

肉苁蓉酒浸焙，二两　沉香另研，两

为末，麻仁捣汁糊丸，米饮下老人、虚人气衰津枯，服之尤宜。

〔批〕血虚。

血虚，津液枯竭而秘者脉必小涩，面无精光，大便虽软，努责不出，四物大剂加陈皮、甘草、红花，或益血丹海藏。

当归酒浸，焙　熟地黄等分

蜜丸，如弹子大。每丸，细嚼酒下。

五仁丸《得效》。

桃仁去皮　杏仁炒，去皮。各两　柏子仁五钱　松子仁钱二分半　郁李仁去皮炒，钱　陈皮四两。另研

上将五仁另研如膏，入陈皮末，研匀蜜丸。

桃杏仁俱治大便秘，当以气血分之。年老虚人，大便燥秘者，脉浮在气，杏仁、陈皮主之，二味名橘杏汤。脉沉在血，桃仁、陈皮主之。所以俱用陈皮者，以手阳明与手太阴为表里也。又曰：盛则便难行阳气也，败则便难行阴血也。

三仁丸。

松子仁　柏子仁　大麻仁等分

溶蜡为丸。

血虚，火燥肺金，大便风秘，滋燥养荣汤见燥、导滞通幽汤见噎。

〔批〕五燥。

五燥　大便秘《元戎》，脉弦，风燥也，宜祛风之药治也，二活、防风、山茱肉、地黄、柴胡、川芎；脉洪，燥热也，宜咸苦之药治之，黄芩、黄连、大黄、黄柏、芒硝；脉缓，土燥也，宜润湿之药治之，白芍、半夏、生姜、乌梅、木瓜；脉涩，血燥也，宜滋血之药治之，杏仁、桃仁、麻仁、当归。气结，用木香、槟榔、枳壳、陈皮、地黄、郁李仁；脉迟，寒燥也，宜温热之药治之，当归、肉桂、附子、乌头、硫黄、良姜、干姜、巴豆、牵牛。

〔批〕血少有热。

血少兼有热者，脉洪数，口干，小便赤少，大便秘硬，润燥丸、活血润燥丸俱见上。四物汤加酒芩、栀子、桃仁、红花。

大法云：大便秘，服神芎丸，见头痛大便不通，小便反利，不知燥湿之过。本大肠少津液，以寒燥之药治之，是以转燥，少服则不济，多服则亡血，所以不通。若用四物、麻、杏之类则可，湿剂所以润之。

〔批〕寒结闭。

寒阴之病，为寒结闭，半硫丸见上。或加附子、生姜，煎汤，水冷与之。

其病为阴寒之症，当服阳药补之。若大便恒不甚通者，亦当十服中与一服利药，微通其大便，不令秘结，乃治之大法也。若症虽属阴寒，其病显燥，脉坚实，亦阳药中少加苦寒以去热燥，燥止勿加。〔批〕阴病显燥。如阴躁欲坐井中者，两尺按之必虚，或沉细而迟，此为易辨。如有客邪之病，亦从权加之。〔批〕阴燥客邪。

〔批〕食伤。

食伤太阴，肠满，食不化，腹响而秘者，以苦泻之，七宣丸见上、木香槟榔丸见饮食。

〔批〕注夏。

注夏，大便涩滞者血少，血中伏火也，黄芪人参汤见内伤加生地、当归、桃仁泥、麻仁润之。大便仍久不快利者，加煨大黄微利之。仍不快利者，非血结血秘，是热则生风，为湿风症，黄芪人参汤加羌活、防风各五钱，煎服，必利。〔批〕湿风症。

〔批〕湿热寒症。

大便不通，小便赤涩，身面俱肿，色黄麻木，身重如山，喘促无力，四肢痿弱，吐痰唾沫，发热时躁，躁已振寒，项额如冰，头旋眼黑，目中溜火，鼻不闻香，脐下有动气，少腹急痛，麻黄白术汤见阳明后。

〔批〕诸导法。

凡诸秘服药不通，或虚人畏服利药者，用蜜煎导法见阳明。或用盐及皂角末，加入蜜煎中，尤捷。盖盐能软坚润燥，皂角能通气疏风故也。冷利，用酱生姜导，或于蜜煎中加草乌头末，以化寒消痞。热秘，用猪胆汁导并见阳明。乌梅汤浸，去核为丸，如枣大，亦可导。削酱瓜如枣，亦可导。

〔批〕结。

大实大满，心胸高起，气塞不通者，为结，穿结药。

蟾酥　轻粉　麝香各钱　巴豆另研，五分

研极细末，孩儿茶、乳汁和丸，如黍米大。每三丸，姜汤下。

小便不通

闭癃　遗溺　转胞　小便黄赤　小便数

总论　丹溪曰：小便不通，有热、有湿、有气结于下，宜清、宜燥、宜升，有隔二、隔三之治。如不因肺燥，但膀胱有热，则泻膀胱，此正治也。如因肺燥，不能生水，则清金，此隔二。如因脾湿不运而精不升，故肺不能生水，则当燥脾健胃，此隔三。〔批〕治法隔二隔三。车前子、茯苓及紫菀、麦冬、桑白皮之类，清肺也。黄柏、知母及黄芩、泽泻、通草之类，泻膀胱也。苍术、白术及茯苓、半夏之类，燥脾健胃也。《宝鉴》：小便不利有三，不可一概而论。若津液偏渗于肠胃，大便泄泻，而小便涩少，一也，宜分利。若热搏下焦津液，则热涩而不行，二也，必渗利则愈。若脾胃气涩，不能通调水道，下输膀胱而化者，三也，可顺气，令施化而出也。〔批〕不利有三。东垣大法：小便不通，皆邪热为病，分在气、在血而治之，以渴与不渴辨之。〔批〕分在气在血。如渴而不利者，热在上焦肺分故也。夫小便者，是足太阳膀胱所主，生于肺金。肺中伏热，水不能生，是绝小便之源也。肺气不得降，故用清燥金之正化，如雨如露，皆从天而降也。淡味渗泄之药二苓、泽泻、琥珀、灯心、通草、车前子、木通、瞿麦、萹蓄之类，以泄火而清肺，滋水之化源也。如不渴而小便秘者，热在下焦血分也。下焦者肾也，膀胱也，是绝其流而溺不出也。经曰：无阴则阳无以化。须用气味俱厚，阴中之阴之药治之。若用淡渗之剂，其性乃阳中之阴，非纯阴之剂，阳无以化也，治法当寒因热用。如热在上焦，栀子、黄芩。中焦，黄连、白芍。下焦，黄柏、知母之类。

〔批〕闭癃遗溺。

闭癃遗溺总论　遗尿者，尿出不知也。闭癃者，溺秘不通，而淋漓点滴也。唯肝与督脉，三焦膀胱主之。经曰：肝足厥阴之脉，过阴器，所生病遗尿闭癃。又云：督脉者，女子入系廷孔，男子循茎下篡，其生病痔癃遗尿。又云：三焦并太阳之正，入络膀胱，约下焦，实则癃闭，虚则遗溺。遗尿则补之，闭癃则泻之是也。又云：膀胱不利为癃，不约为遗尿是也。遗尿即小便不禁也。闭、癃，合而言之，一症也。分而言之，有暴久之殊。盖闭者暴病，为溺秘，点滴不出，即小便不通是也。癃者久病，为溺癃，淋漓点滴而出，或痛，一日数十次，或百次，名淋症是也。

〔批〕运气。

运气小便不通有三：其一属湿邪攻三焦，太阳在泉，湿淫所胜，又水不及，曰涸流，其病癃闭。其二属风邪攻脾，厥阴司天，风淫所胜，病溏瘕泄水闭。其三属燥热，阳明司天，民病癃闭，初之气病小便黄赤，甚则淋。又少阴司天，二之气，其病淋。

〔批〕渴而溺秘。

热在气分，渴而小便秘，清肺饮东垣。

茯苓二钱　猪苓三钱。淡能利水，入肺而通膀胱。茯苓走气分，猪苓走血分，盖必上行入肺，而后能下降入膀胱　泽泻咸能泻热　瞿麦能降心火，通于小肠　琥珀能降肺气，通于膀胱。各五分　萹蓄苦能降下　木通各七分　通草二分　灯草分。共能清肺热而降心火　车前子炒，钱。能清肝热而通膀胱

每五钱，煎。

节庵导赤散。

五苓散加甘草、滑石、栀子，入盐、灯心煎。

〔批〕不渴便秘。

热在血分，不渴而小便秘，滋肾丸东垣。又名通关丸。

黄柏苦寒微辛。泻膀胱相火，补肾水不足，入肾经血分。酒炒，二两

知母辛苦寒滑。上清肺金而降火，下润肾燥而滋阴，入肾经气分。一两，酒炒。盖水不胜火法，当壮水以治阳光。故二药每相须而行，为补水之良剂

肉桂辛热。假之反佐，为少阴引经，以化膀胱之气。钱

蜜丸。

经曰：热者寒之。又曰：肾恶燥，急食辛以润之。东垣曰：经曰气口大于人迎四倍，名曰关。关，则不得小便。人迎大于气口四倍，名曰格。格，则吐逆。关者甚热之气，格者甚寒之气。是关无出之

由，格无入之理也。王善夫病小便不通，渐成中满，腹坚如石，腿裂出水，夜不得眠，不能饮食，请余诊治。归而至旦不寐，因记《素问》云：无阳则阴无以生，无阴则阳无以化。又云：膀胱者，州都之官，津液藏焉，气化则能出矣。此病癃闭，是无阴则阳无以化也。此因膏粱积热，损伤肾水，火反逆上，而为呕哕，内关外格之症悉具，死在旦夕矣。遂处此方大苦寒之剂，知柏为君，桂为引，须臾前阴如刀刺火烧，溺如暴泉，肿胀遂消。又凡病在下焦血分，皆不渴，血中有湿，故不渴也。按：消渴症以渴为主，而分气血，故血分亦有渴者。

〔批〕因服热药。

因服热药，小便不利或脐下痛不可忍者，黄连汤洁古。即滋阴化气汤。

黄连炒　黄柏炒　甘草等分

煎。如再不通，加知母。

〔批〕血涩。

血涩，致气不通，而窍涩者，导气除燥汤东垣。

知母三钱，酒炒　黄柏四钱，酒炒　滑石二钱，炒黄　茯苓二钱　泽泻三钱

每五钱，煎。

〔批〕渴而腹冷。

渴而腹冷，水气也《金匮》云：小便不利者，有水气，其人苦渴，瓜蒌瞿麦丸仲景。

瓜蒌根解渴利水。二两　茯苓利水　山药入脾肺，补不足，清虚热，补土以制水。各三两　瞿麦清火。两　附子炮，一枚。温中，以祛在里之寒水

蜜丸，桐子大。每服三丸，日三服。不知以小便利，腹中温，谓之知，增至七八丸。

〔批〕腹下痛闷。

小便不通，腹下痛，状如覆碗，痛闷难忍者乃脾胃干涸，中气不下。经云：膀胱者，州都之官。膻中者，臣使之官。三焦相火，肾

为气海也。王注曰：膀胱，津液之府，胞内居之。若得气海之气施化，则溲便注下。气海之气不及，则隐秘不通也，先以木香、沉香末各三钱，酒调下，或八正散见后。甚则宜上涌之，令气通达，便自通利经所谓病在下，上取之。王注曰：热攻于上，不利于下。气盛于上，则温辛以散之，苦以利之。或用橘红、茯苓煎汤，调木香、沉香末，空心服之。

丹溪云：小便不通，属气虚、血虚、有实热、痰气闭塞，皆宜吐之，以提其气，气升则水自降，盖气载水者也。气虚用参、术、升麻等，先服后吐，或就参芪药中调理吐之。血虚用四物汤，先服后吐，或就芎归汤探吐之。痰多，二陈汤先服后吐。痰气闭塞，二陈加香附、木通探吐之。实热，当利之，或用八正散，盖大便动则小便自通矣。或问以吐法通小便，何也？曰：取其气化而已。经曰：三焦者，决渎之官，水道出焉。三焦之气有一不化，则不得如决渎之水而出矣，岂独下焦膀胱气塞而已哉。上焦肺者，上行荣卫，通调水道，下输膀胱，而肾之合也，三焦下输，又上连肺，此岂非小便从上焦之气化者乎。仲景云：卫气行，则小便宣通是已。经又谓：脾病则九窍不通，小便不利。岂非小便从中焦之气化者乎。丹溪尝曰：吾以吐通小便。譬如滴水之器，上窍闭则下窍无以自通，必上窍开而下焦之水出焉。此盖因气道闭塞，升降不能者而用耳。何尝舍众法，而独施是哉。〔批〕气虚、血虚、痰多闭塞，皆宜吐之。上症大抵为实亦分在血在气。气壅塞于下，木香顺气散。血污于下，桃仁承气、牛膝膏见血淋。

〔批〕湿热下注。

湿热下注，咽干口渴，少腹急满，小便不通湿热下注，少腹急满，则小便当行矣，而卒不行者，热闭之也，或淋痛尿血，或因热为肿，八正散《局方》。

木通　灯草清肺热而降心火。肺为气化之源，心为小肠之合也　车前子清肝热而通膀胱。肝脉络于阴器，膀胱，津液之府也　瞿麦　萹蓄降火通淋。此皆利湿而兼泻热者也　滑石利窍散结　栀子炒黑　大黄苦寒下行。此皆泻热而兼利湿者也　甘草梢合滑石为六一散。用梢者，取其径达茎

中，能缓痛也。虽治下焦而不专于治下，必三焦通利，水乃下行也

一方加木香辛能利气，温能化气，煎。

〔批〕唇焦面赤。

心经有热，唇焦面赤，通心饮。

木通　连翘微寒，升浮形似心。苦入心，泄火利水。等分

加灯心煎。

〔批〕心虚客热。

心虚客热，小便涩数，参芪汤。

赤茯苓钱半　生地黄　地骨皮　桑螵蛸微炙　黄芪　人参各钱　五味子　菟丝子酒浸　甘草炙。各五分　灯心廿一茎

煎。

〔批〕心气闭塞。

老人虚人，心气闭塞，溺秘，琥珀散。

琥珀钱

为末，人参汤下。极验。

〔批〕气虚。

气虚，小便不通，利气散。

黄芪炙　陈皮去白　甘草等分

每三钱，煎，加参尤验。

〔批〕湿热在表。

湿热在表，身如芒刺，体重，小便不通，以苍术为君，附子佐之，发其汗，便即通。

〔批〕血结。

血结，小便秘，茎中痛，牛膝汤血病宜多用牛膝，散血破结。

牛膝五钱　当归三钱　黄芩钱半

煎。

〔批〕饮食伤胃，分利太过。

饮食太过，伤损胃气，小便短涩，及分利太过，遂至闭塞，补中益气汤。

〔批〕肾虚。

肾虚，小便不通膀胱阳虚，无以生化，或过服凉药而秘愈甚者，金匮肾气丸见水肿。

〔批〕转胞症。

转胞症男子亦有。凡强忍小便，或溺急疾走，或饱食忍尿走马，或忍尿行房，致水气上逆，气迫于脬，故屈戾而不得舒张也。脬落即殂，滑石散。

寒水石二两　冬葵子合　滑石　乱发灰　车前子　木通去皮节。各两

水煎。每服一碗，一日尽五碗。

炒盐半斤，熨于腹上；自剪爪甲烧炭，水调服。

〔批〕小肠胀。

小便秘，小肠胀不急治，杀人，葱白三斤，切细炒熟，绢包分两袋，更替熨脐下，即通。大蒜独头者一枚，栀子七枚，盐花少许，捣烂，摊棉纸上，贴脐良久，即通。未通，涂阴囊上，立通。

〔批〕数日欲死。

小便不通，数日欲死者神效。桃柳枝、木通、白矾枯、川椒各两，葱白七个，灯心一握，水三十碗，煎至一半。用磁瓶热盛一半，熏外肾，以被围绕，勿令风入。良久，便通如赤豆汁，冷即换之。

〔批〕小便黄赤。

小便黄赤，经云：脉热病者，小便先黄。又云：胃气盛，消谷善肌，溺色黄。又云：肺气虚则肩背痛寒，少气不足以息，溺色变。又云：冬脉不及，令人眇清脊痛，小便变。中气不足，溲便为之变。李士材曰：小便黄赤，人皆以下焦有热，清之利之，宁知《内经》脏腑寒热之变有如是耶?

〔批〕心肝热。

心肝有热，小便黄赤，火府丹。

黄芩钱半　生地黄三钱　木通四钱

煎，空心服。

〔批〕脾胃热。

脾胃有热，消谷善饥，凉胃散。

黄连　生甘草　陈皮　茯苓去皮，四钱

煎。

〔批〕脾肺虚。

小便黄无如黄柏、知母效，脾肺虚，加味补中益气汤。

本方加茯苓、车前子。

〔批〕汗出便赤。

汗多而小便赤暑月多有此症。盛暑所饮既多，小便反涩少而赤。缘上停为饮，外发为汗，津液不通，小肠闭塞，则水不润下，宜五苓散。

内有术、桂收汗，二苓、泽泻分利水道，收其在外者使之内，又从而利导焉。发者敛之，壅者通之，义取诸此。

〔批〕虚劳便赤。

虚劳汗多而赤涩者是五内枯燥，滋腴既去，不能生津，故溺涩而赤。不宜过用通小便之剂竭其肾水，唯当温养润肺，十全大补汤、人参养荣汤之类俱可选服。

汗者心之液。心主血，血荣则心得所养。汗止津生，不待通而溺自清矣。诸失精血及患痈毒人，或有小便赤涩者，并宜前方。

尺脉虚涩，足胫逆冷，小便黄赤，温肾汤。

附子制熟，五钱　肉桂钱　熟地黄二钱　茯苓钱半　牛膝酒蒸，钱　煨姜五片

煎。

〔批〕小便数。

小便数　经云：肺手太阴之脉，气盛有余，则肩背痛风寒，汗出中风，小便数而欠。又云：肝痹者，夜卧多惊，多饮，数小便。视虚实补泻之。

〔批〕湿热内蓄。

膏粱湿热，内蓄不得施化，膀胱窍涩，小便数而少，脐腹胀满，腰脚沉重，不得安卧，脉沉缓时时带数，茯苓琥珀汤主之《宝鉴》。

茯苓经曰：甘缓而淡渗。热抟，津液内蓄，脐腹胀满，当缓之泄之，必以甘淡为主，是用为君。五钱　滑石甘寒，滑以利窍。七钱　猪苓　琥珀淡以渗泄，而利水道，故用三味为臣。各五钱　白术五钱　甘草炙，三钱。脾恶湿，湿气内蓄，则脾气不治。盖脾湿胜，必用甘为助，故以二味为佐　泽泻咸入肾，咸味下泄为阴，以泄伏水。两　桂心肾恶燥，急食辛以润之。津液不行，以辛润之，此为因用，故以二味为使。三钱

为末。每五钱，长流甘澜煎使不助其肾气。大作汤剂，令直达而急速。待少时，以美膳压之。

〔批〕数而多。

数而多者，生薯蓣即山药。半斤，刮去皮，切碎，铛中煮酒沸，下薯蓣，不得搅，待熟加盐、葱白，更添酒。空腹下二三盏，妙，水芝丸。

莲肉去皮，好酒浸一两宿　猪肚一个。将莲肉入肚内，多半为度。水煮熟，将肚切碎，焙干

共为末，酒煮，面糊为丸。每服五十丸，米饮下。

夜多小便，益智仁二十四个为末，盐五分，水一盏煎，临卧服；缩泉丸。

益智仁　乌药等分

为末，酒煮山药糊丸。盐酒下。

〔批〕小便频数。

小便频数，川萆薢丸。

川萆薢祛肝风，去胃湿，固下焦。斤

为末，酒煮面糊丸。盐酒下。

〔批〕数而多。

小便数而多，鸡膍胵丸。

鸡膍胵甘平性涩，鸡之脾也。通小肠、膀胱，止小便数。二两，微炒　麦门冬去心　熟地黄　黄连　龙骨煅。各两　土瓜根即王瓜根。月令四月，王瓜生是也。根能止小便数。五钱

为细末，蜜和，捣三百杵，丸如桐子大。每三十丸，米饮下。

〔批〕数而欠。

数而欠溺虽出于膀胱，然泌别者，小肠也。小肠虚则便数，小肠热则便短，桑螵蛸散寇氏。

人参补心气　当归　石菖蒲开心窍，盐水炒　桑螵蛸盐水炒　龙骨煅。虚则便数，故以二者固之　龟板酥炙，一用鳖甲醋炙。热则便欠，故同当归滋之　茯苓一用茯神。能通心气于肾　远志能通肾气于心，并能清心解热。心者，小肠之合也。心补则小肠不虚，心清则小肠不热矣

等分，为细末。临卧，调服三钱。

此方能安神魄，定心志，治健忘，补心气，以疗小便之数欠。

〔批〕下元虚损。

下元虚损，小便频数，六味去泽泻加益智仁辛热益肾，涩精固气三两盐酒炒，蜜丸。

〔批〕虚冷。

下元虚冷，肾不摄水，以致渗泄，小便多者，宜菟丝子丸《济生》。

菟丝子酒蒸，二两　牡蛎粉　附子炮　五味子　鹿茸酒酥。各两　肉苁蓉酒浸，二两　鸡膍胵炙　桑螵蛸酒炙。各五钱

酒糊丸，盐汤下。

八味丸、鹿茸丸见淋。

人每日从早至午前，定尿四次，半日又自无事，此亦肾虚所致，亦犹脾胃泄。早泄而晚愈，次日又复然者也。又有小便常急，遍数虽多，而所出常少，放了复急，不涩痛，却非淋症。亦有小便毕，将谓已尽，少顷，忽再出些少者，多因忍尿，或忍尿行房事而然。宜生料五苓散，减泽泻之半，加阿胶一钱，吞八味丸。〔批〕诸症。

〔批〕喜伤心。

盛喜，致小便多，日夜无度乃喜极伤心，心与小肠为表里，宜分清饮见白浊、四七汤见气各半贴和煎，仍以辰砂妙香散见遗精吞菟丝子丸见上、八味丸此丸须用去附加五味者。

〔批〕虚弱。

禀赋虚弱，小便数亦不禁，肉苁蓉丸。

肉苁蓉八两　熟地黄六两　五味子四两　菟丝子捣研，二两

酒煮山药糊丸，桐子大。每服七十丸，盐酒下。

〔批〕热入水道。

小便数，大便硬是谓脾约。见阳明，热入水道，五苓加黄柏、知母、麦门冬、木通。

小便不禁

即遗尿。上虚　下虚　尿床

总论　经云：督脉生病为遗尿。又云：肝所生病为遗溺。盖因二经循阴器，系廷孔，病则荣卫不至，气血失常，莫能约束水道之窍，故遗失不禁。《原病式》云：热甚客于肾部，干于足厥阴之经，廷孔菀结极甚，而气血不能宣通，则痿痹；神无所用，故津液渗入膀胱，而旋溺遗失，不能收禁也。其言可谓得经旨矣。然经复言膀胱不约为遗尿，又手太阴之别名曰列缺，其病虚则欠呿，小便遗数。由是观之，则又不独病在阴器廷孔而已。内由三焦决渎之失常也，三焦虚则膀胱虚，故不约也。肺从上焦通调水道，下输膀胱；肾又上连肺，两脏是子母也，母虚子亦虚。此上中下三焦气虚，皆足以致遗溺矣。〔批〕病不独在阴器廷孔。圣人之言，举一反三。前所谓肝肾膀胱之病，不言其邪，可见诸邪尽能病之也。次言手太阴列缺虚者，为子母脏气相关，可见所生、所胜、不胜之五邪皆足以乘之也。总之，肺与膀胱两经实为总司。肺虚者为上虚，当补气；膀胱虚者为下虚，当涩脱。更有睡则遗尿，皆责之虚。所以婴儿脬气未固，老人下元不足，多有此症。在婴儿多挟热，老人多挟寒，此又宜辨也。

〔批〕上虚。

上虚　东垣云：小便遗失者，肺金虚也，宜安卧养气，禁劳役，宜补中益气倍参、芪。补之不愈，当责有热，加黄柏、生地黄、麦冬之类以清之，饮后即小便。由精气不输于脾，不归于肺，补中益气汤主之。

〔批〕下虚。

下虚　谓膀胱下焦虚。经云：水泉不止者，是膀胱不藏也。

仲景云：下焦竭则遗溺失便，其气不能自禁制，不须治，久则愈。又云：下焦不归则遗溺。宜桑螵蛸、鸡膍胵①之类。便如稠米泔色，由劳伤心肾而得之，桑螵蛸散见小便数。〔批〕便如稠米泔色。

〔批〕上热下寒。

小便不禁，上热下虚寒者，鹿角霜丸。

鹿角带顶骨者，不拘多少

锯作挺子，长三寸，洗净，用水浸，夏三冬五，同水入镬内煮之，水干添温汤，日夜不绝火，候角酥糜为度，轻漉出，用刀刮去皮，如雪白，放筛子上，候自干，微火焙之，其汁慢火熬成膏。候角干，研，炒膏为末。酒糊丸，桐子大。每服三四十丸，空心温酒盐汤任下。

阿胶饮。

阿胶炒珠，三两　牡蛎粉　鹿茸酥　桑螵蛸酒炙。无则缺之。等分

每四钱，煎。

〔批〕肾虚夜遗。

肾虚腰脐冷疼，夜遗小便，鹿茸散。

鹿茸酥　乌贼鱼骨去甲，微炙。各三两　白芍　当归　桑寄生　龙骨另研　人参各两　桑螵蛸两半，劈破，炙黄

为末。每一钱，酒下。

〔批〕虚寒遗溺。

虚寒遗溺，及阳衰梦遗、白浊，家韭子丸《三因》。

家韭子炒，六两　鹿茸酥，四两　牛膝酒浸　肉苁蓉酒浸，焙　熟地黄　当归各二两　菟丝子酒浸　巴戟去心。各两半　杜仲炒　石斛去根　桂心　干姜各两

酒糊丸，盐汤，温酒下。

或固脬丸。

菟丝子二两，酒浸　茴香两　附子炮　桑螵蛸炙。各五钱　戎盐二钱半

① 鸡膍胵（píchī 皮吃）：即鸡内金。膍胵，鸟类的胃。

酒糊丸，米饮下。

菟丝子丸见小便数。余如五味子、龙骨、牡蛎、鸡膍胵俱可加用古方多燥热，唯真虚寒者宜之。

〔批〕尿床。

尿床 巢氏云：小便乃水液之余，从膀胱经入于胞。夜卧则阳气衰伏，不能制于阴，所以阴气独发，于眠睡中不觉尿出也。戴云：睡着遗溺，此亦下元虚冷，小便无禁而然，宜大菟丝子丸见咳嗽；猪尿胞炙、碎，煎汤送下。

《千金方》：鸡膍胵一具，并肠洗净，烧灰，男用雌，女用雄，为细末，每二钱，空心温酒调服；单用雄鸡肠，烧灰为末，用三指撮，温浆水调服，向北斗服之更良，或加猪脬灰；雄鸡喉咙及矢白、膍胵里黄皮，共烧为末，粥清调服。

一方：羊脬一具，盛水贮令满，紧扎蒸熟，取水，顿服之。

〔批〕内热。

内热遗溺不觉河间所谓热甚廷孔菀结，神无所用，不能收禁，脉洪大者，宜黄柏、知母、杜牛膝为君，青皮、甘草为臣，木香、肉桂少许反佐之；白薇散。

白薇　白敛　白芍药等分为末

每二钱，粥饮调下。

鸡肠散。

黄鸡肠雄者四具，切破洗净，炙令黄　肉苁蓉酒浸，切，焙　黄连　赤石脂另研　白石脂同上　苦参各五两

共为细末。每三钱，酒下。

〔批〕实热。

实热者，神芎导水丸见头痛。一服利，止后服。此谓淫气遗溺，痹聚在肾。痹，谓气血不宣通也。

〔批〕滑脱。

滑脱者，牡蛎丸。

牡蛎白者三两。入瓦罐，盐泥固济，炭五斤，煅半日，取出研细　赤石脂三两。捣碎，醋拌湿，于铁铫内，慢火炒令干。各研如粉细

酒糊丸，空心盐汤下。

〔批〕通用。

通用薏苡仁，盐炒煎服；黄鸡肠，水三升，煮取一升，分三服，亦可治。

淋

即癃闭。小便淋沥作痛谓之淋。

石淋　劳淋　血淋　膏淋　气淋　冷淋　附：胞痹

总论　经曰：脾受积湿之气，小便黄赤，甚则淋。又曰：风火菀于上而热，其病淋。巢氏《病源论》谓：膀胱与肾为表里，俱主水。水入小肠与胞，行于阴，为溲便也。若饮食不节，喜怒不时，虚实不调，脏腑不合，致肾虚而膀胱热。肾虚则小便数，膀胱热则水下涩，数而且涩则淋滴不宣，故谓之淋。〔批〕肾虚而膀胱热。其状小腹弦急，痛引于脐。分为六种：石淋，有如砂石，膀胱蓄热而成；劳淋，劳倦即发，多属脾虚；血淋，心主血，气通小肠，热甚则搏于血脉，血得热则流入胞中，与溲俱下；膏淋，滴下肥液，有若脂膏，又名肉淋；气淋，肺主气，气化不及州都，胞内气胀，小腹坚满，出少喜数，溺有余沥；冷淋，寒客下焦，邪正交争，满于胞内，水道不宣，先寒战，然后便数成淋。更有服金石药，入房太甚，致败精入胞中，及饮食痰积渗入者，则皆成淋。《准绳》云：淋病必由热甚生湿，湿生则水道浑浊，结而为淋。若不求其本，止从末流胞中之热施治，未为善也。〔批〕热甚生湿。

脉　少阴脉数，妇人则阴中生疮，男子则气淋。

盛大而实者生，虚小而涩者死。

下焦气血干者死。

鼻头色黄者，小便难。

〔批〕涩痛点滴。

小便涩痛，常急欲溺，及下点滴，茎中痛不可忍此五淋病。《金匮》云：淋家不可发汗，发汗则必便血，生料五苓散加阿胶或车前子末，或五苓散、益元散等分和服，并可吞火府丹见小便黄赤。

〔批〕心经蕴热。

心经蕴热，佐以导赤散见发热。

〔批〕膀胱有热。

膀胱有热，淋滴不宣，或尿如豆汁，或出砂石，石韦散《局方》。

石韦苦甘微寒。清肺金以滋化源，通膀胱而利水道，淋家要药。去毛　白芍　白术　滑石　冬葵子淡滑。治五癃，利小便　瞿麦　木通各三两　当归　甘草炙　王不留行甘苦，性行，定痛利便。各两

为细末。每二钱，小麦汤调下。

〔批〕热极。

热极成淋，服药不效者，宜减桂五苓散加木通、滑石、灯心、瞿麦穗各等分，仍研麦冬草连根、车前草、白龙草各自然汁，和蜜水调服。

〔批〕赤涩疼痛。

小便赤涩疼痛，四汁饮。

葡萄　生藕　生地黄各取自然汁　白蜜各五合

和匀。每一盏，慢火熬沸，不拘时温服。

〔批〕热淋血淋。

热淋及血淋肺有菀热，绝其生化，龙脑鸡苏丸见诸失血。

〔批〕茎中痛。

小便淋，茎中痛不可忍，相引胁下痛，宜参苓琥珀散《宝鉴》。

人参五分　茯苓四分　琥珀　泽泻　柴胡　当归梢各三分　元胡索七分　川楝肉炒　甘草各钱

煎。

〔批〕通治。

通治，五淋散。

山茵陈　淡竹叶各钱　木通　滑石　甘草炙。各钱半　山栀仁炒　赤芍　赤茯苓各二钱

煎。

《千金》治诸淋方：

葵根八两　通草二两　茅根　石首鱼干者名鲞鱼。头骨各三两。宜用头中骨。治石淋诸淋　甘草两　贝子即贝齿。五个。治五癃，利小便　天麻根五两

水煎，分五服，日三夜二。治石淋尤切。

又方：

白茅根四斤

煎，分五服。

〔批〕四淋。

气血膏砂四淋多属热甚生湿，则水液浑浊而为淋。若冷气滞于膀胱而作淋者，十不一二也，琥珀散。

滑石滑可去着，利窍行水，二钱　萹蓄苦能下降，利便通淋　琥珀能降肺气，通于膀胱　木通能泻心火，入于小肠　当归能引血归经，血淋由于血乱也　木香能升降诸气，气淋由于气滞也　郁金能凉心散肝，下气破血，盖诸淋由于心肝火盛也

为末服。

大法：郁金、琥珀开菀，青皮、木香行气，蒲黄、牛膝破血，黄柏、生地滋阴。〔批〕大法。

东垣用药例：小腹痛，用青皮疏肝，黄柏滋肾。盖小腹、小便乃肝肾部位也。〔批〕用药例。

《准绳》曰：肺者通调水道，脾胃消化水谷，或在表在上在中，凡有热则水液皆热，转输而下，然后膀胱得之而热矣。且小肠是心之腑，主热者也，其水必自小肠渗入膀胱胞中。诸热应于心者，其小肠必热，胞受其热，经谓胞移热于膀胱，则癃溺血是也。〔批〕胞，心包。

〔批〕五淋涩痛。

五淋涩痛，小便有脓血出，琥珀散。

琥珀　海金砂甘寒淡渗。除小肠、膀胱血分湿热，治五淋茎痛　没药散血止痛　蒲黄炒，止血

等分，为细末。每三钱，通草汤调，空心服。

〔批〕诸淋疼痛。

诸淋疼痛，不可忍，八正散见小便不通。

又方：用大萝白切一指厚，四五片，以好白蜜二两，浸少时，安净铁铲上，慢火炙干，再蘸蜜，再炙，番覆炙，令香软不可焦，待蜜尽为度。候温，细嚼，以盐汤一盏，送下立效。

〔批〕气壅不通。

气淋，气壅不通，脐下妨闷，疼痛，石韦散见上，瞿麦汤。

瞿麦穗　大黄蒸　黄连　枳壳炒　当归酒焙　羌活　木通　牵牛取头末　延胡索能利小便，除诸痛　桔梗　大腹皮　射干泄火利肠。各两半　桂心去粗皮，五钱

每四钱，加姜煎。

榆皮汤。

榆皮五钱　石燕子三枚

每三钱，煎。

阴阳壅滞，木香顺气散见气。

〔批〕气虚淋。

气虚淋，八珍汤加杜、牛膝、黄芩，煎服。

〔批〕老人气虚。

老人气虚淋，参、术中加木通、栀仁。

〔批〕老人痛闷。

老人淋，痛闷之极，藕蜜煎《养老书》①。

藕汁五合　白蜜五合　生地黄汁升

上相和，微火煎之，令如饧。空心含半匙，渐渐下。忌热食炙肉此方亦治血淋。

〔批〕血淋。

血淋，三生益元散。

---

① 养老书：即《养老奉亲书》，老年养生专著。北宋·陈直（一作陈真）撰。成书年代不晚于1085年。

侧柏叶养阴清血　生藕节解热消瘀　车前草俱用生者。等分

捣汁治一切血症，调益元散痛者为血淋，不痛者为尿血。戴云：血淋一症须看血色，分冷热。血鲜者，心小肠实热；色瘀者，肾膀胱虚冷。《准绳》曰：亦有热极而血凝黑者，未可概以为冷也。

小蓟饮子。

小蓟破瘀生新，养精血，退热补虚，治下焦结热　藕节散瘀　生地黄凉血　蒲黄炒黑止血　木通降心肺之火，下达小肠　栀子炒。散三焦菀火，由小便出　竹叶凉心而清肺。肺为生水之源，凡通淋者必先清肺　滑石泻热而滑窍　当归养阴，引血归经　甘草益阳，调中和气。各五分

煎。

或调立效散。

瞿麦穗　栀仁炒　甘草各三钱

为末，煎服。

又：干柿蒂烧灰存性为末，每二钱，米饮下愚按：柿蒂止呃逆，柿干性涩。理脾肺血分而消宿血，当是柿干；羚羊角散。

羚羊角屑泻心肝邪热，治瘀滞恶血　栀仁炒　冬葵子炒。各两　青葙子苦寒祛热　红蓝花即红花，炒　麦门冬去心　大青咸寒，解心胃热毒　大黄炒。各五钱

每三钱，煎。

〔批〕出血如尿。

血淋，及小便出血如尿，发灰散。

乱发烧灰　入麝少许

每钱，米醋、温酒调下。

〔批〕痛胀。

痛胀欲死，发灰二钱，藕汁调服，三日愈。

〔批〕出血疼痛。

淋滴出血，疼痛难忍，犀角地黄汤见血。

〔批〕血虚淋。

血虚淋，六味加侧柏叶、车前子、白芍，或人参汤下益元散。

〔批〕死血作淋。

死血作淋，牛膝膏。

牛膝肥大者四两，酒浸一宿　桃仁去皮，留尖，炒　归尾酒洗。各两　川芎五钱　赤芍　生地黄酒洗。各两半

醋十钟，慢火煎至二钟，入麝香少许，分作四次，空心服但能损胃，虚人不宜服。

血受伤者，补血行血便自愈，勿作淋治。《千金》云：牛膝以酒煮服，治小便淋痛。《肘后方》用牛膝根、茎、叶，亦以酒煮服，治溺秘、茎中痛欲死，及治妇人血结坚痛如神，盖牛膝治淋之圣药也。但虚人当用补剂监制之耳。

〔批〕膏淋。

膏淋，萆解分清饮见浊，鹿角霜丸《三因》。

鹿角霜　白苓　秋石等分

糊丸，米饮下。

〔批〕脐下妨闷。

脐下妨闷，不得快利，沉香散。

沉香行气温中　陈皮去白　黄芪各七钱半　瞿麦三两　榆白皮甘滑下降，利窍渗湿，治五淋肿满　韭子甘温，补肝肾。炒　滑石各两　黄芩　甘草炙。各五钱

为细末。每二钱，清粥饮调服。海金砂、磁石、肉苁蓉辈，俱可随症加用。

大菟丝子丸见咳嗽。戴云：有似淋非淋，小便色如米泔，或便中有如鼻涕之状，此精溺俱出，精塞溺道，故便欲出不能而痛，此即膏淋也。当服上丸。〔批〕精溺俱出。

菟丝子丸。

菟丝子酒浸，蒸焙　桑螵蛸炙。各五钱，补肾　泽泻减半

蜜丸。

又鹿茸丸《济生》。

川牛膝酒浸　鹿茸酥，酒浸蒸　五味子炙。各二两　石斛去根　棘刺　杜仲盐水炒断丝　阳起石煅　巴戟去心，乌豆汁拌蒸　山药炒　菟丝子酒蒸　附子炮　川楝肉炒　磁石煅　肉桂　泽泻各两　沉香五钱

酒糊丸，空心温酒下。

〔批〕沙石淋。

沙石淋乃膀胱蓄热而成，正如汤瓶久在火中，底结白碱而不能去。宜清彻积热，使水道通，则砂石出而愈，神效琥珀散。

琥珀　桂心　滑石　大黄　冬葵子　腻粉　木通　磁石煅，醋淬，研　木香等分

为细末。每二钱，灯心、葱白煎汤调服。

又如圣散。

马兰花　麦门冬去心　白茅根　车前子　甜葶苈　苦葶苈炒　白檀香　连翘等分

每四钱，煎。渴加黄芩，入烧盐少许服。

〔批〕石淋导水。

石淋，导水：蝼蛄七枚，盐两，同于新瓦上铺盖，焙干为细末，每钱温酒下；石首鱼脑骨十个火煅，滑石二钱，琥珀三分，为细末，每钱，用木通煎汤，空心调下；又，雄鹊烧灰，淋取汁饮之，石即下；车前子二升，绢袋贮，水八升，煮取三升，空心顿服，须臾，当下石子。

〔批〕石淋。

石淋小便时沙石下塞，痛不可忍，水道不通，其气上攻，头痛面肿，重则肢节俱肿。其石大者，如梅核，坚硬如有棱角；小者，唯碎石相结，取石方：冬葵子、滑石、射干、知母各两，通草三两，每二钱半，苦竹叶十片同煎。

〔批〕大腑热，头痛。

大腑热，头痛若体气壮健，先进其药两三盏，然后取石方，麻黄去节、羌活、射干、荆芥穗、紫菀、防风、知母、蔓荆子、牵牛各分，半夏半钱，每二钱，煎，热服；鳖甲九肋者一个，酥炙令脆，为细末，每一匙，酒调服，当下砂石；石燕丸。

石燕石类性凉，利窍清热。火煅，水淬三次，研飞，焙干　石韦去毛　瞿麦　滑石各两

糊丸。灯心汤下。

甚则以石韦、瞿麦、木通各四钱，陈皮、茯苓各三钱，为末，每三钱，煎。

〔批〕劳淋。

劳淋有脾劳、肾劳之分，多思多虑，负重远行，应酬纷纭者劳于脾也，补中益气汤与五苓散分进。专因思虑者，归脾汤，或辰砂妙香散吞威喜丸俱见遗精。〔批〕脾劳。强力入房，施泄无度劳于肾也，生地黄丸。〔批〕肾劳。

生地黄　黄芪各两半　防风　远志去心　茯神去木　鹿茸酥　黄芩去黑心　瓜蒌各两　人参两二钱半　石韦去毛　当归炒。各五钱　赤芍　戎盐研　蒲黄　甘草炙。各七钱半　车前子　滑石各二两

蜜丸。

〔批〕小便疼痛。

小便疼痛，白芍药丸。

熟地　白芍　当归　鹿茸各两

蜜丸，阿胶汤下。

六味地黄丸，八珍汤，四物汤，清心莲子饮见浊，俱可选用。

〔批〕冷淋。

冷淋多是肾虚，肉苁蓉丸。

肉苁蓉酒浸焙　熟地黄杵膏　山药炒黄　石斛　牛膝酒浸　肉桂　槟榔各五钱　附子炮　黄芪各两　黄连七钱半　细辛去苗叶　甘草炙。各二钱半

蜜丸。每三钱，酒下。

戴氏云：进冷剂愈甚者，八味丸加牛膝。有服五苓散等药不效，用《济生》鹿茸丸即愈。方见上。

〔批〕胀满涩痛。

胀满涩痛，泽泻散。

泽泻　鸡苏　石韦炙　赤茯苓　蒲黄　琥珀另研　当归　槟榔各两　枳壳炒　桑螵蛸炒。各五钱　肉桂七钱半

为细末。每二钱，冬葵子汤调下，或木通汤亦可。余木香、母丁香、冰片、猪苓辈，亦可随加。

〔批〕见血色黯。

冷淋，见血色黯，面色枯白，尺脉沉迟下元虚冷也，《金匮》肾气丸，并宜汉椒根剉碎，不拘多少，白水煎，候冷进。

按：血多有热极兼水化而黑凝者，要审的是冷淋，血色瘀者方可用。

〔批〕不痛而痒。

小便艰涩如淋，不痛而痒者虚症也，宜八味丸、《济生》鹿茸丸见上、蒸饼三物丸。

〔批〕小儿淋。

《爱竹谈薮》云：宋宁宗幼时病淋，日夜凡三百起。孙琳用蒸饼①、大蒜、淡豆豉三物捣丸，令以温水下三十丸。曰：今日进三服，当减三之一，明日亦然，三日病除已。而果然。赐以千缗②，或问其说，琳曰：小儿何缘有淋，只是水道不利，三物皆能通利故耳。

〔批〕胞痹。

胞痹风寒暑湿，邪气客于胞中，则气不能化出，故胞满而水道不通，其症小腹膀胱按之内痛，若沃以汤，涩于小便，上为清涕以足太阳经其直行者，上交巅入络脑，下灌鼻窍则为清涕也，肾着汤见伤湿，茯苓丸。

赤茯苓　防风　细辛　白术　泽泻　肉桂各五钱　紫菀　瓜蒌根　附子　黄芪　白芍药　甘草炙。各七钱半　生地黄　半夏泡　牛膝　山药　独活　山茱萸各二钱半

蜜丸，温酒下。

或肾沥汤见痹。

〔批〕脐腹痛，小便不利。

脐腹痛，小便不利，巴戟丸。

巴戟去心，两半　桑螵蛸切破麸炒　杜仲炒　生地黄　续断　附子炮　肉苁蓉酒浸，去皮切，焙　山药各两　远志去心，三钱　石斛去

---

① 蒸饼：馒头。

② 千缗：一千串铜钱。一缗通常为一千文。

根　菟丝子酒浸　鹿茸酥　山茱肉酒蒸　五味子炙　龙骨煅　肉桂各七钱半

蜜丸，温酒下，日再。

遗　精

《内经》无遗精白浊之文，但云出白、溲白、白淫、溲便变。

梦遗　附：走阳

总论　经曰：两精相搏，合而成形，常先身生，是谓精。此通言一身主宰之精也。又曰：五脏主藏精者也，伤则失守。又曰：肾者主水，受五脏六腑之精而藏之。是谓食气入胃，散精于五脏。又，水饮自脾肺输肾，水精四布，五经并行，此水谷日生之精也。若饮食之精，遇一脏有邪，则其脏之食味化之不全，不得入与元精并藏，而竟泄出。一脏之精神伤之甚者，则必害其心肾之精神也。经曰：怵惕思虑者则伤神，神伤则恐惧，流淫而不止。又曰：恐惧不解则伤精，精伤则骨酸痿厥，精时自下。盖思虑怵惕伤其神，则火动不止，肾水恐惧之志并矣。恐甚不解则伤肾，肾伤则五脏六腑所输至之精皆不得藏，而时自下矣。治法：独肾泄者，治其肾；由他脏而致肾泄者，则两治之；在他脏自泄者，治其本脏。必察四属，以求其治。大抵自心而泄者，则血脉空虚，本纵不收；自肺而泄者，皮毛焦，喘急不利；自脾而泄者，色黄肉消，四肢懈惰；自肝而泄者，色青筋痿；自肾而泄者，髓空骨惰，其脉亦可辨也。〔批〕五脏泄辨。

梦与女交为梦遗，不因梦而自遗者为精滑，其治法无二。〔批〕梦遗。

〔批〕治法有五。

遗精经曰：思想无穷，所愿不得，意淫于外。入房太甚，宗筋弛纵，发为白淫、梦遗等症，先贤治法有五：

其一，心神浮越者，辰砂、磁石、龙骨之类镇之，镇固秘真丸河间。

龙骨两，煅　砂仁五钱　大诃子皮五枚　朱砂两，研细，留一分

为衣

面糊丸，绿豆大。每一二十丸，温酒下。

八仙丹《本事》。

朱砂伏火者　磁石　赤石脂　代赭石　石中黄　禹余粮　乳香　没药各两

糯米浓饮为丸，豆大。每一丸，空心盐汤下。

二方俱不可多服。〔批〕心神浮越。

其二，思想结成痰饮，迷于心窍者，猪苓丸《本事》。

半夏两，破如豆大　猪苓末二两。先将一半炒半夏色黄，不令焦，出火毒

取半夏为末，麦糊丸。候干，更用前猪苓末一半，同炒微裂，入砂瓶内养之。于未申间，空心温酒盐汤下三四十丸半夏有利性，而猪苓导水，盖肾闭，导气使通之也。许学士云：导利其痰也。〔批〕痰饮。

其三，思想伤阴者，珍珠粉丸洁古。

黄柏皮新瓦上，焙干　真蛤粉各斤

滴水丸法曰：阳盛乘阴，故精泄也。黄柏降火，蛤粉咸补肾阴。

心火旺盛，真阴虚损，肾精不固，易于施泄，大凤髓丹海藏。

黄柏炒，二两　砂仁两　甘草五钱　半夏泡　猪苓　茯苓　净莲花蕊　益智仁各二钱半

芡实粉糊丸云泻心者，非也，乃泻相火、益肾水之剂。只用前三味为正凤髓，再除砂仁为小凤髓。

清心丸《本事》。

黄柏两　生脑子①钱

同研，蜜丸泻火补肾，丹溪用知、柏、海蛤、青黛之类，泻火补阴是也。

〔批〕伤阴。

其四，思想伤阳者，鹿茸益精丸《宝鉴》。

---

① 生脑子：冰片。

鹿茸酥　桑螵蛸瓦焙　肉苁蓉　巴戟去心　菟丝子酒浸　杜仲去皮，姜汁炒　益智仁　禹余粮　川楝子去皮核，焙　当归各三两　韭子微炒　补骨脂盐水炒　赤石脂　龙骨另研。各五钱　滴乳香二钱半

酒煮糯米糊丸，桐子大。每服七十丸，空心白茯苓汤下。

又，大菟丝子丸见咳嗽。〔批〕伤阳。

其五，阴阳俱虚者，珍珠粉丸见上，定志丸见目。〔批〕阴阳俱虚。

丹溪治一形瘦人便浊梦遗，作心虚治，用此愈。

〔批〕遗精。

遗精，戴氏云得之有四：有用心过度，心不摄肾，以致失精者，远志丸《济生》。

白茯苓去皮　白茯神去皮，末　人参　龙齿各两　远志去心，姜汁炒　石菖蒲各二两

蜜丸，辰砂为衣。加莲肉、五味子，佐以灵砂丹见呕吐。〔批〕用心。

有读书用心太过者，二火俱起，夜不得睡，血不归肝，肾水不足，火乘阴虚，入客下焦，鼓其精房，则精不得聚藏而欲走。卧间玉茎俱着被与腿，犹厥气客之，故作接内之梦，交接脱精，悬空则不梦。饮食日减，倦怠少气。治宜上补心安神，中调脾胃，升举其阳，下用益精生阴固阳之剂，可愈。〔批〕读书用心太过。

有因思色欲不遂，致精失位而出者，四七汤见气吞青州白丸子见痰。初虞世方。治精滑不禁，用此丸，辰砂为衣，神效。甚者耳闻目见，其精即出名曰白淫，王荆公妙香散即辰砂妙香散。

丹溪曰：肝肾皆有相火，其系上属于心。心，君火也，为物所感，则易于动。心动则相火翕然随之，虽不交会，精亦暗流而渗漏矣。

山药益阴清热，兼能涩精，故以为君。二两，姜汁炒　人参　黄芪所以固气　远志炒　茯苓　茯神所以宁神，神宁气固，则精自守其位矣。且二茯下利行水，又以泄肾中之邪火也。各两　桔梗清肺散滞，三钱　木香疏肝和脾。行气，故疏肝，肝疏则木不克土而脾和。二钱半　辰砂镇心安魂。另研，二钱　麝香通窍解菀。二药又能解邪，亦所以治其邪感也。钱

甘草二钱。用以交和乎中，犹黄婆之媒婴姹也。黄婆，脾也。婴儿姹女，心肾也。是方不用固涩之剂，但安神正气，使精与神气相依而自固矣，以其安神和气，故亦治惊悸菀结

每二钱，酒下。一方有龙骨、益智仁，无黄芪、桔梗、木香、麝香，亦名妙香散。前症用后方。

吞玉华白丹《局方》。

钟乳粉炼成者，两　白石脂净瓦搁起，煅红研细，水飞　阳起石瓦罐中，煅令通红，取出酒淬，放阴地上令干。各五钱　左顾牡蛎七钱。洗韭叶捣汁，盐泥固济，火煅取白者

四味，各研极细，拌匀，研一二日，糯米粉煮糊为丸，如芡实大，入地坑出火毒一宿。每一粒，煎人参汤，空心待冷送下，熟水亦得常服。温平，不僭不燥，泽肌悦色，清上实下，助养根元，扶衰救危，祛除宿患。服毕，以少白粥压之，忌诸血、绿豆粉。〔批〕色欲不遂，闻见精出。

有色欲太过，下元虚惫，泄滑不禁，宜正元饮见自汗加牡蛎粉、肉苁蓉各五钱，吞养正丹见暑或灵砂丹见呕，仍佐以鹿茸丸见淋、大菟丝子丸见嗽、山药丸见腰痛、固阳丸《局方》。

附子三两　川乌头两两。各泡　龙骨二两　补骨脂　舶上茴香　川楝肉各两七钱

酒糊丸按：诸药大僭燥，若要用及过剂，则阴水耗竭，壮火独炎，枯脂消肉，而成不救之疾矣。用者审之。〔批〕色欲太过。

有年壮气盛，久无色欲，精气满溢者，《本事》清心丸见上。〔批〕精气满溢。

〔批〕精滑泄。

滑泄或小便后出多，不可禁者，或不小便而自出，或茎中出而痒痛，常如欲小便者，并宜先用妙香散见前吞玉华白丹见上，佐以威喜丸。

黄蜡四两　白茯苓去皮，四两。作块，用猪苓二钱半同煮二十余沸，取出晒干，不用猪苓

为末，溶黄蜡和匀，弹子大。每一丸，细嚼生津咽服。以小

便清为度，忌醋忌气。

或分清饮见浊绵裹龙骨同煎，或分清饮半贴，加五倍子、牡蛎粉、茯苓、五味子各五分，煎。

〔批〕精滑。

精滑不禁火炎上而水趋下，心肾不交也，金锁固精丸。

沙苑蒺藜炒。补肾益精　芡实固肾补脾。蒸。各二两　牡蛎盐水煮一日夜，煅粉，两。清热补水　莲须三两　龙骨酥炙，两。皆涩精固气之品，以止滑脱

莲肉交通心肾研粉为糊丸，盐汤下。

金樱膏见虚劳各膏内；肾虚，七宝美髯丹见周痹。

〔批〕精血两虚。

下焦真阳与精血两虚《金匮》云：小腹弦急，阴头寒，脉诸芤动微紧，男子失精，女子梦交，桂枝龙骨牡蛎汤主之《金匮》。

桂枝　生姜辛以润之。各三两　甘草二两　大枣甘以补之。十二枚　白芍酸以收之，三两　龙骨煅　牡蛎煅。涩以固之。各三两

煎服。

〔批〕阳浮悸衄，里急腹痛。

若阳浮上而不降，作悸衄，手足烦热，咽干口燥，阴独居于内，而为里急腹中痛，梦失精者，小建中汤和之。

〔批〕大法。

大法：脱精者，以涩药收止之。不能止，不若泻心火。泻而不效，即用补中升阳之剂加风药之类，升柴用至一二钱，举其气，使上而不下也。

〔批〕梦遗。

梦遗其不梦而遗者，心肾之伤居多。梦而后遗，相火之强为害。经曰：厥阴客于阴器，则梦接内。盖阴器者，宗筋之所系也。厥阴主筋，故诸筋皆统属于厥阴也。肾为阴，主藏精。肝为阳，主疏泄。阴器乃泄精之窍，是故肾之阴虚，则精不藏。肝之阳强，则气不固。若遇阴邪，客于其窍，与肝之相火、强阳相感，则成梦而精脱出矣。若思欲不已，精已客于阴器，至卧，故成梦而泄。但梦者，因其阳虚而

得之，故精脱之后，其气未能平复，未免形体衰惫，不比平人接内之气，一二时便可复也。治法：从他脏而起，则以初感病为本，肝肾聚病处为标。若由肝肾二脏自得者，独治肝肾。若阴阳离决，水火不交通者，则既济之。阴阳不相抱负者，则因而和之。阳虚者补其气，阴虚者益其血。阳强者泻其火，火有正治反治，从多从少，随其攸利。〔批〕治法，**俗谓夜梦鬼交，宜温胆汤**见不眠**去竹茹，加人参、远志、莲肉、枣仁**炒**、茯苓各五钱，吞玉华白丹、固阳丸**俱见上。

楼全善云：梦遗用凤髓丹、秘真丸及珍珠粉丸等药，了无效。虽少效，终不除根，改用远志、石菖蒲或加韭子、智仁、枣仁之类服之，随手而愈。又虚而泄精者，累与加减八物汤吞秘真丸、珍珠粉丸，其泄不止，后用五倍子一两，茯苓二两为丸，服之甚验。此则五倍子涩脱之功，敏于龙骨、牡蛎也。

戴氏云：失精梦泄，亦有经络热而得者。若以虚冷用热药，则精愈失，清心丸最良。

大智禅师云：梦遗不可全作虚冷。有病此而至夜脊心热，用珍珠粉丸、猪苓丸遗止，终服紫雪，脊热始除。又脉洪，腰热，遗精，用沉香和中丸下之，导赤散治其火而愈。于此知身有热而遗者，皆热遗也。〔批〕梦遗不可全作虚冷。

〔批〕菀滞。

梦遗有菀滞者楼全善云：详古治梦遗方，属菀滞者居大半。庸医不知其菀，但用龙骨、牡蛎等涩剂固脱，殊不知愈涩愈菀，其病反甚。尝有少腹气冲上，每日腰热卯作酉凉，腰热作则手足冷，前阴无气，腰热退则前阴气耕，手足温，又旦多下气，暮多噫，时振，隔一二旬必遗，脉旦弦滑而大、午洪大，是知其有菀滞也，**先用沉香和中丸**即滚痰丸。见痰**大下之，次用加减八物汤吞滋肾丸**见小便**百粒，继用导赤散**见火热**大剂煎服。或与涩药反甚，先宜神芎导水丸**见头**大下之，却以猪苓丸服之**见上。

丹溪尝治精滑、梦遗、便浊，百药不效，与试倒仓法而安，于此见梦遗属菀滞者多矣。

〔批〕湿热痰火。

有饮酒厚味，痰火而致者叶氏云：遗滑之症，予屡见人多作肾虚，而用补涩之药无效。殊不知脾胃湿热所乘，肾虽藏精，其精本于脾胃饮食生化而输于肾。若脾胃受伤，湿热内菀，使中气淆而不清，则所输皆浊气。邪火扰动，水不得而安静，故遗滑也，宜苍白二陈汤加黄柏、升麻、柴胡俾清气升，浊气降，而脾胃健运，则遗滑自止矣。

〔批〕女梦鬼交。

有鬼魅相感者《大全良方》论：妇人梦与鬼交者，由脏腑虚，神不守，故鬼气得为病也。其状不欲见人，如有对晤，时独言笑，或时悲泣是也。脉息乍大乍小，乍有乍无，皆鬼邪之脉。又脉来绵绵，不知度数，而颜色不变，亦其候也。夫鬼本无形，感而遂通，盖因心念不正，感召其鬼，附邪气而入，体与相接，所以时见于梦，治法则朱砂、雄黄、麝香、鬼箭、虎头骨辟邪之属是也。或迹其鬼所在，令法师入其中毁之，其病即安。

〔批〕男梦鬼交。

男子梦与鬼交，心神恍惚，鹿角刮屑本草云：鹿角屑逐恶气恶血，三指撮，日二服，酒下。

〔批〕欲心太炽。

有欲心太炽，思想无穷而致者当从心治，心清则神宁，而火不妄起，宜远志丸见上，茯神汤。

茯神去皮木，钱半　远志去心　枣仁炒。各钱二分　石菖蒲　人参　白茯苓各钱　黄连　生地黄各八分　当归酒洗，钱　甘草四分　莲子去心，七粒

同煎。

或莲子清心饮见浊。

〔批〕脾肾两虚。

脾肾两虚，元菟丹、水陆二仙丹。

〔批〕心虚。

心虚者，金锁玉关丸俱见浊。

〔批〕精极。

精极少气，梦遗泄精，目视不明，龟鹿二仙膏见虚劳。

〔批〕精血不足。

精血不足而遗泄者，龙虎济阴丹即龙潜丸。见虚劳加龙骨。

〔批〕脾胃虚寒。

脾胃虚寒，遗精白浊，还少丹见虚劳。

〔批〕水火不济。

水火不既济，精神恍惚，头目昏眩，阳道痿弱，阴湿多汗，遗沥失精，脾胃虚怯，心肾不宁凡肾水欲升而济心，心火欲降而滋肾，则坎离济，阴阳协和。火不炎上，则神自清，水不渗下，则精自固，既济固真丹。

白茯苓　沉香　肉苁蓉酒浸。无真者，以鹿茸代之　北五味子炙　附子炮　龙骨各两　巴戟去心　当归酒炒　川椒去目。各五钱　柏子仁去壳，炒　酸枣仁炒　金铃子去核，炒　菟丝子酒蒸　益智仁　补骨脂炒。各二两

酒糊丸，盐酒下。

〔批〕精血虚少。

精血虚少，不受峻补者，心肾丸。

菟丝子酒蒸　麦门冬去心，酒蒸

等分，蜜丸。

〔批〕梦泄。

梦泄，三仙丸。

益智仁二两。用盐二两炒，去盐　乌药两半，炒　山药末，两

打糊为丸，朱砂为衣。空心盐汤下。

凡病精泄不禁，自汗头眩，虚极，或寒或热，用补涩之药不效，其脉浮软而散，盖非虚也，亦非房室过度。此无他，目有所睹，心有所慕，意有所乐，欲想方与，不遂所欲而致。斯疾既以药补且固，不效，将何治之？缘心有爱则神不归，意有想则志不宁。当先和荣卫，营卫和，则心安。次调脾，脾气和，则志定，心肾交媾，精神内守，其病自愈。法用人参三钱、当归钱酒洗焙为末，作三服，糯米饮调。服毕，自汗止而寒热退。头眩未除，用

川芎三钱、人参钱焙为末，作三服，沸汤调服，头眩遂瘥。精不禁者，白芍五钱、丁香三钱、木香三钱剉散，每五钱半，生姜五片、枣二枚煎，空心服，即心安神定，精固神悦矣。〔批〕自汗头眩非虚症。

〔批〕伤寒后病。

伤寒后，心悸梦泄，牡蛎散见瘥后病。

〔批〕走阳。

更有久旷之人①，或纵欲之人，与女交合，泄而不止，谓之走阳。其女须抱定，勿使玉茎出户，急呵热气于口中，以指捻住尾闾即救矣。若女人惊而脱去者，十有九死，亟以童女接气，以大剂独参汤灌之，亦有活者。

浊

白浊　赤浊

总论　经曰：思想无穷，入房太甚，发为白淫。又曰：脾移热于肾，少腹宽热而痛，出白。二者皆随溲而下，属精病。《准绳》曰：溺与精所出之道不同，淋病在溺道，浊病在精窍。今患浊者，虽便时茎中如刀割火灼，而溺自清，唯窍端时有秽物，如疮脓目眵，淋滴不断，初与便溺不相混滥，犹河中之济②焉，至易辨也。〔批〕浊在精窍。每见时医以淋法治之，五苓、八正杂投不已，而增剧者不可胜数。盖由精败而腐者，十之九由湿热流注，与虚者十之一二。丹溪曰：巢氏论曰，白浊者，由劳伤肾，肾气虚冷故也。由是历代方论宗其说，不惟白浊之理不明，所治之法亦误。《原病式》因举《内经》，谓诸病水液浑浊，皆属于热。言天气热则水浑浊，寒则清洁，水体清，火体浊。可谓发圣人之旨，

---

① 久旷之人：指已达婚龄的男子长时间未曾结婚或久已丧偶者。

② 犹河中之济：济水是四渎（长江、黄河、淮河、济水）之一，地位煊赫，众人皆知，故以此喻指淋浊之别极为明显。河，河流；济，济水。《尔雅·释水》："江、河、淮、济为四渎。四渎者，发源注海者也。"

以正千载之误矣。〔批〕水液浑浊，皆属于热。予尝闻先生论赤白浊多因湿热下流膀胱而成，即《灵枢》所谓中气不足、溲便为之变是也，必先补中气使升举之，而后分其脏腑气血、赤白虚实以治。与夫其他邪热所伤者，固在泻热补虚。设肾气虚甚，或火热亢急者，则不宜峻用寒凉之剂，必以反佐治之，要在权衡轻重而已。叶氏曰：《原病式》谓均属于热，其辨甚明。然因于虚寒者，不可谓无，如所谓肾虚有寒者是也，但热多寒少耳。戴氏云：精者血之所化，有浊去火多，精化不及，赤未变白，故成赤浊，此虚之甚也。所以少年天癸未至，强力行房，所泄半精半血。〔批〕精化不及。李士材曰：丹溪以赤属血，为心虚有热，由思虑而得；白属气，为肾虚有寒，因嗜欲而得。亦非确论。总之，心动于欲，肾伤于色，多服淫方，败精流溢，乃为白浊；血不及变，乃为赤浊也。

脉 洪大而涩，按之无力，或微细，或沉紧而涩，为虚。

尺脉虚滑，急疾者，皆难治。

迟者易治。

〔批〕心虚有热。

心虚有热，遗精淋浊，遇劳即发劳则动其心火，心火妄动，则不能下交于肾，故元精失守，莲子清心饮《局方》。

人参　黄芪各三钱　甘草炙，二钱。所以补阳虚而泻火，助气化而达州都。东垣曰：参、芪、甘草，泻火之圣药　地骨皮二钱。退肝肾之虚热　柴胡三钱。散肝胆之火邪　黄芩　麦冬各二钱。清热于心肺上焦　茯苓三钱　车前子二钱。利湿于膀胱下焦　石莲肉即老莲肉。市中木莲不可用。三钱。中以清心火而交心肾，则诸症悉退也

空心服。一方加远志、石菖蒲。发热加薄荷、柴胡，再加山甲珠能逐败精，极妙。

〔批〕肾虚有寒。

肾虚有寒，真元不固，白浊膏淋，萆解分清饮杨氏。

川萆解能泄阳明、厥阴湿热，去浊分清。史国信曰：若欲兴阳，先滋筋力。若欲便清，先分肝火。萆解能泄阳明之湿，入厥阴，清肝火　乌药能疏

邪逆诸气，逐寒温肾　益智仁脾药，兼入心肾，固肾气而散结　石菖蒲开九窍而通心。等分　甘草梢减半。达茎中而止痛，使湿热去而心肾通，则气化行而淋浊止矣。此以疏泄而为禁止者也。《外台秘要》曰：肾水虚则心肺俱热，使小便赤而涩也。肾既虚热，膀胱不足，加之以渴饮，则小便淋涩，由脏虚不能主其腑也。

每四钱，入盐煎。并主膏淋漩白如油。一方加茯苓。

〔批〕肾虚。

肾虚白浊，水陆二仙丹。

精浊乃精气滑出，不便亦然。此肾水不足，淫火熏蒸，故精离其位也。

金樱子取半黄者，去子刺，洗净，甑中蒸熟，用汤淋之，取汁熬膏一斤。熟则全甘而失涩味　芡实斤，蒸熟为粉

和丸，盐酒下二药甘能益精，润能滋阴，涩能止脱。一生于水，一出于山，故曰二仙。

阳气衰惫，白浊遗精，家韭子丸见小便不禁。

〔批〕出髓条。

白浊，出髓条，大茴香丸。

大茴香　酸枣仁炒　破故纸炒　左顾牡蛎砂锅内慢火煅爆为粉　白术　白茯苓　益智仁　人参等分

青盐酒糊丸，盐酒下。

〔批〕浊气下流。

胃中浊气下流，渗入膀胱而白浊者，苍术二陈汤加升提之药见遗精。

〔批〕湿热下渗。

胃中湿热，渗入膀胱丹溪曰：白浊有湿热，有痰，有虚，下浊不止，治浊固本丸精浊多由湿热与痰。

黄连炒，二两。泻心火　黄柏两。泻肾火，二者所以清热　茯苓两　猪苓二两，二者所以利湿　半夏姜制。所以除痰　砂仁　益智仁各两。湿热多由于菀滞，二者辛温利气，又能固肾强脾，既以散留滞之气，且稍济连柏之苦寒　甘草炙，三两。和中而补土　莲须二两。涩以固脱

滴水丸。

〔批〕湿痰流注。

白浊，有湿痰流注，宜燥中宫之湿赤者，湿伤血也。

〔批〕白浊，消渴。

白浊，消渴，元菟丹。

菟丝子酒浸通软，乘湿研，令干，取末。十两。辛甘和平，强阴益阳，能治精寒淋漓　五味子八两。滋肾生津　干莲肉三两。清心止浊　山药六两。健脾利湿。皆涩精固气之品　茯苓三两。能通心气于肾，利小便而不走气，取其淡渗，于补正中能泄肾邪也

将浸菟丝余酒煮山药，糊丸。赤浊灯心汤下，白浊茯苓汤下，遗精盐汤下，消渴米饮下。

烦渴者，四精丸。

鹿茸　肉苁蓉　山药　白茯苓去皮。等分

酒煮山药，加米糊丸。空心枣汤下。

〔批〕虚劳。

虚劳者，六味丸加莲须、芡实、菟丝、五味、龙骨、牡蛎，甚者鹿茸、肉苁蓉之类，锁精丸。

故纸炒　青盐各四两　白苓　五倍子各三两

酒煮糊丸，盐酒下。

〔批〕脾胃弱。

脾胃弱者，补中益气汤加砂仁、益智仁。

〔批〕思虑伤脾。

思虑伤脾者，归脾汤。

以上白浊。

〔批〕赤浊。

赤浊，思虑伤心，同便下者，瑞莲丸。

白茯苓去皮　干莲肉炒　龙骨生用　远志　天门冬去心　麦门冬去心　柏子仁炒　紫石英火煅，研细　当归酒蒸　枣仁炒　龙齿各两　乳香五钱

蜜丸，朱砂为衣。枣汤下。

又远志丸。

远志八两。甘草水煮，去心　白茯神去皮木　益智仁各二两

酒煮面糊为丸，枣汤下，治赤浊如神。

〔批〕赤浊便赤。

小便赤浊，诸药不效，香苓散辰砂妙香散合五苓散，以二冬去心煎汤，调服一钱，日三服。

〔批〕伏暑赤浊。

心经伏暑，赤浊，四苓散五苓散去桂加香薷、麦门冬、人参、石莲肉。

以上赤浊。

〔批〕发热。

溺赤，下浊亦赤戴云：若溺不赤，无他热症，虽赤浊，不可以赤为热，只宜以治白浊法治之，口渴，时发热者，辰砂妙香散见遗精吞灵砂丹见呕，或莲子清心饮见前。

〔批〕口燥舌干。

发热不退，口燥舌干之甚者此乃精亏内燥，肾枯不润，四物汤吞元菟丹见前和加减八味丸，久服乃效。

《准绳》曰：既燥热如此，而用药无一凉补濡润之剂，非其治也。曷①若以生干地、麦冬、五味、盐炒黄柏、淡竹叶、地骨皮、山药之类先治之？〔批〕凉补濡润。

〔批〕停浊如泔。

小便如常，停久方浊，或出即如米泔此有伤食者，宜消导分利，宜分清饮见前加茯苓五分，下小菟丝子丸《局方》。

干莲肉二两　白茯苓焙两　菟丝子酒浸，研。五两　山药二两。分山药末七八钱

打糊为丸。

如服药未效，宜四七汤见气吞青州白丸子见中风，及辰砂妙香散吞元菟丹戴氏云：白浊有服元菟丹，不应服附子八味丸即愈，不可

---

① 曷（hé何）：何。

不知。如白浊甚，下淀如泥，或稠黏如胶，频溺而涩痛异常此非是热淋，不可作淋治，乃精塞窍结，宜香苓散见上吞加减八味丸见消渴、小菟丝子丸见上，或萆解分清饮见前。

〔批〕白淫筋痿。

思想无穷，入房太甚，宗筋弛纵，发为筋痿，及为白淫本于筋痿者，以宗筋弛纵也。夫肾藏天一，以悭为事，志意内治，则精全而涩。若思想外淫，房室太甚，则固有淫佚不守，辄随溲溺而下也，宜内补鹿茸丸《宝鉴》。

鹿茸酥　菟丝子酒浸蒸，焙　蒺藜炒　沙菀蒺藜　桑螵蛸　肉苁蓉酒浸　紫菀　黄芪　附子　蛇床子酒浸蒸　阳起石　肉桂等分

蜜丸。

茯苓丸即小菟丝子丸去山药，金箔丸。

原蚕蛾　破故纸炒　韭子炒　牛膝酒浸　肉苁蓉　龙骨　山茱肉　桑螵蛸　菟丝子酒浸。等分

蜜丸。

有热，珍珠粉丸见前。〔批〕有热。

〔批〕土淫。

心肾水火不交，或因酒色，遂至浊甚，谓之土淫，地黄丸。

盖脾有虚热，而肾不足，故土邪干水。先贤常有言：夏则土燥而水浊，冬则土坚而水清。此其理也。医者往往峻补，其疾反甚。此方中和，使水火既济，而土自坚，其流清矣。

熟地黄十两。九蒸九晒　菟丝子酒浸　鹿角霜各五两　白茯苓去皮　柏子仁各三两　附子炮。两

为细末，另用鹿角胶五两煮糊为末，桐子大。每百丸，空心盐汤下。

〔批〕滴地成霜。

虚惫，便浊滴地成霜方：干莲肉去心、干藕节、龙骨、远志各两，白矾枯、灵砂各二钱半，糊丸，白汤下。

升灵砂法：水银两，硫黄六钱，细研，炒作青砂头，如有焰起，喷醋解之。后入水火既济炉，升之如束针纹者，成矣。未升

者，谓之青金丹头。已成者，乃曰灵砂。

前　阴

阴缩　阴纵　阴痿　阴汗　臊臭　阴冷

阴痒　阴肿痛　阴吹　阴毛生虱

总论　经曰：前阴者，宗筋之所聚，太阴阳明之所合也。脾胃脉皆辅近宗筋，故曰合也。所过之脉有二，曰肝，曰督脉。经云：足厥阴之脉，入毛中，过阴器。是肝脉所过也。又云：督脉起于少腹，以下骨中央，女子入系廷孔，循阴器，男子循茎下至篡，与女子等。是督脉所过也。

〔批〕阴缩阴纵。

阴缩阴纵　阴缩谓前阴受寒入腹内也，阴纵谓前阴受热挺长不休也。经曰：足厥阴之筋，伤于寒则阴缩，伤于热则挺纵不收。

〔批〕阴缩囊缩。

阴缩囊缩，大小便俱通，不渴，邪不在里，宜温之，附子理中汤见太阴、正阳散见阴毒；外灸气海，及葱饼熨法俱见少阴白通汤后。

或以葱盐捣烂，炒热熨脐下气海，以复阳气。一时无药，以连须葱二十一茎，以酒浓煎服，阳气即回。

《内经》论阴缩而死者，皆属肝经。经云：肝悲哀动中则伤魂，魂伤则狂妄不精，不精则不正，当阴缩而挛筋，两胁骨不举，毛悴色夭，死于秋。又云：厥阴终者，喜溺舌卷，卵上缩是也。

〔批〕阴纵挺肿。

阴纵，玉茎挺长，肿而痿，摩股不能行，两胁气上，手足倦弱丹溪，先以小柴胡加黄连大剂行其湿热，略加黄柏降其逆上之气，其挺肿渐收渐减及半，但茎中有坚块未消，遂以青皮为君，佐以散风之剂，为末服；外以丝瓜汁调五倍子末，傅之即愈。

〔批〕挺肿而痛。

挺肿而痛，脉数而实，朴硝、荆芥煎汤浸洗，以三一承气汤见阳明后大下之。

〔批〕阴痿。

阴痿皆耗散过度，伤于肝经所致。经云：足厥阴之经，其病伤于内，则不起是也，肾脉大经云：肾脉大甚为阴痿，八味丸治阳事多痿不振。今依原方，夏减桂、附一半，春秋三分减一，疾去精足，全去桂、附，只依六味地黄丸，此可治伤于内者。〔批〕肾脉大。肾脉大，右尺尤甚此相火盛而反痿，宜滋肾丸见小便，或大凤髓丹见遗精。〔批〕右尺尤甚。

〔批〕阴汗冷。

阴痿弱，两丸冷，阴汗如水，小便后有余滴，臊气，尻臀并前阴冷，恶寒喜热，膝亦冷此肝经湿热，运气阴痿，皆属湿土制肾，宜固真汤东垣。

升麻　柴胡　羌活各钱　甘草炙　泽泻各钱半　草龙胆炒　知母炒　黄柏炒。各二钱

煎，空心服，以美膳压之。

〔批〕两外肾冷。

两外肾冷，阴汗阴痿，阴囊湿痒，柴胡盛湿汤东垣。

泽泻　升麻各钱半　黄柏盐酒炒　甘草生。各二钱　龙胆草　当归梢　羌活　柴胡　麻黄根　茯苓　汉防己各钱　红花少许　五味子二十粒

煎。忌酒、面、房事。此法可治湿土制肾者。

〔批〕阴汗湿痒。

阴汗，湿痒，用大蒜煨，剥去皮烂研，用淡豆豉和丸，朱砂为衣，枣、灯心煎汤下。

〔批〕阴汗不止。

阴汗不止，内服青蛾丸见腰痛，外用炉甘石两，蛤粉五钱，干扑或佗僧和蛇床子研末扑。

〔批〕臊臭。

臊臭臭者，心之所走，散入于五方，入肝为臊臭。因饮酒者，酒之气味俱能生湿热，是风湿热合于下焦为邪。故经云下焦如渎。酒是湿热之水，亦宜决前阴以去之，是合下焦二法治也，宜龙胆泻肝汤见

胁痛。东垣去黄芩、栀子、甘草，并治阴痿、阴汗。又，龙胆泻肝汤见痿亦治筋痿、阴汗、阴肿痛等症。

〔批〕发黄脚软。

面色痿黄，身黄，脚软无力，阴汗，温肾汤东垣。

麻黄　柴胡梢各六分　泽泻二分　防风根　苍术各钱半　白术　猪苓　升麻　白苓　黄柏酒炒。各钱

煎。

〔批〕如水如冰。

阴汗如水，阴冷如冰，脚痿无力，宜补肝汤东垣。

即清暑益气汤去白术、青皮、麦冬，加白茯苓、猪苓、柴胡、羌活、防风、连翘、知母。

〔批〕阴冷囊肿。

阴冷，渐次冷气入阴囊，肿满，昼夜闷疼，不得眠，煮大蓟破血下气汁，服立瘥。又取生椒洗净，以布裹，着囊丸，令厚半寸，须臾热气大通，日再易，取出瘥。

〔批〕两丸如冰，阴汗浸股。

两丸如冰，阴汗浸两股，阴头亦冷，溺黄，臊臭淋滴值十二月天寒凛冽，霜雪交集，寒之极矣，清震汤东垣。

羌活　黄柏酒炒。各钱　升麻　柴胡　苍术　黄芩各五分　防风　猪苓　麻黄根各三分　藁本　甘草炙　归身各二分　红花分　泽泻四分

煎。

〔批〕两丸湿痒。

前阴两丸湿痒，秋冬尤甚，冬月少减，宜椒粉散东垣。

麻黄钱　黑狗脊即贯众　蛇床子各五分　斑蝥二枚　猪苓　当归身　川椒各三分　轻粉　红花各少许　肉桂二分

为细末，干掺上，避风寒湿冷处坐卧。

〔批〕囊湿痒。

囊湿冷痒，先以吴茱萸煎汤洗之，后用吴茱萸五钱，寒水石三钱，轻粉钱，黄柏二钱，樟脑、蛇床子各五钱，白矾三钱，硫

黄二钱，槟榔三钱，白芷三钱，为末掺之。

〔批〕阴肿痛。

阴肿痛风热客于肾经，肾不能宣散而肿痛，沉香散《圣惠》。

沉香五钱　槟榔两　丹参　赤芍药　白蒺藜去刺炒　枳壳炒　赤茯苓各七钱半

空心温服。

伏龙肝，以鸡子白和，傅之。

〔批〕气攻胀闷。

肿而有气，上下攻注，胀闷，木香散《圣惠》。

木香五钱　赤茯苓两　牡丹皮　泽泻各七钱半　防风五钱　槟榔两　郁李仁两。汤浸去皮，微炒

为末，食前温酒下。

或用生料五苓散四两，加槟榔两、茴香炒八钱、川楝肉五钱，姜、葱煎，空心服。

〔批〕肿痛。

肿痛属肝火，龙胆泻肝汤见胁痛。不可忍者，雄黄研、白矾各二两，甘草二尺，煮水，稍热浴之；又，鸡翅烧灰为末，空心粥饮，调下二钱，患左取右翅，患右取左翅；又，马齿苋捣汁，或桃仁去皮捣烂，或蛇床子末、鸡子黄和，三方各可敷之。

〔批〕卒痛如刺。

卒痛如刺，大汗出，小蒜一升，韭根斤，杨树根斤，酒三升，煮沸，乘热熏之。

〔批〕茎中痒痛。

茎中痒痛童儿精未盛而御女，老人阴已痿而思色，以动其精，则精不出而内败，故痒痛涩而为淋，金匮肾气丸。

〔批〕茎痛。

阴茎痛是厥阴经气滞兼热，用甘草梢，盖欲缓其气耳。若病淋而作痛，似难一概论之，必须清肺气，而清浊自分矣。〔批〕病淋作痛，气虚者，六君子汤；血虚者，四物汤等。合用黄柏、知母、滑石、石韦、琥珀之类。

〔批〕阴吹。

阴吹胃气下泄，阴吹而正喧，此谷气之实也，膏发煎导之仲景。

猪膏半斤　乱发鸡子大三枚

二味和煎，发消药成，分再服病从小便出。

〔批〕阴毛生虱。

阴毛生虱，槟榔煎水洗，即除。